普通外科
临床精要与警示

（遴选·拾遗）

主　　编　蒋啸云

副 主 编　罗一民　方　力　吴新军　李红卫

编　　者　（以姓氏笔画为序）

方　力　龙孝斌　刘晓辉　吴新军　李志红

李红卫　李小芳　张建文　罗一民　罗吉辉

郭　义　唐清珠　顾成义　曹必君　蒋啸云

科学技术文献出版社
SCIENTIFIC AND TECHNICAL DOCUMENTATION PRESS

图书在版编目(CIP)数据

普通外科临床精要与警示 / 蒋啸云主编. —北京:科学技术文献出版社,2012.3
ISBN 978-7-5023-7075-6

Ⅰ.①普… Ⅱ.①蒋… Ⅲ.①外科—疾病—诊疗 Ⅳ.①R6

中国版本图书馆 CIP 数据核字(2011)第 225389 号

普通外科临床精要与警示

策划编辑:付秋玲　责任编辑:张金水　责任校对:张吲哚　责任出版:王杰馨

出 版 者　科学技术文献出版社
地　　址　北京市复兴路 15 号　邮编　100038
编 务 部　(010)58882938,58882087(传真)
发 行 部　(010)58882868,58882866(传真)
邮 购 部　(010)58882873
官方网址　http://www.stdp.com.cn
淘宝旗舰店　stbook.taobao.com
发 行 者　科学技术文献出版社发行　全国各地新华书店经销
印 刷 者　北京时尚印佳彩色印刷有限公司
版　　次　2012 年 3 月第 1 版　2012 年 3 月第 1 次印刷
开　　本　787×1092　1/16 开
字　　数　476 千
印　　张　21
书　　号　ISBN 978-7-5023-7075-6
定　　价　66.00 元

主编简介

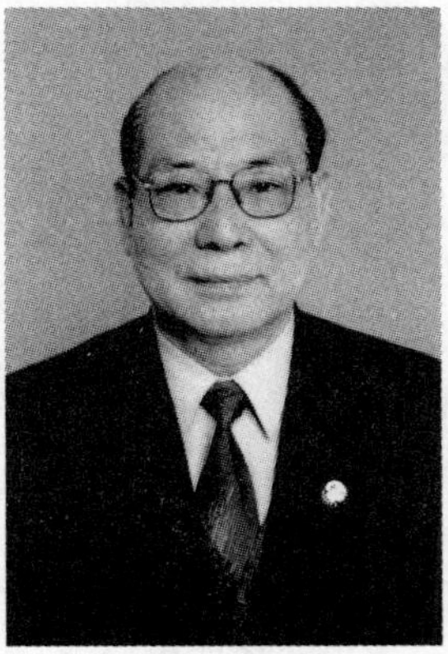

蒋啸云，1935 年 11 月出生于湖南省益阳市。外科主任医师，原医院大外科主任。曾在解放军服役多年，1963 年毕业于原湖南医学院（现中南大学湘雅医学院）医疗系本科。毕业后一直从事普外科临床工作。爱岗敬业，廉洁行医，深得群众好评。曾谢绝担任行政领导，退休后仍坚持在临床一线工作并担任市外科学会名誉主任委员。救治了包括舍己救人的海军英雄刘志艳在内的诸多危重病人，率先开展了普外领域里的多种新技术（如肝门胆管癌根治切除、规范法肿瘤手术及综合治疗、肠内外营养等）。创立了一种牢固度较高的肠包套式端端吻合术，对肠外瘘的早中期外科处理进行了卓有成效的临床研究，均分别获省科技成果奖。重视临床思维、外科基础、疑难普外疾病的诊治、普外特别是腹部外科并发症的防治等，并在这些方面有较丰富的经验和体会，善于为年轻医生或下级医院解难释疑。

序 1

一口气读完蒋啸云医生新作《普通外科临床精要与警示》，受益匪浅。蒋啸云医生在基层医院从医数十年，积累了丰富的临床实践经验及一些失败的教训，真才实学，这是一笔宝贵的财富，正是当今年轻医生的需要。字里行间展示了一位已近耄耋之年的医者热爱医学事业的博大胸怀，热爱年轻一代的赤诚之心，十分难能可贵。我相信这本书的出版，无论是医疗技术，还是如何做人，都将会给年轻医生很大的启发，会受到同道的喜欢，我极力向年轻医生推荐。

吴金术

（吴金术，教授，著名肝胆外科专家，博士生导师，湖南肝胆医院院长）。

序　2

凡是实践性较强的学科，要想在实践中取得最大限度的成功，除了需要掌握必需的基础知识和基本操作技能之外，还必须学会如何应用已有的基础知识，并使其变成实际的能力，这个过程就是科学方法论。临床医学也不例外。无论是从事外科、内科或其他任何专业，同等学历和知识水平，同样工作环境的医生，当工作几十年之后，在专业成就方面会出现较大的差距。关键就在于如何应用已有的知识和在实践中是否掌握正确的思维方法，即人们常说的临床思维。临床思维不是具体的技术，但会直接影响和干扰技术。严格说来，也并非专业知识，但它指导着专业知识的应用和发挥。对此，青年医生常常并不知晓，要经过较长时间的实践之后方能感悟得到。所以凡有关临床思维方面的高水平的论文和专著，多数出自于有长期临床实践且经验丰富的老专家之手。

蒋啸云主任，长期从事普外科临床、科研和教学工作，临床上积累了相当丰富的经验，在湖南地区有较高的知名度，深受当地百姓的信任和敬重，在普外临床方面他不但操作技艺精湛，并且善于思考和总结，在退休之后仍忙于临床会诊、处理疑难病症。无数重危患者由于得到他及时的会诊和处理而转危为安，因此在当地同行中也有较高的威望。

我虽然长期从事医疗风险的预防研究，也曾关心临床思维的总结，并发表出版相关的文章及专著，但也仅为一管之见。蒋啸云主任总结的这本书虽篇幅有限，但摒弃了其他写书的常规套路，集中讨论别人易忽略而又十分重要的问题，针对临床实际，面向青年医生，紧紧抓住自己的实践体会，用例说理，理论融于案例之中，使人读而亲切，可概括为简明独到而实用性强。一位古稀的长者，本可安享晚年，但仍勤于思考，不断耕耘，非为名利，是对自己终生从事专业的责任所促，对青年医生及患者的真情所驱使。因为他深知临床工作失之毫厘差之千里，这些经验教训包含着自己毕生的心血感悟，及某些患者的沉重代价。因此，我认为此书不算大部头，但其临床价值不能低估，故我愿不揣浅识，斗胆提笔，是以为序，与同道共勉之。

中国医院协会医疗质量管理专业委员会常委

临床误诊研究会副主任委员　　　　刘振华 教授

前　言

年轻医生成长，首先要看自身的条件和努力情况，当然外界的环境和条件也有一定的影响。帮助年轻医生成长、成熟是老一辈医生的责任和义务。从哪里开始？我们认为从常遇到的难题及不容忽视的问题着手不失为方法之一。所谓常遇到的难题，是指成长中的医生常遇到的棘手问题，而不是当今医学上未解决的难题；所谓不容忽视的问题，是指前人、他人及我们自身有过教训，如果忽视了会产生严重后果的问题，以及一些不可忽略的重要知识点。解决好常遇到的难题，把握好常遇到的不容忽视的问题，这是有的放矢、比较直接地帮助年轻医生成长和成熟的方法。当然学无止境，从医尚需不断学习国内外前人和他人的成功经验及新的医学成果，不断学习有关文献资料，加上紧密结合实际，善于思考和总结。

几十年来我们在从医的路上一路走来，其间本人或发现别人遇到过种种问题，通过不断实践、不断探索、不断总结、不断学习，取得了一些成功的经验，也吸取了不少失误的教训，而其中有些是书本上未提、别人不爱讲、师傅未曾教的问题。为了提供给成长中的青年普外科医生借鉴和参考，我们针对年轻医生在临床诊断思维、外科基础、常见普外科疾病的诊治及医疗事故与争议这几方面常遇到的问题，参考了一些新近较权威的资料，从要点、难点及警示点三个角度取材，把这些整理出来，并尽可能列举一些实例来加以强化和说明。如在诊断思维章里，提出了诊断思维时可供参考、便于实际操作的程序和方法，还独到地提出了如高甲状腺激素血症的鉴别，腹部外科常见的基本病变的特点及局限性麻痹性肠梗阻的特点及临床意义等内容，便于在更高层次上进行深入诊断；在外科基础章中，既有对于外科重要基础知识的精选提炼，也有在实际操作方面一些经验和体会的总结；在普外科常见疾病诊治章中提出了如何确定某特定疾病诊断的几种方式，注意使读者对各种疾病建立定义性的概念，尽可能提出某些疾病诊断中的难点及确诊的条件，各种疾病治疗的新观点、新方法、经验和警示等内容；在医疗事故及争议章中作者收集了有关这方面的案例进行了分析归纳，很有借鉴价值。

本书的编写得到了医院领导的支持和鼓励，集聚了我院普外科系统各科室（包括甲状腺乳腺血管外科、胃肠外科、肝胆外科、肛肠外科、小儿外科及肿瘤外科等）主任、教授及博士等长期在临床一线工作、造诣较深和实际体验较多的同仁参加。我们不可能也无必要再写成一本外科学教材，这里的内容只是根据我们的感悟进行的遴选和拾遗。且法无定法，某些方法也许不是最佳的或唯一的方法。由于我们实践的局限性，不妥或错误之处难免，请读者赐教指正。我们的终极愿望是，在这实践性很强的外科领域内，不想让那些可供借鉴的感悟消隐。

蒋啸云

于南方医科大学附属郴州医院（郴州市第一人民医院）

目　录

第三章 常见普外科疾病诊治

第一章　诊断思维

第一节　如何从临床资料到所求诊断

迈入临床，首先遇到的问题之一就是对疾病的诊断。诊断的正确与否关系着医疗方案的制定、治疗效果的优劣。诊断既靠基础知识又靠运用知识的能力，也就是诊断思维。年轻医生在初涉临床时对如何进行诊断往往感到很茫然，常采取猜测法，或先入为主的主观诊断法，不能客观、严谨和科学地做出诊断，或苦于不知如何进行正确地诊断思维。

一、临床诊断思维的基础

作为临床医师首先要不断学习有关的基础和临床知识，知道各种有关资料和临床表现的病理意义，不断总结和积累临床经验。这是医生进行诊断的基本内功。

另外，临床思维是针对一个具体的病人和有关的病种发出的，因此必须占有这个病人重要的系统和准确无误的第一手临床资料，包括一般情况、病史、体格检查及已进行的其他辅助检查资料。在此基础上才能对具体病人进行临床思维，做出有关的诊断和处理决定。

除此之外，还要求医生对病人有高度负责的精神和严谨的科学态度，否则就不可能进行认真深入的和科学的思维。

二、诊断的临床思维方法

（一）直析法

这是从病人的临床资料中直接分析得出结论的诊断方法。任何疾病的诊断，都必须先采用直析法尽可能做出肯定的结论，直到不能再往前肯定为止。这种结论必须是确切可靠的。此结论可以是疾病的诊断，也可能只是病例资料最高层次的本质上的结论，为下一步的排他法诊断做基础和出发点。

1.直达诊断法或模版诊断法　适用于临床表现典型，通过综合分析临床资料，可找到诊断某疾病的权重因子，一步到位，即可得出疾病的诊断；或其临床表现符合公认的诊断标准，即所谓的“模版”诊断法。

2.接力式通达法或阶梯式结论法　适用于临床资料有一定的模糊性，不能简单地直接地做出疾病的诊断，但模糊层次属次要模糊层次。可渐次采用二值逻辑法思维，使模糊层次逐次升级，直至不能再升为止。此过程是一个：收集、分析资料→确定能做出的阶段性结论→估计构成此结论的可能原因→再收集、分析资料→再进一步确定能做出的结论……不断循环，直至所确定的结论在所能得到的资料的基础上，不能再进一步用直析法确定时止。

如对黄疸的诊断程序：面对病人发现巩膜及全身皮肤黄染，血胆红素增高即可检体诊断为黄疸；但黄胆属何种性质？是溶血性？肝细胞性？还是梗阻性的？进一步发现除血清总胆红素增高外，直接胆红素增高明显，尿胆红素阳性，尿胆原阴性，此为诊断梗阻性黄疸的权重因子，即可诊断为梗阻性黄疸；为明确梗阻的部位，进一步查体及影像检查，发现胆囊增大、肝内外胆管均扩张等，此时可诊断为胆总管下段梗阻；若再进一步检查及收集资料，看能否进一步诊断梗阻的性质（如结石或炎性狭窄等良性梗阻，或壶腹周围癌等恶性梗阻等）直至做出最后诊断。

（二）排他法诊断

适用于疾病复杂，模糊度较大的情况。虽经所能做到的检查及进一步收集资料，仍无主题子集的权重因子，属主要模糊层次。此时仍应以主要临床表现为主线，将资料整理归纳，在直析法做出的最终结论的基础上，从最根本的方面找出几种可能的疾病，采用鉴别诊断的方法，逐个分析，除去可能性较小的，找出倾向性或近似性诊断，以期经过进一步观察，或进一步检查收集资料反复修正达成最后诊断。在此过程应注意资料间的联系，及用动态的眼光观察病情，亦即采用辩证思维的方法。

（三）诊断性治疗

实在无法将诊断进一步明确时，可根据最可能诊断进行无不良后果、不掩盖病情的相对正规的治疗。如果有效既治疗了疾病，又反过来证实了诊断。

三、临床诊断的思维过程（思路）

（一）收集整理资料阶段

1. 资料包括的范围

（1）一般资料：性别、年龄、婚姻、职业、籍贯等。

（2）病史资料：主诉、现病史、既往史、个人史等。

（3）体检资料。

（4）辅助检查资料及病检资料。

2. 资料要求　系统、全面、抓住重点、准确可靠。

3. 初步梳理资料

（1）初步评估一般资料对诊断的参考价值。如年龄，应注意该年龄段的多发病常见病，不考虑其他年龄段的专有病；性别、婚姻、职业、籍贯等则应注意所属情况的多见病等。

（2）对临床资料进行四寻究：寻究每一临床资料的病理意义。如阵发性绞痛说明是空腔脏器痉挛所致，意味着可能存在梗阻因素或其他引起痉挛的因素。

寻究各临床资料之间的综合病理意义，包括是否存在可概括为综合征的表现，如腹膜炎体征（腹部或其某局限部位有肌紧张、压痛和反跳痛等）。

寻究有无构成某种诊断的权重因子。如立位腹部平片见膈下游离气体，又无近期腹腔手术史，说明有含气空腔脏器穿孔等。

寻究是否有能构成某疾病的诊断标准。

（二）综合分析找出主要问题并渐次结论阶段

对所收集到的资料，经过去粗取精、去伪存真、由此及彼、由表及里深入处理，找出病情的主要问题。这点很重要，否则就会迷失方向。

渐次结论时，先审查有无一步到位进行直接诊断或模版诊断的可能。如有直接诊断某疾病的权重因子，或有符合某疾病公认诊断标准的资料，则可直接诊断该疾病。如不能按上述方法进行诊断，则在综合分析资料找出主要问题的基础上，采用接力通达的分析方法，在不断收集和完善临床资料的基础上，逐步深入做出阶段性结论，直至不能再深入为止。

在此逐步深入的过程中，每一阶段的结论都必须建立在肯定的、可靠的基础上，不能建立在无根据的猜测或想像上。

【警示病例】如有一盆腔放疗后阴道流粪水的病例，为何在横结肠造瘘后阴道仍流粪水？

患者 40 岁女性，因患子宫透明细胞癌行根治性切除手术及盆腔放疗后 20 个月，阴道流粪水 8 个月入住外科，医生考虑为放疗所致直肠阴道瘘，做了一个简单的横结肠造瘘术，未进腹腔探查，干扰不大，估计有益瘘道的愈合。但术后阴道流粪水未减少，后经 CT 检查成像及全消化道造影检查，发现远段回肠与阴道壁形成瘘道，有造影剂通过。待患者全身情况恢复后再次手术探查，证实为远段回肠与阴道间的瘘，因放疗后盆腔粘连多，乃将原横结肠造口关闭，将瘘口以近之回肠断离，远端关闭，近端与原结肠造口以远之结肠行端侧吻合。术后病人阴道流粪水的问题得以解决，顺利康复出院。

这例说明，对诊断结论应建立在可靠的基础上，能结论到哪一步就哪一步，能结论到什么程度就什么程度，不能凭想像做过头的结论。阴道流粪水，只能结论为肠与阴道之间形成了瘘，当然考虑与其邻近的直肠间的瘘是很自然的，但还可能有其他能靠近之肠曲与之形成瘘，需进一步的检查确定或剖腹探查确定再酌情处理。

如何才能不断地深入呢？提供诊断用的资料，有时不是一次就能完全收集到的。此时，要以主要问题为出发点，运用已有的知识和经验，以及参考必要的文献资料，在上一阶段不能用直析法再深入达到确切诊断的基础上，从根本上提出有哪几种可能性。所谓从根本上，就是提出的“可能”，应先从大的、基本的方面考虑，做到纲举目张，不能漫无边际、杂乱无章。在提出的几种“可能”中，抛弃不可能的方面，找出难以确定的方面，然后再收集有关的资料，再分析做出可做出的结论。此种循环，直至无法或不需再收集资料、再结论为止。

仍以上病例为例，术前只能提出阴道与肠道之间有瘘的结论，究竟是阴道与哪段肠道之间的瘘，则有如下可能：①直肠阴道瘘，因阴道与直肠靠得最近，形成瘘的机会大；但直肠内粪质较干硬，瘘液应较少。②其他较游动的肠曲如回肠或乙状结肠也可与之粘连形成瘘。而处理方法上虽均应手术，但前者可只做小切口提出横结肠造瘘即可，不必进行干扰较大的腹腔探查；而阴道与小肠间的瘘手术时则需进腹腔探查清楚后再酌情处理。故术前需进一步做CT或胃肠道造影等检查，进一步收集资料，从而根据所获资料，再结论大概是哪段肠与阴道间的瘘后做恰当的处理。

(三)排他分析阶段

在未获最后诊断，又无法再收集资料进行再结论时，应针对最后提出的可能疾病，认真复习资料，逐个分析，从正反两方面来缩小范围，找出可以排除的疾病、尚不能排除的疾病，可能性最大的疾病及可以肯定的疾病。目的在用排他法缩小诊断范围直至确诊。

(四)反思与回顾阶段

目的在于审查已下的诊断是否确切，寻找有无错漏的可能。以使诊断思维过程更严谨。

(五)危险因素核定及诊断性治疗阶段

诊断实在无法再深入时，即可按现有的情况，分析是否有需要紧急处理，特别是需要急诊手术探查的情况，以免延误治疗时机酿成不良后果；或进行稳妥的诊断性治疗。

四、诊断思维便于实施的要诀

为便于诊断思维的实际进行，特归纳为以下要诀供参考：

1. 弄清情况　就是要把病人的有关情况及临床资料搞清楚，要求真实可靠、系统、全面而有重点。如何才能做到这点呢？这就需要按照诊断学上总结和教导的，不断地实践，对如何采集病史、如何进行体格检查、如何根据需要安排必要的实验室检查及其他辅助检查等，形成一种合乎要求的、习惯的、熟练的思想和行为模式。年轻医生步入临床后为什么要按照要求对诊治的每个病人全面系统地采集病史、进行体格检查，并书写病历？根据我们的经验和看法，不能不说这就是目的之一。这些资料的残缺不全或不真实可靠，将会导致诊治的错误。

2. 深谙内涵　对所收集的资料，应尽可能地深入了解和思考，理解其所反映的病理意义。如骤起的腹痛，代表病变的急骤；阵发性绞痛，代表有导致空腔脏器(如肠、输尿管等)阵发痉挛的病变因素，如梗阻或其他可激发痉挛的因素等。这样会使诊断思维建立在更深的更接近疾病本质的层面上。

3. 找准问题　纵观所收集的、深化了的资料，分析归纳，找出病人健康方面存在的问题，特别是找出重要的或主要的问题。抓住主要矛盾，进行下一步的思考。不要主次不分，眉毛、胡须一把抓，误了主攻方向。

4. 逐步结论　在分析病人的资料时，应前后、左右、上下联系，对临床资料的病理意义不断提升，采用前述的直析法，逐步做出可做出的结论。能结论到哪一步就哪一步，结论不要建立在不肯定、不可靠的基础上。

5. 归纳原因　在上述能做出肯定结论的基础上，如尚未达成明确的诊断，而且暂时又无法再深入收集资料做进一步的结论时，应根据已有的结论，从根本上找出有哪些可能的原因。为什么要从根本上找呢？因为只有这样才不致漫无边际，才能做到纲举目张。至于如何才能做到“抓住根本”，这就需要对临床有关疾病的本质特点有较清楚的了解和一定的临床经验，能考虑到某种临床表现可能见于哪些方面的疾病。当然，提出可能的疾病后，为了寻找正反两方面的证据，如可能再收集资料，就应用直析法再分析并再结论，直至不能或无需再收集、再结论为止。

6.分别排查 根据患者的主要临床问题，分析可能是哪几方面的疾病，但尚未获最后诊断时，在无法再收集资料、再用直析法做出结论的情况下，就需联系该病人临床资料的有关方面，与可能疾病的特点进行分析对照，用前述的排他法进行诊断。

五、临床诊断思维中应注意的问题

(一)临床表现与疾病本质

症状体征和其他检查结果，都是疾病的临床表现，一定的临床表现具有一定的临床意义。如腹部有腹肌紧张、压痛、反跳痛，代表该区有腹膜炎；腹部阵发性绞痛代表空腔脏器痉挛和蠕动亢进等。疾病的临床表现往往比较复杂，如何透过复杂的临床表现去认识疾病的本质，这就要求我们必须掌握各种疾病症状、体征和各种检查结果与疾病本质的关系，理解其病理意义才能做出正确的判断。

(二)主要矛盾与次要矛盾

要能在复杂的表象中分清主次，找出其主要矛盾进而抓住本质。疾病的次要表现即次要矛盾方面，则是疾病的非本质表现。分析主要症状、次要症状及其相互的关系，对诊断和鉴别诊断很有价值。

(三)局部与整体

人体是由许多组织和器官组成的统一体。整体活动是各个组织器官发挥特有的功能，并相互配合，相互制约而完成的。局部病变可以影响整体，整体的异常也可以突出于某一局部。对疾病的诊断必须结合整体来考虑，防止片面地、孤立地对待临床表现。如重症急性胰腺炎，由于致炎因子的影响，可致全身炎症反应综合征，出现急性呼吸窘迫综合征；急性肠梗阻可引起全身水电解质及酸碱平衡失调等。

(四)共性与个性

不同的疾病可有相同的征象，即这些疾病的共性；这些病又多有其特点，这就是不同疾病的个性。在分析临床资料时，既要注意共性，又要注意个性。抓共性，可以就某些症状和体征全面考虑不致漏诊；抓个性则有利于详细鉴别，减少误诊。二者结合，可提高正确诊断率。如转移性右下腹痛，可为急性阑尾炎的表现之一，也可为右上腹空腔脏器穿孔溢出液或上腹腔之炎性渗液等经右结肠旁沟流注所致。但前者之腹痛及压痛以右下腹明显，而后者则仍以原发病灶之上腹部明显。

(五)典型与不典型

大多数疾病的临床表现为人们所熟知,不难诊断。但某些疾病可以是多种类型,造成许多模糊的假象。所谓"典型"病例只占少数,相当多的患者的临床表现并不典型。如急性病可以暴发起病,慢性病也可以急起;通常是稀见的症状,在某些患者可以作为突出的症状出现;有些病已进入后期,才以并发症状或后期症状作为初发表现而就诊。临床症状如此多变,体征和实验室的资料也可因病情不同而异乎寻常,如果考虑不周全,很可能造成误诊。

(六)常见病与少见病

对主要症状或体征进行分析做出诊断时,首先应考虑能产生该症状或体征的常见病多发病,但又必须结合其他资料如患者的性别、年龄、职业、发病季节与地区等一起考虑。如南方疾病流行区,在疾病发病季节,该病多见,北方却少见。有些男性多患的病,女性却少患;反之亦然。所以考虑疾病的诊断时应先注意常见病,当地的多发病,以及当时的流行病。当用上述疾病不能解释患者的临床表现或治疗效果不满意时,也不要忽视少见病的可能。

(七)原发与继发

两者的关系可以有多种形式,有时难以及时发现,当治疗而未见预期效果,应考虑有新的情况,进行必要的其他检查。如肝癌到底是原发的,还是继发于其他部位,如胃肠道癌转移所致。如为继发,不处理原发灶则未治本。

(八)器质性疾病与功能性疾病

没有足够的证据和把握,不可轻易排除器质性疾病的可能而轻易以"官能症"处理。

(九)病原性疾病与药(医)源性疾病

除病原性疾病外,还可因滥用抗生素、激素、解热止痛药、磺胺药、镇静药、杀虫剂等所引起。这些药物不仅能掩盖或改变病情,还能引起药物热、皮炎、皮疹等变态反应,引起感染加剧,二重感染,以及胃出血,造血系统、消化系统、神经系统和感觉器官的多种反应和中毒症状。在调查病情时,必须了解用药的情况。

(十)良性疾病与恶性疾病

二者的处理和预后是完全不一样的,必须尽可能寻找证据加以判断。为了患者的利益不可轻易断定恶性病的可能,也不可延误对恶性病的诊断和处理。

(十一)1个病与几个病的关系

对基础资料进行分析时,原则上把现病症诊断为1个主要疾病,称为一元性诊断。但是分析要合乎逻辑,演变要合乎规律,要能顺理成章地利用和解释每个资料。如果同时存在2个或多个疾病或不能用1个疾病解释所有临床现象时,则可根据疾病的主次,按顺序提出几个疾病的诊断,称多元性诊断。

(十二)生物、心理、社会因素与疾病的关系

“生物—心理—社会”医学模式,把疾病的发生看成是机体生理活动与心理因素、社会因素之间的平衡遭到破坏的结果。因而应考虑生物、心理、社会因素对疾病的病因、发病机制与演变过程的相互作用和影响。在诊断疾病时,应高度重视心理因素和社会因素的作用。如高血压、性病和吸毒等疾病的产生,就是这些因素综合作用的结果。

[附]病例分析举例

诊断疾病就像破案,未搞清案情及掌握有关材料是不能破案的。缺乏业内的知识和经验难以破案。不负责任的态度会把事情办糟。同时还要探索、总结其中的方法,找出并遵循其中的规律。先看看下面这个病例该如何诊断。

病历摘要:

患者女性,19 岁,未婚,郊区农民。因右腰腹痛伴发热 2d 于 2010 年 6 月 7 日上午急症入院。起病时即为右侧腹部阵发性胀痛,向右侧腰部牵涉,继而出现发热。后腹痛渐加重呈持续性有阵发性加剧,伴恶心,未呕吐。肛门有排气排便,有尿频尿急现象。曾在当地乡村医院服药,未好转。病前有与男朋友同居发生性关系史。月经正常,末次月经期为 2010 年 6 月 6 日。

入院体查:T37℃,P70 次/min,R18 次/min,BP120/80mmHg。神清,营养中等。腹部平坦,腹式呼吸无明显受限,未见肠型及蠕动波。右侧腹肌稍紧张,右下腹有压痛,并有轻微反跳痛,盆腔可触及稍大之子宫,腹部无移动性浊音,肠鸣少。腰大肌征阳性,右肾区叩痛明显。血常规:WBC 21.9×10^9/L,N 79%,Hb 100mg/L。尿常规:尿蛋白 2+,白细胞 2+,红细胞 2+,潜血 3+。

入院诊断为 1.急性阑尾炎(后位)?;2.泌尿系感染?

此病例我们应如何去思考和分析呢?

1.先初步整理一下资料　患者系年轻女性,入院前一日月经刚过,近期有与男朋友发生性关系史。

起病为右侧腹痛向右腰牵涉,且右肾区叩压痛明显,说明病变与右肾有关。压痛最明显的部位往往就是原发病灶之所在,即原发病灶可能位右肾区。

初起为右侧阵发性胀痛,说明病变尚未刺激到壁腹膜,但对附近某空腔器官(如输尿管等)刺激出现阵发性痉挛。后疼痛转持续性有阵发性加剧,说明病变渐影响到该区壁腹膜或器官包膜。

右下腹肌较紧张,有压痛和轻微反跳痛,说明该区有一定程度的腹膜炎症。

腰大肌征阳性,说明该区的炎性病变对腰大肌有激惹。

病人体温高,血象高,说明有感染中毒现象。

有尿频尿急现象,说明尿路受到某种刺激包括炎性刺激。

尿化验有蛋白，红细胞2＋，而白细胞也2＋，可能与泌尿生殖道炎症感染有关。

2. 找出主要问题　急起的右侧腰腹痛及发热，右腰腹区炎性病变。

3. 逐步分析渐次结论　从上面的资料分析，此病例主为右腰腹部的病变。而疼痛、压痛最明显的部位，往往就是病变所在的部位，此病例以右肾区叩、压痛最明显，故应为肾区病变的可能性大。右侧有一定程度的腹膜炎体征，可能是此区域的病变影响到右侧壁腹膜所致。此区域的其他腹内脏器的病变，不论其位于何具体位置，就算是可波及肾，可出现肾区叩压痛，但仍应以原发病灶处压痛最明显。至于病变的性质，根据病人发病前在月经期有性接触史，现临床表现有发热，血象高，尿化验结果中白细胞较多等，应是由泌尿系感染、炎症所致。因此，此病例的诊断可考虑为急性右泌尿系逆行性感染，右肾输尿管周围炎。

4. 右腰腹部的炎性病变，尚可有后位急性阑尾炎、宫外孕、克隆病、Meckel憩室炎、急性胆囊炎等，需一一进行鉴别并加以排除。

(1)后位急性阑尾炎：阑尾炎为最常见的急腹症之一，主要为阑尾区的炎症表现，后位者可能影响到该区后腹膜及腹膜后，可出现腰大肌征阳性，甚可出现肾区叩压痛。但阑尾炎的腹痛初起多定位模糊，多感觉为脐周痛，随着病情的进展以后才定位在阑尾区，即所谓的转位性右下腹痛，此病例之腹痛一开始即为右侧腰腹部。另始终以右肾区叩、压痛最明显，而右下腹的压痛不如肾区明显，且不局限，不能认定原发灶在此。

(2)宫外孕：发生在育龄妇女，有停经史，主要表现为突起的下腹部剧痛及急性失血性休克表现，下腹及盆腔有腹膜炎体征及积液征，腹腔穿刺可抽出血性液体，妊娠试验应阳性。此病例无停经史，无腹腔积血及急性失血表现，可排除。

(3)克隆病：此病以末段回肠、回盲部多发，急性期可表现为右下腹疼痛、压痛甚至也可有腹肌紧张及反跳痛。但常有反复发作史，可有腹泻、腹胀等消化道症状，而少有泌尿系症状，全身急性感染表现不明显，病变定位表现不应为泌尿系。

(4)Meckel憩室炎：常有反复发作史，可有右下腹痛及腹膜炎体征，确诊困难，常需全消化道钡餐检查甚至在剖腹探查时方能确诊。但不应以泌尿系表现为主。现虽不能确诊Meckel憩室的存在，但可确定此次发病主要非Meckel憩室炎。

(5)急性胆囊炎：可有右侧局限性腹膜炎表现，也可有发热、血象高等感染中毒现象，特别是胆囊大、胆囊位置低者，也可影响到右肾周出现肾区叩压痛。但腹痛应以右上腹为主，牵涉痛常为右肩区，腹膜炎体征的位置也应偏上，而且压痛最明显处应是胆囊区而不是肾区，不会有尿路刺激症状。可以进一步行影像学检查加以证实。

此病例入院后一度血压有所下降，主管医生担心病人有难发现的需手术清除的病灶，征得家属及本人同意，于当晚进行了剖腹查，未发现阑尾有明显炎症，未发现回肠、右结肠有异常，也未发现腹腔及腹膜后有积液或其他应清除的病灶，但仍做了阑尾切除、右侧后腹膜切开引流。术后继续抗炎及支持治疗。病人痊愈出院。

病人的最后诊断应为左泌尿系感染(逆行性)，左肾输尿管周围炎。上面的分析基本上应是正确的，也反映了作者的大概思维过程。

第二节　普外科常见症状体征的鉴别诊断

对常见症状体征在懂得其病理意义的基础上，既要了解其共性，又要了解其不同的个性，这样才能理解其在该具体病例中的诊断价值。在每个具休病例中既要了解该症状或体征的全面情况和特点，也要了解其与其他方面的关系。

一、浅表淋巴结肿大

这是医生常遇到的临床表现之一，应对其所涉及的问题有较清晰的了解。

(一)是否为淋巴结肿大

1.要回答这个问题首先需知道淋巴结的分布和引流区域及正常淋巴结的大小。

浅表淋巴结群与相应引流区域：

(1)耳后及乳突群：引流区为头皮。

(2)颈淋巴结群：引流区为鼻、咽喉、气管、甲状腺。

(3)左锁骨上群：食管、胃，左支气管纵隔及左胸等。

(4)右锁骨上群：右气管、胸膜、肺。

(5)颌下群：牙龈、口底、颊黏膜。

(6)颏下群：颏下三角区、唇、舌。

(7)腋下群：乳腺、胸壁、躯干上部。

(8)腹股沟群：下肢、会阴部。

淋巴结是人体重要的免疫器官。正常人有500～600个淋巴结。浅表淋巴结有一定的分布区域，各分布区域的淋巴结组群引流一定的区域。正常淋巴结直径多在0.2～0.5cm。正常情况下，在下颌、腋下、腹股沟部可触及1～2个质软、光滑、无粘连、无触痛、直径为1cm左右的淋巴结。若超过正常大小，即为淋巴结肿大。

2.还要知道肿物区的其他解剖结构，是否为除淋巴结外其他组织或器官上的肿物可能，只有排除了后者才能确定是否为淋巴结肿大。

(二)哪些疾病可引起淋巴结肿大

1.感染　细菌感染(普通致病菌感染，结核病)；病毒感染(传染性单核细胞增多症，风疹)；真菌感染等。

(1)急性感染：细菌、病毒、立克次体等引起，如急性蜂窝织炎、上呼吸道感染、传染性单核细胞增多症、恙虫病等。

(2)慢性感染：细菌、真菌、蠕虫、衣原体、螺旋体、病毒等引起，如结核病、淋巴结结核、孢子丝菌病、丝虫病、性病性淋巴结肉芽肿、梅毒、艾滋病等。

2. 肿瘤

(1)恶性淋巴瘤：Hodgkin 病与非 Hodgkin 淋巴瘤。

(2)白血病：急性淋巴细胞性白血病、急性非淋巴细胞性白血病、慢性淋巴细胞性白血病、慢性粒细胞性白血病、浆细胞白血病等。

(3)浆细胞肿瘤：多发性骨髓瘤、原发性巨球蛋白血症。

(4)恶性组织细胞病。

(5)肿瘤转移：胃癌、肝癌、乳腺癌、鼻咽癌等。

3. 反应性增生

(1)坏死性增生性淋巴结病。

(2)血清病及血清病样反应。

(3)变应性亚败血症。

(4)系统性红斑狼疮、风湿病等。

4. 组织细胞增生及代谢异常

(1)郎格罕(Langerhan)组织细胞增生症(组织细胞增生症 X)：包括勒-雪(Letterer-Sive) 病、韩-雪-柯(Hand-Schuller-Christian)病及骨嗜酸性肉芽肿。

(2)脂质沉积病：包括鞘磷脂病，又称尼曼-匹克(Niemann-Pick)病；葡萄糖脑苷脂病，又称高雪(Gaucher)病。

(3)结节病。

(三)如何判断淋巴结肿大的性质

首先应搞清是全身性淋巴结肿大还是局部性淋巴结肿大。如属全身性淋巴结肿大，应注意收集和分析有关全身性疾病的资料；如属局部性的，应辨明是炎症性还是肿瘤性肿大，并注意寻找所辖引流区的原发病灶。

1. 急性全身性淋巴结肿大　多见于急性白血病、传染性单核细胞增多症、Castleman 病、组织细胞坏死性淋巴结炎、血管原始免疫母细胞性淋巴结病等。

2. 慢性全身性淋巴结肿大　可见于慢性淋巴细胞白血病、淋巴瘤、结缔组织病如系统性红斑狼疮、变应性肉芽肿性血管炎(Churg-Strauss 综合征)、嗜酸粒细胞增生性淋巴肉芽肿等。淋巴结肿大伴皮肤瘙痒者应考虑变态反应或霍奇金病。全身性淋巴结肿大伴有发热、出血、贫血者主要见于各种白血病、恶性组织细胞病、晚期淋巴瘤等，偶可见于系统性红斑狼疮。饮酒后约 20 分钟左右出现病变部位的疼痛(酒精疼痛)见于部分霍奇金病患者。

3. 一般而言，局部淋巴结肿大，多为本身或其引流区域的炎症、肿瘤等病变所致，应进一步找寻原发病灶。淋巴结肿大伴皮肤瘙痒者应考虑变态反应或霍奇金病。局部淋巴结肿大伴低热、盗汗、消瘦者提示为淋巴结结核、恶性淋巴瘤或其他恶性肿瘤等。淋巴结肿大伴周期性发热者多见于恶性淋巴瘤。

某些性病可引起局部或全身淋巴结肿大，如淋病性淋巴肉芽肿、梅毒、艾滋病等。

4. 炎症所致者常质较软，可有触痛，可有粘连，可有全身或局部的炎症表现。

5. 转移性肿瘤所致者多质硬，可固定，可有原发病的其他表现。肿大的淋巴结橡皮样硬度，与周围无粘连，多见于淋巴瘤。

(四)如何确定淋巴结肿大的病理性质

确定肿物的病理性质唯一的办法只有进行肿物组织的病理检查。简单的方法是做肿物穿刺活检,但淋巴瘤此法难以诊断,需行肿物切除做活检。

二、颈部肿块

(一)如何启动颈部肿块的诊断思维

在定位方面不但要弄清肿块的部位,还需尽可能进一步弄清其源于何器官或组织。

定性方面要根据有关病史、症状体征及其他检查发现,辨明肿物的病理性质。应明白,颈部肿块的性质主要包括:颈部器官和组织的异常增生和肿大,炎症(包括一般急慢性炎症、结核等);肿瘤(良性或恶性),先天畸形等。颈部淋巴结肿大常见者为肿瘤(包括淋巴结外转移来的肿瘤及原发于淋巴组织的内生肿瘤,如淋巴瘤、淋巴细胞性白血病等)、急慢性炎症、反应性增生及少见的组织细胞性增生肿大。

如系恶性肿大之淋巴结,还应注意寻找原发病灶。

最终需依据病理检查确定其具体病理性质。

(二)肿物发自何种组织或器官

1.肿物所在的器官常见的为颈部淋巴结、涎腺、甲状腺、甲状旁腺、颈部血管和神经等。甲状舌管囊肿、腮囊肿则有其特定的位置。

2.肿大之颈部淋巴结,须处在颈部淋巴结的分布区。颈部淋巴结是颈部分布最广的器官,将其分为七个区:

Ⅰ区:为颏下、颌下淋巴结区,上以上颌骨为界,下以二腹肌后腹为界;

Ⅱ区:颈上淋巴结区,上以二腹肌后腹为界,下以舌骨为界;

Ⅲ区:颈中淋巴结区,上自舌骨起,下至环甲膜;

Ⅳ区:颈下淋巴结区,上自环甲膜,下至锁骨;

Ⅴ区:颈后淋巴结区,后面以斜方肌前缘为界,前面以胸锁乳突肌后缘为界,下以锁骨为界;

Ⅵ区:颈前淋巴结区,上自舌骨,下至胸骨上窝,颈血管鞘内侧;

Ⅶ区:胸骨上窝下方淋巴结区,位于上纵隔。

通常将表浅的头颈部淋巴结的位置分为8组:

(1)耳前淋巴结:位于耳屏前方。

(2)耳后淋巴结:位于耳后乳突表面、胸锁乳突肌止点处,亦称乳突淋巴结。

(3)枕淋巴结:位于枕部皮下,斜方肌起点与胸锁乳突肌止点之间。

(4)颌下淋巴结:位于颌下腺附近,在下颌角与颏部之中间部位。

(5)颏下淋巴结:位于颏下三角内,下颌舌骨肌表面,两面侧下颌骨前端中点后方。

(6)颈前淋巴结:位于胸锁乳突肌及下颌角处。

(7)颈后淋巴结:位于斜方肌前缘。

(8)锁骨上淋巴结:位于锁骨与胸锁乳突肌所形成的夹角处。

其他器官的肿大或肿物均有其特定的解剖位置。甲状舌管囊肿,多位颈前正中舌骨前及以下平面之囊性包块或瘘道;腮裂囊肿则多处胸锁乳突肌区之前方。淋巴囊肿则多位胸锁乳突肌区或锁骨上区。

(三)颈部肿块有哪几种病理性质

1.颈部器官的异常增生和肿大　主要是甲状腺和甲状旁腺的增生和肿大(如单纯性甲状腺肿、原发性甲亢之甲状腺肿),颈部皮下脂肪沉积等。

2.炎症和感染性疾病　如急慢性淋巴结炎(细菌性、病毒性),淋巴结结核,甲状腺炎、涎腺炎、软组织化脓性感染等。

3.先天性囊性疾病　甲状舌管囊肿,腮裂囊肿,囊状水瘤,血管畸形(血管瘤)喉囊肿等。

4.良性肿瘤　涎腺肿瘤,甲状腺腺瘤,软组织肿瘤,化学感受器瘤,神经源性肿瘤,喉部肿瘤(软骨瘤)。

5.恶性肿瘤

(1)原发:涎腺癌,淋巴瘤,甲状腺癌,软组织肉瘤,皮肤癌(黑色素瘤、鳞状细胞癌、基底细胞癌)。

(2)转移性肿瘤:主为淋巴结之转移肿瘤,有上消化道来源,皮肤来源,涎腺来源,鼻咽部来源、甲状腺来源及原发部位不明者。

(四)临床资料中可供颈部肿块诊断参考之信息

1.年轻人应想到先天性疾病,老年人则注意发生肿瘤的可能。

2.日光的过度照射是致皮肤癌的危险因素。吸烟、酗酒是头颈部鳞癌的危险因素。

3.肿物存在时间和生长速度,恶性病变的生长速度比良性疾病快,后者有可能缩小。

4.肿瘤的部位对诊断和鉴别诊断以及判断预后都非常重要,对于先天性疾病尤其重要,因其每一种类型都有特定的发病部位。肿块位于中线的疾病有甲状腺肿、甲状舌管囊肿、甲状腺癌等;位于颈前三角的有淋巴结、颌下腺肿瘤、腮裂囊肿、颈动脉体瘤、颈动脉动脉瘤、咽囊肿;位于颈后三角的有淋巴结、囊状水瘤、颈肋、锁骨下动脉瘤;腮腺区有腮腺肿瘤、腮腺炎、腮腺结石。

5.注意是否为炎症过程或感染,有无炎症表现,近期有无结核、结节病或真菌感染史。呈炎症表现的肿物很少是恶性的。

6.除了甲状腺以外的颈侧方深部包块,80%以上属肿瘤,其中转移性病灶比原发者高2～3倍。原发性肿瘤中较多见的为:颈动脉体瘤、淋巴囊状水瘤及神经原性肿瘤。不对称的颈部淋巴结肿大,也常是肿瘤转移灶的表现。

7.增大的淋巴结是颈部最常见的肿物。

软的、有触痛的淋巴结很可能来源于炎症或感染。固定、无痛的硬质淋巴结则可能是转移癌的表现。多个区域的淋巴结肿大通常是全身性疾病的证据,如淋巴瘤、结核、传染性单核细胞增多症等。柔韧的淋巴结是淋巴瘤的特征;淋巴结肿物有夜间出汗可能提示淋巴瘤。

颈部淋巴结引流区有原发恶性肿瘤者，应考虑该区肿大淋巴结有转移癌可能，下颈部的淋巴结肿很可能是头颈以外原发灶的转移，而上颈部淋巴结肿则来源于头颈部。颌下和颏下（Ⅰ区）转移淋巴结的来源通常是唇、口腔或面部皮肤；颈内区（2、3、4 区）中 2、3 区淋巴结转移常常来源于口咽、喉和下咽，4 区和锁骨上区淋巴结转移来源于上消化道、甲状腺和锁骨下；后三角（5 区）的淋巴结转移可来源于鼻咽和甲状腺，也可来源于肩胛和耳部的鳞癌或黑色素瘤。

8. 有人提出，对于颈部肿块可以按“80 法则”和“7 法则”作为诊断的参考。所谓“80 法则”，即 80％的非甲状腺肿块为新生物；80％的颈部新生物发生于男性；80％的颈部新生物是恶性的；80％的颈部恶性肿块为转移性；80％颈部转移性肿块的原发灶来自锁骨上。“7 法则”是，病史 7d 的颈部肿块多为炎症性；7 个月者多为新生物；7 年者以先天性疾患居多。

9. 声嘶应注意是否颈部肿瘤对喉返神经的直接压迫和恶性浸润；呼吸急促应注意是否为相关肿物对气管的压迫；面神经瘫痪，应考虑有恶性浸润可能。

（五）颈部肿块穿刺应注意的事项

穿刺针吸活检简单安全，诊断的准确率较高，由于穿刺所引起肿瘤扩散的机会很少，是一种良好的诊断手段。但应注意如下事项：

1. 一定要穿刺到包块本身，否则会致假阴性结果。解决办法是穿刺时术者用左手拇、食指轻轻用力固定包块于最合适的位置，并感觉好其深度，然后用右手进行穿刺。

2. 应选用 18 号以上穿刺针，保证于肿物内在负压状态下来回进退二三次。抽吸完成准备退出穿刺针时，应去除抽吸负压，以免负压将组织吸入注射器内，增加收集标本的困难。此外，收集标本时应先卸下针头，抽吸一些空气到注射器内，再接上针头，轻轻将针头内的组织推注到一张实验室用的吸水纸或干净的小纱布上，以便于收集。

3. 遇到诊断有疑问时，应由病理科医师提出要求重新进行穿刺抽吸。

4. 如误穿刺入动、静脉，应退出穿刺针用手指轻轻按压穿刺部位数分钟后，改变穿刺位置再做穿刺。即使穿刺顺利成功，抽针后也应同样按压局部数分钟，以免穿刺后局部渗血形成血肿。

（六）颈部取材活检或包块切除术的注意事项

1. 切口的选择应考虑下一步手术的需要，使第二次根治等手术的切口容易将第一次手术的切口瘢痕包括在内，以免增加第二次手术切口设计的困难。

2. 对位置较深、体积较小的包块行切除术时，术者不要认为这是一个小手术而未给予足够重视，更不应为了省事只采用简单的局部麻醉及小切口。局部浸润麻醉后组织水肿会使包块更加深在，加之手术暴露不够满意使手术发生困难。预防发生这一情况的措施是术前对包块的位置、它与周围组织的关系应有充分的估计。术中病人头颈部的体位要使包块最易于被触及且比较舒适，以免因手术时间较长病人不能耐受而移动。局麻药的浓度要稍微高一些，浸润要充分，勿使病人因镇痛不全而失去合作。对无禁忌证的病人局麻药内可加入数滴肾上腺素俾能延长麻醉时间。行局部浸润麻醉时稍远离包块并注射至包块的深部。不要将大量局麻药注射在包块的浅部，致使组织过分水肿影响对包块的触摸；并在切开组织后因局麻药的迅速流失而影响麻醉效果。局麻的进针点选择在包块两侧相对的位置上，并做菱形封闭。两进针点之联线的中点即包块的中心，以此决定手术切口。

3. 切除较大的或多个淋巴腺融合在一起所形成的包块时，由于包块较大，与周围组织粘连较多，组织充血，质脆，分离时易破碎并渗血，使手术较为困难。解决的方法是正确的手术切口（如胸锁乳突肌前缘纵切口、锁骨上横切口等），合适的拉钩（如手术野较小，普通的皮肤拉钩则显得太大影响操作。必要时应准备一对较小、较灵巧的拉钩，如睑板拉钩），以便有良好的暴露。对周围的解剖应做到心中有数，特别是要注意周围有无重要的血管、神经及其他重要器官。剥离要紧贴包块的包膜，用弯血管钳行钝性分离。如包块愈剥愈深，且与重要器官（如颈动、静脉）粘连时，应估计粘连的紧密程度及能分离出来的可能性，在直视下小心进行分离。如无恰当助手应及时增加助手或请上级医师指导；切忌因顾虑是否小题大做而勉强从事，以致引起大出血及胸导管损伤等，使今后的处理更加被动。

4. 颈动脉体瘤是一种不太常见的疾病，瘤体往往不很大而易被不熟识此病的医师当做肿大的淋巴腺进行活检。由于它与颈动脉的关系十分密切，切除时需要耐心地将它与颈动脉分离，甚至有需要做颈动脉重建者。故对此需做好充分的术前准备，不可小视。还应注意与扩张性颈动脉瘤鉴别，如误将扩张性颈动脉瘤当做颈动脉体瘤行手术探查时，确诊后应立即结束手术，以免造成严重后果。

5. 对功能重要的神经不一定要牺牲它。有时包块与神经粘连（如迷走神经），此时无论肿瘤大小、肿瘤是良性或恶性、术前是否已有神经压迫症状等，均应尽力将神经与肿瘤分离而加以保留。因肿瘤往往都有包膜，完全将神经包裹在肿瘤深部的机会不多，而只是神经贴附在肿瘤表面或仅被包埋一大半。乍看来似乎粘连很紧密，但如用小弯钳顺着神经干慢慢地做钝性分离，将不难把它分离出来。这样既能保留功能重要的神经，而又不影响切除。

三、甲状腺肿大

（一）甲状腺肿大的诊断思路

1. 首先应弄清甲状腺肿物是腺体增大还是甲状腺上的占位灶或新生物，甲状腺的功能状况。

2. 如为腺体增大应弄清是何种原因，是单纯性甲状腺肿、青春性甲状腺肿还是原发性甲亢或甲状腺炎等。甲状腺肿瘤较大时，周围腺体受压变薄，或浸润至周围腺体，应注意与腺体增大相鉴别。

3. 如为占位结节或新生物，则应进一步区别是良性还是恶性，直至确定其为何种疾病。

（二）甲状腺结节的良恶性鉴别中可供参考的信息

1. 基于解剖原因，90％的甲状腺结节是不能触及的；3/4 的甲状腺结节是没有症状的。甲状腺结节的恶性风险是 1/20（B 超可增加微小病灶的检出率）。

2. 小于 20 岁的患者，孤立的甲状腺结节有 20％～50％的恶性可能。青少年甲状腺癌发病的年龄为 16 岁。女孩 5～6 倍于男孩。＜15 岁或＞60 岁的病人，恶性可能性增加。超过

70岁的人，恶性并不多见，但通常预后更差。甲状腺结节在男性患者，恶性风险是女性的2倍。滤泡状癌或未分化癌在缺碘地区更常见。

3. 颈部曾接受放疗者，30%将出现甲状腺结节，其中甲状腺癌的风险是50%～70%。与放射暴露相关的甲状腺癌，70%～90%是乳头状癌。年轻时放射暴露是甲状腺癌的最重要危险因素，女性发病的可能是男性的2～3倍，但当放射剂量超过20Gy时，甲状腺癌的发病风险低于此剂量者。

4. 在数年内缓慢生长的结节常提示为非肿瘤性结节。在数小时内迅速增大并伴有疼痛，提示结节内出血；在发生出血的结节中，90%为良性，10%为恶性。在数周内迅速生长的结节，提示为恶性可能。

在用左旋甲状腺素治疗期间迅速生长的结节，尤其提示为恶性，但用左旋甲状腺素治疗后结节缩小也不能肯定是良性；同样，一个存在的结节短期内出现性状的改变，也提示为恶性。

淋巴瘤、未分化癌、甲状腺转移癌是甲状腺结节在2个月内生长超过3cm的最常见的原因。

某些甲状腺炎可能有类似肿瘤的生长速度，但可通过其他的方法来鉴别。如伴有疼痛常提示为甲状腺炎，如亚急性甲状腺炎(de Quervain甲状腺炎)。化脓性甲状腺炎(pyogenic thyroiditis)罕见，典型表现是有数天到数周的病程，有红、肿、热、痛，很容易与肿瘤区分。慢性纤维性甲状腺炎(Riedel甲状腺炎)容易与肿瘤混淆，特别是未分化癌，生长快、无痛、触诊坚硬，与周围组织有广泛粘连，但前者不侵犯周围淋巴结，而后者常侵犯。慢性淋巴性甲状腺炎(Hashimoto disease，桥本病)50%～80%的病人血清中甲状腺球蛋白抗体和甲状腺微粒体抗体阳性，80%～90%的病人过氧化酶抗体阳性，晚期病人TSH升高；本病有可能发展成癌症，或与甲状腺癌合并存在。当然最终的鉴别常需要活检。甲状腺功能状态的改变往往并不同时伴有恶性肿瘤。

5. 同位素扫描并不能区分结节的性质，95%以上的结节显示为冷结节，冷结节的恶性比例为10%～15%，而热结节的恶性比例为4%。但扫描对寻找转移性病灶有价值。

6. Gardner和Cowden综合征可伴有高分化甲状腺癌。多发性内分泌肿瘤(MEN)2型患者的甲状腺病变，应考虑甲状腺髓样癌。

总之，甲状腺结节约1/20的可能性为恶性，但以下情况恶性风险增加：甲状腺结节的快速生长或形态改变；颈部放射治疗史；男性；年龄＜20岁；MEN2家族史或家族性甲状腺髓样癌(MTC)史；Cowden或Gardner综合征；淋巴结肿大；周围组织浸润；声带麻痹；结节固定；肺转移；囊性结节复发。确诊需依赖病理学检查。

(三)甲状腺恶性肿块的特点

1. 体检为质地硬、表面不光滑、有浸润感，晚期肿块固定不可推动。

2. 出现甲状腺周围症状，如气道压迫症状、声嘶、吞咽困难，应立即想到肿瘤的可能。特别是声嘶，良性甲状腺肿气管可受压，但不会出现声嘶。

3. 髓样癌病人血清降钙素增高(正常值常低于75ng/L)。

4. B超检查显示为甲状腺内出现圆形、类圆形或不规则形结节，边缘不光滑，结节呈低回声，内部血流丰富且粗而短，走向不规则，彩色多普勒表现为高速、高阻力型动脉血流，此种结节恶性可能性大。有报道B超下甲状腺实性结节中呈高回声时恶性占4%，等回声时恶性占26%，低回声时恶性占63%。超声检查，甲状腺良恶性结节的诊断符合率为89.7%。

5.结节钙化对诊断并无特殊意义，良恶性结节各有10%～15%伴有钙化。但甲状腺组织内如有沙粒样钙化灶则恶性可能性较大。

6.弥漫性硬化性甲状腺乳头状癌，若有弥漫性的微小钙化或多发甲状腺可疑结节占据甲状腺全叶，可与桥本甲状腺炎相鉴别，否则两种疾病的超声鉴别就存在较大难度。

7.囊性甲状腺乳头状癌极易与增生性结节囊性变相混淆，可通过囊腔内的乳头状突起的形态进行鉴别：水螅状或圆屋顶状的腔内突起被认为是腺瘤样结节性肿的特征；不均质的囊性结构并且囊腔内有直径≥2cm的指状息肉样突起，提示乳头状癌；直径＜1cm卵圆形囊肿伴有内部强回声提示结节性肿。

8.甲状腺滤泡样癌与腺瘤在大体上相似，均有完整的包膜，但前者在病理上有血管浸润（可分微小浸润与广泛浸润）。

（四）精确诊断需行病理检查

细针穿刺细胞学检查（FNAB），是一种安全、经济、可靠的鉴别甲状腺结节良、恶性的方法，敏感性达90%，特异性为70%，阴性预测值超过97%，假阴性率1%～5%。囊性结节的阳性率不高，但阴性结果不能超越临床可以接受的程度。对可疑淋巴结的穿刺可获得更准确的结果，最终需将切除标本送病检。

四、高甲状腺素血症

临床上常可遇到一些病人，有不同程度的血内甲状腺素增高的临床表现（如神经过敏、性情急躁、怕热、多汗、疲乏、食欲亢进、体重下降、心悸、心动过速、手震颤等），及实验室检查血T_3、T_4增高。但其产生可能是由不同疾病所致，故应仔细加以鉴别，以便针对不同病因进行有效治疗。

高甲状腺素血症产生的原因及特点为：

1.非甲状腺的原因

（1）甲状腺素结合球蛋白（TBG）异常：因甲状腺素不易溶解于水中，需通过与血浆蛋白结合而被转运。

妊娠、服含雌激素的避孕药时可增强唾液酸化作用，延迟TBG的清除，使TBG升高，从而被转运至血内使TT_3、TT_4水平升高。

突变的TBG、转甲状腺素蛋白（TTR）和白蛋白可增强其与T_4和（或）T_3的亲和力，导致高甲状腺素血症或家族性白蛋白异常性高甲状腺素血症。

此类高甲状腺素血症其共同特点为甲状腺本身无结构和功能方面的改变，体格检查及实验室检查甲状腺大小、形态和质地无异常，吸碘率及放射性扫描无异常。

（2）垂体产生TSH的肿瘤刺激甲状腺分泌甲状腺激素增多：其特点是血TT_3、TT_4、FT_3、FT_4、TSH均明显升高，且不受TRH兴奋，也不被T_3所抑制。

(3)葡萄胎、绒毛膜癌:产生绒毛膜促性腺激素,刺激甲状腺产生 T_3、T_4。甲状腺结构无明显异常,应有原发疾病的表现。

(4)卵巢畸胎瘤:可产生异位甲状腺素致血内甲状腺激素增多。甲状腺无明显结构和功能方面的改变,放射线扫描可发现异位病灶。

(5)外源性补充过量甲状腺制剂:有过量用药史;甲状腺的结构和功能的有关检查,对照用药前无原发性改变。

2. 甲状腺的原因

(1)腺体结构破坏:使腺组织内甲状腺激素释放入血,T_3、T_4 增高,TSH 先降低,后随病情恢复而恢复,如亚急性甲状腺炎及桥本病的初期。这类疾病的特点是有该病的临床表现,包括病史、症状及甲状腺检查的表现,且吸碘率也随 TSH 的变化而改变,先降低后渐恢复。

(2)原发性甲状腺功能亢进症(Graves 病):因促甲状腺激素受体抗体刺激性抗体的存在,使受体活化,产生 T_3、T_4 增加。TSH 被抑制,但吸碘率仍增高,不受 T_3 抑制试验所抑制,TRAb 阳性。甲状腺一般呈弥漫性肿大,血运丰富,具有相应的体检和影像学检查的表现。

(3)自主功能亢进性甲状腺瘤和毒性结节性甲状腺肿:产生甲状腺激素增多尤以 T_3 及 FT_3 明显,而 T_4 及 FT_4 的水平增高程度较低,TSH 被抑制。因高功能结节并非促甲状腺激素受体受激活引起,其高功能结节本身产生甲状腺激素的功能不受 TSH 调控。TSH 受体抗体(TRAb)及甲状腺过氧化物酶抗体(TPOAb)阴性。放射性碘甲状腺显像表现为不规则的放射性碘浓聚,或表现为一个或多个显著的碘浓聚的热结节,结节间的甲状腺组织几乎没有碘的吸入,此周围状态可为 TSH 刺激试验所改变。

五、乳腺肿块

(一)鉴别诊断时可供参考的信息

1. 月经初潮后 10 年内出现的乳腺肿块中,以纤维腺瘤最常见。相对年长的绝经前妇女,所谓的乳腺增生症是最常见的乳腺疾病,也是乳腺肿块的首要原因。

2. 一些正常乳腺组织有腺样颗粒感,尤其在月经来潮前乳腺组织充血肿胀,患者常常误以为是乳腺肿块,应与病理性肿块相区分。

3. 青年女性的疼痛性乳腺肿块　①如果与月经周期有关,月经前症状明显,月经后消退,乳腺内肿块呈多发结节样,软、光滑,外上象限更明显,往往发生于双侧乳腺,可以有压痛,则多为乳腺增生。②如果正值哺乳期,局部具有急性炎症症状,疼痛剧烈,压痛明显,常伴有畏寒、发热及腋下淋巴结肿大,多为急性乳腺炎,可伴有脓肿形成。

4. 青年女性的无痛性肿块　①以乳腺纤维腺瘤最为常见,多为单发,少数可多发或双侧存在。肿块呈圆形或卵圆形,质韧,表面光滑,界限清楚,活动性大。②与妊娠、哺乳或断乳有关者,肿块为单发、圆形或卵圆形,边界清楚,光滑,有囊性感,细针抽吸有乳汁,多为乳腺积乳囊肿。③断乳后乳腺未完全恢复到妊娠前状态,部分乳腺可能仍保持泌乳状态,表现为一侧或双侧乳腺内出现一个或几个肿块,光滑、较软、边界不清楚、活动,是为泌乳期乳腺复旧不全。

5. 30 岁以上女性的疼痛性乳腺肿块　①45 岁以下仍以乳腺增生较多见。②浆细胞性乳腺炎，多见于 40 岁以上，由于乳腺导管阻塞，导致管内脂性物质析出，刺激导管周围组织，引起以浆细胞浸润为主的无菌性炎症。开始时局部可表现为红、肿、热、痛的急性炎症症状，以后转为慢性，常呈以乳晕边缘向周边扩展的楔形肿块，有压痛，可以使乳头内陷，肿块与上方皮肤可以粘连、凹陷或橘皮样变。后期可软化破溃、形成瘘管。

6. 30 岁以上女性无痛性乳腺肿块　①仍以乳腺增生为多见，其临床表现如上述。②30 岁以上女性一侧乳房单发之无痛性肿块，首先应考虑是否为乳腺癌。癌性肿块质硬、表面不平、边界不清、活动性差、可与周围组织粘连，常伴有腋窝淋巴结肿大。③靠近乳晕部的小肿块，挤压后可引起乳头溢液，尤其是血性或浆液血性的溢液，多为乳腺导管内乳头状瘤，但此病大多数不能扪及肿块。④40 岁以上的肥胖女性具有肥大下垂的乳房，外伤（钝挫伤）后出现的乳房内无痛性肿块，多为乳房脂肪坏死。肿块主要位于皮下脂肪层内而非腺体内，质较硬，边缘不清楚，活动性差，可与皮肤粘连，早期皮肤可见瘀斑。⑤40 岁以下女性一侧乳房单发或多发结节，如有结核病史，应考虑到乳腺结核的可能。肿块较早期时无痛，质硬，边界不清，可能有轻度压痛，以后可以与皮肤粘连，并因纤维化而使乳房变形，乳头内陷。肿块亦可软化破溃形成窦道，流出含干酪样的稀薄脓液，常伴有腋淋巴结肿大。

（二）鉴别诊断时的注意事项

最重要的是首先明确肿块是良性还是恶性（详见乳腺癌的诊断），可疑恶性者应做影像学检查，仍不能排除恶性时再做病理学检查（详见乳腺癌的诊断）。良性乳腺疾病中，急性乳腺炎、乳腺增生、乳腺纤维瘤等不难确诊，但浆细胞性乳腺炎、乳腺结核等则需综合分析，常需穿刺和病理学检查始能确诊。FNAC 有时不能确诊，最终需切除或切取活体组织病理检查确诊。有乳头溢液尤其是血性溢液的患者，都应做乳头溢液涂片细胞学检查，很少数的乳腺癌可表现为乳头溢血，必要时进行乳腺导管造影或乳管镜检查。

（三）乳腺肿块确诊必须活检

活检方法有三：切除活检；针吸细胞学（FNA）检查；穿刺组织学（cutting needle biopsy）检查。其中穿刺组织学检查是目前最为提倡的一种确诊方法，比针吸细胞学检查准确率高，且可明确病理类型，并可获得激素受体与 Her-2 检查结果。

下列情况应行切除活检：穿刺取材不满意或把握不大的病人；穿刺诊断结果与临床所见不相符的病人；穿刺组织学结果不明确或有高危病变的病人（如可疑癌、导管上皮非典型增生、导管上皮细胞异型性、导管内乳头状瘤）。

六、溢 乳

溢乳是与普外科有关的常见的临床表现之一，如对其缺乏深入的了解，就无法区别相关的疾病并进行相应的处理。

（一）泌乳的生理机制

下丘脑通过催乳素释放因子（prolactin-releasing factor，PRF）和催乳素释放抑制激素

(prolactin release-inhibiting hormone,PIH)分别促进和抑制催乳素(prolactin,PRL)的分泌,表现双重的调节作用,但通常以PIH的抑制作用为主。下丘脑的促甲状腺激素释放激素(TRH)、血管活性肠肽(VIP)等神经肽都有刺激PRL分泌的作用。近年有研究者利用新分离的一种垂体孤儿受体寻找到相应的配体,即催乳素激素释放肽(prolactin-releasing peptide,PrRP),后者可特异性地促进催乳素分泌。PIH就是多巴胺,因为实验中发现多巴胺可直接抑制腺垂体分泌PRL,注射多巴胺可使正常人或高催乳素血症患者血中的PRL明显下降,应用耗竭多巴胺的药物(如酚噻嗪)可使PRL分泌增加,而且在下丘脑和垂体又存在多巴胺,因此认为下丘脑分泌的PIH就是多巴胺。

(二)溢乳时的辅助检查

1. 乳腺X线片和超声波检查　触诊有可疑的肿物时,有助于判断肿物的位置及性质。

2. 溢液涂片检查　根据脱落细胞是炎症细胞、脓细胞、浆细胞、淋巴细胞、恶性细胞来判断病变的性质,有一定的假阳性及假阴性率。

3. 乳腺导管造影　可显示造影的导管有无隆起肿物、狭窄、扩张。准确性在80%以上。必须找准溢液导管的开口位置,如可疑有肿物或认为有手术指征,此项检查是必要的。

4. 纤维乳管内镜　为20世纪80年代后期才开展的检查方法,可直视导管内病变,并可做吸出物的病理检查,对溢液的病因诊断准确率达95%以上。但目前限于条件,尚难普遍开展。

5. 细针穿刺细胞学检查　有明确肿物时,可行此项检查。

6. 怀疑内分泌疾病及其他导致溢乳的乳腺外疾病时,可查血催乳素、促甲状腺激素(TSH)及其他相关疾病的检查。

(三)非乳腺疾病之乳头溢液

常找不到乳腺病灶,血催乳素增高(HPRL)。

1. 生理性乳头溢液　发生在双乳及多个乳管,性质常为浆液性或乳汁样,无其他导致溢乳的全身性疾病表现。见于正常月经期,妊娠中、后期,绝经后短期内及终止哺乳后短期内以及新生儿的初乳现象,均属可出现乳头溢液,为妊娠后溢乳-闭经综合征(Chiari-Frommel syndrome),及不伴有妊娠的溢乳-闭经综合征(Argonz-Del Castillo syndrome)的一种症状,是由于垂体分泌催乳素(prolactin)所致。

很多生理因素可以引起PRL短暂升高:排卵期和妊娠时升高的雌激素水平抑制多巴胺对PRL细胞的效应,妊娠后期再度增高的雌激素水平促使PRL细胞分泌大量泌乳素(可高于正常10倍以上),从而催乳;乳头神经受刺激(包括哺乳期)直接促使垂体PRL细胞分泌;此外,过度体力运动、低血糖、睡眠后期、精神创伤、新生儿期(出生后2～3个月)等均可引起PRL生理性升高,大多数PRL轻度升高($\leqslant 100\mu g/L$)可恢复正常。

2. 全身疾病引起的乳头溢液　某些疾病,主要是各种引起下丘脑-垂体轴功能紊乱的疾病,包括下丘脑病变,各种垂体疾病如泌乳素瘤、GH瘤(肢端肥大症)、ATCH瘤(库欣病)、空蝶鞍综合征、垂体柄病变等,颅咽管瘤,脑脊髓辐射,原发性甲状腺功能减退,以及一些非内分泌疾病,如足以引起传入神经兴奋的胸壁病变与脊索疾病,慢性肾衰竭,严重肝病等,均可以引起乳头溢液，但往往同时合并较明显的原发疾病临床表现，通过相应病史和特殊检查，一般不难明确诊断。

病理性高泌乳素血症（HPRL）发病机制可有下述数种：①下丘脑催乳激素抑制因子（PIF）不足或下达至垂体受阻，使垂体PRL细胞所受的正常性抑制性调节解除，见于下丘脑或垂体病变，常伴全腺垂体功能减退或垂体柄由于外伤或手术而受损。促甲状腺激素释放激素（TRH）作为PRF在原发性甲状腺功能减退时可显著增高而消除多巴胺对PRL的抑制。②获得自主性高功能的PRL分泌细胞单克隆株，见于PRL瘤以及癌肿之异源PRL分泌，其分泌无脉冲性，正常的睡眠—觉醒周期、雌激素诱导等周期模式消失。③传入神经通过增强的刺激可加强PRF作用，见于各类胸壁炎症性、创伤性及肿瘤性疾病，以及脊索病变。④PRL肾脏降解受损（见于肾衰）或肝性脑病时，假神经递质形成，从而PIF作用减弱（见于严重肝病）。

3. 药物引起的乳头溢液　某些药物（如抗抑郁药、降血压药、避孕药、雌激素等）亦可致乳头溢液，可找寻应用此类药物史。凡增强PRF或拮抗PIF的物质可减弱多巴胺（DA）的张力抑制，如雌激素（包括口服避孕药）（尤长期使用）、TRH与血管活性肠肽（VIP）；各种多巴胺拮抗剂如吩噻嗪类（如氯丙嗪、奋乃静）；丁酰苯类（如氟哌啶醇）等抗精神药；三环类（如丙米嗪、氯米帕明、阿米替林、阿莫沙平）与单胺氧化酶抑制剂（如苯乙肼）等抗抑郁药；西咪替丁等H_2受体阻断制剂静脉用药；维拉帕米（异搏停）、甲基多巴、利舍平（利血平）等心血管药，甘草、甲氧氯普胺（胃复安）与舒必利（sulpiride，即“止吐灵”）、阿片制剂以及某些影响PRL分泌尚不为人熟知的新药，均可通过拮抗PIF与增强PRF或在DA受体水平作用而促进PRL分泌。

（四）乳腺本身病变产生的乳头溢液

主要是乳腺导管病变所致，但乳腺疾患也可引起。为女性非哺乳期乳头部乳管开口自发性或挤压后溢出不同性状的液体，常发生在单侧乳腺，多为一个乳管有液体流出。临床上有3%～10%的乳腺疾病伴有乳头溢液的症状，虽然多为良性，但也有恶性病变的可能，故应给予重视。

1. 乳腺导管疾病

（1）乳腺导管乳头状瘤：见于中年以上的妇女。多位于乳腺的一条集合导管内，瘤体向管腔内突出，当有破损时，即可出血，表现为无痛的血性溢液，可自行或稍加挤压即溢出，如是新鲜出血，溢液色深红，如一滴鲜血样。如出血停止或陈旧出血，则溢液呈暗红色或棕黄色，约1/3的病人可于乳晕区摸到小肿块，直径多小于1cm，圆形，可活动，不太硬；乳腺导管造影可明确诊断。

（2）乳腺导管乳头状癌：表现与乳腺导管乳头状瘤相似，临床上很难确诊，即或是乳腺导管造影也不易鉴别。如病人年龄在40岁以上，摸到的肿物质地较硬，特别是与皮肤有粘连，应怀疑本病的可能。溢液脱落细胞学检查，有时可找到癌细胞。

（3）乳腺导管扩张症（mammary duct ectasia），又称浆细胞性乳腺炎（plasma cell mastitis），是导管的退行性变，导管上皮无增生，但有蜕变和脱落，导致分泌物淤积，而后继发浆细胞浸润。一般为慢性过程，但可以反复急性发作。多见于绝经期后的中年妇女。乳晕区可摸到肿块，直径一般不超过1cm，可与皮肤粘连，并伴有同侧腋窝淋巴结肿大，易与乳腺癌相混淆。病变多发生于一侧，但可累及数个导管。20%～70%的病人可出现溢液，溢液为血性或浆液性。对有以上临床表现的病人，除怀疑恶性肿瘤外，应想到本病的可能，溢液涂片常可发现大量浆细胞及淋巴细胞，乳腺导管造影可显示导管扩张，管壁光滑，如触及肿物，细针穿刺细胞学检查有助于诊断。

(4)化脓性乳腺导管炎：常为化脓性乳腺炎累及导管，破溃以后的后遗症，多伴有乳晕区的瘘管，时而愈合，时而复发，乳管受累时有脓性液体溢出，比较容易诊断。

2. 乳腺疾病

(1)乳腺增生(乳腺结构不良)：是女性常见病，乳腺的病理变化虽主要发生在小导管及末端导管，但也可累及大导管，因上皮增生而出现溢液。但发生率不高，乳腺增生病人约20%有乳头溢液的症状，溢液绝大多数为浆液性。多见于中年妇女，乳腺有广泛或散在的结块或腺样增厚，伴有疼痛与经期有关，可考虑乳腺增生的诊断，当出现浆液性乳头溢液时，应想到是乳腺增生所致。

(2)乳腺癌：当癌侵犯导管时，可出现乳头溢液，但较少见，发生率在5%以下。溢液多为血性，髓样癌更易发生；由于病人主要临床表现是乳房肿块，可以通过其他方法，如穿刺细胞学检查获得诊断。

(五)确定诊断的思维程序

1. 根据病史和临床表现排除生理性、药物性和全身疾病引起的乳头溢液。特别注意是否为双乳及多导管溢液，溢液的性质，血液内泌乳素是否增高及增高的程度等。

2. 单乳、单孔溢液，在B超下，有经验的检查者有时可发现病变导管扩张及导管内增生性病变；乳腺导管造影可发现导管或导管内的异常影像。

3. 溢液涂片检查脱落细胞，或穿刺细胞学检查，判断细胞的种类和性质。

4. 最终靠切取组织的病理检查来肯定诊断。

七、黄 疸

(一)黄疸的诊断思路

1. 首先要确定是否黄疸。当然首先被发现的是皮肤、巩膜黄染，但其确定靠检查血清胆红素是否增高。

2. 黄疸病人要分清是非结合型高胆红素血症，还是结合型高胆红素血症。可根据病人的有关临床资料考虑，但主要靠检查血清胆红素来确定。

3. 非结合型高胆红素血症，均为内科疾病，包括先天和后天溶血性黄疸及先天性肝内葡萄糖醛酸转移酶缺陷的Gilbert综合征等，但以溶血性黄疸为多。结合型高胆红素血症，则要进一步辨别是肝细胞性黄疸还是梗阻性黄疸，然后再具体搞清是何种疾病所致。在肝细胞性黄疸中，除了很少病例为先天性的结合胆红素在肝细胞内转运和排泄障碍(Dubin-Johnson综合征和Rotor综合征)外，主要是后天肝细胞遭损害的疾病所致；而梗阻性黄疸则主要是一些肝后胆道梗阻性疾病。

(二)各型黄疸的鉴别要点

在常见的溶血性黄疸、肝细胞性黄疸和梗阻性黄疸中,特别要注意肝细胞性黄疸与梗阻性黄疸的鉴别。

肝细胞性黄疸虽与梗阻性黄疸一样,结合胆红素均增高,但有如下临床特征:

1. 有肝组织损害的相关病史,如病毒性肝炎,肝损性药物或毒物应用等历史。

2. 血清直接胆红素/总胆红素增高的程度可能不如梗阻性黄疸高(前者>30%,后者>50%),但应用肾上腺皮质激素可使其减轻;而梗阻性黄疸则下降不明显。

3. 实验室检查有肝损害表现,如转氨酶升高、凝血酶原时间延长、白蛋白下降等,而应用维生素 K 不能使凝血酶原时间得以纠正。严重肝病时,可出现胆固醇、胆固醇酯、胆碱酯酶活力下降等。另肝细胞性黄疸病人尿胆原轻度增加,而梗阻性黄疸病人则尿胆原减少或消失;尿中胆红素虽两者都增加,但后者增加更明显。

表 1-1　三种黄疸的鉴别

检查项目	溶血性黄疸	肝细胞性黄疸	梗阻性黄疸
直接胆红素	正常	增加	增加
间接胆红素	增加	增加	增加
直接胆红素/总胆红素	<15%~20%	>30%~35%	50%~60%
尿胆红素	—	+	++
尿胆原	增加	轻度增加	减少或消失
转氨酶	正常	明显升高	可升高
ALP	正常	增高	明显增高
γ-GT	正常	增高	明显增高
凝血酶原时间	正常	延长,维生素 K 不能纠正	可延长,维生素 K 在良性梗阻可纠正
血浆蛋白	正常	白蛋白降低,球蛋白增加	多正常
肾上腺皮质激素试验	无改变	急性肝炎的黄疸可明显下降	黄疸下降不明显

(三)梗阻性黄疸的原因

1. 上 1/3 胆道梗阻　多囊肝、Caroli 病、肝细胞性肝癌、东方肝胆结石病(原发性肝内胆管结石)、肝动脉血栓形成(移植、化疗)、胆道出血、医源性胆管损伤、原发性硬化性胆管炎、胆道乳头状瘤、肝门部胆管癌。

2. 中 1/3 胆道梗阻　胆管癌、胆道外压迫(如转移淋巴结)、医源性损伤、Mirizzi 综合征、胆道内寄生虫、胆总管囊肿、胆囊癌、胆道乳头状瘤、硬化性胆管炎、囊性纤维化、良性特发性胆道狭窄。

3. 下 1/3 胆道梗阻 胆道癌、胰腺肿瘤、壶腹周围肿瘤、慢性胰腺炎、穿透性十二指肠溃疡、Oddi 括约肌功能失常、十二指肠乳头狭窄、十二指肠憩室、胆道乳头状瘤、硬化性胆管炎、十二指肠淋巴结病(淋巴瘤、类癌)。

(四)手术后黄疸

手术后黄疸的发生率约为 1%。除肝胆术后可能有特殊的胆道原因(如残留胆总管结石、术后胆漏、胆总管损伤和以后的狭窄等)外,多数情况下术后黄疸是多种因素作用的结果,很少需要再次手术治疗。

1. 术后 48h 出现非结合胆红素增高型黄疸,常见于多重输血背景下红细胞破坏增多,已知的溶血性贫血的病人、体外循环和植入人工瓣膜后、Gilbert 综合征患者。轻微的结合胆红素增高可见于 Dubin-Johnson 综合征。

2. 术后 5～10 天出现结合型胆红素增高,可见于曾有术中低血压、低氧血症或早期心功能衰竭者。

3. 术后 7～10 天出现的黄疸可能与麻醉导致的药物性肝炎有关,发生率大约为 1/10000。更常见的是,黄疸与手术中抗生素或其他药物的应用有关。

4. 严重感染(凶险感染),特别是多器官衰竭病人,可于手术后 1 周出现,呈肝内淤胆之黄疸。

5. 接受 TPN 的病人,30%可出现肝内淤胆性黄疸。可能原因为脂肪蓄积(特别是采用含有大量糖的方案),而且,肝细胞胆红素的排出减少将导致胆汁淤积,严重程度与持续时间有关。

6. 手术后任何时间出现的黄疸同样可以是无法预见的肝脏或肝后原因,如隐性肝硬化、胆石症或胆囊炎。一个少见的手术后黄疸的原因是甲状腺功能亢进;另一个原因是要考虑所谓的良性手术后淤胆或原发性胆汁淤积,这是一个自限性过程,找不到明确的原因,在术后 2～10 天出现。这可能是综合因素的结果,包括代谢负荷增加、低氧、低血压导致的肝功能损害,或各种程度的肾小管坏死导致的胆红素排出减少。结合型胆红素可以达到 684μmol/L(40mg/dl),并有可能维持 2 周。这是一个需要考虑并加以排除的诊断。

7. 输血导致的肝炎,通常在手术后 5～12 周出现。

八、腹 痛

(一)三种类型疼痛的特点

1. 内脏痛

(1)定位不明确。大致的节段分区:胃、十二指肠、肝胆、胰腺—上腹部;空肠、回肠、升结肠、横结肠—脐周;脾曲以下的结肠直至直肠下段,不包括肛门—下腹部。

(2)发生缓慢,持续时间长,常呈渐进性,有时也可转为剧烈疼痛。

(3)对扩张性或牵拉性等张力变化的刺激及缺血十分敏感,对烧灼切割等刺激不敏感。

(4)常伴有明显的情绪活动和一些自主神经反应如恶心、呕吐等消化道症状。

2. 牵涉痛　又称放射痛或感应痛，指内脏痛达到一定强度后，出现相应浅表部位疼痛和感觉过敏。这种疼痛的发生有躯体神经的参与。两种神经纤维一同进入脊髓后角，交换第二神经元。由于第二神经元数目较传入的纤维数目少，有些内脏传入纤维和躯体传入纤维需要共用同一神经元，使两个似乎毫不相关的部位发生疼痛关联的现象。由于躯体神经对冲动的传导速度快而灵敏，所以内脏传入的疼痛刺激常诱发同一神经元所接受的躯体神经纤维感觉区的疼痛。

3. 躯体痛　或称壁层腹膜痛，即通常的体表疼痛，为壁层腹膜受刺激后产生的痛觉。由于壁层腹膜(可能包括一部分肠系膜)由相应段的脊髓神经司感觉，无内脏传入神经参与，其痛觉与体表疼痛无异，定位准确，痛感敏锐；传入冲动强烈时，在脊髓后角形成兴奋区，使同侧脊髓前角的运动细胞受到刺激，产生反射性肌紧张或僵直。

(二)外科急腹痛的致痛病因种类及特点

主要归纳为炎症性、牵张性、痉挛性、缺血性刺激四类。

1. 炎症性刺激　如胃肠道炎症溃疡、胆道炎症、胰腺炎、空腔脏器穿孔或腹腔积血等所致腹膜炎；一般为持续性。脏器内的炎性刺激，初起为模糊性内脏痛，随着病情的发展可出现相应部位的牵涉痛；炎症性刺激致腹腔内壁腹膜时，则出现腹膜刺激症状；如果导致空腔脏器梗阻，可出现阵发性绞痛或胀痛等梗阻性疼痛。

2. 牵张性刺激　腹腔器官的急速胀大，浆膜受牵张刺激而感胀痛。如急性胃扩张、空腔脏器梗阻时可出现，呈持续性。

3. 痉挛性刺激　空腔脏器梗阻或有炎症等其他刺激时，腔壁平滑肌出现痉挛而致痛，常呈阵发性。如肠梗阻、急性肠炎、急性梗阻性胆管炎等时可出现。

4. 缺血性刺激　如脾梗死、肠系膜血管栓塞、绞窄性肠梗阻等，由于脏器缺血致内脏神经感受体(对缺血十分敏感)受刺激引起腹痛。

(三)腹痛病人一般资料和病史的诊断价值及病理意义

1. 年龄与性别

(1)儿童：以肠道疾病多见，如肠蛔虫症、肠套叠、嵌顿疝和原发性腹膜炎等。

(2)青壮年：以消化性溃疡、阑尾炎、胆道蛔虫病、腹部结核较常见。

(3)中老年：应多考虑胆石症、胰腺炎、恶性肿瘤及血管疾病。

(4)女性：须注意盆腔器官的病变，如卵巢囊肿扭转、输卵管炎和异位妊娠等。胆石症多见于肥胖女性。

(5)消化性溃疡、心肌梗死、肝癌结节破裂，较多见于男性病人。

2. 诱因

(1)痛前有饱餐、酗酒或脂餐史者，多见于胆囊炎、胰腺炎和溃疡病穿孔等。

(2)腹痛前有不洁饮食史，常为急性胃肠炎。

(3)幼儿上呼吸道感染后出现腹痛，应考虑到肺炎、肠系膜淋巴结炎和原发性腹膜炎等。

(4)有腹部外伤史者，首先考虑内脏破裂。

(5)心房颤动病人发生急性腹痛，可能因肠系膜血管栓塞所致。

3.起病情况

(1)急性起病并在短期内腹痛加剧者,多见于急性腹腔脏器的穿孔、结石或梗阻等。伴有休克者,往往提示腹腔内出血、消化性溃疡穿孔、出血坏死性胰腺炎、急性肠扭转和肠系膜血管栓塞等。

(2)起病隐匿、发展缓慢、程度较轻及反复发作者,以消化性溃疡、慢性胆囊炎、慢性胰腺炎、慢性阑尾炎、慢性腹泻和肿瘤性病变等较常见。

4.发展过程

(1)反复急性发作,如急性阑尾炎、急性胆囊炎和急性胰腺炎等。

(2)自始即为慢性过程,如阑尾粪石和慢性胆囊炎等。

(3)慢性周期性腹痛,为消化性溃疡的特征。

(4)长期持续的隐痛或钝痛,提示慢性炎症或癌症。

(5)如腹痛常年不断,性质不清,部位不定,同时伴有精神焦虑失眠等表现,应考虑功能性的可能。

5.腹痛的性质和程度

(1)隐痛或钝痛多为实质性脏器引起,持续性隐痛提示内脏炎症或包膜过度伸张所致。

(2)持续性疼痛呈阵发性加剧者系空腔脏器腹痛的特点,因蠕动加强或平滑肌痉挛所致,一般见于胃肠道炎症,胆囊炎等。

(3)绞痛提示器官的管腔急性阻塞,如胆道结石、输尿管结石和急性肠梗阻等。

(4)持续性剧痛主要见于急腹症,包括急性腹膜炎、胃肠穿孔、内脏破裂和宫外孕破裂等。

6.腹痛部位

(1)病灶往往在腹痛最先出现的部位,但有些腹痛与疾病的关系、病灶与体表疼痛的定位关系却不明显。

(2)转位性右下腹痛提示可能是急性阑尾炎。

(3)回肠下段或网膜的炎症首先表现为脐周或上腹疼痛,以后才局限到病灶所在部位。

(4)右肩背放射痛,多见于胆石症和胆囊炎。

(5)腰背部放射痛,常为胰腺炎、胰腺癌和穿透性胃十二指肠溃疡。

(6)沿输尿管向外阴部放射,是肾绞痛的特点。

(7)腹腔外器官和全身性疾病(如大叶性肺炎、胸膜炎、心肌梗死、糖尿病酸中毒)也可出现上腹痛。

7.腹痛与进食排便的关系

(1)饥饿痛,进餐可以缓解,与十二指肠球部溃疡有关。

(2)餐后腹痛可见于胃溃疡、胃炎、肝胆疾病或功能性消化不良。

(3)餐后腹痛伴肠蠕动亢进,多为小肠炎或部分肠梗阻。

(4)下腹痛随排便或排气而缓解,提示结肠直肠病变。

(5)阵发性腹痛无肛门排气排便者,首先考虑肠梗阻。

(6)腹痛伴腹泻一般为急性肠炎,黏液血便为结直肠病变,小儿则提示肠套叠。

(7)剧烈腹痛解血便者,以肠绞窄肠系膜血栓形成的可能性大。

8. 腹痛的伴随症状

(1)腹痛有发热者最常见于腹腔脏器的炎性病变，如急性阑尾炎、胆道感染和腹膜炎等。

(2)腹痛继发于发热之后，应考虑肺炎、胸膜炎或原发性腹膜炎等。

(3)腹痛伴有黄疸，多与肝胆胰疾病相关。

(4)腹痛伴呕吐可见于腹腔内各种脏器的病变；呕吐大量隔餐食物，提示幽门梗阻；呕吐物有粪臭，提示低位肠梗阻。

(5)腹痛伴尿频尿急尿痛和血尿者，一般为泌尿系统疾病。

(6)腹痛伴休克，应警惕实质性脏器破裂、空腔脏器穿孔、出血坏死性胰腺炎、癌结节破裂、宫外孕或心肌梗死等。

9. 腹痛的相关病史　既往有无类似情况，手术史，有无毒物接触史，以及和肝癌、消化性溃疡、胆囊炎、胆石症、风湿性心脏病和糖尿病等相关基础疾病，对育龄期妇女应注意月经史。

(四)如何诊断腹痛

1. 了解腹痛成因、机制、分类及其特点。

2. 遇到具体病人时应对腹痛这个主要问题的有关情况仔细全面地了解和核实，如有无诱因、起病缓急、疼痛部位、疼痛性质、持续时间、发作规律、其他伴随症状、有关病史、重要体征、所经诊疗情况等，使下一步的诊断思维建立在准确、可靠的基础上。

3. 分析腹痛及其他有关情况，做出定位的分析判断，先区分是腹内还是腹外疾病所致，再判断腹部原发病的大概位置或脏器等。

腹外疾病性腹痛，一般有腹外疾病的有关病史和体征，腹痛多呈牵涉性，腹部体征多不明显，进一步检查和观察多能找到腹外原发病的证据。

腹部原发病位置多与腹痛起始的部位、症状和体征最明显的部位有关，其他伴随症状如腹胀的程度、部位，呕吐的性质、量，大便情况，以及有无泌尿系或妇科的有关表现等，也有助定位。酌情选择有关的辅助检查，可进一步帮助定位和定性。

4. 根据腹痛的特点先确定致腹痛的主要因素是什么，是炎症性、穿孔性、缺血性、出血性、浆膜牵扯膨胀性、空腔脏器痉挛性等，还是掺杂了几种因素；然后根据病史、体征和各种检查资料，做出进一步的疾病诊断，包括病因诊断。如炎症性，是何原发部位的炎症，炎症的程度和范围，是何原因导致的炎症等(如：急性梗阻性化脓性胆管炎，肝内和胆总管结石引起)；肠痉挛阵发性绞痛，伴腹胀、持续性胀痛，肛门停止排便排气，是机械性肠梗阻的表现，可能时应找出致梗阻的原因。

5. 诊断暂不能达到非常明确的地步时，也应尽可能做出是否有急症手术探查的指征。

九、腹部肿块诊断中愿提及的几个问题

腹部肿块是腹部疾病常见的重要体征，是指腹壁、腹腔、腹膜后组织和器官，因炎症、肿瘤、损伤、先天发育异常或其他原因引起肿块，经临床检查被触及。很多疾病都可有这种表现，其中多数需手术治疗。但是，首先要尽可能明确诊断，一方面可避免不必要的手术，另一

方面以便对手术的规划和步骤有所准备。其诊断主要包括定位和定性以及病变的程度。

1. 在检查腹部肿块时首先要识别腹部正常结构或各种非器质性病变

(1)腹直肌及腱鞘:腹直肌全长被3～4条横形的腱划分成多个肌腹,腱划系结缔组织构成,与腹直肌腱鞘紧密结合。肌肉发达的人,其上腹部的腹直肌腱划易被误认为肝下缘;两个腱划之间的肌肉被误认为肿块。注意,如为腹直肌,一般双侧对称,腹直肌不随呼吸而活动。腹直肌必然随肌肉紧张度的改变而变化,肌肉愈紧张则“肿块”愈明显,愈松弛则“肿块”愈不清楚。

(2)充盈的膀胱:下腹部检查时必须先排空膀胱。

[附]病案举例:在20世纪70年代初期,某医院妇产科当班助产士接诊一中年女性盆腔囊性包块病人,因伴下腹胀痛疑为卵巢囊肿蒂扭转,急送手术室准备手术,因无妇产科医师在家,乃请外科医师协助,一位资深的外科医师到手术室后,询问了一些有关病史并进行了必要的检查,考虑为胀大的膀胱,置入导尿管使膀胱排空后,囊性包块即消失,避免了一次不必要的剖腹手术。

(3)妊娠子宫:育龄期妇女有停经史,不应忽视妇科检查及尿检查。

(4)肠管痉挛:痉挛肠管多见于降结肠、乙状结肠、升结肠和横结肠,呈条索状,质韧,可推动,可发现该肿块时隐时现、时软时硬,变化不定。必要时可皮下注射阿托品0.5mg,20min后复查,肿块必定消失。在触诊肿块时可闻及肠鸣音。

(5)粪块:年老体弱者的肠管内积粪可被触及,常在乙状结肠,呈条索状或分段的团块状肿块,压之变形,灌肠后完全消失。

(6)第4、第5腰椎或骶骨岬:腹壁松弛、消瘦者,常于脐周深部可扪及第4、第5腰椎椎体,质硬、表面光滑、不移动、深压时稍有压痛。在其左侧可触到搏动的腹主动脉,易误认为腹部搏动性肿块。

(7)内脏异位:常见的有肾下垂和游走脾。其临床特点为肿块形态与异位的内脏形似,多随体位移动。

(8)腹壁肥厚的脂肪团块,有时亦可误认为肿块。

2. 明确腹部肿块深浅位置

(1)确定腹部肿块位于腹壁还是腹腔内:抬头试验 检查腹中线部位的肿块时,让病人仰卧抬头,不要用手帮助支撑,腹直肌可达最大程度的收缩,如肿块位于腹壁就会更明显地突出,而腹腔内肿块则会变得不清楚。屏气试验 腹外侧部的肿块,可让病人用力屏气,使侧腹壁肌肉收缩,如肿块位于腹壁则会明显突出;如位于腹腔内,亦会变得不清楚。

(2)确定腹部肿块位于腹腔内还是腹膜后间隙:肘膝俯卧检查法 如果肿块在腹腔内,在此位置检查时更为清楚,活动度增加,而且有下垂感。而腹膜后肿块由于固定在后腹壁,不能推动,无下垂感,检查时反而不如仰卧位时清楚。如疑为腹膜后肿块,宜在仰卧位时用双手触诊法检查,即一手放在后腰部,另一手放在腹部,两手协同向前、后方向轻轻来回移动,即可感到肿块位于两手之间。有关腹腔内和腹膜后间隙肿块的鉴别见表1-2。

表 1-2 腹腔内和腹膜后间隙肿块的鉴别

鉴别点	腹腔内肿块	腹膜后间隙肿块
症状	常有各种有关脏器受累的症状	即使体积较大，也常无脏器受累症状
体格检查	肿块多见于中上腹、右上腹和左上腹、右下腹，有较大活动度。肘膝俯卧位检查，肿块轮廓更清楚，活动度增加，有下垂感	肿块大多位于一侧腰部，比较固定。双手触诊检查时，用一手放于后腰部向前方腹侧推动，另一手从腹部轻轻向后按压，即可感到肿块接近指端
X线检查		
腹部平片	正位：可见肿块阴影；侧位：肿块阴影靠近腹壁	正位：畸胎瘤有钙化影或骨、牙齿影；侧位：肿块阴影近脊柱，将充气肠管阴影推向前方
胃肠钡餐	可显示消化道病变，或充盈钡剂的消化道集聚在肿块周围	充盈钡剂的消化道被推向前方和离开肿块占位的部位
肾盂造影	无变化	肾盂、输尿管变形或移位
腹膜后充气造影	无变化	可见腹膜后肿块的位置、大小、形状

3. 在确定了腹部肿块的层次定位后，进一步的检查是确定肿块来自何种组织或器官。由于腹腔内(包括腹膜后间隙)各种脏器所处位置都比较稳定，因此从被发现腹块在腹部体表的位置，大体上可以判断肿块来源的脏器或组织结构。

4. 肿块的定性诊断，应根据肿块所在的位置或脏器，肿块的体检特征，结合有关的病史、系统的体格检查，以及试验室或影像学检查资料，综合分析加以判断，必要时取材活检。

肿块的特征包括腹部肿块的形状、大小、质地、表面是否光滑、边界清楚与否、活动度、有无压痛、波动和搏动等，对肿块的鉴别诊断有重要意义。一般形态规整、表面光滑、边界清楚、质地偏软的肿块多为良性病变；而形状不整、表面凹凸不平、边界不清、质地坚硬的肿块多为恶性肿瘤。能随呼吸上下移动的肿块，大多与肝、脾有关。肠系膜肿块左右移动度大，而上下移动则受到限制。小肠肿瘤可随体位改变而移动。女性生殖器官的肿块，开始在下腹部，多能向下推入盆腔。腹腔内肿块一般活动度较大，腹膜后肿块活动度很小，但腹腔内炎性病变或周围浸润明显的恶性肿瘤，其活动度也明显变小。伴有压痛的肿块多为炎性病变或肿瘤合并感染。有波动的肿块提示为囊性病变或脓肿，张力大的囊肿具有弹性而没有波动感。搏动性肿块提示有动脉瘤或邻近腹腔内主要动脉旁肿块的传导性搏动。

直肠指检和阴道检查，对确定腹部肿块的性质和位置有重要的意义。如直肠癌、直肠陷窝的肿瘤种植、前列腺肿瘤、盆腔肿瘤、盆腔脓肿和阑尾脓肿，均可从直肠指检中找到诊断的线索。已婚妇女做阴道双合诊检查，对诊断生殖器官肿瘤有很大意义。

全身检查除常规检查外，对于腹部肿块的病人还应特别注意以下两点：①身体其他部位有无类似的肿块。②有无恶性肿瘤的转移征象，包括左锁骨上淋巴结肿大、直肠陷窝种植性肿块，以及肝、骨、肺等处有无血运转移。如腹内肿块伴有锁骨上、直肠窝等处转移者，应怀疑胃肠道恶性肿瘤。如腹内肿块伴颈部、腋窝等多处淋巴结肿大者，可能系恶性淋巴瘤。

第三节　腹部外科常见的几种重要基本病变的诊断

在临床诊断过程中，首先收集到的资料均是原始的单发的症状或体征，在了解其本质意义后，尚需与有关的其他症状体征联系起来做进一步分析，有可能更深入认识所反映的病理意义，有助于建立更贴切的诊断。了解这些病变主要在于其在诊断方面的价值，而其治疗则取决于引起这些病变的原发疾病，因此我们把这些病变放在诊断章中讨论。当然其中某些病变在危及生命的紧急情况下，虽不能了解其具体原因，也需采取相应的紧急处理，包括手术探查。在腹部外科领域，常可归纳分析出以下几种具有特征性的病变。

一、急腹症中的几种基本病变

(一)腹腔炎性病变

1. 原发的炎性病灶起病常为渐进性，脏器损坏或急性穿孔所致的继发性腹腔炎症起病则多急骤。

2. 腹痛多为持续性，病灶部位多有压痛，甚至可触及炎性包块，如炎症波及壁腹膜可出现腹膜刺激征。

有导致腹腔炎性体征的原发病的表现，如脏器穿孔或病灶破裂时则随流出液所涉及的范围出现腹痛和腹膜刺激征的扩展；体格检查或影像学检查可发现腹腔积液征象，胃肠道穿孔继发的腹腔炎症常有腹腔积气表现。

3. 病原微生物感染所致的炎症可出现发热、血象增高等全身感染中毒表现。

(二)空腔脏器穿孔性病变

1. 可有导致穿孔的原发病表现或外伤史。

2. 急性穿孔发病急骤　表现为突发的腹部持续性剧痛；随着穿孔处漏出液的扩展，出现相应部位的腹痛和腹膜刺激征等腹膜炎征象。体格检查或影像学检查可有腹腔积液表现，如能穿刺获取积液标本，可为血性、脓性、混浊性或胆汁性等，镜检可找到白细胞或脓球等；胃或肠道(特别是结肠)等含气脏器穿孔时，可出现腹腔积气征象。

3. 随病程的长短和腹腔感染的轻重可有体温增高、血象增高等全身感染中毒表现。

(三)空腔脏器机械性梗阻病变

1. 起病视梗阻原因可急可缓，甚至可呈反复发作。

2. 疼痛主要为阵发性绞痛或原有持续性痛的阵发性加剧；依原发病所在的脏器不同，有不同的牵涉部位：胆绞痛多牵涉到右侧肩背部，肾绞痛多牵涉至同侧会阴部，小肠梗阻牵涉到系膜时，可引起腰背部痛。

3. 肠梗阻常同时有腹胀、肠鸣亢进(机械性梗阻)或消失(麻痹性肠梗阻)、呕吐等表现；

依梗阻脏器不同及原发致梗阻病变的不同，常有相应的其他表现。

4.影像学检查常可发现梗阻器官近段扩张、远段不扩张甚至缩小；肠道梗阻X线检查时可见梗阻近段胀大，立位检查可见液气平面等。

（四）腹腔出血性病变

1.有腹腔急性积液表现，穿刺获积液标本呈不凝固血性。

2.可有皮肤苍白、血压下降、脉搏增快、红细胞计数减少、血红蛋白下降等失血表现。

3.可有外伤或宫外孕等致出血的病因。

（五）腹腔脏器急性缺血性病变

常发生于绞窄性肠梗阻、肠系膜血管栓塞、肠坏死等情况。因内脏神经对缺血很敏感，故缺血时常感持续性剧烈疼痛。常有腹膜刺激征，腹腔可抽出洗肉水样带臭味之血性液体。患者可出现中毒性休克表现。

二、重视局限性麻痹性肠梗阻的特点及临床意义

局限性麻痹性肠梗阻，常常不为人们所关注和重视。事实上，它有其特点，在临床进一步诊断和治疗方面有着重要的意义。作者曾在约5年的时间里注意并随机收集到一组由腹腔局限性炎性原发疾病引起的不全肠梗阻病例，其实质是局限性的麻痹性肠梗阻，临床表现可能易使医生误认为是机械性不全梗阻，从而忽视对原发腹腔感染病灶的积极处理，导致严重不良后果。

本组共收集44例，其中男26例，女18例，年龄2～80岁，平均34.5岁。入院前病程2.8d(8h～15d)平均住院时间7d(1～21d)。腹腔原发性炎性疾病为：急性胆囊炎3例(其中坏疽性胆囊炎2例)，化脓性阑尾炎28例，坏疽性阑尾炎15例(并穿孔局限性腹膜炎11例)，胃十二指肠溃疡穿孔2例，回肠穿孔并局限性腹膜炎1例，急性盆腔炎1例。

（一）临床表现

1.腹痛　初起时依原发炎性病变的不同而异，出现梗阻表现后均为持续性胀痛，可有阵发性加重，但均不剧烈。

2.呕吐　本组25例有呕吐1～3次，呕吐物为胃内容物，1例曾呕吐胆汁样物，但量均不多，50～100ml。

3.肛门排气排便情况　入院时有排气排便者33例，其中3例有腹泻，3～8次/d，量少无脓血。

4.体温　入院时查腋窝温度37.4℃以下者34例，37.5～38.0℃者6例，38.1～38.5℃者4例。能询问到起病后有发热者3例。

5.腹部体征　均有轻微腹胀，无明显肠型及可见之蠕动波；均有不同程度的局限性腹肌紧张及压痛，以原发病灶附近明显，35例有该区域之反跳痛；44例均可听到肠鸣音，其中4例增强，2例有气过水声，3例肠鸣音减弱(其中1例有腹泻)。

6. 血象　白细胞总数 $4.3\times10^9\sim22\times10^9$/L，总数大于正常值者 36 例，中性粒细胞 0.54～0.94。

7. X 线立位腹部平片　均可见不同程度的肠积气及数量不等之中小液气面，结肠可见部分积气，但未见普遍明显胀气。

(二)治疗情况

本组病例手术治疗 40 例，其中胆囊切除 2 例，阑尾切除 35 例，胃或十二指肠穿孔修补 2 例，回肠穿孔修补 1 例。所有手术病例术中均未见肠曲有明显粘连、扭折或肠腔狭窄等机械性梗阻因素存在，仅见部分病例病灶附近充血较明显。手术仅做了原发病灶的处理及腹腔积液的清除。急性盆腔炎及胆囊炎各 1 例，经非手术抗炎治疗而愈。1 例急性阑尾炎病人本人及家属拒绝手术经抗炎治疗症状消失出院。另外，笔者参加院外死亡会诊讨论 1 例，死前诊断为蛔虫性肠梗阻，未手术，尸检证实为坏疽性阑尾炎致中毒性休克死亡。

(三)结果

41 例痊愈；3 例死亡，均系小儿坏疽性阑尾炎，其中 2 例因就诊太晚已有中毒性休克及多器官功能衰竭，另 1 例属院外死亡后会诊。

(四)诊断

本组病例应视为局限性腹腔炎症引起的不全麻痹性肠梗阻，因：①有原发性局限性腹腔炎性病变；②有不全性肠梗阻的临床症状和体征(如轻微腹胀，在持续性腹痛的基础上有阵发性绞痛，但不剧烈，且有肛门排气排便等)；③X 线立位腹部平片上均显示有小肠积气及肠腔液气平面；④本组所有经手术治疗的病例，术中均未发现明显机械性梗阻因素存在；⑤经手术治疗的病例中，38 例均只处理了腹腔原发性炎性病灶及术后抗炎治疗，而梗阻表现则随之消失。

(五) 致不全梗阻的可能机制

此种局限性肠麻痹其所以呈现不全肠梗阻表现，作者认为可能是局限麻痹的肠段肠内容物有所淤积(X 线腹立位平片上可出现液气平面)，当此肠段淤滞到一定程度，其上位未麻痹的肠段就会加强蠕动(临床上可出现阵发性绞痛)，使麻痹段淤滞内容物被动下排，故腹胀不明显，绞痛也不剧烈。此种淤阻与机械性不全肠梗阻一样，肠内容物下送未被完全阻断，可依赖上段肠加强蠕动而得以缓解，故在临床表现上难以区别。

(六)此种不全梗阻的特点

1. 腹腔原发性炎性病变的病史可能典型，也可能模糊，也正因为模糊，容易导致误诊，需深入追寻。

2. 可以有体温高、血象高等全身炎症反应的表现，也可以不明显。

3. 腹部有不全肠梗阻表现　腹胀不明显；可有肛门排气、排便；除原发病灶引起的腹痛外，可有阵发性加重之腹痛，但无剧烈的肠绞痛；一般难以看到肠型及蠕动波，肠鸣音可存在,但多无明显高亢的肠鸣音;X线立位片上可见肠腔(包括小肠)有积气及中、小液气面等。

4.常有腹部原发炎性病变的症状和体征　如果透过不全肠梗阻表现,认真收集和检查,常可获得有关的资料。腹痛及腹膜炎体征最明显的部位,常是原发病灶的部位。酌情选择有关的辅助检查,有助诊断。

5.原发炎性病变未得到控制,一方面可发展成弥漫性腹膜炎,而演变为典型麻痹性肠梗阻:腹胀明显,大小肠明显胀气和积液,肠鸣音消失,肛门停止排气、排便等;另一方面可因全身炎症反应加剧,导致中毒性休克、多器官功能衰竭等严重后果。

(七)认识此种不全梗阻的临床意义

认识此种梗阻,重点是在于提起对原发病的警惕性。此种不全性肠梗阻,与机械性因素所致之不全梗阻,在梗阻本身的临床表现上较难区别,但与典型的弥漫性麻痹性肠梗阻的表现有别。这就使医生很容易把注意力放在机械性不全梗阻的诊断上,而忽视了可造成局限性肠麻痹的腹腔原发性局限性炎性疾病的存在及相应的正确处理。由于机械性不全肠梗阻,不一定急于手术处理;而此种局限性肠麻痹引起的不全性梗阻时,原发性腹腔炎性病灶多需及时正确的手术治疗,如果对此没有足够的认识,常导致诊断和治疗上的延误,造成严重的后果。特别是在原发性腹腔炎性疾病的典型病史模糊时更易使然,本组3例死亡病例皆与此有关。因此,当临床上确认病人有不全肠梗阻表现,如果找不到明确的致梗阻的机械因素,病人又不能提供准确的有关病史时,应该想到是否有腹腔炎性病灶的可能。以此作为一个诊断的参考因素,进一步了解、观察和检查,深入地分析和诊断。

对此种病例的治疗主要是治疗原发炎性病变:①积极抗炎,根椐不同情况选用有效抗生素或其他抗炎药物。②对需手术清除病灶、引流和处理受损器官等时,应做好准备适时手术。这与腹部手术后早期炎性肠梗阻的处理有别,其手术指征及术式需根椐各原发病灶的部位、病变情况而定。有些原发病如急性盆腔炎,无明显盆腔积液,中毒症状不明显时,可暂行保守治疗。③对不全麻痹性肠梗阻本身,一般无须特殊处理,常随原发病灶的治愈而消失。

(蒋啸云)

第二章 外科基础

第一节 围手术期处理愿提及的问题

围手术期处理的目的是让病人能安全顺利地渡过必要的手术关，减少并发症的发生，促使病人早日康复。有的初涉外科的年轻医生，可能会感到茫然不知所措。

有关的教科书或实习指导之类的书讲了不少，都是应该遵循的，这里仅就我们的体会，做一些必要的提醒。

（一）术前愿提及的问题

1.明确基本要求

（1）要弄清主要矛盾，即病人主要疾病的诊断是什么。

（2）如何解决，是否必须用外科手段来治疗；手术的目的是解决什么问题，也就是手术指征问题。

记得有一位中年男性患者，住中医内科，内镜未发现胃十二指肠溃疡或肿物，活检诊断为萎缩性胃炎，但并无异型增生，患者怕癌变要求转外科手术治疗，经一位外科医生会诊居然竟同意了，后被上级医生阻止。显然，萎缩性胃炎在未发现癌变及内科治疗无效的并发症前，是无手术指征的，应予合理的内科治疗并定期复查。

（3）病人的条件是否具备，即病人的健康状况如何，包括他的内环境状况（营养、水电解质及酸碱平衡状况）和各重要器官、系统的功能状态是否正常，有无其他并存疾病，是否能耐受拟做的手术。外科医生不能只知道开刀，对术前评估所涉及的这些方面的知识应有所了解，做到心中有数（有关各重要器官系统的评估见后述），必要时可请有关内科医生会诊协助。

（4）医方的技术和设备条件是否具备诊治该疾病的能力。为了病人的利益，能做到的事应该尽力争取做好，对明知主客观条件不具备时也不能蛮干，或拿病人做试验。

2.要把术中可能遇到的困难、可能发生的问题及需注意的事项想够、想透，做好各种预案。必要时需复习有关的文献资料和提出讨论。对大、小手术均应认真对待。

临床上常可看到，一些较严重的疾病和复杂的手术，经过认真准备和周到安排，可顺利渡过手术关，进而体质恢复出院；而某一并不复杂的手术，未予重视、疏忽大意，则可酿成不良后果。如在腹腔镜尚未普及的年代，不时出现医生在给病人做胆囊切除手术时，过程顺利，手术很快结束，术者洋洋自得，家属亦予称赞，可事后因肝总管或胆总管损伤断离，出现黄疸、腹膜炎等严重并发症。

3. 做好病人及家属的思想工作，注重沟通，取得理解和配合。要本着实事求是的精神，恰如其分地向家属必要时向病人讲清病情及治疗方法，如需手术应讲清手术的必要性、可行性，可能出现的问题及并发症。不诱劝病人做不必要的手术。也不违背实际情况，把病情及手术说得过于简单或过于复杂。不说清真实情况，而说得过于简单和容易，对可能出现的问题未事先讲清，病人及家属会缺乏必要的思想准备，术后稍有不适，即惊恐不安，缺乏必要的忍耐，或对某些问题心生疑惑，甚至对医方产生误解，造成纠纷；言过其实，把问题说得过于复杂、艰险，会导致病人及家属畏惧、失去信心，甚至放弃可行的治疗。

如某医院收治了农村一位 65 岁的女性病人，患胃体近胃底处实质性肿块(术中完整切除送快速病检诊断为间质瘤)及胃窦胃炎(术前活检黏膜有异型增生)，给做了全胃切除及消化道重建。术前主管医生与家属谈话把手术描绘得会很顺利，后果将会很乐观，而对手术、麻醉可能对机体造成的难以避免的影响和不适，及术后可能出现的情况等未恰如其分地讲清，患者及家属缺乏必要的思想准备，对术后精神和体力方面在一段时间的减退不理解，总怀疑手术未做好，不时找医方吵闹。该院无奈，只得请上级医院医师会诊。会诊医师见患者病情无出乎意外之处，便给病人及家属做了合乎情理的必要的解释，告知他们恢复饮食的方法和顺序，并预言若干天后即可出院。果然，事后患者及家属情绪平稳，如预期的那样恢复出院。

(二)术中愿提及的问题

1. 选择麻醉既要安全又要能满足手术的要求。台上医生在不影响手术操作的情况下，可兼顾了解一下病人的全身情况及生命体征，以提高警惕，防止意外情况发生。如果发现血呈暗黑色，常是严重缺氧的表现，应紧急提醒麻醉师注意，采取措施，及时纠正，以免造成严重后果。

[病案举例] 一位 78 岁男性患者，接受右腹股沟疝修补术。术前肺功能正常，心血管系统评估属低危(年龄＞70 岁)。先采用连续硬膜外麻醉，手术开始后，术者测试麻醉不满意，等待 20min 后测试仍感痛，麻醉师即予静脉推注“牛奶”样静脉麻醉剂，经测试麻醉满意，但手术开始后，术者发现患者血呈暗紫色，当即通知麻醉师，检查收缩压下降至 50mmHg，心率降至 30 次/分，出现明显心肺抑制，乃暂停手术，积极进行抢救，经输注肾上腺素后心率、血压才逐渐恢复正常。

2. 尽力做好手术设计及应变方案。既要达到手术的主要目的，符合要求，又要尽可能避免并发症发生。对高危病人，注意把握住损伤控制性手术的原则，围绕挽救生命这个主要矛盾进行，有些问题可待以后病情好转后再处理；应台上台下密切配合，“走一步看一步”，以便及时采取相应措施或终止手术。严防术中死亡、开错部位或手术扑空等现象出现(以上被视为外科医师术中三忌)。

记得一次到某院会诊并手术处理一位胆囊切除致胆总管断裂胆汁性腹膜炎病人，患者为 60 多岁的女性，已是第一次术后约 5d，病人感染中毒症状严重，虽经必要的术前准备，生命体征仍不稳定，这时的手术不可能做胆道重建或胆肠内引流。这时的主要矛盾是清除和引流腹腔的积液，将胆道损伤部位不断溢出之胆汁安全外引。因此，当机立断，只做了腹腔清洗引流、肝外胆管近端置管引流，并将胆管壁荷包式捆扎于引流管周围，胆管远端封闭。这样，术后经严密的监测和及时的恰当处理，病人转危为安，恢复顺利。3个月后再次手术重建胆肠通道，此后病人健康状况良好。先处理当前对健康和生命造成严重威胁的主要矛盾，待情况稳定后再酌情做相应的确定性处理，这符合损伤控制性手术的原则。

(三)术后处理中愿提及的注意事项

术后尤其是较大的手术后病人，除各种手术的特殊要求外，主要为两维(维持内环境的稳定及维护各重要器官及系统的功能)和防治各种并发症。在防治并发症方面，特将重点归结为五抗(抗感染 、抗应激 、抗毛细血管渗漏 、抗血道梗塞或出血和抗肺部并发症)，以免疏忽或遗忘。

1. 抗感染　对已有感染灶、污染严重或可能有污染的病人，有假体植入的病人，及其他需预防性应用抗生素的病人，术后应酌情应用相应敏感的抗生素；应保持引流装置通畅；注意无菌操作及预防交叉感染等。

2. 抗应激　主要为抗胃肠道应激反应，常用胃肠黏膜保护剂和制酸剂包括 H_2 受体拮抗剂、质子泵抑制剂等，如甲氰咪胍、奥美拉唑等。

3. 抗毛细血管渗漏　多用 7.5%NaCl 液，3～5ml/(kg 体重)，30min 内静脉滴注，或同时加用新一代羟乙基淀粉或白蛋白制剂等胶体液。这样可减轻毛细血管的渗漏，防治组织间隙水肿，有利病人康复；但不主张单纯用白蛋白。

4. 抗血道梗塞或出血　应根据以下情况而定：①年龄较大(＞55 岁)，动脉硬化，血液黏稠度高，可能血小板计数和凝血机制在正常范围，但术后因长期卧床，血流缓慢，容易出现血道梗塞，这种病人术后可只给解聚剂及疏通微循环的制剂，如中分子羟工乙基淀粉 130/0.4、低分子右旋糖酐等；同时鼓励在床上做一些肢体的主动或被动运动。②年龄较大且血小板高出正常值，或处于高凝状态，或既往有血道梗塞史，可在上述措施的基础上严密观察，必要时可应用低分子肝素、华法林等抗凝药物。③如病人有出血倾向，血小板＜50×10^9/L，国际标准比值(INR)＞1.5，则禁用抗凝措施，必要时尚需输入血小板或(和)新鲜冷冻血浆制剂及采取其他止血措施。

5. 抗肺部并发症　这应属维护重要器官功能的范畴，但因是术后最常见和最重要的并发症之一，对于年纪大、体质弱、病情重或手术创伤大的病人尤为重要，其防治措施不能单纯依赖处方和用药，且极易被医护人员及家属忽略，因此在此特别提出。这些病人往往活动困难，呼吸及排痰无力，容易出现肺不张、肺部感染等并发症。这时，一方面医生可以用些沐舒坦及其他祛痰、预防感染的药物，也可进行雾化吸入，而更重要的一方面是要加强护理，多翻身，多拍背，鼓励咳痰及做深大呼吸等，这些措施所起的作用往往是药物所无法达到的。根据情况，必要时尚需采用机械辅助呼吸。

（蒋啸云）

第二节　各重要器官、系统的术前评估和处理

记得刚当外科医生的时候，看到上级医生手术做得又快又好，非常羡慕，因此只对做手术感兴趣。后来，独立工作了，很多问题都要自己做主，对病人的术前评估就感到很茫然，才对此问题引起重视，并寻求确切的答案。现根据有关文献及个人的领会，将这方面的问题概述如下。

一、心血管系统的评估及处理

(一)心血管健康状况评估

心血管系统近期直接对病人造成的重要影响，主要是心脏的泵血障碍和血道的梗塞或破裂。因此医生要重点关注引起这些严重后果的原因。

【心功能不全的常见原因】

1. 心肌受损

(1)原发性心肌损伤　心肌梗死、心肌炎、心肌病和心肌中毒等，造成心肌细胞变性坏死。

(2)继发性心肌损伤　冠状动脉粥样硬化使心肌缺血；严重贫血和呼吸功能障碍使心肌缺氧；维生素 B_1 缺乏和糖尿病引起的心肌继发性病变，除直接影响心肌代谢外，并可导致心肌变性坏死。

2. 心脏负荷过度

(1)容量负荷过度　心瓣膜关闭不全、左-右心分流使反流或分流血量增多；慢性贫血、甲状腺功能亢进、动-静脉瘘等引起的全身高动力循环状态，使回心血量增多。

(2)压力负荷过度　高血压、肺动脉高压、半月瓣狭窄和心室流出道狭窄等，造成心脏射血阻力增大。

3. 心室充盈障碍　房室瓣狭窄、限制型心肌病等，使心室充盈受限；缩窄性心包炎和心包填塞，使心脏舒张受限。

4. 心律失常　心动过速或过缓、频发期前收缩、房室传导阻滞、心房或心室颤动等，造成心脏正常规律的舒缩活动紊乱。

【术前相关检查】

1. 常规心电图检查　可看出有无节律改变、传导异常和心肌缺血表现，可作为术前准备与治疗的依据，且有助于术中术后处理和鉴别，由于代谢、电解质紊乱及其他系统病变引起心电图改变的参考。

2. 运动试验　可作为围手术期病人对应激反应承受能力的估计。

运动试验出现ST段压低，反映心内膜下心肌缺血，ST段升高则提示跨壁心肌缺血或原心肌梗阻坏死区室壁运动异常。血压下降常表示存在严重心脏病，应即刻终止试验。ST段压低>1mm伴典型心前区疼痛或ST段压低>2mm，常可帮助临床冠心病的诊断，但试验阴性并不能完全排除冠心病的可能，尤其是存在典型冠心病病史者。

3. 动态心电图　可判断是否存在潜在的心肌缺血、心率变化和有无心律失常（心肌缺血敏感性可达92%，特异性88%，阴性预示值99%）。

4. 超声心动图　可了解室壁运动情况，心肌收缩和室壁厚度，有无室壁瘤和收缩时不协调，瓣膜功能，跨壁压差程度及左心室射血分数（LVEF）等。若LVEF<35%常提示心功能差，围手术期心肌梗死发生率高，充血性心衰机会增多。

5. 冠状动脉造影　是判断冠状动脉病变的金标准。指征：①药物难以控制的心绞痛或休息时也有心绞痛发作且症状严重；②近期心绞痛症状加重；③运动试验心电图阳性；④双嘧达莫、铊闪烁照相存在可逆性缺损；⑤超声心动图应激试验有异常，指示缺血。此外，尚可判断病人是否需做冠状动脉搭桥。

【健康状况评估】

1. 心功能分级（纽约心脏病协会，NYHA，四级分类法）　Ⅰ级，无症状，为心功能代偿期；Ⅱ级，日常活动轻度受限且可出现疲劳、心悸、呼吸困难或心绞痛，但休息后感舒适，为轻度心力衰竭；Ⅲ级，体力活动显著受限，轻度活动即出现症状，但休息后尚感舒适，为中度心力衰竭；Ⅳ级，休息时也出现心功能不全症状或心绞痛综合征，任何体力活动将会增加不适感。

2. 体能状态评估　MET（metabolic equivalent）由Balke提出的概念，即每1公斤体重在1min内耗氧量（氧摄取量），1MET=5ml/kg·min。

1MET：能在室内活动，生活自理，以每小时2～3英里速度行走1～2条街区。

4MET：能在家中干活（清洁工作或洗衣服），平地行走3.2～4.8公里。

4METs：能上一楼或走上小山坡，以每小时4英里速度平地行走或每小时走6.4公里，能短距离跑步或干重活（拖地板或搬家具等），能参加中等度体育活动（打高尔夫球、保龄球、双打网球及棒球等）。

10METs：参加较强运动（如游泳、单打网球、打篮球、踢足球或滑雪等）。

心脏病人施行非心脏手术，<4MET则病人耐受力差，手术危险性大，>4METs临床危险性较少。

3. 心绞痛分级（加拿大心血管学会，CCS）

Ⅰ级：一般体力活动如步行或上楼不引起心绞痛，但可发生于费力或长时间用力时。

Ⅱ级：体力活动轻度受限。心绞痛发生于快速步行或上楼、餐后步行或上楼，或者在寒冷、顶风逆行时、情绪激动时。平地行走两个街区（200～400m），或常速上相当于3楼以上的高度能诱发心绞痛。

Ⅲ级:日常体力活动明显受限,可发生于平地行走 1～2 个街区或以常速上 3 楼。

Ⅳ级:任何体力活动或休息时均可出现心绞痛。

心绞痛的程度反映了心肌缺血的程度,对判断心脏的健康状况有价值。

4. 围手术期心肌梗死(perioperative myocardiac infarction,PMI)的诊断

ACC/ESC(欧洲心脏病学会)指南对心肌梗死的定义:心肌缺血性心脏病表现且心脏生化标记物超过诊断标准的所有病人。

WHO 对 PMI 的诊断要求以下 3 个条件中至少有 2 项符合:

(1)缺血性胸痛。

(2)心电图动态改变。术后即刻心电图、术后 2d 心电图意义最大。

(3)血清心脏标记物升高。

现急性心肌梗死的诊断转变为"1+X"的新模式,1 是指血清心肌钙蛋白超过正常值2 倍(除外非心源性因素),同时有或无典型症状,即心电图改变或急性心肌灌注缺失的影像学证据中的至少 1 项,即可诊断为急性心肌梗死。由此发现过去不能诊断的小灶性心肌梗死得到明确。现有的技术能检出<1g 的坏死心肌。即心肌缺血引起的任何大小的坏死,均应定义为心肌梗死。重新审视过去的稳定或不稳定心绞痛患者,在今天看来多应诊断为小灶性心肌梗死。一方面,心肌梗死诊断敏感性的增高,意味着发现更多的心梗患者;另一方面,诊断特异性增高,会减少诊断心肌梗死假阳性患者比例。

5. 心脏危险指数(cardiac risk index,CRI)

表 2-1 Goldman 多因素心脏危险因素计分

项目	相关危险因素	计分
病史	年龄>70 岁	5
心肌梗死病史<6 个月		10
体检	第三心音或颈静脉怒张等心衰	11
主动脉瓣狭窄		3
心电图	非窦性节律或房性早搏	7
室性早搏>5 次/min		7
全身情况	PaO_2<60mmHg,$PaCO_2$>50mmHg,K^+<3mmol/L,BUN>18mmol/L,Cr>260mmol/L,SGOT 升高,慢性肝病,非心源性长期卧床	3
腹内、胸外或主动脉外科		3
急诊手术		4
总计		53

0～5 分相当于心功能Ⅰ级,6～12 分为Ⅱ级,13～25 分为Ⅲ级,≥26 分相当于Ⅳ级。

表 2-2 Detsky 修正后的心脏危险指数

危险因素	评分(分)
近期心肌梗死(6 个月以内患病)	10
陈旧性心肌梗死(6 个月以前患病)	5
Ⅲ级心绞痛	10
Ⅳ级心绞痛	20
1 周内发生肺水肿	10
既往曾发生肺水肿	5
疑有严重主动脉瓣狭窄	20
非窦性心律或心电图显示窦性心律伴房性早搏	5
心电图显示室性早搏＞5 次/min	5
全身健康情况较差(以下任何 1 项)	5
氧分压＜60mmHg	
二氧化碳分压＞50mmHg	
血钾＜3.0mmol/L	
血尿素氮＞18.0mmol/L	
血肌酐＞270μmol/L	
年龄＞70 岁	5
急症手术	5

注:0～15 分为Ⅰ组(低危),15～30 为Ⅱ组(中危),＞30 为Ⅲ组(高危)。

(二)心血管系统手术风险预测

【心血管健康状况与手术风险的一般预测】

心功能Ⅰ、Ⅱ级,一般手术安全性应有保障,Ⅲ级病人必须经术前有关准备与积极治疗使心功能获得改善。Ⅳ级则属高危病人麻醉和手术的危险性很大。

心脏病人施行非心脏手术,体能状态＜4MET 则病人耐受力差,手术危险性大,＞$4MET_S$ 临床危险性较少。

心肌梗死不足 6 个月的病人,接受非心脏手术时,术后再次梗死的发生率为 5%～56%,病死率为 23%～86%,是 6 个月以后手术(2%～6%)的 1.5～10.0 倍,发生时间在术后24～96h。

在一组高龄病人中,冠状动脉风险因素占 69.1%,并发症发生率为 25.1%,病死率为5.5%。

Pinaud:在具有心脏危险因子的非心脏手术病人中,如果无心肌缺血综合征,术后心脏并发症发生率低。有心脏问题的病人并发症发生率和病死率是无心脏问题的病人的 6 倍及 2 倍。

概括起来，当合并心血管疾病的病人需要进行非心脏手术时，必须考虑以下5个方面：

(1)急症或择期手术。

(2)心脏危险因素。

(3)内科治疗或冠状动脉旁路移植(CABG)史，需进一步检查或治疗。

(4)全身耐受情况(MET_S)。

(5)手术危险性(范围大小、时间长短及出血多少)。

下列情况应加强准备并推迟手术(主要从心脏危险因素、MET及手术的风险类别三方面考虑)

(1)高危预测因素或伴有全身耐受力差的中危预测因素的病人。

(2)低危预测因素＋全身耐受力差的病人。

(3)中危预测因素＋全身耐受力中等＋重危手术的病人。

【心脏病病人是否可施行非心脏手术的8个步骤〔2002年美国心脏病学会(ACC/AHA)〕】

第1步　心脏病病人急症非心脏手术经必要术前准备可立即实施，但选择性手术应进入第2步评估。

第2步　在5年内施行过冠状动脉旁路移植术(CABG)的病人，应判断其有否复发及心肌缺血症状，如果没有则可施行手术，否则进入第3步评估。

第3步　最近冠心病病情评估，冠状动脉造影及应激试验证明无心肌缺血可施行手术。如有心肌缺血或未经上述检查则进入第4、第5步评估。

第4步　高危病人，已行冠脉造影及内科治疗，应进一步了解病情轻重程度及治疗情况。如未造影或内科治疗的病人，应推迟手术，并进一步检查治疗，改善高危病人全身情况。

第5步　中危病人进入第6步，低危病人进入第7步。

第6步　中危病人有心绞痛和有心肌梗死、心力衰竭病史、糖尿病或肾衰竭病史，则应根椐全身耐受情况评定：①体能状态在4MET_S以下，全身情况较差的病人应进一步检查，如ECG运动试验和同位素测定，阴性者可施行手术，阳性者行冠状动脉造影和进一步内科治疗。②体能状态在4MET_S以上，全身情况较好的病人，中危和低危病人可施行手术，高危病人应进一步检查、评估和治疗。

第7步　全身情况较好或低危病人(年龄＜70岁，ECG正常，没有心律失常、脑血管疾病及尚未控制的高血压)：①病人体能状态在4MET_S以下，拟行高危手术，需进一步检查；无心肌缺血者可施行手术，反之则应行冠状动脉造影及内科治疗。②病人体能状态在4MET_S以上，可以施行手术。

第8步　符合条件进入第8步，可以施行手术。

以上评估的重点是：能可靠的避免心肌缺血，以及保证有相应耐受力的体能状态。

【计分法预测】

Goldman计分：轻危6～12分，中危13～26分，高危＞26分

Detsky修正计分：轻危0～15分，中危16～30分，高危＞30分

(详见上述)

表 2-3　Goldman 危险因素与心脏病并发症、死亡率发生的关系

危险积分(分)	严重心脏病并发症发生率(%)	心脏病并发症所致病死率(%)
0～5	0.7	0.2
6～12	5	2
13～25	11	2
≥26	22	56

对于中危病人，威胁生命并发症发生率为11%。对于计分>26分的高危病人，威胁生命并发症发生率高达22%，应只做抢救生命的手术。

【ACC、AHA指南临床危险因素分层标准】

1. 高危　①不稳定冠状动脉疾病：急性(1周内)或近期(≤30d)的心肌梗死(MI)具有再缺血的征象；②不稳定或严重心绞痛(加拿大分级Ⅲ、Ⅳ级)；③失代偿性心衰；④严重心律失常：高度房室传导阻滞、有基础心脏病时出现的有症状的心律失常、未控制心室率的室上性心律失常；⑤严重的心瓣膜疾病。

2. 中危　①轻度心绞痛(加拿大分级Ⅰ、Ⅱ级)；②曾患心肌梗死；③代偿期心衰；④血清肌酐≥20mg/L；⑤需要治疗的糖尿病。

3. 低危　①高龄(≥70岁)；②异常心电图(如左室肥厚、束支传导阻滞、ST-T异常)；③非窦性心律(如房颤、起搏心律)；④低运动耐量(<4个代谢当量)；⑤中风史；⑥未控制的高血压(收缩压≥180mmHg，舒张压≥110mmHg)。

注：ACC(American College of Cardiology)美国心脏病学会；
AHA(American Heart Association)美国心脏病协会

【非心脏手术心血管危险度分层】

1. 高危(心血管危险>5%)　主动脉及其他大血管手术；外周血管手术。

2. 中危(心血管危险1%～5%)　腹腔或胸腔手术；颈动脉内膜剥离术；头颈部手术；矫形外科手术；前列腺手术。

3. 低危(心血管危险<1%)　内镜手术；浅表手术；白内障手术；乳腺手术；门诊手术。

注：①心血管危险度包括心源性死亡及非致命性心肌梗死总发病率。②低危类手术通常不需进一步的心功能检测。

(三)心血管异常情况的围手术期处理

【术前注意事项】

凡心绞痛未控制、ECG示ST段下移(≥0.2Mv)、左室射血分数低下者(<0.4)，非急症手术应推迟，术前应改善心肌缺血、控制心绞痛发作。

改善心脏功能的措施：①调整前负荷；②降低后负荷；③增强心肌收缩；④改善心肌缺血和心肌顺应性。

基础血压>180/110mmHg应取消或推迟手术。凡血压>145/90mmHg者术前应给予抗高血压药物，使成人控制在130/80mmHg，老年人控制在145/90mmHg为宜。

【冠心病病人的围手术期处理】

1. 术前给予口服扩张冠状血管的药物，如硝酸甘油类、消心痛、冠心苏合丸等常规应用至手术当日晨，以免突然停药致心肌供氧和耗氧失衡。合并心律不齐者，可根据具体情况选用不同种类抗心律失常药物，如心痛定、氨酰心安、心律平、慢心律等；心律过快者，可用毛花甙丙类药物；焦虑恐慌者予镇静。

2. 术中给氧、监测、含服硝酸甘油等。

3. 术后 3～7d 内易发生心肌缺血，需严密监护和处理。

【老年高血压病人的围手术期处理】

1. 术前适当降压至正常或接近正常水平。SBP＞180mmHg 者降至 160mmHg 以下；160～179mmHg 下降 20mmHg，最高不宜超过 180/110mmHg，否则脑溢血发生率要升高 3.4 倍。用药需酌情而定，首选利尿剂和钙通道阻滞剂。切忌造成血压剧烈下降。除非高血压急症或术中出现严重高血压，一般不主张静脉应用降压药。

2. 术中可保持血压略低于术前水平(波动范围小于原水平的 20%)，保证良好的通气和微循环灌注。处理过高的血压常用的静脉降压药为硝普钠、硝酸甘油、乌拉地尔、尼卡地平、艾司洛尔等。

3. 术后注意止痛及排尿(以防引起血压增高)。

【术前抗高血压药物治疗原则】

1. 一、二级高血压药物剂量应从小剂量开始，以减少副反应。

2. 尽量用长效药物。

3. 合理选择联合用药以达到最大降压效应，减少副反应，一般情况下，宁可联合使用非同类的第 2 类药物，而不增加第 1 类药物的剂量。

4. 对手术需要空腹即必须停用口服药物的病人，应尽量避免选用 β_2-受体阻断剂，因此类药物易引起停药综合征。

【老年人围手术期常见的心律失常与处理】

1. 窦性心动过速　重点在于寻找并消除病因，＞130 次/min 可使用艾司洛尔或心得安；窦性心动过速伴心衰，去乙酰毛花甙丙静注。

2. 窦性或结性心动过缓　小剂量阿托品即可。

3. 室上性异位节律　一般不需特殊治疗。

4. 房颤　关键在于维持基本正常的室性心律。术前应通过洋地黄化控制心室律，术中可用艾司洛尔、心得安、维拉帕米或胺碘酮等药物。

5. 室上性心动过速　可采取刺激迷走神经的方法终止，药物可用艾司洛尔、维拉帕米或胺碘酮。若以上措施无效，则给予同步除颤，起始量为 100J。

6. 室性早搏　偶发室早(也可见于正常人)，观察，暂不予处理；＞5～6 次/min 或多源性室早可静注利多卡因，1～2mg/kg，39～60μg/(kg・min)静脉维持；如无效可用可达龙或心律平；洋地黄中毒所致者可选项用苯妥英钠。

7. 室性心动过速　属严重情况，应立刻处置。它不仅降低心排血量，也会导致室颤。治疗包括同步除颤、使用利多卡因或胺碘酮。利多卡因是首选药，1～2mg/kg 稀释后静注，5min 后可重复。效果不佳也可选项用普鲁卡因酰胺(静脉给药不超过 50mg/min)或溴苄铵(5mg/kg 静脉缓注)。

8. 心脏传导阻滞　一般右束支传导阻滞意义不大，但左束支传导阻滞通常提示重要的心脏疾病。二度传导阻滞文氏Ⅰ型对阿托品或异丙肾上腺素反应较好，如药物不能缓解症状且病人反复发生 Stokes-Adams 综合征或心功能衰竭，应考虑安装心脏起搏器。而二度传导阻滞莫氏Ⅱ型麻醉下更易发展为三度房室传导阻滞。对莫氏Ⅱ型及三度房室传导阻滞病人，应在安装起搏器的前提下施行麻醉，并准备好提升血压、增加心率的药物，如麻黄素、阿托品、异丙肾上腺素等，不宜使用新斯的明拮抗肌松药。

二、围手术期肝脏健康状况及手术风险的评估和处理

(一)肝脏健康状况及手术风险的评估

【用于肝功能评估的指标】

1.坏死炎症指标　主要指丙氨酸转氨酶(ALT)和天冬酸转氨酶(AST)。急性肝炎 ALT 增高时，原则上应禁忌手术。如确实病情需要，而其他肝功能检查正常，可经短期降酶药物及保肝治疗后再手术。

2.淤胆指标　指的是血清胆红素，碱性磷酸酶(ALP)和 γ-谷氨酰胺转肽酶(γ-GT)等。肝功能不全时，间接胆红素和总胆红素增高，出现黄疸或黄疸加深，说明病情严重。

3.肝脏合成分泌功能的指标　指白蛋白(ALB)、前白蛋白(PA)、维生素 A 结合蛋白(retinol benging protein，RBP)、凝血酶元时间(PT)、血清胆碱酯酶(CHE)和血清总胆汁酸(total bile acid，TBA)。

白蛋白如<30g/L，部分病人出现或将要发生腹水。<25g/L 时预后不好，降至 20g/L 时预后极差。白蛋白半衰期为 2～3 周，反映肝合成功能相对比较慢。前白蛋白和血清胆碱酯酶也均在肝内合成，半衰期分别为 1.9d 和 10.0d，能敏感地反映肝脏合成功能。

凝血酶元(PT)只能由肝实质细胞产生，半衰期为 2d。在反映肝细胞功能急性损害方面，PT 要优于白蛋白，在估计凝血功能方面要优于出、凝血时间和血小板计数，是预测肝功能不全者手术危险的良好指标。在急性肝功能衰竭时，凝血酶元时间的延长与肝病的严重程度相一致。阻塞性黄疸引起的维生素 K 吸收不良而导致的凝血酶元时间延长，可通过静脉注维生素 K 而得以纠正，若注射后无改善，说明肝脏功能损害严重。当 PT 超过正常对照 4～6s 时已表明严重的肝脏损害，预后极差。

血清总胆汁酸增高是肝细胞受损、胆汁酸排泌受影响的结果，有高度特异性。

4.反映肝线粒体功能的指标　动脉血酮体比值(AKRB)，即动脉血乙酰乙酸与 B 羟丁酸比值。测定前给病人口服葡萄糖负荷(使血糖>6.66mmol/L)，激发线粒体氧化还原系统。AKRB 正常值参考范围为 1.0～2.1。有学者认为，肝储备功能实质上就是肝细胞线粒体功能总容量，AKRB 降低是肝储备功能降低的量化指标。

5.反映肝细胞色素 P450 活力的指标　即利多卡因清除试验，又称甘氨酸二甲苯胺(MEGX)试验，能定量反映肝细胞色素 P450 活力。

6.反映肝微循环损伤的检测　包括血透明质酸(hyaluronic acid，HA)和内皮素-1(endothelin-1，ET-1)检测，前者反映肝内皮细胞功能，是诊断肝纤维化及肝硬化的极有价值的

血清学指标。

7. 反映肝血流灌注的反映指标　吲哚青绿(ICG)负荷试验。

8. 影像学方法评估功能　CT测定肝容积,Duplex超声测定门静脉系统血流动力学参数,得出的结果可粗略估计肝细胞功能。

肝脏体积在评估肝储备功能中具有十分重要的意义。肝脏缩小不明显,即使肝功能较差,但对手术的耐受性较好。相反,如肝脏体积明显缩小者,即使肝功能较好,但术后发生肝功能恶化、衰竭的机会仍较多,手术风险极大。

标准化余肝体积>250ml或标准化余肝体积比率>35%,可作为肝硬化分级为Child A病人耐受半肝切除的一个指标。

余肝体积的标准化(Urata计算法):①体表面积(BSA)m^2＝体重(kg)×0.425×身高(cm)×0.725×0.007184;②标准化全肝体积(SLV)(ml)＝706.2×BSA(m^2)＋2.4

【肝脏手术耐受性的评估】

1. 一般肝病的手术耐受性　评估时,一方面是要了解目前的肝功能状态对手术的耐受程度,另一方面是要了解有无可导致肝功能恶化的因素或疾病存在。急、慢性肝炎或肝硬化对手术的耐受性很差。急性肝炎或慢性肝炎活动期病人的择期手术应安排在病情稳定之后。肝硬化病人的手术适应证视其功能状态(按Child-Pugh分级)而定:A级病人基本无手术禁忌;B级病人可做中等以下的手术;而C级病人对各种手术都属禁忌,为挽救生命的紧急手术是不得已而为之,但术后并发症发生率和死亡率都非常高。

Child-Pugh分级:

A级:5～6分,肝功能良好,手术危险性低。

B级:7～9分,肝功能中等,手术中度危险。

C级:≥10分,肝功能差,手术危险性大。

计分法:

	1分	2分	3分
血清胆红素(mmol/L)	<34.2	34.2～51.3	>51.3
血浆清蛋白(g/L)	>35	28～35	<28
凝血酶原延长时间(s)	1～3	4～6	>6
腹水	无	少量易控制	中等量难控制
肝性脑病	无	轻度	中度以上

MELD(model for end-stage liver disease)评分:

此评分能准确全面反映肝硬化病人肝病严重程度,其所选变量具有客观性、不同实验室间测定的一致性、易于获得及可推广性等优点,优于CPS(Child-Pugh score)。

MELD评分＝9.6×log(肌苷mg/dl)＋3.8×log(胆红素mg/dl)＋11.2×log(INR)＋6.4×(病因:酒精性和淤胆性肝硬化取0,其他取1)。

赵玉石等的研究：

组别	n	MELD 评分	肝纤维化面积比(%)
对照组	19	1.84±0.81	8.27±4.70
肝病组			
CPS A	11	9.12±3.21	20.91±4.42
CPS B	6	16.22±5.66	27.17±4.68
CPS C	6	22.51±7.72	36.03±4.61

Ferral 等研究发现，行 TIPS 后 MELD 评分＞18，病人 3 个月生存率显著低于 MELD 评分＜17 者。

Kamath 等报道，30d 内评分的差值(ΔMELD)有重要意义，MELD 评分相同者，如 ΔMELD＞0 表示疾病在进展，ΔMELD＝0 或 ΔMELD＜0 表明疾病处于相对平稳期或在好转。

2. 肝切除时肝储备功能评估的常规肝功能检查及意义

(1)胆红素：肝脏处理胆红素的储备能力较强，因此，一旦血清胆红素水平明显升高，则表明肝功能受损较重。一般认为胆红素＞50μmol/L，不宜行任何类型肝切除；胆红素在 40～50 μmol/L，经保肝治疗后降至 30 μmol/L 以下，而其他肝功能指标基本正常，可行肝楔形切除、单肝段切除；胆红素在 20～30μmol/L，可行双肝段切除。部分病例是由于肿瘤压迫、胆管癌栓等阻塞胆管而引起的黄疸，临床上须注意鉴别，此时胆红素升高以结合型为主，多伴有肝内胆管扩张、碱性磷酸酶(ALP)升高，这类病人需要手术治疗，也往往能耐受手术。

(2)白蛋白和球蛋白：血清白蛋白＞40 g/L 常表明肝储备功能良好，肝切除不受限制；白蛋白在正常值的低限(35 g/L)，则表示肝储备功能有限，肝切除范围应限制在 2 个肝段以内；白蛋白在 31～34 g/L，经保肝、补充白蛋白治疗后能上升至 35g/L 以上，可行单肝段或肝楔形切除；白蛋白≤30 g/L，则表明肝功能已失代偿，不宜做任何类型肝切除。在考察血清白蛋白水平高低时应结合球蛋白一并考虑，后者是反映肝硬化是否存在及严重程度的指标。血清球蛋白＜25 g/L，白/球蛋白比值＞1.5，一般表示肝脏无硬化，肝切除不受限制；球蛋白＞30 g/L，白/球蛋白比值＜1.5，表示可能有肝硬化存在，肝切除应限制在半肝以内，球蛋白＞35 g/L，一般表示有明显肝硬化存在，若白/球蛋白比值＞1.0，则可行单肝段或肝楔形切除，若白/球蛋白比值＜1.0，则应放弃肝切除。

(3)ALT 和 AST：不是反映肝储备功能的指标，但二者升高常表示肝硬化处于进展期(轻度升高)或肝炎活动期(明显升高)。术中可见这类病人的肝脏呈红色，质硬，组织脆，可无明显硬化结节，但不宜行大块肝切除，否则术后容易发生急性肝衰。

(4)血清蛋白电泳：蛋白电泳可将血清蛋白分为白蛋白和 α、β、γ 球蛋白。肝功能试验中检测的球蛋白是 α、β 和 γ 球蛋白的总和，而肝硬化时球蛋白升高主要是 γ 球蛋白的升高。因此，蛋白电泳中 γ 球蛋白比例的高低更能反映肝硬化的严重程度。如果 γ 球蛋白＜20%，表示肝脏无明显硬化，肝切除不受限制；γ 球蛋白在 20%～25%，表示肝脏存在不同程度的硬化，肝切除应限制在半肝以内；γ 球蛋白＞28%，一般不宜行肝切除，或在不阻断入肝血流的情况下行肝楔形切除、肿瘤摘除；若 γ 球蛋白＞30%，术后极易发生肝衰竭，一般不做任何类型的肝切除。

(5)凝血酶原时间(proth rombin time，PT)：该试验检测凝血因子 Ⅰ、Ⅱ、Ⅴ、Ⅶ 和 Ⅹ 的

活性，这些凝血因子均由肝脏合成。肝硬化病人 PT 多在正常范围内，只有在肝功能严重受损时才出现 PT 延长。如果 PT 值较对照值延长 3s 以上，经维生素 K 补充治疗后仍不能纠正，肝切除术后极易发生肝衰。

3. 与肝切除有关的肝功能精确检测

(1)吲哚氰绿(indocyanine green, ICG) 排泄试验

1) ICG 15min 潴留率($ICGR_{15}$)　主要反映肝血流量和肝细胞功能。$ICGR_{15}$＜10％为正常，表明肝储备功能良好，可行各类肝切除：当 $ICGR_{15}$＞10％而＜20％，肝切除范围应限制在 2 个肝段以内；当 $ICGR_{15}$＞20％而＜30％仅可做亚肝段切除；而 $ICGR_{15}$＞30％，一般仅可做肝楔形切除。

2) ICG 血中清除率(KICG)和最大清除率(ICGRmax)　肝脏清除 ICG 是一可饱和过程，因而 ICGRmax 可反映肝细胞的总量，作为定量肝功能指标，对肝切除的指导意义优于 $ICGR_{15}$ 和 KICG。正常情况下 ICGRmax ＞0.8 mg/(kg · min)，此时可行半肝或半肝以上的肝切除；当 ICGRmax 为 0.4～0.8 mg/(kg · min)，可行 1～2 个肝段切除；当 ICGRmax 为 0.2～0.4 mg/(kg · min)时，仅可行肝楔形切除；若 ICGRmax＜0.2 mg/(kg · min)，则禁忌做任何类型肝切除。

(2)口服糖耐量试验(oral glucose tolerance test，OGTT)：口服葡萄糖后血糖一般于 60～90 min 升至高峰，120 min 降至正常，血糖曲线呈抛物线型(Parabolic type，P 型)；口服葡萄糖后血糖逐渐上升，120 min 仍不能回落至正常范围，血糖曲线呈线型(linear type，L 型)。OGTT 曲线呈 P 型，表示肝细胞将葡萄糖转化为肝糖原的功能良好，多可耐受肝切除，而呈 L 型者则肝脏这一功能受到明显损害，一般不能耐受大块肝切除。

(3)动脉酮体比率(arterial ketonebody ratio, AKBR)：AKBR 反映了肝细胞能量代谢水平。肝功能衰竭主要是能量代谢衰竭。研究表明，AKBR＞0.7，肝细胞线粒体功能正常，可产生足量 ATP 满足代谢的需要，肝切除术后肝衰发生少；AKBR 为 0.4～0.7，肝细胞线粒体功能受损，ATP 产生不足，肝切除术后容易发生肝衰；AKBR＜0.4，肝细胞线粒体功能严重受损，氧化磷酸化停止而不能产生 ATP，此时不能耐受任何类型肝切除。如果术后 AKBR 持续＜0.4，则预示肝衰的发生，因此，AKBR 还可作为肝切除术后监测肝衰的指标。

(4)胰岛素生成指数(insulinogenic index，II)和氧化还原耐受指数(redox to-lerance index, RTI) ：有研究表明，当 II＜0.6，耐受大块肝切除的能力明显降低，手术死亡率高达 24％。RTI 为 AKBR 对糖负荷的反应，反映了肝细胞线粒体的功能和糖代谢的速率。有研究表明，当 RTI ＞0.65，肝脏储备功能良好，可耐受各类肝切除；当 RTI＜0.65，肝硬化较明显，肝储备功能不足，肝切除范围应限制在半肝以下；若 RTI＜0.5，肝储备功能明显受损，大块肝切除术后死亡率＞30％。

(5)单乙基甘氨酸二甲代苯胺(monoethylglycinexylidine ，MEGX)生成试验：MEGX 是利多卡因的主要代谢产物，因此，测定 MEGX 可以反映肝细胞代谢利多卡因的能力，亦即反映肝细胞微粒体的功能。MEGX≥60 μg/L，为肝储备功能良好的指标，可耐受大块肝切除。MEGX 值与肝切除术后并发症的发生率有密切关系，当 MEGX ＞50μg/L，术后并发症发生率为 6.5％，MEGX 在 25～50 μg/L 时术后并发症发生率为 23.1％，当 MEGX＜25 μg/L 时，术后并发症发生率高达 76.9％。

(6)氨基比林呼吸试验(aminopyrine breath test,ABT):氨基比林为肝细胞摄取药物,其清除率主要与肝细胞代谢功能有关。ABT多用于评估肝硬化病人的预后,用于预测肝切除的手术风险较少,有研究显示,2 h^{14}C排出率<2.3%,手术死亡率极高,但也有报道无手术死亡。

(7)受体结合性肝核素扫描:有报道,LHL_{15}预测肝癌伴有肝硬化肝切除术后发生肝衰的准确性高于其他肝功能指标,30例肝切除病人,术前$LHL_{15}\leqslant 0.9$的8例术后均发生肝衰,其中3例死亡;而$LHL_{15}>0.9$的22例,术后无一例发生肝衰。

注射TcGSA后还可用单光子发射断层扫描(single photon emission computedtomography,SPECT)测量肝脏体积,该体积反映的是有功能的肝细胞数目,故称为肝功能性体积(functional volume of the liver)或肝实质细胞体积(parenchymal cell volume),它对评估肝储备功能、确定肝切除术式具有重要指导意义。

(二)肝病围术期处理中的几个问题

【围手术期护肝药物的选择】

1.转氨酶升高　伴ALT升高者应选用促进肝细胞再生修复、有明显降酶作用的药物,如联苯双酯(Bifendate)、甘草酸二铵(甘利欣,diammonium glycyrrhizinate)、甘平或美能等,重症病人可给予肝细胞促生素(hepatocyte growth promoting factor)。

2.血浆胆红素水平升高　是肝细胞泌胆功能的敏感指标。在排除肝内梗阻后,可选用茵栀黄、尤思弗(熊去氧胆酸)或苦黄等,确认为肝内胆内胆汁淤积者,可口服腺苷蛋氨酸(思美泰,transmetil)、尤思弗和地塞米松(2.5～5.0mg/d)联合治疗。无肝外梗阻和凝血酶原时间(PT)延长者,可加用小剂量肝素(50mg/d静滴)。

3.γ-谷氨酰转肽酶(γ-GT)　主要存在于肝细胞质和肝内胆管,正常血清γGT主要来自肝脏;碱性磷酸酶(AKP)主要分布于胆管上皮、骨、小肠和肾脏细胞,胆道梗阻时AKP水平显著升高。同时伴γGT和AKP升高者,首选尤思弗,若为脂肪肝所致,还可选用L肉碱。

4.血氨升高者,为防治肝性昏迷,应酌情选用减少血氨吸收的药物(乳果糖,lactulose)、降血氨药(谷氨酸,glutamic acid)、补充神经递质药(左旋多巴,levodopa)和支链氨基酸(BCAA)。阿波莫斯(雅博司,Hepa-Merz)为L-鸟氨酸(L-ornithine)和天冬氨酸(Laspartate)的浓缩注射液,有迅速降低血氨,纠正氨基酸代谢失常,改善肝昏迷症状并兼有保护及促进肝细胞再生作用,是防治肝性脑病的有效药物。该药使用时,需加入含正规胰岛素4～6u的10%葡萄糖中,静脉滴注。

5.自身免疫性肝损　抗线粒体抗体阳性者,亦可选用尤思弗和小剂量激素(地塞米松2.5～5μg/d)联合治疗。

支持某方面肝储备功能的药物:

核糖核酸(ribonucliec acid)有助于肝合成。

腺苷蛋氨酸(transmetil)有助于胆汁排泌。

硫普罗宁(tiopronin)能使肝细胞线粒体中ATPase活性减低,使ATP含量升高。

甘草酸单体(potenline)、强力新(minophagan-C)和马洛替酯(matilate)能减轻肝纤维化。齐墩果酸(oleanol acid)的主要作用为控制炎症活动。

苯巴比妥(phenoparbital)为肝线粒体酶诱导药。

多倍沙明(dopexamine)有助于肝损伤的预防。

【针对肝肾情况,围手术期用药的总原则】

1. 不宜使用主要经肝脏代谢、排泄的药物,特别是可引起肝损伤的药物。

2. 经肝肾双途径消除的药物,在肝功能减退但肾功能正常时使用,不用减量;但肝肾功能均明显减退时,应当减量。

3. 主要经肾脏消除的药物　在肝功能减退或受损不严重时,不须做剂量调整。当病人肝功能明显减退时,则不宜使用。因易致肝肾综合征。

【肝功能减退时抗菌药物的应用】

1. 主要由肝脏清除,但并无明显毒性反应的药物,如大环内酯类(红霉素酯化物例外)、克林霉素和林可霉素等,须谨慎使用,必要时减量给药。

2. 主要由经肝或相当药量经肝清除,肝功能减退时其清除或代谢物形成减少,可致明显毒性反应的药物,如氯霉素、利福平、红霉素酯化物、氨苄西林酯化物、异烟肼、两性霉素 B、四环素类、磺胺类、酮康唑和咪康唑等,这类药在肝病时尽可能避免使用。

3. 经肝肾两种途径清除的药物,在严重肝功能减退时血药浓度升高,加之此类病人常伴功能性肾功能不全,可使血药浓度更明显升高,故须减量应用,这类药物主要包括脲基青霉素中的美洛西林、阿洛西林和哌拉西林,头孢哌酮、头孢曲松、头孢噻肟、头孢噻吩和氨曲南,抗病毒药去羟肌苷、齐多夫定和金刚烷胺,氟喹诺酮类的培氟沙星、氟罗沙星、诺氟沙星、莫西沙星等。

4. 主要经肾脏排泄的药物,在肝功能障碍时,一般无须调整剂量。此类药物主要有青霉素、头孢唑林、头孢他啶、氨基糖苷类(庆大霉素、妥布霉素、阿米卡星等)、万古霉素、多黏霉素和氧氟沙星等。但这类药物中的肾毒性明显的药物,在用于严重肝功能减退病人时,仍需谨慎或减量,以防肝肾综合征发生。

【肝功能不全者麻醉用药的选择】

几乎所有的麻醉药对肝脏都会产生一定影响。由于吸入麻醉药进入人体后大部分以原形由肺排出,仅小部分在肝脏代谢,故肝功能不全病人宜选用吸入麻醉。

含氟吸入麻醉中,七氟醚、地氟醚、安氟醚和异氟醚的体内代谢率远低于氟烷,主要经氧化代谢降解,故肝毒性明显低于氟烷。甲氧氟烷肝毒性更大,肝功能不全病人不宜使用。曾因吸入含氟麻醉出现过肝损者,上述吸入麻醉剂均属禁忌。氧化亚氮毒性极低,如氧供应在20%以上,肝功能试验及肝组织检查未发现任何变化,可作为肝功能不全麻醉的一种选择。肝功能不全者的肝细胞数量减少,药物代谢能力降低可使下列药物半衰期延长:氟烷、芬太尼、氯氨酮、利多卡因、潘库溴铵和心得安,使用时需减量。

【TPN 对肝的影响】

长期接受 TPN 可引起胆汁淤积综合征,肝活检常显示非特异性胆汁淤积和炎症的混合表现,可出现进行性肝纤维化。该综合征随 TPN 时间延长而发病危险性增加,停药可好转,否则将导致肝功能衰竭和不可逆的肝纤维化。一般很少发生在 TPN 3 周内。

现已达成共识:大多数肝硬化病人,可以耐受正常甚至更高的蛋白质摄入,而不产生肝性脑病。对于有肝性脑病的病人不应该将营养支持的重点放在限制蛋白质的摄入上,而应该着眼于运用更多各种有利用价值的丰富的氨基酸，以及寻求扭转过度分解代谢的方法。支链氨基酸（BCAA）有促进蛋白质合成和明显的节氮作用，可明显改善肝性脑病的分级。

【免疫调节剂对肝功能的影响】

大多数免疫抑制剂可引起肝损伤，需应用时均应谨慎。其中硫唑嘌呤最为严重，肝功能不全者禁用；西罗莫司可致致命性肝坏死，肝功能不全者不宜使用；环孢素、他克莫司和咪唑立宾等需减量，以控制血药浓度。

免疫增强剂，可引起肝酶和（或）胆红素升高，应用一般不需减量。

【抗肿瘤药对肝的影响】

烷化剂、铂类和抑制蛋白功能的药较少有肝损害毒副反应，肝功能不全病人用药无须调整剂量；影响核酸生成和合成的药可有轻重不同的肝损，其中替加氟、替加氟/脲嘧啶和卡培他滨，在肝功能不全者慎用，卡莫氟、依西美坦、多柔比星、盐酸表柔比星、米托蒽醌和柔红霉素等，肝功能不全时酌情减量使用。抑制微管蛋白类药物及拓布异构酶Ⅱ抑制剂，也应酌情减量。

【肝病用药其他注意事项】

镇静药如吗啡、冬眠灵等，肝性脑病者禁用。

解热镇痛药如保太松、复方阿司匹林、扑热息痛及消炎痛等，肝功能不全者禁忌使用。

对肝功能不全者而言，不恰当的联合用药主要有下述两类：

1. 与减少肝血流量药物联用，使其肝内代谢减少，血药浓度升高，如西咪替丁与心得安同服，使后者血药浓度升高。

2. 与药酶诱导剂联用，使其作用减弱，如巴比妥可以加速抗凝剂、苯妥英钠、洋地黄毒苷、氢化考的松、睾丸酮等药物的代谢，而使其作用减弱。

三、呼吸系健康状况评估、风险预测及围术期处理

评估呼吸功能时既要注意当时的功能状态，又要估计可能促使呼吸功能恶化的潜在因素及疾病。

呼吸功能不全是指由于外呼吸严重障碍，致静息时不能维持足够的气体交换，成人氧分压＜60mmHg。导致呼吸功能障碍的术后常见并发症为肺部感染和肺不张，因此在评估时，对可能导致这些情况的因素应特别加以警觉。

下列疾病本身应视为已有呼吸功能不全：创伤合并休克；胸部及颅脑外伤；严重烧伤尤其是呼吸道烧伤；严重感染；急性重症胰腺炎；巨大腹壁切口疝；各种原因导致的腹腔间室综合征（ACS）。对疑有肺功能异常的病人应进行肺通气功能测定。

（一）常见影响呼吸功能的疾病

1. 呼吸肌病变（如重症肌无力、呼吸肌萎缩）、外伤或呼吸肌疲劳等。

2. 药物抑制。

3. 颅脑病变。

4. 脊灰质炎，多发性脊神经炎。

5.急性喉炎、喉头水肿、喉癌、喉痉挛、白喉、气管肿瘤、气道异物、气管外肿物压迫气道等。

6.呼吸道烧伤。

7.严重的胸廓畸形、胸膜纤维化、多发性肋骨骨折等。

8.胸腔大量积液、积气等。

9.慢性支气管炎,支气管扩张。

10.肺气肿、肺淤血、肺水肿、肺泡透明膜形成、肺纤维化、肺实变、肺不张、肺叶切除、慢性间质性肺炎、肺部感染、慢性阻塞性肺部疾病、哮喘。

11.急性呼吸窘迫综合征。

12.左心衰竭。

13.各种损害肺血流的疾病,如肺动脉栓塞、弥散性血管内凝血、肺动脉炎、肺血管收缩等。

14.急性胰腺炎。

15.腹内高压等。

(二)引起肺气体交换不足的病因机制分类

【肺通气不足】

1.限制性通气不足

(1)呼吸肌损伤:呼吸肌病变(如重症肌无力、呼吸肌萎缩)、外伤或呼吸肌疲劳等。

(2)呼吸中枢和周围神经受损:药物抑制;颅脑病变;脊灰质炎,多发性脊神经炎。

(3)肺顺应性降低:肺严重纤维化、慢性支气管炎、肺气肿、慢性间质性肺炎等。肺表面活性物质减少:Ⅱ型肺上皮细胞发育不全,如婴儿呼吸窘迫综合征;Ⅱ型上皮细胞急性受损,如急性呼吸窘迫综合征、肺部感染等;肺过度通气(过度消耗);肺水肿(稀释和破坏);磷脂酶活性增强,使其分解加快,如急性胰腺炎。肺淤血、肺水肿、肺实变:见于左心衰竭,大叶性肺炎、间质性肺炎等肺部感染性疾病。

(4)胸廓顺应性降低:严重的胸廓畸形、胸膜纤维化、多发性肋骨骨折等;胸腔大量积液、积气等。

2.阻塞性通气不足

(1)大气道阻塞:如急性喉炎、喉头水肿、喉癌、喉痉挛、白喉、气管肿瘤、气道异物、气管外肿物压迫气道等。胸外大气道阻塞:表现为吸气性呼吸困难;胸内大气道阻塞:表现为呼气性呼吸困难。

(2)小气道阻塞:表现为呼气性呼吸困难;慢性阻塞性肺部疾病、哮喘。

【肺换气障碍】

1.弥散障碍　①肺泡面积减少:肺实变、肺不张、肺叶切除等;②弥散距离增加:肺水肿、肺泡透明膜形成、肺纤维化、肺泡毛细血管扩张、稀血症(如贫血)导致血浆层变厚;③弥散时间缩短:肺血流加快时。

2.肺泡通气与血流比例失调

(1)部分肺泡 V_A/Q 降低:V_A(通气)减少的疾病:影响肺泡通气的各种疾病,如引起气道阻塞的支气管哮喘、慢性支气管炎、阻塞性肺气肿；引起限制性通气障碍的肺纤维化、肺水肿等。Q(血流)增加的情况：动-静脉短路，静脉血掺杂。

(2)部分肺泡 V_A/Q 升高：各种损害肺血流的疾病，如肺动脉栓塞、弥散性血管内凝血、肺动脉炎、肺血管收缩。

3.肺内解剖分流增加

(1)肺内动-静脉短路开放：如支气管扩张(血管也扩张)。

(2)肺泡完全无通气而血流灌注仍良好：如广泛肺不张、肺实变等。

(三)风险预测

据统计所有呼吸系统并发症的发生率为5.7%，而在手术后死亡病例中，由于呼吸功能不全引起者占25%，术前已有呼吸道疾病者术后肺部并发症的发生率为26%；而无呼吸道病者，只占8.2%。常见的术后并发症为肺部感染和肺不张，肺水肿及成人呼吸窘迫综合征较少见。

【术后发生肺部并发症的高危因素】

1.病史　吸烟、高龄、肥胖、营养不良、意识障碍、神经肌肉系统疾病。

2.肺部情况　哮喘、咳痰、呼吸困难、呼吸急促、水肿。

3.心脏情况　左心或右心衰竭。

4.拟行手术　开胸手术、肺手术、上腹部手术及长时间麻醉。手术部位离肺部越远，对肺的影响越小。

【Torrington 和 Henderson 提出的肺部危险因素评分(仅对择期手术而言)】

项　目	计　分
肺容量测定	0～4
(1)用力肺活量<50%	1
(2)1s率(FEV 1.0%)	
65%～75%	1
50%～64%	2
<50%	3
年龄>65岁	1
肥胖(超过正常体重型50%)	1
手术部位	0～3
胸部	2
上腹部	2
其他	1
肺部疾病	0～3
吸烟	1
咳嗽咳痰	1
过去肺病史	1

0～3分为低危组；4～6分为中间组；7～12分为高危组(术前应进行呼吸治疗)

对急诊手术特别是创伤病人尚有下列危险因素

创伤合并休克；

为纠正休克需用600～900ml全血者；

内脏伤合并长骨骨折。

(四)处理原则

有吸烟史者术前应予戒烟；有肺部炎症者，应先予控制感染。凡年龄超过60岁，或有慢性呼吸系统病史者，术前均应做肺功能检查。如果最大通气量(MVV)＜50％，血气分析 PaO_2＜70mmHg，$PaCO_2$＞50mmHg，则提示肺功能很差，很难耐受大手术。应酌情改变手术方案，并十分注意其术后的呼吸支持(包括机械辅助通气)。对于已经存在呼吸功能不良、但又必须做挽救生命的紧急手术的病人，应在机械通气的保证下进行手术。

四、肾脏危险因素预测及处理

(一)风险评估

麻醉、手术创伤都会加重肾的负担。

尿毒症对机体的影响也是多方面的，几乎所有重要器官都有程度不同的受累，属重要的风险因子。

导致急性肾衰的危险因素包括术前血尿素氮和肌酐升高，充血性心力衰竭，老年，术中低血压，夹闭腹主动脉，脓毒症，使用肾毒性药物(如氨基糖苷类抗生素和放射性造影剂)等。

血浆肌酐和内生肌酐清除率对肾功能的评价有着十分重要的作用，肌酐清除率每下降10ml/(min·1.73m^2)，病人急性肾衰需进行血液透析的人数、病死率及并发症发生率均明显上升。

(二)术前处理

术前准备应最大限度地改善肾功能，如果需要透析，应在计划手术24h以内进行。一般认为，对肾炎和泌尿系感染的病人，应待治愈或病情稳定后再行择期手术。慢性肾功能不全的病人，人工肾治疗可使症状明显改善。因此，慢性肾功能衰竭并不构成手术禁忌证。

若合并有肾衰的其他危险因素，选择对肾有毒的药物如氨基糖苷类抗生素、非甾体类抗炎药和麻醉剂时，都应特别慎重。

与外科有关的急性肾衰的病因几乎都是肾前性的，如低血容量、低血压、脓毒症或其他原因引起的有效循环血容量减少，导致缺血性肾小管坏死。及时纠正肾前病因，恰当地补充钠与水，能预防或减轻急性肾小管坏死的严重程度。

第三节 外科病人高血糖控制的几个问题

一位50余岁的男性病人腹部手术后当天晚上还在输液中,患者出现昏迷,无出血休克表现或感染中毒表现,也无神经定位体征或脑膜刺激征等,值班医生感到奇怪,仔细查阅病历,才发现病人有糖尿病史,经管医生未能采取控制血糖措施致酮中毒昏迷。经对此采取相应措施后才使病人转危为安。这例所反映的只是高血糖影响的一个侧面,还涉及到其他一些问题,现对这方面的问题概述如下供参考。

(一)血糖的正常值

正常人的空腹血糖水平波动在3.9～6.1mmol/L之间。餐后2h血糖略高,但应该<7.8mmol/L。

(二)高血糖的原因

1.糖尿病　糖尿病是常见的代谢紊乱疾病,约有50%的糖尿病患者一生中至少要接受一次外科手术。而在外科手术中糖尿病患者的比例约为2%,其间约70%是术前已明确诊断的。

2.应激性高血糖　发生于大的创伤、手术和感染等情况,机体应激反应增强,糖代谢紊乱。内分泌反应的适应性变化,儿茶酚胺、糖皮质激素和胰高血糖素分泌增加,以及外周组织葡萄糖摄取能力降低是其主要病因基础。应激性高血糖水平的界定尚有争议,通常定义为空腹血糖≥7.0mmol/L,或随机血糖≥11.1mmol/L,并应重复测2次或2次以上。

3.过多的葡萄糖输注　是常被忽略的导致高血糖的原因之一。

(三)高血糖的危害

糖尿病可引起多种全身性的并发症,对外科手术患者而言主要为:①高血糖有利于细菌生长,再加上免疫功能降低、外周血供的减少、组织水肿,容易发生感染。②纤维母细胞和肉芽组织形成能力降低,影响创面愈合,并容易发生切口裂开。③由于渗透性利尿,使钠、钾、磷等丢失过多,将造成电解质紊乱。④手术和麻醉的应激能使肾上腺皮质激素增加,儿茶酚胺、胰高血糖素升高,胰岛素活力降低,加重原有的糖尿病,出现酮症及高渗性昏迷。

应激状态下,葡萄糖和游离脂肪酸水平升高,直接影响炎症信号系统,导致促炎因子释放,以及免疫、神经功能障碍,循环促炎因子的生成进一步增强了分解代谢反应,继而引起“瀑布反应”,出现全身炎症反应综合征(SIRS)、多器官功能障碍(MODS)等并发症。研究显示应激性高血糖症是导致急性危重病人死亡和发生并发症的危险因素,它增加了感染并发症的发生率和创伤严重度评分。只有早期、积极、合理的控制外科危重症病人的高血糖,才能达到事半功倍的防治效果。

(四)如何控制血糖

治疗目标应使血糖水平愈接近正常愈有益处,严重感染病人以控制在8.3mmol/L以下更为安全和有利。糖尿病病人应控制在8～10mmol/L后才能进行手术。

要使已升高的血糖降下来，主要靠给予胰岛素治疗。可按如下方法估算胰岛素的用量：

1.算出高出正常的血糖量，按高出糖每2gm给予1单位(u)胰岛素，再按算出量的1/3～1/2分3次餐前给予，早＞晚＞中。

体内高于正常的葡萄糖量(mmol)=〔空腹血糖(mmol/L)－6.7(mmol/L)〕×体重(kg)×0.6

换算：1mmol≌0.18gm；1gm≌5.5mmol

其他需输入的糖按每4～6gm糖给予1u胰岛素加入静滴液中以防血糖增高。

2.糖尿病病人胰岛素日常需要量的粗略估算法　一个符合标准体重的正常成年人，每日生成胰岛素为33u(正常人基础状态下胰岛素每小时分泌1～2u，进餐后每小时约分泌4～5u，1日合计分泌可高达40～50u)，基础需要量约24u；而一个并发酮中毒的糖尿病病人，24h胰岛素生成量只有约3u，只及基础量的1/8；一个瘦而成年期发病的稳定型糖尿病病人，24h胰岛素生成量平均约15u。因此：

稳定型病人可每日给胰岛素约为：24－15=9(u)，可早餐前4u，中餐前2u，晚餐前3u给予。

易并发酮中毒的糖尿病病人每日胰岛素量约：24－3=21(u)，仍按早＞晚＞中的原则分配。

3.糖尿病人依尿糖测定结果给药法(每4～6h测一次尿糖)：测尿糖结果为＋＋给5u，＋＋＋给10u，＋＋＋＋给15u。

4.手术和麻醉对血糖的影响　一般中、小手术可使血糖升高约1.11mmol/L；大手术可使血糖升高2.05～4.48mmol/L；麻醉剂可使血糖升高0.55～2.75mmol/L。围手术期的禁食、呕吐、发热、失血、脱水等均可诱发高血糖。

应激性高血糖初期需每小时监测血糖，应激缓和后可减少频率。

应激高血糖所需胰岛素剂量(u)=(测得血糖物质量×18－60)×0.03

表2-4　胰岛素用量动态参考

所测血糖(mmol/L)	措　施
＜4	停胰岛素泵，30min后复查血糖，如仍＜4mmol/L，则静脉推注葡萄糖10gm，30min后复查血糖
4～7	以1u/h的速率减少胰岛素用量
＞7～11	维持原剂量
＞11～15	低于上次测定值→维持原剂量
	高于上次测定值→以1u/h的速率增加用量
＞15	低于上次测定值→维持原剂量
	高于上次测定值→以2u/h的速率增加用量

胰岛素不提倡皮下注射，采用微量泵好。静脉多采用短效胰岛素，皮下则以短效和中效相结合。

5. 糖尿病病人围手术期血糖控制

(1)术前理想的血糖水平为6.1～10mmol/L,术中血糖水平约11.1mmol/L。

(2)术前血糖在6.1～13.9mmol/L可既不给糖,又不注射胰岛素;<6.1mmol/L用5%的葡萄糖液输注维持;>13.9mmol/L,2u/h由静脉输入,也可用全日胰岛素量的1/4～1/3皮下注射。

(3)如病人仅需做小手术,在手术日仅需于术后注射日总量的2/3胰岛素即可。

(4)术前血糖控制在较理想范围的病人,在做大手术时一般只需在术前和术后各注射胰岛素日总量的1/2～1/3,原先用量不大者,甚至可仅在术后一次注射。手术时间较长者,术中需复查血糖,每2～4h一次,用5%葡萄糖液维持,胰岛素2u/h静脉滴注。血糖过高(>13.9mmol/L)可用生理盐水代替葡萄糖液滴注。术后给病人每8h滴注5%葡萄糖液1000ml+普通胰岛素10u+10%氯化钾10～15ml。

(5)急症手术,术前将血糖控制在11.1～13.9mmol/L。低血压者因皮下注射吸收慢,应以静脉途径较恰当。

(6)酮中毒者,虽对胰岛素需要量较大,但还是以静脉途径小剂量持续的方式给药,4～8u/h(过快会引起低血糖和诱发脑水肿)。每2h测血糖一次。血糖下降速度每小时2.8～5.6mmol/L。一般每小时滴入6.5u,可使血糖每小时下降5.6mmol/L。当血糖下降到13.9～16.6mmol/L和酮中毒已控制时,胰岛素可改用维持量即0.02～0.05u/(kg·h)(相当于总量1.5～3u/h)滴入,输入液体中胰岛素/糖=1u/2～4g。

6. 在治疗量之外,平时为对抗输入的葡萄糖增高血糖的影响,可另加入适量胰岛素,一般按非糖尿病病人每8～12g糖给1u胰岛素,糖尿病病人每4～6gm糖给1u胰岛素。

糖的输注速度一般不应>4mg/(kg.min),即一般成人不应>10～15gm/h。脂肪乳剂供能占非蛋白热卡的30%～50%,也可起到限制血糖的作用。

(蒋啸云)

第四节　外科营养

外科营养是基础外科的重要内容,教科书上已有详细、系统的介绍。此处提到的问题,只是为了便于临床应用所涉及的一些内容。

一、外科营养的基本知识

(一)营养成分的种类

一般包括能量(糖、脂肪),氮(氨基酸、蛋白质),维生素(水溶性维生素,脂溶性维生素)、微量元素。另外尚有水和电解质,此二者一般放在水电解质平衡中叙述。

(二)能量的供给

生理需要量:30～35kcal(125.5～146.4kJ)/(kg·d),主要由糖和脂肪供给。

近代间接能量测定资料表明，病人的能量需求 25～30kcal(104.6～125.5kJ)/(kg·d)已能满足大多数病人的需要。

应激状态：20～25kcal(83.7～104.6kJ)/(kg·d)。

应激后不同程度的“胰岛素抵抗”使糖利用率下降，高糖血症很常见，各种感染性并发症增多。此时脂肪代谢不受影响，因此肠外营养(PN)时以提供糖-脂双能源为佳。

胃肠手术后：15～20kcal/(kg·d)。

其中 30%～50%由脂肪供给，也可达 60%。

机体静息能量消耗增高的程度与 MODS 严重程度和持续时间有关，严重创伤尤其合并感染时，能量消耗可增高 20%～50%，甚至达 100%。不过近来的研究也发现，并非所有创伤应激病人代谢率都会高。对于合并感染性休克或多器官功能衰竭的病人来说，能量消耗可能是下降的；一些镇静剂的使用也会降低代谢；创伤应激时常伴有饥饿的发生，而饥饿状态下能量消耗可下降 40%。

(三)糖

每日葡萄糖量应低于 3～4g/kg。

严重应激状态时，胰岛素受体与葡萄糖载体($GLUT_4$)的作用受到抑制，导致其氧化代谢障碍和利用受限。胰岛素抵抗和糖异生增强导致高血糖，是应激后糖代谢紊乱的特点。

葡萄糖能够在所有组织中代谢，提供所需要的能量，是蛋白质合成代谢所必需的物质，是脑神经系统、红细胞等所必需的能量物质，每天需求量>100g。其他如山梨醇、木糖醇等亦可作为能量的来源，其代谢过程不需要胰岛素的参与，但代谢后产生乳酸、尿酸，输注量过大果糖、山梨醇将发生乳酸血症，木糖醇将发生尿酸血症。

(四)脂肪

每日脂肪一般不超过 1.0g/kg。危重成年病人脂肪乳剂的用量一般占非蛋白热量的 40%～50%，1.0～1.5g/(kg·d)。高龄及合并脂肪代谢障碍的病人应减少脂肪乳剂补充量。脂肪乳剂须与葡萄糖同时使用，才有进一步的节氮作用。脂肪乳剂输注速度>0.12g/(kg·h)时，将导致血管收缩的前列腺素(PGF2a，TXA_2)水平增加。含脂肪的全营养混合液(TNA)应 24h 内匀速输注，如脂肪乳剂单瓶输注时输注时间应>12h。

中长链脂肪酸可改善脏器功能。

术后使用添加 ω-3 脂肪酸的肠外营养(PN)能阻断过度的炎症反应，显著降低 SIRS 的发生率，提高患者的生存率，明显改善患者的临床结局。

长链脂肪酸(LCT)提供必需脂肪酸(EFA)，但需借肉毒碱运转至线粒体代谢。

长链脂肪酸又分饱和脂肪酸及不饱和脂肪酸，其中 ω-3 脂肪酸为长链不饱和必需脂肪酸，能减轻血管的炎症反应，且能改进免疫功能。

由于中链脂肪酸(MCT)不依赖肉毒碱转运进入线粒体，有较高氧化利用率，更有助于改善应激与感染状态下的蛋白质合成。无产生脂肪集聚的缺点，但不能供给必需脂肪酸。

食物纤维，部分在结肠内为细菌所酵解，产生短链脂肪酸，为机体提供部分能量，更重要的是它能促进结肠黏膜细胞的增长，有助于维护肠道黏膜的屏障功能。

腹部术后多器官功能障碍时，脂肪分解代谢增强，氧化增加，而合成代谢下降。血中游离脂肪酸及甘油浓度升高，甘油为肝脏摄取进行糖异生，脂肪酸则在骨骼肌等外周组织中氧化供能，酮体也是此时的重要能源。

血浆游离脂肪酸升高可抑制糖酵解和丙酮酸氧化，减少糖异生，抑制蛋白质分解，因此脂肪组织的分解代谢有利于提高病人对创伤应激的耐受力。Carpentier 等发现，严重应激病人每日消耗脂肪可高达 450g 而饥饿时每日消耗仅为 75～100g。

(五)氮

6g 蛋白相当于 1g 氮。

氨基酸中有 8 种氨基酸为必需氨基酸(体内不能合成)，即赖氨酸、色氨酸、苯丙氨酸、蛋氨酸、苏氨酸、亮氨酸、异亮氨酸及缬氨酸。精氨酸与组氨酸为半必需基酸(体内合成不足)。亮、异亮和缬氨酸为支链氨基酸，是唯一能在肝外代谢的氨基酸。

用平衡型氨基酸供氮，每日氮约给 0.15～0.2g/kg。腹部手术后为(0.10±0.03)g/(kg·d)。平衡型氨基酸液中，支链氨基酸的比例为 21%～25%。

热氮比：120∶1。当重症病人营养支持时热氮比可为 100～150kcal∶1gN(418.4～627.6kJ∶1gN)。(1kcal=4.186kJ)。

肝功能障碍者，可用支链氨基酸，有助于调整血浆氨基酸谱和防治肝性脑病。但在节氮和促进蛋白质合成方面均未显示出特殊优势。

肾功能障碍者，可用必需氨基酸。

复方氨基酸的主要组成部分是必需氨基酸，其配合也应尽量与人体内各氨基酸的比例相近，谓之平衡型氨基酸液。

必需氨基酸与非必需氨基酸的比例为 1∶1～1∶3。

谷氨酰胺在体内氨基酸池中含量最大，它虽为非必需氨基酸，但作用广泛，特别为那些生长迅速的组织，如肠黏膜细胞、淋巴细胞所必需。但其水溶液稳定性差，不耐高温。

精氨酸能改进免疫功能，是一氧化氮的前体。

支链氨基酸能在肝外代谢供能。

有关存在全身严重感染病人的研究显示：尽管施行充分的营养支持，仍然不能阻止蛋白质大量的、持续性的丢失。在前 10d，丢失的蛋白 2/3 来自于骨骼肌，以后则更多的来自于内脏。瘦体组织(无脂组织群，LBM)的丢失速度为每天 0.5%～1.0%。不同组织器官蛋白质合成与降解的反应是不同的，并在疾病时发生变化。稳定持续的补充蛋白质是营养支持的重要策略。蛋白质(氨基酸)的需要量供给至少应达到 1.2～1.5g/(kg·d)。高龄及肾功能异常者，可参照血尿素氮(BUN)及肌酐(Br)变化。

由于分解代谢激素作用，机体蛋白质更新加快，合成与分解代谢均增加，分解大于合成结果表现为净蛋白丢失，负氮平衡。

内脏及肌肉蛋白分解均增强，以骨骼肌蛋白分解为主，如肌肉群体积下降，呼吸肌无力，这是肺功能衰竭的原因之一。

肌肉组织的消耗一方面通过糖异生途径作为能量来源，另一方面可提供氨基酸作为肝脏和免疫细胞合成蛋白质的原料，促进损伤机体修复、伤口愈合。

肌肉蛋白的持续大量消耗加重了代谢紊乱；体蛋白的丢失意味着其功能的丧失。血红蛋白和血浆蛋白含量降低引起贫血和低蛋白血症，导致循环血容量减少，容易出现低血容量性休克；血浆清蛋白降低，血浆渗透压随之降低，易发生营养不良性水肿，加上组织修复蛋白合成不足，可妨碍伤口愈合。同时，免疫细胞合成不足，功能减弱，抗体、补体合成减少，免疫功能下降，可引发感染。

（六）微营养素（维生素与微量元素）

重症病人血清抗氧化剂含量降低。

有报道腹主动脉瘤病人术前连续 8d 口服维生素 E 600Iu（400mg）/d，骨骼肌活检显示可降低缺血再灌注损伤。连续 9d 硒的补充，使合并 SIRS 和感染的重症病人肾衰发生率较对照组明显降低，病死率也有下降趋势。ARDS 病人血清维生素 E、维生素 C 和硒的含量低于正常对照组，脂质过氧化物浓度升高。补充维生素 E、维生素 C 后，创伤病人的肺部并发症发生率有下降趋势。

（七）免疫营养

某些营养物质不仅能防治营养缺乏，而且能以特定方式刺激免疫细胞增强应答功能，维持正常适度的免疫反应，调控细胞因子的产生和释放，减轻有害的或过度的炎症反应，维持肠屏障功能等。这一概念最初被称之为营养药理学（nutritional phamacology），近年来更多的学者称之为免疫营养（immunonutrition），以明确其治疗目的。目前研究较多并已开始应用于临床的营养素包括谷氨酰胺（力肽）、精氨酸、ω-3 脂肪酸、核苷和核苷酸、膳食纤维等。

1. 谷氨酰胺（Gln）（力肽）　Gln 是血循环和体内游离氨基酸池含量最丰富的氨基酸。Gln 所含的酰胺氮是所有细胞生物合成所必需，体内细胞利用 Gln 可合成嘌呤、嘧啶、氨基糖及其他氨基酸。因此 Gln 是蛋白质代谢的重要调节因子，被认为是机体在应激状态下的条件必需氨基酸。体内以快速增殖为特征的细胞对 Gln 具有很高的摄取率，如肠黏膜细胞、免疫细胞、成纤维细胞等。

Gln 可被不同的免疫组织利用。在创伤和脓毒症时，淋巴细胞、巨噬细胞等对 Gln 的需求增加，致使机体对这一营养的需求量超过其产出量，血和组织中 Gln 浓度下降，低浓度的 Gln 使组织不能正常发挥功能，对免疫组织尤甚。

Gln 血浓度正常为＞600μmol/L，＜400μmol/L 免疫功能易受损伤。

2. 精氨酸　虽然它被认为是非必需氨基酸，但在饥饿、创伤或应激状态下则为必需氨基酸。强化精氨酸的营养支持可以：①增加机体内氮潴留；②促进肌肉内蛋白质的合成；③有效地发挥调节作用，控制蛋白质更新；④有助于改善机体氮平衡，提高机体的免疫功能。但避免用于严重脓毒症患者。

其免疫调节机制：

（1）使胸腺增大，细胞计数增多；促进植物凝集素、刀豆蛋白等有丝分裂原的产生，显著提高 T 淋巴细胞对有丝分裂原的反应性，从而刺激 T 淋巴细胞的增殖；增强巨噬细胞的吞噬功能和自然杀伤细胞对肿瘤靶细胞的溶解作用；增加脾脏单核细胞对 IL-2 的分泌活性以及 IL-2 受体的活性；降低前列腺素 PGE2 的水平，进一步促进 IL-2 的合成，最终产生以提高

T 淋巴细胞间接反应为中介的免疫防御与免疫调节的强力作用。

(2)一氧化氮(NO)是体内多种组织及细胞产生的一种多功能的气态信使,而精氨酸是合成 NO 的惟一底物。NO 对免疫的调节作用包括:①抑制机体应答反应,抑制肥大细胞反应性;②提高 NK 细胞活性,激活外周血中的单核细胞;③调节 T 细胞和巨噬细胞分泌细胞因子;④介导巨噬细胞的细胞凋亡;⑤精氨酸-NO 途径,被认为是杀死细胞内微生物的主要机制,也是巨噬细胞对靶细胞毒性的主要机制。

(3)精氨酸还对各种内分泌腺有促分泌作用,如垂体生长激素,胰岛素,生长抑素,胰多肽等,从而发挥间接的免疫调节作用。

3. ω-3 脂肪酸　为多不饱和脂肪酸,以 α-亚麻酸形式存在。

给予鱼油或营养液中添加 ω-3PUFA 可避免免疫功能的损伤,增加机体抗应激和抗感染的能力。

机制:炎症介质主要是 ω-6PUFA 的代谢产物,外源性补充 ω-3PUFA,可竞争性抑制花生四烯酸的代谢,改变代谢产物的类型,产生效能不高的“3 系列”的前列腺素(PGE3,PIG3)和“5 系列”的白三烯(LBT5),进而减轻机体的炎症反应,保护免疫系统不受损害。可有利于减轻胰岛素阻抗,高脂血症及维持氮平衡。

4. 核苷和核苷酸　大量存在于食物中经胃肠道和肝脏吸收利用。它不仅仅是 RNA 和 DNA 组成单位,而且对免疫细胞,特别是淋巴细胞的正常成熟极其重要。

可降低内毒素诱导下的细菌易位导致的死亡率,提高机体对细菌的耐受性,提高皮肤迟发超敏反应及腋窝淋巴结反应;逆转营养不良、饥饿、应激所诱导的免疫抑制。

(八)术前营养状态的评估及处理

1. 体重变化是一个简单而有价值的营养指标　①轻度营养不良:实际体重为标准体重的 80%～90%;②重度营养不良:实际体重低于标准体重 60%。标准体重(kg)=身高(cm)−105±10%。

2. 内脏蛋白浓度测定是另一个重要的营养指标:血浆清蛋白(白蛋白)浓度低于 35g/L,转铁蛋白浓度低于 2.4～2.8g/L,或前白蛋白浓度低于 280～350mg/L,都表示营养不良,测定值越低,营养不良越严重。

恶性肿瘤病人的营养不良发生率可高达 40%以上。营养不良可导致细胞代谢障碍、内环境紊乱和器官功能不良,病人对手术的耐受力明显降低,手术死亡率很高。营养不良使组织修复、伤口愈合和抗感染的能力下降,术后吻合口瘘和各种感染的发生率很高。

如病情允许,可在术前先予肠内营养或肠外营养支持 2 周,以纠正其营养不良,然后接受手术治疗。如果病人有比较明显的低白蛋白血症,营养支持往往难以在短时间内将其纠正,必要时可直接输注人体白蛋白。血红蛋白<80g/L,血液携氧能力差,直接影响伤口愈合和器官功能;可间断输血制品来纠正,每天输血 200～400ml,使血红蛋白达到 80g/L 以上。

(九)腹部手术后低氮、低热量肠外营养对病人疗效及预后的影响

现在的研究认为腹部手术后低氮、低热量肠外营养比传统肠外营养能更好控制术后血糖水平,其对营养疗效及临床预后的作用相同。低热量为 76.98±17.57kJ(18kcal)/(kg·d),低

氮为(0.10±0.03)mol/(kg·d)。

既往观念认为血浆白蛋白的下降与术后并发症的发生密切相关,但近年研究发现,当血浆白蛋白大于25 g/L时,白蛋白水平与外科手术并发症的发生无明显直接关系。倪晓凌等的研究发现,胰腺手术后无论是肝功能正常组还是肝功能异常组,血浆白蛋白水平较术前均有明显的下降。尽管肝功能异常组的患者术后常规补充白蛋白,但与肝功能正常组相比,白蛋白水平仍显著降低。两组并发症发生率接近,说明血浆白蛋白不是导致并发症的主要原因。分析腹部大手术后血浆白蛋白下降的原因,主要有几个方面。其一,大手术后的机体应激反应较重,必然伴随大量炎症因子的释放,导致毛细血管的通透性显著增加,使得大量小分子物质包括白蛋白(分子量66 kD)从血管腔内漏出至组织间隙,导致白蛋白在血管内外的再分布。其二,术中为维持患者的循环稳定,往往输注大量晶体,造成了白蛋白的稀释。其三,肝功能异常导致白蛋白合成减少。Finfer等所做的一项针对ICU患者的随机、双盲研究提示,输注白蛋白组的28 d死亡率与输注生理盐水组无差别。不考虑术后实际的病理生理状态即输注白蛋白,会由于术后毛细血管渗漏综合征的存在,相当部分白蛋白输入后可能渗漏至组织间隙,使组织水肿加重、灌注减少、液体滞留,不利于伤口愈合。维持术后血浆白蛋白水平的主要措施,应是尽量减少手术应激、采用大分子量人工胶体维持循环稳定,减少组织水肿及促进肝功能早日恢复。

国外研究均发现在创伤、休克、感染时,不仅存在白蛋白的合成障碍和分解增加,还存在白蛋白在局部组织微血管的渗漏因素。若能防止血浆白蛋白渗漏,则有利于维持血浆胶体渗透压,防止局部组织水肿和组织的微循环障碍,同时有利于血浆白蛋白发挥正常生理功能。故如何降低患者局部微血管渗漏具有重要意义,它比单纯补充血浆白蛋白更合理,能减轻组织水肿,促进组织愈合。在腹部大手术后预防和纠正低白蛋白血症的措施中,运用羟乙基淀粉替代人血白蛋白是有效的,但对于严重低白蛋白症的患者也应该要考虑到必须维持一定的血浆白蛋白的浓度,以发挥白蛋白的生理作用,不因为严重低蛋白血症给机体带来损害,故需在应用羟乙基淀粉的同时补充一定量的人血白蛋白,在羟乙基淀粉阻塞毛细血管渗漏的作用下,将一定量的外源性白蛋白保留在血管中,发挥其生理作用,在临床上取得了良好的效果,相应费用较单纯白蛋白组低。

二、中华医学会重症医学分会·危重病人营养支持指导意见(2006)

(一)危重症与营养支持

1. 重症病人常合并代谢紊乱与营养不良,需要给予营养支持(C级)。
2. 重症病人应尽早开始营养支持(B级)。
3. 重症病人的营养支持应充分考虑到受损器官的耐受能力(E级)。
4. 只要胃肠道解剖与功能允许,并能安全使用,应积极采用EN(B级)。
5. 任何原因导致胃肠道不能应用或应用不足,应考虑PN,或联合应用EN(C级)。
6. 重症病人急性应激期营养支持应掌握“允许性低热量”原则〔83.7kJ(20kcal)~104.6 kJ(25kcal)/(kg·d)〕;在应激与代谢稳定后,能量供给量需要适当的增加〔125.5kJ

(30kcal)～146.4kJ(35kcal)/(kg·d)]。(C级)

(二)肠外营养支持

1.一旦病人胃肠道可以安全使用时,则应逐渐向EN或口服饮食过渡(D级)。

2.葡萄糖是PN中主要的碳水化合物来源,一般占非蛋白质热量的50%～60%,应根据糖代谢状态进行调整。(C级)

3.脂肪补充量一般为非蛋白质热量的40%～50%;摄入量可达1.0～1.5g/(kg.d),应根据血脂廓清能力进行调整,脂肪乳剂应匀速缓慢输注。(B级)

4.重症病人PN时蛋白质供给量一般为1.2～1.5g/(kg·d),相当于0.20～0.25g/(kg·d)氮;热氮比为418.4kJ(100kcal)～627.6kJ(150kcal):1g氮。(B级)

5.维生素与微量元素应作为重症病人营养支持的组成部分。创伤、感染及ARDS病人应当增加抗氧维生素(C级)及硒的补充量(B级)。

6.经中心静脉实施肠外营养,首选锁骨下静脉置管途径。(B级)

(三)肠内营养支持

1.重症病人在条件允许时应尽早开始肠内营养。(B级)

2.对不耐受经胃营养或有反流和误吸高风险的重症病人,宜选择经空肠营养。(B级)

3.重症病人在接受肠内营养(特别是经胃)时,应采取半卧位,体位最好达到30°～45°。(D级)(肠内营养管远端应置于曲氏韧带下30cm处)。

4.经胃肠内营养的重症病人,应定期监测胃内残留量。(E级)

(四)不同危重症的代谢特点与营养支持原则

1.严重脓毒症与MODS病人,应密切监测器官功能与营养素的代谢状态,非蛋白质热量:氮比可进一步降低至80～130kcal:1g。(D级)

2.严重脓毒症病人应避免应用富含精氨酸的免疫营养制剂。(C级)

3.与其他重症病人相比,烧伤病人有胃肠功能时,宜及早开始肠内营养。(C级)

4.对重度颅脑创伤病人,宜选择经空肠实施肠内营养。(C级)

5.接受肾替代治疗的急性肾功能衰竭病人,应额外补充丢失的营养素。(C级)

6.合并肝功能不全的重症病人,营养支持时应增加支链氨基酸的供给,并降低芳香氨基酸的比例。(C级)

7.合并肝功能不全的重症病人,非蛋白质热量以糖脂双能源供给,其中脂肪补充宜选用中长链脂肪乳剂。(C级)

8.肝移植术后早期可积极进行肠内营养。(B级)

9.重症急性胰腺炎病人,初期复苏后条件允许时可开始营养支持,并优先考虑经空肠营养。(A级)

10.重症急性胰腺炎病人应增加谷氨酰胺补充。(B级)

11.慢性阻塞性肺疾病合并呼衰病人应早给予营养支持,并首选肠内营养。(B级)

12.慢性阻塞性肺疾病病人营养支持中,应适当降低非蛋白热量中碳水化合物的比例。

(B级)

13.心衰病人的营养支持宜选择热量密度较高的营养配方,适当增加碳水化合物比例,并严密监测心脏功能。(C级)

(五)营养支持的相关问题

1.接受肠外营养的重症病人应早期补充药理剂量的谷氨酰胺。(A级)

2.静脉补充谷氨酰胺有助于降低急性胰腺炎、多发性创伤、急性腹膜炎和外科大手术后感染性并发症的发生率。(B级)

3.烧伤、创伤及合并肠屏障功能受损的重症病人,经肠道补充谷氨酰胺可使其获益。(C级)

4.添加精氨酸的肠内营养,对创伤和手术后病人有益。(C级)

5.严重感染的病人,肠内营养不应添加精氨酸。(B级)

6.对ARDS、创伤与腹部感染的重症病人,营养支持时可添加药理剂量的鱼油。(B级)

7.任何形式的营养支持,应配合强化胰岛素治疗,严格控制血糖水平≤7.5mmol/L,并应避免低血糖发生。(A级)

8.度过急性应激期的创伤、大手术后病人,呼吸机依赖等重症病人,在营养物提供充足的前提下,可使用生长激素。(C级)

9.创伤和脓毒症病人早期存在严重应激,不推荐应用生长激素。(B级)

三、实施外科营养的思维步骤

1.属何种情况下的营养支持　生理支持,饥饿状态下支持,应激状态下支持等。

2.能量供给量→糖脂比(糖、脂肪各占非蛋白质供能的百分比)→糖脂的大概数量。

3.氮供给量→热氮比→进一步核定糖、脂、氮量。

4.每日维生素和微量元素量。

5.根据特殊营养要求,酌情决定补给谷氨酰胺、精氨酸、ω-脂肪酸等。

6.核实液体总量及电解质量,并在此框架下,将上述营养物质进行合理搭配供给病人(最好置入混合袋,无混合袋时应注意先“能”后“氮”,脂肪乳慢速)。

四、应用举例

一男性患者,40岁,患重症胰腺炎,不能进食,体重65kg,肝肾功能基本正常,需进行肠外营养支持。按如下步骤操作:

1.确定营养支持类型　此例主要为应激状态下的营养支持。

2.确定应激状态下的能量供给量　按20kcal/(kg·d)计算,每日总能量为20kcal×65=1300kcal。

3.确定能量中的糖、脂配比　按40%的能量由脂肪供给,60%由糖供给,则糖量为1300kcal×60%÷4=195(g);脂肪量为1300kcal×40%÷9kcal=57.78(g)。将脂肪折算成一定浓度脂肪乳制剂的量。根据病人情况决定是否选择含特殊脂肪酸的制剂。

4. 确定氮供给量　按热量 100(kcal)∶1g 氮计算，则每日总氮量为 13g 氮。按 1g 氮约相当于 6g 蛋白计算，每日约需蛋白总量为 78g。然后折算成氨基酸制剂的量。氨基酸的种类可根据病情选择。

5. 成人每日应供给水溶性维生素、脂溶性维生素和微量元素各 1 支。

6. 核定该病人每日应供给的液体总量为额外损失量＋生理需要量，为 3000～3500ml；钠量为 5～10g；钾为 3～6g；必要时还需补充钙和镁等。将液体总量减营养物质总容量，其余不足部分的水或电解质再予补充进去，使之达到总量的要求。含糖液中应适量加入胰岛素(按 10g 糖加 1u 胰岛素算)。

7. 将算好的各种液体按要求置于特制的混合袋内，缓慢均匀从静脉输入(最好是从深静脉置管输入)。如无混合袋需分开输入时，则应注意：①应先输一部分能量液后再输氨基酸类含氮液，以免蛋白质做能量消耗；②脂肪乳输注应缓慢，单瓶输入时维持时间＞12h。

（蒋啸云）

第五节　外科液体复苏中应注意的问题

外科液体治疗非常重要，教科书上已有详细叙述，此处仅就一些易被忽视的问题和便于实际操作的问题加以叙述。

一、明确液体复苏的目的

为改善细胞和组织的微循环，要求有良好的心脏泵血功能，足够的血管内容量，组织间隙不水肿，Hb＞70g/L，HCT25％～30％以上，凝血机制正常，氧供充足，微循环通畅。

为此必须掌握以下几点：

1. 如何确定容量　生理需要量按第一个 10 公斤 100ml/(kg・d)；第二个 10 公斤 50ml/(kg・d)；第三个 10kg 及以外之体重按 20～25ml/(kg・d)计算。此法易记忆，适合于不同年龄或体重的人。

已经损失量和继续损失量的估计，需按具体情况而定。如根据临床表现确定缺水的程度来估计，根据实验室检查血钠量再按公式计算等。

现认为输液多与少不应局限于一个固定不变的公式，而应注重病人的临床背景，开展个体化治疗，以取得最佳疗效。为了达到最佳的液体治疗目标，个体化目标导向性液体治疗(individual GDT，IGDT)逐渐发展。不再将维持心排血量(CO)或氧供达固定的超常值作为目标，而是在病人能耐受的前提下，通过液体负荷使每搏排血量(stroke volume，SV)和 CO 等围术期血流动力学指标，达到最大化作为治疗目标。

目前 GDT 的临床实施方案主要有 2 种：液体冲击法和液体反应法。

液体冲击法是以直接测定 SV 或 CO 对液体冲击的反应，决定输液量的方法。其理论基础是根据 Frank-Starling 定律，如 10 min 内给予约 200ml 液体冲击，SV 迅速升高＞10％，表明病人前负荷/SV的关系处于Starling曲线的上升段，提示前负荷过低。重复液体冲击直到SV的升高<10%，表明前负荷/SV的关系接近或达到Starling曲线的平台，即停止进一步的液体冲击。此时的SV即为该病人的最大SV，其容量状态为理想容量状态。

液体反应法是通过测定可反映前负荷/SV关系的其他血流动力学指标，对液体负荷的反应决定输液量的方法。

2. 如何维持有效循环量及如何决定液体的种类　晶体与胶体在液体治疗过程中各有其作用，晶体溶液主要用于补充机体水分的丢失及维持电解质平衡，胶体溶液主要用于扩充血容量以维持有效的循环血量。静脉补液对血浆容量的扩充取决于输注液体的渗透压及体液分布。在理论上认为，补充等渗葡萄糖溶液，只会增加体液总量，仅7%保留于血管内。葡萄糖进入人体内后很快被机体代谢，近似于补充纯水，纯水可自由通过血管壁随生理分布平衡分布于体内。输注等渗晶体液主要增加细胞外液总量，约有20%将保留在血管内构成有效循环容量。而补充“理想胶体”则100%保留于血管内以扩充有效循环容量。因此，在总量确定后，则应根据对电解质、能量及其他营养的需量，维持有效循环量和组织供氧的要求等，选择合理的液体种类。

在严重感染、创伤和大手术后等应激状态下，毛细血管渗透性增加的情况下，为维持有效循环量，既要有晶体液又要有胶体液。此时不宜单纯输注白蛋白，因其分子质量较小，在毛细血管渗透性增加的情况下仍可进入组织间隙，加重水肿，不利微循环改善。当然在血浆蛋白过低时，仍应适当补充白蛋白。需快速扩容或需防治组织间隙水肿时，可适当输注高渗钠液（最好是7.5%NaCl液，2～4ml/kg，30min内输完）和胶体液或人工胶体代用品，尤以新一代羟乙基淀粉（如万汶），扩容效果好，副作用少，对凝血机制的影响小。

为维持组织供氧的要求，还必须维持一定的Hbg、HCT、RBC水平。Hb≥100g/L，不需输血。Hb<70g/L应输血。Hb80～100g/L者酌情决定是否输血，如体质较差，或术中估计出血较多时可考虑输血。另外，INR>1.5者应配套输浓缩红细胞（PRBC）和新鲜冰冻血浆，必要时输注浓缩血小板。一般认为血红蛋白在70g/L时仍能维持适当的氧输送，当红细胞压积为25%～30%时氧输送最佳，少量失血无需输血。无活动性出血的病人每输注1u红细胞悬液，血红蛋白约升高10g/L，红细胞压积约升高3%。

二、液体复苏的分类

分即时复苏（早期复苏）、延迟复苏（限制性复苏）和损伤控制性复苏，有不同的用途和适应证。

1. 早期复苏（即时复苏）　非出血性者，要求在做出诊断的最初6h内进行积极的液体复苏，争取稳定循环功能，重建氧平衡，使复苏达标，这就是所谓的“黄金6h”。24h内纠正低灌注状态，也可获得很高的存活率，但多器官衰竭发生率明显增加，这就是所谓的“白银24h”。如超过24h尚未复苏，预后不好。

2. 延迟复苏（限制性复苏）　失血性休克病人，出血未得到控制时，最初1h内采取限制性复苏，不主张快速输入大量液体，以免失血加速和血液稀释、凝血障碍。通常给予少量平衡盐溶液，维持机体的基本需要，平均动脉压（MAP）控制在60mmHg（收缩压在90mmHg）

左右，使机体既恢复组织器官的血流灌注，又不会有太多干扰，影响代偿机制和内环境的稳定。但对于伴有颅脑外伤的失血性休克病人和老年病人MAP要适当提高(一般以80～90mmHg为宜)。此种限制性液体复苏的时间不能太长，应争取在1h内控制出血，这就是所谓的“黄金1h”。

控制出血后，应积极争取复苏达标，Hb＜70g/L应尽早适当输入浓缩红细胞(PRBC)，凝血机制障碍，国际标准化比值(INR)＞1.5者，应适当输入血浆(血浆与PRBC之比可1∶1，或1∶2)，血小板少者应适当输入血小板。此时如只输浓缩红细胞，保养液中存在有抗凝因素及血液中的凝血因子被稀释等原因，不利改善凝血机制，会增加病死率，需特别注意!

3.损伤控制性复苏　创伤病人的死亡三联征即低体温、代谢性酸中毒和凝血机制障碍，在严重感染病人中也可出现，应予警惕并及时防治。美军在伊拉克战伤救治中的经验说明，此类病人的凝血机制障碍未予及时纠正者，死亡率增加，获得纠正者死亡率明显下降。因此，损伤控制性复苏要求重视纠正凝血机制障碍，凡国际标准化比值(INR)＞1.5以上者，均应输入血浆或全血等含凝血因子的制剂，血小板少者应输血小板。

三、液体复苏的判断指标

临床上习惯以心率、血压和尿量恢复正常作为复苏的终点，这些指标易获得，对临床工作的指导意义很大，但只能提供一个粗略的判断。最好的判断指标之一是动脉血乳酸测定，它可作为机体低灌注的一面镜子，其水平升高(正常值为1～2mmol/L)提示氧债的增加。在可能的情况下还可测定心脏指数(CI)〔应＞4.5L/(min·m^2)〕、氧供(DO_2)〔应＞600ml/(min·m^2)〕、氧耗(VO_2)〔应＞170ml/(min·m^2)〕(这些需行有创监测)。

(蒋啸云)

第六节　外科基本技术难点及注意事项

一、如何做好分离

分离技术，是外科手术操作中经常用到的重要的基本技术。手术的顺利与否，在某种程度上仰仗于此技术掌握的好坏。掌握好此技术，既要有对它的理性认识，又要有实践的体验。

分离的目的主要为显示和暴露重要器官、组织或病灶，切除病灶，分离粘连等。对分离技术的要求是简洁、便利和安全。分离过程主要为确定界面、伸展界面与牵开间隙，离断桥架的允许离断的组织。

(一)分离手法

1.钝性分离法　依分离处间隙的大小，可有手指分离法，纱块、纱球(俗称“花生米”)分离法，闭合的钳尖、组织剪前端或手术刀片之刀背等较窄钝器刮扫分离法等。一般此法能把疏松间隙或纤维素性粘连分开，不能分开较坚固的纤维组织。

2.锐性分离法　有手术刀、电刀、剪等离断法。主要用于离断阻挡分离的较坚固的纤维组织。

3.钝锐结合法

(1)先分后切法：先以钳、刀柄等钝器顺需分离平面分开易分之处，遇到有阻挡且应予离断之组织即行锐切；或以钳探入表层组织之下稍事分离，再将钳抬起并张开，看清无重要结构即可将此表层组织离断。

(2)用组织剪进行的分离、切断结合法：即用组织剪稍事张开 3～5mm，对准需分离之间隙进行铲式分离，这样即可钝性分开间隙，又可将起阻挡作用的组织置于剪刀的双刃间予以离断。当然双刃间不能离断的组织如果需断离，则予剪断或切断。

(3)手术刀片压拖的切分法：在需分离的两界面被牵展后，术者将刀片逼近需分离处，压住一侧界面，用刀刃平行拖动，切断表层被明显牵张了的组织，其下的疏松间隙也得以适当分开。然后再步步逼近需切分之部位，重复上述操作。

(4)电刀点切分离法：将需分离部位之界面牵展后，用电刀点压于表层阻挡分离的无重要结构的组织，随即通电将其断离，迅速断电并进行钝性分离(包括用未通电的电刀片进行分离)；再遇到阻碍时再重复以上操作。

(二)离断法与止血法的结合

1.电刀既切又凝法　对含有细微血管的阻挡分离的组织需离断时，可用电刀缓慢移动的切断法，或使电刀处于电凝状态，使在电切的同时使小血管也得以凝结闭合；或先启动电凝然后加以切断。电凝时，可以电刀的平面部直接接触需凝结之部位进行电凝；也可以钳或镊夹住需凝结部通电致凝。

2.钳间离断后止血法　先逐钳分离出需断离之组织，于夹持之钳间切断再分别予以结扎(较大之血管近心端应双层结扎甚至要缝扎)，较小之血管也可电凝止血。

3.钳夹电凝扯断法　以蚊式钳夹住少量血运丰富需离断之组织，通电致凝后将其扯断并顺势分离适当距离。此法对附近无较大血管及重要器官，但血运丰富之粘连组织的分离很有帮助。

现在已有超声刀，既能止血又可离断，是分离的好器具，但目前价格较贵，尚未普及。

(三)分离常遇到的几种情况及处理

1.无界面有界定的分离　如脏器的离断，肝、胰部分切除，脏器占位肿物的切除。所涉及的主要问题是止血和避免损伤可产生严重后果的重要器官。

2.单界面的分离　常用于器官暴露，良性肿瘤切除，器官摘除，网膜粘连分离等情况。分离时可顺界面分离。黏附于界面上的组织如果难分离时，若无重要器官，可锐性离断，依据被切断组织中血管的大小采取不同的止血措施(结扎、电灼等)。

3.双界面分离　多为炎症或手术后粘连，多见者为器官与器官之间的粘连。依粘连的疏密、可牵开间隙的大小区别对待。

(四)分离中的注意事项

1.如两界面间无桥架组织,多采用钝性法,根椐间隙的大小及疏松程度酌情采用不同方法进行分离,间隙越大分离器具可以更粗,大可用手指、刀柄等进行分离;小可用闭合的钳尖或钝头剪尖甚至刀背等进行推剥或刮扫。分离时应尽量将间隙拉开,忌用暴力。

2.桥架组织的处理

(1)桥架组织的离断均用锐法:离断部应尽量避免伤及需保留界面侧的不允许损伤的重要器官。离断桥架组织内的血管应注意止血,淋巴管应予结扎,以免产生淋巴漏。一侧界面的组织需保留而另一侧的组织需予清除时,应沿保留侧界面进行分离,保护好保留侧界面的重要器官。

最常遇到的较麻烦的情况是间隙的疏松组织内虽无较明显的血管,但细小的血管网存在,钝性分离容易出血,用电刀切也无法马上使之不出血。此时可采取前述的先凝后断法处理,即先用钳夹住电凝,然后切断或小口钳夹电凝后扯断。在无电刀的情况下若凝血机制正常,则可在快速分离后以纱布压迫止血,或用钳逐钳钳间离断并结扎。

(2)既有桥架跨越的组织,又可找到间隙时,一般先用钝性方法尽量分离能分离的组织,显露挡道的组织、辨别有无重要器官后酌情处理并避免重要器官受损。有桥架组织但其下有较松的间隙,且桥架组织内无重要结构(如血管、神经及其他管状器官),可直接用锐器切断;也可用钳子或小组织剪探入间隙后抬起并适当张开再切断。分离管壁较薄的管道周围时,避免一次分离过深过大,分离钳张开勿过宽,以免撕破或刺破管壁。

(3)有桥架组织,但其下无明显间隙,粘连紧密,无法用钝器探寻其下有无间隙。此时则可在牵展桥架组织的情况下用锐器小心切断表层桥架纤维,边切边使其下界面拉开,渐次暴露较深的桥架纤维渐次予以离断,直至界面完全分离。此过程,应使未分离部分的界面也保持伸展,且忌一次切得过深过宽。

3.两界面间几乎无可牵开的间隙,可先用刀背、闭合的钳尖、组织剪的前端或剪切缘,顺被牵展的两界面间进行括扫;或用手指顺一侧界面缓慢摸推。一般纤维素性粘连,用这些方法多能分离。如果遇阻挡,经辨别无重要的器官后,根据所含血管情况选择离断方式。如实在无法在界面间进行分离,可在附近探找,先分易分部,最后解决难分部。往往在把周围分离后,原本难分之处可能会变得容易分离。并应注意保护好不能被损伤一侧的界面。

4.血管周围的清扫　为使清扫过程安全顺利,可沿血管外之纤维鞘(非血管壁之外膜)下进行分离,必要时可将该血管先予游离再清扫周围。

5.需游离部分附近有重要的不容损伤的器官时,也应先探明甚至加以分离暴露此器官后再做其他分离操作。

6.位于皮下的活动度大的小肿物(如乳腺小肿物),术中难以定位,应使病人处于无外力影响、暴露较好的不易位移的位置,切开皮肤及皮下组织后,再次触摸确定肿物位置,并设法加以固定(如在肿块周围间断全层深至肿瘤基底的缝合牵引线等),再行切割。较明显的边界清楚的表浅肿物,如果只需切除肿块时,皮肤切口可取沿肿物边缘的弧形切口,这样易于找到肿物边缘,便于找寻分离界面;如果做肿物表面的直切口,则应将切口的一端延至肿物边缘以外的部位,便于在肿物边缘解剖寻找平面。

总之,分离的原则包括:确定并伸展界面拉开间隙原则,钝锐结合原则,离断桥架组织不伤及重要器官原则,先分易分之处原则。

二、结扎术的注意点

外科打结的手法总的要求是稳、轻、牢、快。这些雕虫小技,实践的时间一长,当会自然掌握,此处提出,仅供参考。

有一定张力时如何防结扎中松脱?方法有:

(1)不牵动第一结法:即第一结系紧后,绕第二结时不牵动根部的第一结,这在张力不大时可防第一结松脱。

(2)先滑后紧再补纠法:即打第一个结后,第二结使成一滑结,然后系紧,再纠正过来,外加一个不能滑动的结固定之。

(3)外科结法:结第一个线结时采用外科结法,即多绕一次,这样可增加摩擦力,使第一结不易松脱;随即轻稳地扣上第二结。

(4)钳夹法:系完第一结后助手即以止血钳轻轻夹住,再系第二结。

要使线结系紧又不至将结扎组织撕脱,应将结扎线两头尽量拉成一条直线,轻稳用力直至系紧。在拉紧线结时避免造成对被结扎组织的牵扯力。绕线手指的动作也应避免对组织的牵拉。

对于较小壁薄易裂断但又必须结扎的血管,最好先引线结扎后再离断,以防在钳夹、离断再行结扎时撕裂出血。

三、止血术应注意的问题

(一)一组外科出血病例带来的启示

病例1 某院一50岁男性患者,因低位粘连性肠梗阻术后出现回肠远端瘘,经禁食肠外营养支持等内科治疗3月余,一般情况恢复,但肠瘘未愈,乃行再次肠部分切除吻合。术后继续行周围静脉肠外营养支持,至术后15d,能进流质饮食,但仍需静脉部分输液。因患者长期接受肠外营养,肝功能受损,凝血因子缺乏,凝血机制差,INR>1.5(1.56)。此时患者坚决拒绝从周围静脉输液,要求中心静脉置管,但在股内侧穿刺置管时损伤了股部大血管,致局部肿胀出血,压迫止血无效,导致失血性休克,虽经扩容抢救,但终因无法及时获得冰冻血浆及全血补充凝血因子,而致抢救失败。

病例2 一中年女性患者,因原发性甲状腺功能亢进行甲状腺次全切除术,术中术野广泛渗血,查凝血机制正常,不得其解,后上级医生来时发现其体位处头低足高位,出血可能系颈部静脉回流障碍致,乃将体位矫正至头颈部高于足端15°,很快渗血现象就得以纠正。

病例3 某院一39岁男性患者,2个多月前曾行腹腔镜胆囊切除手术,因腹腔出血再次开腹探查。术中所见为胆囊窝及肝十二指肠韧带前叶内各有一血肿,清除血肿后创面渗血不止。术前查患者凝血机制正常。用止血带阻断肝十二指肠韧带渗血可停止,松止血带又渗血不止。术野到处搜索未找到明确的出血灶，术者无奈，只得将可疑处加以缝扎压迫，勉强止住血而关腹。但术后不久，腹腔仍再出血。后转上级医院做血管造影发现为肝右动脉的一个分支出血，做了该动脉（可能系变异断裂的胆囊动脉）的栓塞止住了血。如果术中能顺肝固有动脉解剖寻找，也许可找到出血灶而止住血。

（二）止血术的注意点

综合以上所述问题及已有的临床经验，对术中止血应注意如下几点：

1. 较大的血管，结扎要注意牢靠，避免松脱或滑脱，不打滑结，必要时打3个结，或双重结扎，或予缝扎。年纪大，有动脉硬化的病人，血管壁脆，结扎时用力应适当，避免缝线将管壁割破。所选结扎线的粗细应与被结扎血管的大小适配。一般来说，细线不易滑脱，但易断、易割裂较脆的组织；较粗的线较结实，但如果被结扎组织相对较少时，较易滑脱。

2. 可见到管腔的较小血管，特别是静脉，钳夹时，避免器械粗大和动作粗暴，以防扯断。可于分离后先引线结扎，再切断。

3. 要耐心有序地寻找和确定出血的部位。特别是对不可见管腔血管的出血，应先找出它的大概方向、大概部位，然后找到确切的出血部位，采取相应的止血措施。一般可用纱布或纱垫压迫出血区，采取缓慢边松边移动的办法耐心寻找，边找边止血，不可疏忽大意。

4. 术野广泛渗血难止时，应冷静分析，采取相应措施：①先寻找和去除造成静脉回流障碍的因素，如颈部手术应取头高15°体位；四肢手术时的止血带要能足够压住动脉。②纠正全身凝血障碍，酌情选用有效的止血药物、冰冻血浆、血小板等。③局部采取湿热敷、压迫、填塞及应用各种局部止血药物等，骶前静脉骨腔出血，尚可用压榨骨腔并应用止血图钉等方法止血。④于适当的部位采取适当的方法阻断供应该区域的源头血管，如胆道出血的肝动脉结扎、肝胆手术的叶段肝门的阻断等。但此种阻断只允许在不造成严重不良后果的前提下进行。

四、外科引流愿提及的问题

体外引流的目的应该是在不造成重要并发症的前提下，把需引流之液状物顺畅地引出体外，供监测、诊断参考，或为防止需引流腔隙之积液影响伤口（或吻合口）之愈合等治疗目的。为此，对常被忽视的几个问题加以提示。

1. 脓腔或感染伤口置放引流纱布时，应放至底部最低处，将腔隙松松塞满，不留死腔，使腔内液体得以较多地被引出，但不宜填塞过紧（尤以出口处填塞过紧），否则既影响引流，也妨碍肉芽的生长。

2. 置于腔隙较深处之引流物，如引流膜片、各种引流管等，如不外接长的引流管袋，应于引出处加以固定，或将引流物缝一条外露的尾巴缝线，或用别针别住，以免在引流口看不到引流物时，误将缩进去了的引流物认为脱出掉落了。

病例忆举：有一青年女性甲亢患者，行双侧甲状腺次全切除后，放置了两条橡皮引流条，分别从切口两端引出，未予固定，亦无其他较长的外露标记。术后经治医生嘱实习医生于72h后拔除引流物。但72h更换敷料时已看不到外露的引流物，误以为自动脱掉。至病人出院20余天后伤口两端渗液并露出引流条后才将其拔除。

3.重要的引流管(如腹腔、深部脓腔或其他渗漏较多处的引流管),为保证引流通畅,避免坏死组织或黏稠液物堵塞,最好采用带小冲洗管的负压吸引套管。无引流物流出时,应结合其他情况全面分析,疑为引流不通畅时,可将引流管适当挤压、转动或适当拔出少许后进行观察。拔管前可行B超或CT检查,了解管周及腹腔内有无积液。如仍需继续引流,但原引流管已起不到引流作用时,可将原引流管拔除,随即再重新置管。空腔脏器内的置管保留时间,应视病情的需要,但至少要待管周的肉芽组织管道形成良好,拔管后该空腔脏器的内容物不致漫溢于腹腔,一般为2～3周,营养不良、肉芽形成缓慢者适当延长拔管期限。

4.腹腔置管时,为减少管道暴露于腹腔的长度,从而减少与肠曲的粘连,可能时可将管道于腹壁内腹膜外潜行一段距离,至接近需引流部位时再进入腹腔。

五、手术好坏的标准及如何做好手术

手术到底是越快越好呢还是越精细越好?这问题得辩证地看待。得从病人的利益、手术目的和效果考虑。该快就快,该仔细就仔细,在保证质量的前提下尽量不拖延时间。以下意见供参考。

(一)手术好的标准

1.手术的主要目的已达到,符合术式规定的要求。

2.设计简洁、周到、合理。

3.解剖清楚,操作稳准轻顺,做到三少(废动作尽可能少,出血尽可能少,损伤尽可能少)。

4.术后效果好,并发症少。

(二)如何做好手术

1.练就扎实的基本功(包括基本操作、基本理论和基本知识),避免眼高手低。

临床上医生尽职尽责,做好了各种各样的手术,救治了无数病人,这是主流。但个别不重视手术基本功的例子还是存在。如:曾有位刚来某医院外科工作的年轻医生,跟随上级医生做了2～3次阑尾切除手术,觉得“这还不容易!”。后来有一次,他就独自带实习医生做手术。手术很快结束,病人出手术室刚入病房,就冷汗淋漓,血压下降,腹腔抽出不凝固血液。上级医生见此状况,乃再急送手术室,加快输液速度,拆除缝线重入腹腔,发现阑尾系膜动脉在射血,原结扎线已脱落,急予重新止血而使病人转危为安。

又如某进修医生自称在下面医院胃次全切除术都做过,此次给一7岁男孩做左腹股沟斜疝手术,术后尚未出院就又出现可复性肿物,上级医生再次手术时,除了发现皮下筋膜有多个结扎结外,局部解剖结构基本未改变,连疝囊都完好无损,谈不上什么高位结扎或修补。

这些事例一方面说明上级医生未把好关,管理制度不严;另一方面,作为外科医生本人不应轻视基本功的训练,从道德、责任和技术上来说都应该想方设法做好每一台手术。

2.每次术前均应重新提醒自己是否了解有关的局部解剖知识、当今的有关术式,必要时应复习有关的资料和文献。

在一次给病人做胃癌根治性胃大部切除时，医生不小心把横结肠系膜的中部无血管区分破了，到做胃空肠吻合时，术者就想通过此破口行结肠后胃空肠吻合。但他及其他参加手术者过去都未做过结肠后胃空肠吻合，也不了解此术式的方法、要求和注意事项。吻合完成后，将系膜裂孔边缘不是缝合固定于吻合口附近的胃壁上，而是缝合于距吻合口 5～6cm 处的空肠壁上。术后虽一度胃肠功能恢复，但反复出现进食后腹胀、呕吐，每日呕出的胃内容物可达 2000～3000ml，禁食及胃管减压后症状消失。一直按“胃瘫”处理。在会诊讨论时，上级医生问及手术中的情况，一位当第一助手的年轻医生叙述了上述情况。后做了第二次手术，才解除了由于系膜裂孔狭窄环导致的空肠输出襻梗阻。

由此，可说明对自己不熟悉的事物，应重视复习有关文献资料，了解前人和别人的经验和教训，避免不必要的失误。

3. 明确手术指征，评估手术耐受性，做好各种围手术期处理，更好地保证手术的正确性和安全性。

4. 预测术中可能遇到的困难和问题，想到术后可能发生的并发症及预防方法，设计最佳方案和对策。也就是说要使手术做好，术前必须把可能涉及到的问题想好、想透，使问题都尽可能有妥善的处理方法。

5. 虚心向上级医生或其他医生学习，乐意听取和思考别人的指导和帮助。有机会多参观其他医生做手术，既吸取其长处，也吸取其教训。

（蒋啸云 李志红）

第七节 肿瘤基本问题选介

肿瘤已是危害人类健康最重要的疾病之一，现在世界范围内对肿瘤的研究，取得了可喜的成就，并在不断深入地进行。所取得的有关肿瘤方面的知识，对肿瘤的预防、诊断和治疗有着重要的指导意义或参考价值。防治肿瘤与外科的关系十分密切，外科医生对肿瘤的有关知识应有所了解，现从外科的角度对这些知识加以选择性的介绍。

一、肿瘤的自然病史

肿瘤由一个称为启动的过程开始，使一个宿主细胞（往往是一个干细胞）发生不可逆性改变，导致肿瘤的发生，如不采取措施改变这个过程，或措施不力而失败，就会形成临床可见的肿瘤，并最终导致宿主的死亡。这些时序性的过程归纳起来称为肿瘤的自然病史，或称为肿瘤的生物学演进。

一个成年人大约由 10^{15} 个细胞构成。大致每天有 10^{12} 个细胞死亡，同时产生与这个数量相当的细胞取而代之。细胞更新最活跃的部位有消化道、骨髓与皮肤。细胞一次又一次地不断进行有丝分裂，有些细胞暂时离开细胞周期，进入 Go 状态（非增殖库），但在适当的分裂刺激的作用下可以重新恢复进入细胞周期。另有一些细胞永久地离开细胞周期，成为终末分化细胞库的一部分，分化细胞库和非增殖细胞库中的细胞都可以转入程序性细胞死亡(凋亡)。

所有细胞都有特定的细胞周期时间，也就是细胞群体增加一倍所需要的时间，称为倍增时间。正常细胞的倍增时间受到精确调节和监控，肿瘤细胞、原发癌和其转移癌的细胞或肿瘤体积的倍增时间可以相差很悬殊，而且相对自主。生长最快的肿瘤(如 Burkitt 淋巴瘤)的倍增时间还不到 3d，一些生长速度居中的肿瘤，如尤文瘤的体积倍增时间约 17d，乳腺癌的倍增时间约 115d，有的结肠癌和直肠癌生长非常缓慢，其体积倍增时间在 600d 以上。肿瘤细胞的体积倍增时间是肿瘤侵袭性的一个重要衡量指标。从理论上推算，一个 10μm 的肿瘤细胞需要分裂 20 次才能形成直径 1mm 的肿瘤实体，形成直径 1cm 的瘤体需要分裂 30 次，这时大约有 10^9 个肿瘤细胞，重量大约 1g，现有的临床检测手段一般能检出。大约还有 10 次倍增肿瘤细胞可达 10^{12}个、重量 1000 克。

临床上一般将肿瘤的发生发展分为 5 个阶段，即癌前病变、中间病变(不典型增生)、原位癌、浸润癌及转移癌。

肿瘤由启动阶段至形成产生症状、临床上可以察觉的肿瘤(肿瘤细胞达 10^9 个，约 1cm 大小)，这一段时间也被称为临床前期。在临床前期阶段，现在还无法在患者体内识别提示肿瘤的分子或细胞异常，病变过程隐匿，患者没有症状。据估计，在整个肿瘤发展过程中，临床前期阶段占据的时间长达 75%。但每一种肿瘤需要的时间与该肿瘤细胞的生长特性有关，从启动算起，短者数月，如 Burkitt 淋巴瘤；也可长达多年，如结肠癌、肺癌、乳腺癌或膀胱癌。据估计，多数人体肿瘤的临床前期 8～20 年，但也可长达 30～40 年。

自然病史的临床阶段从肿瘤确诊之时算起，正是此阶段，患者可能出现症状，需要寻求根治性治疗或姑息性治疗，人们对临床期阶段的肿瘤认识已经非常丰富了，这个较晚的阶段一般只占患者自然病史最后 25%的时间，如果不能得到根除，患者最终难免死亡。

也有学者将恶性肿瘤的发生过程概括为癌前期、原位癌及浸润癌三个阶段，在致癌因素长期(十至数十年)作用下形成癌前期病变，该病灶可持续存在达 10 年左右，进而可恶变为原位癌。原位癌可历时 3～5 年，在促癌因素作用下发展成浸润癌，其病程 1 年左右，但亦可达 10 年。由于癌前期长，因此有利于预防与早期诊治。

二、肿瘤的现代观念

肿瘤是在机体内在因素与外界因素联合作用下，细胞中基因改变并积累而逐渐形成的。癌变是一个多基因参与多步骤发展的非常复杂的过程，其中的许多环节尚有待进一步研究。癌变的分子机制主要包括：①癌基因激活、过度表达；②抑癌基因突变、丢失；③微卫星不稳定，出现核苷酸异常的串联重复分布于基因组；④修复相关基因功能丧失，导致细胞遗传不稳定或致肿瘤易感性增加；⑤凋亡机制障碍；⑥端粒酶过度表达；⑦信号传导调控紊乱；⑧浸润转移相关分子机制等。机体细胞在各种始动与促进因素作用下，产生的增生与异常分化所形成的新生物就称为肿瘤。由于肿瘤细胞的分裂生长失控，失去了接触抑制功能，是以持续的无限制的方式增殖，细胞的数量也不断地无限制地增加，所以新生物一旦形成，就不受正常机体生理调节，也不会因病因消除而停止生长，而表现为生长失控，破坏所在器官或其周围正常组织，并能通过淋巴、血行、种植、浸润等途径向局部或远处转移。肿瘤外科是用手术方法将肿瘤切除，良性肿瘤经完整切除可获治愈，即使恶性实体瘤，只要癌细胞尚未扩散，手术治疗仍有较大的治愈机会。

肿瘤的发生是一个漫长的过程，外科手术可用于肿瘤发展过程中的各个阶段，但不同阶段的外科干预疗效不同。

诱发期　需15～30年，治疗方法是预防性手术，治疗效果可预防肿瘤发生。

原位癌　为5～10年，治疗方法为局部切除，治疗效果可达治愈。

浸润期　为1～5年，治疗方法是根治性手术，治疗效果可望达到根治。

播散期　为1～5年，治疗方法上已丧失手术机会，结果是已失去根治可能。

在肿瘤的发生发展过程中机体的免疫反应起了很大的作用，正常免疫机制的破坏可能是肿瘤发生的一个重要因素。免疫功能一方面能抵御病原的侵袭，同时可防止基因突变、防止细胞向恶性转化。据估计正常人DNA复制过程中每天有10^7～10^9个细胞发生突变，在机体免疫功能正常时，具有免疫活性的细胞能识别和消灭这些突变细胞以防止肿瘤的发生。机体免疫功能有缺陷或减弱时，免疫监视系统就不再发挥作用。而手术切除肿瘤或有效的放、化疗使病情得到缓解的病例，免疫功能常可获得不同程度的恢复。一定体积的恶性肿瘤是对机体免疫功能的负担，外科切除之可以减轻这种负担，从而提高病人的抗病免疫力，外科治疗实际上是增强免疫力的治疗。根治性手术只能清除原发灶及区域淋巴结的病灶，但并不能完全清除体内所有的癌细胞；辅助化疗可提高生存率，但少量的癌细胞最终还是靠机体的免疫功能所杀伤，切除肿瘤改变了机体与肿瘤的比势，但只有在机体免疫功能恢复的情况下，才能将残留的癌细胞杀灭。一般认为残留的癌细胞在5×10^6以下时可通过机体的免疫功能予以控制。

随着医学模式由生物医学模式向生物—社会—心理医学模式的转变，个体化综合治疗的观念已逐渐为国际肿瘤学界多数学者所认同。个体化综合治疗的基本概念为：根据肿瘤的部位、病理类型、病期及患者的身心状况，合理地、有计划地应用现代各种有效治疗手段。随着病情的变化及对治疗的不同反应，为每一个病人制订可行的治疗方案，并以最适当的费用取得最好的治疗效果，同时最大限度改善病人生活质量，因此个体化综合治疗的概念更能准确地反映当今肿瘤治疗新观念的全部内涵。这一概念强调了病人机体和疾病两个方面，强调了应有计划地采用不同学科有效的治疗方法，强调成本效益的社会医学观点，而且目的明确，最终的结果是达到治疗效果和生活质量的统一。

以对乳腺癌的认识和治疗方法做比较，可了解现代观念与传统观点的区别：

传统观点：乳腺癌是一种局部病变。乳腺癌扩散是按一定顺序进行的，第一步是直接侵犯；第二步是经过淋巴管引流至区域淋巴结。而淋巴结是有屏障功能的，只有靠近原发灶的淋巴结为肿瘤细胞充满后，才会转移至下一个淋巴结；只有淋巴结全部受累后，屏障功能遭破坏后，才引起血行播散。在临床发现血行播散前，乳腺癌就是一种局部病变。只要局部切除干净，就能取得良好的治疗效果，手术范围的大小，直接影响患者预后，因此手术切除范围大，术后辅助治疗未受重视。

现代认识：乳腺癌是一种全身性疾病。乳腺癌从单个细胞分裂繁殖到1cm大小肿块，约倍增30次，生长至少超过3年，因此有足够的时间可以发生血行播散。乳腺癌的扩散没有固定的顺序,可以是跳跃式的,甚至可以直接由淋巴进入血液循环。乳腺癌从一开始就是一种全身性疾病,手术范围的大小,对患者预后并不产生决定性的作用。目前乳腺癌临床治疗的主要格局是:手术越做越小,手术前新辅助治疗,手术后辅助性全身治疗越来越受到重视。

目前肿瘤的外科治疗已从单纯解剖学模式逐步转化为与生物学相结合的概念,手术不单要去除肿瘤,还有重视综合治疗,注意保护机体的免疫功能,以达到满意的治疗效果。肿瘤外科手术在肿瘤治疗中占极其重要地位,但单靠手术治愈肿瘤的观念已过时了。肿瘤外科医生应掌握更多肿瘤生物学知识,熟悉机体免疫防御机制,了解其他学科进展,结合病人具体情况,才能制订出合理的综合治疗方案,更好地发挥外科手术在肿瘤治疗中的作用。

随着人类对肿瘤发病机制认识的深入,事实上人类不可能像征服传染病一样消灭肿瘤。在新世纪对肿瘤防治提出了“少发易治”的新目标,即大幅度地降低肿瘤的发病率和死亡率。目前美国前10位的肿瘤中,有8种死亡率呈下降或持平,究其原因,主要归功于成功戒烟及早诊早治技术的大规模应用。这一事实也验证了“少发易治”这一目标的可行性。一些新技术在临床的应用和验证,将衍生更多的临床方案;另外,将有越来越多的预测指标被发现并应用于临床,从而使肿瘤治疗能更有依据地科学设计,更好地指导临床治疗。疗效评价体系的改变,使临床医师更重视生活质量及生存期的延长,对晚期肿瘤患者由“消灭肿瘤”到“控制肿瘤”,未来某一天,人类也许可以像控制“高血压”一样控制肿瘤。

三、肿瘤分期

恶性肿瘤病人的预后及治疗效果,在一定程度上取决于肿瘤的大小与扩散程度。对肿瘤的大小及扩散范围人为地规定一些标准,以此来判断病情已发展到什么阶段,这便是恶性肿瘤分期。目前临床上常用的分期方法有四期分期法、三期分期法及国际 TNM 分类法。

(一)四期分期法

四期分期法把肿瘤分为四期,分别以罗马数字Ⅰ、Ⅱ、Ⅲ、Ⅳ表示。

Ⅰ期:肿瘤限于患病器官的某一局部,体积不大,亦无局部和远处转移。

Ⅱ期:癌瘤虽增大,但未超出患病器官,即使有区域内淋巴结转移,亦限于病变的邻近部位。

Ⅲ期:肿瘤已超出患病器官,区域内转移的淋巴结固定或已融合成块,或病变器官区域以外淋巴结有转移。

Ⅳ期:病变范围广泛或已有远处转移。

(二)三期分期法

肿瘤有早、中、晚期之分,即三期分期法,其划分标准除根据肿瘤与周围组织的关系及转移状况外,同时把病人的健康状态也考虑在内。

早期:肿瘤尚局限于某器官的一部分,未侵犯邻近的组织与器官,更无远处转移。病人一般情况良好,能够接受根治性治疗。

中期:肿瘤已占据所在器官的大部分,并波及邻近的器官与组织,肿瘤附近的淋巴结有侵犯，但无远处转移。病人多有临床症状，一般情况及劳动能力尚可，不少病人仍能得到根治性治疗。

晚期：肿瘤体积巨大，所在器官及邻近组织均被广泛侵犯，远处的淋巴结或脏器有转移，病人明显消瘦，基本上丧失劳动力，甚至生活也难以自理。此时各种治疗均难以获得理想效果。

（三）TNM 分类系统的一般法则

TNM 分类系统适用于全身各部位的恶性肿瘤，解剖部位以数字代码表示，并与世界卫生组织规定的国际疾病分类法肿瘤学（ICO-O）部位的编码一致。

在 TNM 分类系统中，每一区域或部位的肿瘤均按以下顺序描述：分类的法则及估计 TNM 范围的常规方法；解剖部位及需酌情细分的亚部位；区域淋巴结的规定；TNM 临床分类（治疗前临床分类）；pTNM 病理学分类（手术后组织病理学分类）；按 TNM 进行分期；其他补充标志及残存肿瘤分类；该区域部位恶性肿瘤 TNM 分类法摘要。

TNM 通过 T（原发肿瘤的进展范围和程度）、N（有无区域淋巴结转移，转移的范围和程度）、M（有无远处转移）对恶性肿瘤侵犯程度做出估计，三个字母后所带的数字表示恶性病变的范围。具体内容如下：

1. 全部病例均应有组织学证实，无组织学证实者应另列报告。

2. 每一恶性肿瘤有两种分类

（1）TNM 临床分类（治疗前临床分类）：基于治疗前，来自体检、影像学、内镜、活切及其各种有关检查和手术探查所获得的证据，结果以 TNM（或 cTNM）表示。

T——原发肿瘤

T_x：无法对原发肿瘤做出估计。

T_0：未发现原发肿瘤。

T_{is}：原位癌。可作为 0 期。

T_1，T_2，T_3，T_4：原发肿瘤的大小或局部范围（严重程度按序递增）。

N——区域淋巴结

N_x：无法对区域淋巴结做出估计。

N_0：未发现区域淋巴结转移。

N_1，N_2，N_3：区域淋巴结受累的范围（严重程度按序递增）。（注：原发肿瘤直接累及区域淋巴结，在分类上归为淋巴结转移。非区域性的任何淋巴结转移，应归为远处转移）

M——远处转移

M_x：不能确定有无远处转移。

M_0：无远处转移。

M_1：有远处转移（少数肿瘤将远处转移分为 M_1 和 M_2）。

用下列标志进一步指明 M_1 的器官：

肺：PUL；骨髓：MAR；骨：OSS；胸膜：PLE；肝：HEP；腹膜：PER；脑：BRA；皮肤：SKI；淋巴结：LYM；其他：OTH 。如果需要对主要项目进一步分类，则采用细分法（如 T_{1a}、T_{1b} 或 N_{2a}、N_{2b} 或 M_1、M_2 等）。

(2)pTNM 病理学分类(手术后组织病理学分类):基于治疗前所获得的诊断依据,再由手术和病理检查所获得的其他依据来补充或修正。对原发肿瘤(pT)的病理诊断,需切除原发肿瘤或进行能最大范围地估计原发肿瘤的活组织检查。对区域性淋巴结的病理诊断(pN),需清除足够数量的淋巴结,方能证实区域淋巴结无转移(pNo)或 pN 的最严重级。对远处转移的病理诊断(pM),需做组织学检查。结果以 pTNM 表示之。

pTNM 分类与 TNM 分类基本相同,即:

pT—原发肿瘤

pT_x:术后对原发肿瘤不能做出组织病理学估计。

pT_0:术后组织病理学检查未发现原发肿瘤。

pT_{is}:原位癌。可作为 0 期。

pT_1,pT_2,pT_3,pT_4,术后组织学证实原发肿瘤范围(严重程度按序递增)。

pN—区域淋巴结

pN_x:术后对区域淋巴结不能做出组织病理学估计。

pN_0:术后组织病理学检查未发现区域淋巴结转移。

pN_1,pN_2,pN_3:术后组织病理学证实的区域淋巴结受累范围(严重程度按序递增)。

[注:原发肿瘤直接蔓延侵入淋巴结,分类上归为淋巴结转移。当淋巴结大小作为 pN 分类的标准时(如乳腺癌),则测量其转移部分的大小而不是测量全部淋巴结]。

pM—远处转移

pM_x:对远处转移不能做出组织病理学估计。

pM_0:组织病理学检查无远处转移。

pM_1:组织病理学证实有远处转移。进一步指明 pM_1 的器官,见 TNM。

如果需要对主要项目进一步分类,则采用细分法(如 pT_{1a}、pT_{1b}或 pN_{2a}、pN_{2b}等)。

确定 T、N、M 和(或)pT、pN、pM 后,就可依此来分期。TNM 分期一经确定,以后病情即使有变化亦不得更改。如果临床需要,应在更改的 TNM 前加前缀符号“y”。

3. 组织病理学分级　对大多数原发肿瘤,可用下列标志记录其病理分级:

G—组织病理学分级

G_x:不能判定分化程度。

G_1:高分化。

G_2:中分化。

G_3:低分化。

G_4:未分化。

4. 其他补充标志　为非限定项目,仅供选用,它们是:

(1)y 标志:在初次综合治疗期间或其后进行分类的病例。其 TNM 或 pTNM 前加“y”标志(如 $yT_2N_1M_0$ 或 $ypT_2N_2M_0$)。

(2)r 标志:复发性肿瘤用前缀“r”表示,如 $rT_2N_0M_0$ 或 $rpT_2N_1M_0$。

(3)C 因子:C 因子或称准确度,反映用不同诊断手段进行分类时,其准确程度的差异。C 因子的规定为:

C_1:依据来自常规诊断手段,如望诊、触诊,常规 X 线检查,某些肿瘤的内镜检查。

C_2:依据来自特殊诊断手段,如特殊投照位X线影像诊断、CT、B超、血管造影术、核素检查、MRI、内镜活组织检查及细胞学检查。

C_3:依据来自外科探查,包括活组织和细胞学检查。

C_4:依据来自常规手术及切除标本的病理检查。

C_5:依据来自尸体解剖。

C的级别可用于T、N和M诸项,如某病例可被记录为T_3C_2,N_2C_1,M_0C_2。TNM临床分类的准确程度相当于C_1、C_2或C_3的范围,而pTNM的病理学分类相当于C_4。

5.残存肿瘤(R)分类　治疗后是否残存肿瘤,用R标志说明之。本项也系仅供选用的标志,具体规定为:

R_x:对是否有残存肿瘤不能做出估计。

R_0:无残存肿瘤。

R_1:显微镜下可见残存肿瘤。

R_2:肉眼可见残存肿瘤。

四、肿瘤标志物的临床意义

(一)检测肿瘤标志物在临床上的用途

1.肿瘤的定性诊断　有些肿瘤标志物配合必要的临床检查,即基本可做出某肿瘤的诊断。例如甲胎蛋白明显升高,病人有肝脏疾病的临床表现,B超或CT发现肝内有占位病灶,即可诊断为肝癌。

2.检测肿瘤的发展并判断疗效　一般治疗前肿瘤标志物升高,治疗有效病灶去除后即明显下降直至正常。如此后肿瘤有复发或转移,肿瘤标志物又开始升高。在这方面,AFP、CEA、p-hCG等尤其可靠。因此,肿瘤病人在治疗前、中、后应常规地定期检查有关的肿瘤标志物。

3.帮助肿瘤的定位　用放射性核素标记抗体,此抗体注入体内后与肿瘤的抗原结合,即可通过核素扫描来确定肿瘤的位置。如果把治疗药物结合在抗体上,还可用以肿瘤的导向治疗。

4.肿瘤的普查和高危人群的检测　这一方面以AFP的检查效果最为肯定,在肝癌高发区和肝癌危险大的人群中,检查AFP可以在没有临床症状时早期发现肝癌病人。

5.借助免疫组化技术区别肿瘤的良恶性或恶性肿瘤的不同类型。

6.帮助肿瘤分期　LDH、p-hCG、AFP水平影响睾丸精原细胞肿瘤的分期,突破了肿瘤分期完全依赖病理组织学诊断的局面。

7.指导临床治疗　肿瘤标志物指导临床治疗是近年来的重要进展,已经在临床应用的有:人鼠嵌合单抗曲妥珠单抗(trastuzumab,herceptin,赫塞汀)治疗HER-2/neu阳性的乳腺癌、利妥昔单抗(rituximab,美罗华)治疗CD20阳性的滤泡型B细胞系恶性淋巴瘤,甲磺酸伊马替尼治疗CD117阳性的恶性胃肠间质瘤和phl染色体阳性的慢性粒细胞性白血病等。此外,乳腺癌组织中的ER、PR受体、c-erbB-2阳性与否,也是选择治疗方案中不可或缺的参考指标。

(二)常用肿瘤标志物的分类与应用

肿瘤标志物可实用的不下百余种,可将其分类为:蛋白质类与糖类、酶与同工酶、激素、癌基因和抑癌基因及其相关产物、受体、染色体、多胺类、微量元素等。现有的肿瘤标记并不十分理想,这就大大地限制了它们的临床应用。现应用最广泛的还只是 CEA、AFP、HCG 和 PSA。因此有必要进一步探索更敏感、更特异的新的标记。

1. 蛋白质类与糖类

(1)甲胎蛋白:目前多采用放射免疫法检测,主要用于原发性肝癌的诊断。临床上,甲胎蛋白(AFP)诊断原发性肝癌常面临三种情况:①影像学检查有肝脏占位,AFP≥200μg/L,基本能确诊为原发性肝癌。②影像学检查无肝脏占位,AFP≥400μg/L,持续 4 周以上,排除妊娠、活动性肝病、生殖系统胚胎源性肿瘤及转移性肝癌者,应考虑原发性肝癌可能。但对 AFP 阳性的病人,需注意到有一种特殊的临床状态,即遗传性持续 AFP 增高。Tguson-Smith等(1984)首先报道一个具有常染色体显性遗传特征的持续 AFP 增高的家系,临床及实验室检查均无其他异常,HBV 阴性。③影像学检查有肝实质性占位,AFP 阴性,如果病人有乙肝标志物阳性、肝硬化,a-L-岩藻糖苷酶、碱性磷酸酶及同工酶、γ-谷氨酰转肽酶、胎盘型谷胱甘肽 S-转移酶、乳酸脱氢酶同工酶两项以上阳性,应考虑原发性肝癌。AFP 增高还常见于生殖系统胚胎源性肿瘤,有时见于食管癌、胰腺癌、胆囊癌等消化道肿瘤,以及肺癌、肾癌、乳腺癌等,尤以胃癌特别是伴有肝转移者相对常见(1.3%~11.5%)。产生 AFP 的胃癌(AFPGC)是一种特殊类型胃癌,多见于老年男性,组织学上属髓样癌,多位于胃窦部,Ishikura 等报道的 7 例中,癌细胞酷似肝癌细胞,且个别癌组织中见到分泌胆汁,故又有胃的肝样腺癌之称。胃癌导致 AFP 的增高,可能是由于胚胎发育过程中被抑制的基因细胞癌变时被激活,促使产生 AFP 的潜在能力得到充分表达。AFP 异质体的研究表明,胃肠道肿瘤产生的 AFP 不同于肝癌、卵黄囊肿瘤产生者,是具有胃肠道特异性的 AFP。AFPGC 肝脏转移与普通胃癌相比,肝转移率高(63.6%~73.7%),但肝组织 AFP 染色阴性,说明增高的血清 AFP 并非来自肝转移灶周围的再生肝细胞。

(2)甲胎蛋白异质体:Parves(1970)发现肝癌病人的血清 AFP 做淀粉凝胶电泳时常有不同的移动度,推测系涎酸(唾液酸)含量不同所致,并提出了 AFP 异质体这一概念。AFP 分子类型与其组织器官来源有关,这在临床上有重要意义。近年来的研究表明,一些 AFP 与刀豆素 A(Con A)有亲和性,另一些与扁豆凝集素(LCA)有亲和性,提示 AFP 上有不同的糖类(旧称碳水化合物)链。临床研究也证实,原发性肝癌、继发性肝癌、胚胎细胞瘤及活动性肝病中增高的 AFP,其糖链结构有所不同。可能原因为:①不同来源的 AFP 在高尔基体分泌小体中受到不同的糖基化修饰;②正常人血清中不含或仅有少量岩藻糖苷酶,此酶是一种溶体酶,可分解岩藻糖蛋白。在肝癌病人血清中此酶活性明显高于正常对照组、转移性肝癌及肝硬化病人。检测 AFP 异质体有助于:①鉴别原发性肝癌与良性肿瘤、活动性肝病,原发性肝癌中 LCA 亲和性 AFP 比值>25%,而良性肝病中 LCA 亲和性 AFP 比值均<25%;②帮助诊断小肝癌、AFP 阴性或低浓度病例,此类肝癌的 AFP 异质体诊断率可达 70%以上;③监测肝硬化病人,以期早期发现癌变病例。Aoyagi 等认为 LCA 结合型 AFP 有助于

识别血清中轻微或中度增高的亚临床肝癌，在瘤体直径<3cm的病人中，LCA结合型AFP为29%，而一些良性肝病的LCA结合型AFP值为4%，

(3)癌胚抗原(CEA)：首先从胎儿及结肠癌组织中发现，为含多糖的蛋白复合物。糖类含量占50%，分子量约180 kD。CEA或CEA样物质存在于非癌和非胚胎组织中，仅是一种肿瘤相关抗原。正常组织分泌CEA的有：支气管，唾液腺，小肠，胆管，胰管，尿道，前列腺；在成人CEA主要是由结肠黏膜细胞分泌到粪便中，一天约70μg/L，少量重吸收至血液。在体内CEA主要在肝脏代谢，因此肝功能障碍者可见血清CEA水平升高。大部分健康人群CEA血清浓度小于2.5μg/L，抽烟者CEA会升高，一般低于5μg/L。少数肺和支气管疾病、肠道炎症和慢性肝炎患者血清CEA>5.0μg/L。

参考值上限：健康人<5.0 μg/L。

血清CEA升高主要见于原发性结直肠癌及其肝脏转移时，也可出现在乳腺癌、胃癌、肺癌、胰腺癌、卵巢癌、宫颈癌等。

发现肝脏占位性病变时，进行血清CEA连续测定有助于肝脏肿瘤的鉴别诊断，半数以上的结直肠癌伴肝脏转移患者，血清CEA在正常上限的8～10倍以上，而原发性肝癌患者仅6%达此水平，良性肝脏病变者达到此水平者更少。

在临床其他许多情况中，CEA升高也比较常见，如与青年人及非吸烟者相比，年长者及吸烟者血清CEA可有中度升高。在肝脏炎性疾病、酒精性肝硬化、胰腺炎、肠道炎性疾病(如溃疡性结肠炎)、肺部炎症时CEA均可升高。因此，CEA作为肿瘤标志物其特异性较差。由于CEA在非恶性疾病中的假阳性率较高，因而限制了它在鉴别诊断中的应用价值。对于胰腺癌而言，CEA往往在晚期才出现增高，故其价值不如CA19-9。

此外，对血清CEA进行连续监测有助于了解疾病的预后，如果术后CEA降至正常，则预后较好。反之，若CEA居高不下，则预后较差。如果CEA在近2个月内逐步升高，则肿瘤复发的可能性较大。

(4)CA125：血清CA125一般用免疫分析方法测定，参考范围为≤35u/ml。CA125是诊断卵巢癌的主要指标之一，临床敏感性为82%～96%，有些患者的最高浓度可高达正常的100倍以上。也是胰腺癌的二线标志物(CA19-9为一线)，在胰腺癌中，CA125的临床敏感性为45%～79%，肝转移癌为70%，肝细胞癌为40%～77%，胆道癌为46%，结直肠癌为20%～39%，胃癌为39%。

此外，在一些良性疾病中，如附件炎，急性胰腺炎，肠梗阻，腹膜炎，急、慢性肝炎，肝硬化，自身免疫性疾病，心功能不全，肾功能不全等，血清CA125也可升高，但一般不超过65 u/ml，仅部分患者超过该范围。

(5)CA15-3：CA15-3系一高分子量糖类抗原，分子量300 kD，目前它主要适合作为乳腺癌病程的监测指标，有利于观察治疗结果，但不适合作为乳腺癌的临床筛选试验或诊断指标。因为其临床敏感性较低，且良性乳腺疾病及其他器官肿瘤也可升高。有10% ～61%的胃癌、胰腺癌和肝细胞肝癌患者，可有血清CA15-3升高。

参考范围：≤40u/ml。

血清CA15-3升高可见于多种疾病，如乳腺癌、肝癌、胰腺癌、胃癌、卵巢癌、骨癌等，一些良性疾病如肾功能不全、慢性肝病、支气管疾病、良性乳腺疾病、肺部疾病等，也可有一定程

度的升高，另 HIV 感染时亦可升高。

与其他肿瘤标志物相比，对于乳腺癌，CA15-3 优于 CEA，若与 CEA 联合应用，CA15-3 对肿瘤复发和转移测定的临床敏感性可明显提高(由 30%～50%升至 80%)。

(6)血清 CA19-9：CA19-9 是一种糖脂特异性的糖类抗原，正常情况下由胰腺、胆管细胞、胃、肠、子宫内膜和唾液腺上皮合成，在血清中以黏液素(糖蛋白复合物)的形式存在。作为肿瘤标志物，CA19-9 不具有肿瘤特异性，也不具有器官特异性，但可作为胰腺肿瘤、肝胆肿瘤和胃癌的早期诊断和治疗监测指标。

其参考范围为：≤37u/ml。

血清 CA19-9 升高可见于胰腺癌，其临床特异性可达 72%～90%，灵敏度达 70%～95%，均高于 CEA。CA19-9 的阳性率和升高幅度与胰腺癌的部位和大小有关，其中胰头癌的阳性率最高(80%)，胰体和尾部阳性率为 57%。肿瘤大小超过 6 cm 者，CA19-9 阳性率达 100%，肿瘤在 3～6cm 者 80%阳性，肿瘤< 3cm 者，阳性率仅 57%。对于 AFP 阴性肝癌的定性诊断有补充参考价值。

CA19-9 对肝细胞肝癌和胆管细胞癌的灵敏度为 22%～51%，胆道癌的灵敏度为 55%～79%，若以 200u/ml 为临界值，其鉴别良、恶性胆道阻塞的灵敏度和特异性分别为 65%和 91%。与 CEA 联合使用，若 CA19-9 > 200u/ml，CEA > 5 ng/ml，则为鉴别肝细胞肝癌和原发硬化性胆管炎伴发或不伴发胆管癌的最佳指标。

对于胃癌的诊断，CA19-9 的灵敏度为 26%～60%，且与肿瘤的大小密切相关。若与 CEA 联合检测，则有助于提高灵敏度和对预后的判断。对于结直肠肿瘤，其临床灵敏度为 18%～58%。此外，血清 CA19-9 对肺癌的灵敏度为 7%～42%，对乳腺癌的灵敏度为 10%，对卵巢癌的灵敏度为 15% ～38%，对子宫癌的灵敏度为 13%。

女性患者在月经期及妊娠期 CA19-9 可有轻度升高，但一般不超过 200u/ml，部分人群(为 3%～7%)因其基因型的差异而不表达 CA19-9，血清 CA19-9 测定常为阴性。

(7)血清 CA72-4：CA72-4 是一种高分子量、类黏液素、肿瘤相关的糖蛋白复合物，可作为胃癌患者监测病程和治疗的一线指标(CEA、CA19-9 为二线指标)，同时它也是卵巢癌诊断的二线指标(仅次于 CA125)。

参考范围为：≤6u/ml。

血清 CA72-4 升高主要见于消化道肿瘤，尤其是胃癌。在良性胃肠道疾病存在时，其临床特异性> 95%，敏感性一般为 40%～46%(范围 28%～80%)，比 CEA 和 CA19-9 均高。结直肠癌时，CA72-4 的敏感性为 20%～41%，临床特异性为 97%。一般在肿瘤切除后 18d 内，其血清浓度逐步下降，如果持续不降，则可能为切除不完全或术后复发。在其他消化道肿瘤中，如胆道肿瘤，CA72-4 的阳性率为 35%～52%，胰腺癌的阳性率为 17%～35%，食管癌的阳性率为 4%～25%。这些疾病 CA19-9 的价值较 CA72-4 高。

在卵巢癌中，CA72-4 的特异性可达 85%，敏感性为 47%～80%，病程越晚，阳性率越高。对黏液型癌的敏感性较 CA125 好。

部分正常人可测出低浓度的 CA72-4，但一般在 3u/ml 以下。另有 3%胰腺炎、4%肝硬化、17%～19%肺部病变、21%风湿性疾病、0 ～10%妇科疾病、25%卵巢囊肿、10%乳腺疾病和 5%良性胃肠道疾病，可有一定程度的升高。因此，其临床特异性须加以注意。

(8)血清 CA549:CA549 主要用于转移性乳腺癌的治疗监测与病程观察,一般与 CEA 联合应用。参考范围为≤12u/ml。

(9)CYFRA21-1:细胞角质素(CKs)有 20 多种,其片段经蛋白酶水解后可溶,因此,在血中只能测定到其片段。抗 CK19 片段的单克隆抗体 Ks 19-21 及 Ks 19-1 所针对的抗原为 CYFRA21-1,这是检测非小细胞肺癌(NSCLC)的首选肿瘤标志,其敏感性较低,但与瘤块生长趋势有关。

(10)PSA 阳性提示前列腺癌,有较高的肿瘤特异性。

(11)CA50 临床意义与 CEA 相似。

此外,VCA-IgA,是 EB 病毒的标志物,血清高滴度时应考虑鼻咽癌。蛋白电泳及蛋白定量分析单克隆免疫球蛋白,有助于多发性骨髓瘤的诊断。

2. 酶与同工酶　可作为肿瘤标志物使用的酶有:

(1)酸性磷酸酶(ACP):许多组织,如血细胞、骨、肾、脾、肝、肠及前列腺等,都含有 ACP,但以前列腺组织中最高。前列腺术后、尿潴留、尿路插管都能引起 ACP 升高。ACP 升高也见于成骨活性增强的疾病(包括骨转移癌)、肾脏疾病,肝胆及网状内皮系统疾病。用免疫方法测 ACP 比生化方法敏感,但假阳性也随之升高,有报道一组 444 例 ACP 升高的病人,仅 62 例(14%)后来证明有前列腺癌。说明单纯 ACP 升高不足以诊断前列腺癌。

(2)α-L-岩藻糖苷酶(AFU):对 AFP 阴性的肝癌有辅助诊断价值。

(3)碱性磷酸酶(AKP)及同工酶:升高多见于肿瘤骨转移、肝癌、恶性淋巴瘤。肝癌主要是同工酶工Ⅱ升高,肝脏良性肿瘤与霍奇金病主要是同工酶Ⅶ升高。

(4)γ-谷氨酰转肽酶(γ-GT):其同工酶Ⅱ在原发性肝癌半数以上阳性,而在肝转移癌罕有阳性。

(5)胎盘型谷胱甘肽 S—转移酶(γ-GST):配合其他酶可用于原发和继发性肝癌的鉴别。

(6)乳酸脱氢酶(LDH)及同工酶:LDH 的动态变化能灵敏地反映恶性淋巴瘤的治疗效果。LDH 同工酶有 5 种,原发性肝癌 LDH5>LDH4,恶性畸胎瘤、精原细胞瘤 LDH1 高,白血病、肺癌 LDH3 高。

(7)神经元特异性烯醇化酶(NSE):升高多见于母细胞瘤及神经内分泌肿瘤。

(8)端粒酶:对检测诊断肿瘤有一定价值(如端粒酶的长度、活性与恶性肿瘤细胞有关等)。

3. 激素　内分泌腺肿瘤产生或分泌的激素称为正位激素,非内分泌腺肿瘤产生的激素称为异位激素,内分泌腺正常情况下异位激素同正位激素有相同或类似的结构,可以和相应的受体结合而表现出其作用,两者均接受机体的调控。

常用做肿瘤标志物的激素有:

(1)绒毛膜促性腺激素(β-hCG):精原细胞瘤和 70%的非精原细胞瘤性睾丸癌可阳性,卵巢腺癌有 40%产生 β-hCG,病人通常无 hCG 升高的症状。但生殖细胞的良性肿瘤、肺癌、其他胚胎性癌、乳腺癌、胃肠道癌、恶性黑色素瘤等,均有 10%～30%的病例 β-hCG 升高。

(2)生长激素(GH):明显升高要排除垂体肿瘤。

4. 癌基因、抑癌基因及其产物　癌基因、抑癌基因及其产物作为肿瘤标志物已在临床得到广泛使用，有些甚至是制订治疗方案时不可或缺的参考。

癌基因及其相关产物：

(1)C-myc：定位于第 8 号染色体的 8q24 区，其编码产物为 439 个氨基酸残基的蛋白质。为核转录调节因子，能够与特殊的 DNA 顺序结合。当机体发生肿瘤时，C-myc 可以发生染色体基因易位、基因扩增及表达过度。检测 C-myc 可能预测腺瘤性肠息肉转变成结肠癌。

(2)C-abl 及 phl/abl 融合蛋白：C-abl 定位于第 9 号染色体 9q34 区，其产物为 p145abl，属于非受体型酪氨酸蛋白激酶，参与细胞外信号的传导。在机体发生肿瘤时，常与 22 号染色体的 22qll 区中的 phl 基因的断裂点集中区发生易位突变，产物为 phl/abl 融合蛋白。阳性见于 90%的慢性髓性白血病(CML)，15%～25%的成人急性淋巴细胞性白血病，5%的儿童急性淋巴细胞性白血病。

(3)HER-2/neu 及 P185：HER-2/neu 基因定位于第 17 号染色体的 17qll-q12 区，编码一种具有酪氨酸蛋白激酶活性的跨膜受体蛋白，即 P185。它与表皮生长因子受体高度同源，和激素一样作为信号，影响细胞生长。

neu、HER-2、c-erbB-2 以及 HER-2/neu 是同一个基因的不同称谓，neu，HER-2，ErbB-2和 P185 也是同一基因表达蛋白的不同称谓。现在的临床文献中，最常用的是HER-2/neu 基因。乳腺癌、卵巢癌和宫颈癌中常有 HER-2/neu 基因扩增，一般认为其扩增后表达水平越高，预后越差。乳腺癌组织 HER-2/neu 过度表达还是使用单克隆抗体 Herceptin 的依据。

(4)$BRCA_1$ 和 $BRCA_2$：突变与遗传性乳腺癌、卵巢癌有密切关系。

抑癌基因及其相关产物：

(1)Rb 基因：Rb 基因定位于第 13 号染色体的 13q14 区，编码的蛋白产物为 P110。Rb 蛋白的磷酸化为其调节细胞生长分化的主要形式。Rb 基因缺失或突变多见于视网膜母细胞瘤，在对成骨肉瘤、乳腺导管癌、小细胞肺癌、食管癌等多种恶性肿瘤细胞系和癌组织的分析中，也查出 Rb 基因缺失或表达异常，这表明 Rb 基因很可能是人类某些恶性肿瘤共同的抑癌基因。

(2)p53 基因：人 p53 基因位于第 17 号染色体 17p13 区上，基因全长约 10kb，含 11 个外显子和 10 个内含子，编码 393 个氨基酸残基的蛋白质，即 P53 蛋白。P53 蛋白的功能为转录因子，控制着处于生长停滞状态的静止期细胞从 G_0 期至 G_1 期的转变，并且还在 G_1 期的生长限制性位点(rpoint)控制着细胞进入细胞周期后的增殖。P53 蛋白的磷酸化与细胞周期有密切的关系，在 G_0/G_1 期或在 S 期以前，P53 蛋白以去磷酸化形成存在，而完成整个细胞周期则需要发生磷酸化。

临床能检测到的均为突变型 P53 表达蛋白。

许多人类肿瘤都发现有 p53 基因的染色体 17 短臂上特异位点的丢失，并在残留 p53 等位基因中位有点突变的发生。这种变化与常见肿瘤的关系归纳如下。

1)乳腺癌　15%～50%的乳腺癌可以发现 p53 突变，常见于 ER 及 PR 阴性的乳腺癌和相对早期的癌变如导管原位癌。异常增生看不到 p53 突变。p53 突变和肿瘤的分化程度、转移的关系有完全不同的意见，但一般认为 p53 与肿瘤的侵袭性无关。

2)结直肠癌 50%～70%的结直肠癌有 p53 突变，且发生相对较迟。与溃疡性结肠炎相关的肿瘤，p53 突变发生较早。

3)肺癌：25%～75%的肺癌包括原位癌有 p53 突变。增生病变组织看不到 p53 突变。

4)前列腺癌 p53 突变与病期、分化程度、雄激素依赖性的丢失密切相关，增生及分化良好的前列腺癌少有 p53 突变。

5)膀胱癌 乳头状移行上皮癌处于病变初期的 p53 突变率低。原位癌有 50%～80%的 p53 突变。

6)卵巢癌 有 50%～80%的 p53 突变，进展期更高。

7)睾丸癌 很少有 p53 突变，尽管 90 %以上的肿瘤有 P53 蛋白的过度表达。

8)皮肤癌 很早期就能发现 p53 突变。在基底细胞癌，p53 突变与预后恶劣相关。

9)恶性黑色素瘤 早期罕见 p53 突变，但侵袭期或已转移者 60%～70%有 p53 突变。

10)头颈部癌 p53 突变在增生性病变组织中即可发现，肿瘤进展时稍有增加。

11)中枢神经系统肿瘤 主要见于星形细胞瘤(低度恶性)。

12)肾母细胞瘤 罕见 p53 突变。

13)食管癌 癌前病变期即可观察到 p53 突变，进展期更高。

14)白血病/恶性淋巴瘤 儿童 p53 突变少于 2%(B 系 NHD 可能是个例外)，有时可见于急性淋巴细胞性白血病，慢性髓细胞性白血病慢性期仅 5%，加速期升高达 5～6 倍，非霍奇金淋巴瘤随恶性度提高，p53 突变相应增加。进展期的多发性骨髓瘤 p53 突变增加。

15)甲状腺癌 p53 突变与预后的关系意见不统一。

一般认为，无 p53 突变的肿瘤疗效好，血液系统肿瘤 p53 突变少，疗效就优于实体肿瘤。复发后的肿瘤 p53 阴性，化疗缓解率高。p53 突变能较准确反映预后的有：神经外胚层肿瘤，级别高的 B 系淋巴瘤，星形细胞瘤，儿童肾母细胞瘤；p53 突变与预后无关或关系不大的有：卵巢癌，霍奇金淋巴瘤，肾癌，食管癌；介于两者之间的有：乳腺癌，前列腺癌，肺癌，恶性黑色素瘤，膀胱癌，结肠癌，胃癌，软组织肉瘤，慢性淋巴细胞性白血病，B 系淋巴瘤，皮肤基底细胞癌。

5. 其他肿瘤标志物

(1)多胺类：包括多胺、5-羟色胺和 5-HIAA，阳性见于许多肿瘤，对类癌的意义较大。

(2)受体：常用的有性激素受体，如雌二醇受体(ER)、黄体酮受体(PR)、雄激素受体(AR)，它们在指导乳腺癌等肿瘤的治疗方面具有重要意义。需要指出的是，受体的状态不是一成不变的，初次治疗时的受体检查结果不能代表复发或转移后的情况，条件允许时应重新检查。

(3)染色体：有些肿瘤有较特殊的染色体改变，如慢性粒细胞性白血病的 ph 染色体，即 t(9：22)(q34：qll)；急性髓性白血病(AML)的 t(8：21) (q22：22)。

附：常用不同肿瘤标志物在临床中的应用(C12 项目)

1. CA242 在结直肠、胃、卵巢、子宫及肺癌，头颈部肿瘤等较特异和敏感。对胰腺癌和胆道肿瘤的诊断比 CA19-9 更特异。

良性肝胆疾病也升高，但低于界值。良性消化道疾病中假阳性率低。与 CEA 结合诊断直肠癌敏感性提高35%。

2. CA19-9　胰腺癌、胆管癌敏感标志物，联合AFP、CEA利于诊断胃肠道肿瘤。卵巢癌、淋巴瘤、胃癌、肺癌、食管癌和乳腺癌有一定阳性率。

其他如胆结石、胆管炎、胆囊炎、卵巢囊肿、慢性肝炎、慢性胰腺炎、糖尿病、子宫内膜异位，AFP阴性肝癌，个别消化道出血患者轻度升高。

3. CA153　乳腺癌、肺癌、卵巢癌、胰腺癌、结直肠癌均可升高。与CEA联合判断可提高诊断符合率。

其他：乳腺癌肝/骨转移、子宫内膜异位、卵巢囊肿、转移性卵巢/结肠/肝/胆管/胰腺/支气管癌等。

4. CA125　以浆液性卵巢癌为主。胰腺癌、乳腺癌、肝癌、肺癌、胃肠道恶性肿瘤、子宫癌均可增高。

其他：卵巢上皮/输卵管/子宫内膜/间皮细胞/宫颈腺癌。子宫内膜异位/胰腺炎/胆囊炎/行经期/肝炎/卵巢囊肿轻微升高。

5. NSE(神经元特异性烯醇酶)　小细胞肺癌(SCLC)、成神经细胞瘤、APUD系统肿瘤均可升高。升高提示神经内分泌肿瘤。

其他：血清在离心前放置60～90min，中枢神经系统损伤也会升高。

6. PSA(前列腺特异性抗原)　前列腺疾病最佳指标。大于10μg/ml时，前列脲癌敏感性达99%、特异性47%。早期前列腺癌有增高早于临床症状出现6个月以上。

其他影响因素：男性前列腺炎、前列腺肥大。48h内灌肠和前列腺按摩。前列腺癌骨转移PSA值会更高。

7. f-PSA(游离PSA)　f-PSA/PSA比值与癌可能性有反比关系。比值<0.1提示前列腺癌、>0.25提示增生。

前列腺癌患者f PSA/PSA比值明显小于前列腺增生患者。

8. CEA(癌胚抗原)　结直肠癌CEA升高与分期相关，术前血清水平与术后复发时间及生存期相关。乳腺、肺、胰腺、前列腺癌也可升高，脑膜瘤患者脑脊液中100%升高。

其他：宫颈癌、小细胞及非小细胞肺癌、甲状腺/ENT肿瘤、吸烟者。肺/乳腺/膀胱/卵巢癌CEA明显升高，显示肿瘤浸润转移。恶性肿瘤胸腔积液时可升高。

9. AFP(甲胎蛋白)　肝细胞癌和生殖细胞肿瘤标志物，与hCG和组织多肽特异性抗原(TPS)联用便于鉴别诊断。其他：良性肝脏疾病瞬时升高。35%患者特别是小肝癌患者呈阴性或低浓度。

10. Ferritin(铁蛋白)　肺/乳腺癌。血液病/AFP阴性或低值的肝癌明显升高。

其他：血红蛋白沉着，肝炎等炎症。胃/肠/食管/鼻咽等癌若无转移少升高，转移胃/髓/肝/淋巴/脾后升高。

11. B -hCG(β-人绒毛膜促性腺激素)　敏感性：滋养层恶性肿瘤100%、非精原性睾丸癌70%、精原细胞瘤10%。乳腺癌、睾丸癌、卵巢癌。

绒毛膜上皮癌hCG阳性、AFP阴性；内胚窦瘤则hCG阴性、AFP阳性。子宫内膜异位、卵巢囊肿等。

12. HGH(人生长激素)升高　垂体腺瘤/肺小细胞瘤/嗜铬细胞瘤/甲状腺髓质瘤/胰腺

内分泌肿瘤等。其他：肢端肥大症、巨人症。

五、如何早期诊断肿瘤病人

任何疾病均应争取早期诊断，以便能得到及时的治疗，取得最好的效果。这对肿瘤病人尤其重要，对治愈率、生存期等预后的影响起着不可替代的作用。但肿瘤早期自觉症状不明显，亦无特异性的临床体征，常不易早期发现，为提高早期诊断率需注意以下几点：

1. 有条件者应定期进行体检或接受普查，发现有可疑之处，应进一步进行深入检查。

2. 重视高危人群　熟悉肿瘤的流行病学和致病危险因素，如发病年龄、性别、职业及地域等，以及吸烟、饮酒、不洁饮食、有害物品接触和慢性疾病（如乙型肝炎、慢性胃肠疾病等）史，对这些高危病人，应提高警惕，必要时酌情进行相应检查。

3. 对已出现临床表现，如呼吸系统、消化系统或其他系统的症状，或有低热，贫血、体重减轻等表现，但无特异性表现的病人，持续时间已在数周甚致数月以上，应仔细分析，在未找到确切证椐否定肿瘤及其他重要疾病的诊断时，应做相关方面的深入检查，并严密观察。

4. 对任何在体表或体腔内发现的肿物，均应进一步进行定位和定性的深入检查。

六、肿瘤外科手术治疗的基本原则

肿瘤外科手术，特别是根治性手术，应遵循如下原则：

1. 不切割原则　手术中不直接切割癌肿组织，由四周向中央解剖，一切操作均应在远离肿瘤的正常组织中进行，同时尽可能先结扎进出肿瘤组织的血管。

2. 整块切除原则　将原发病灶和所属区域淋巴结做连续性的整块切除，而不应将其分别切除。

3. 无瘤技术原则　目的是防止术前和术中肿瘤细胞的种植或转移，包括防止肿瘤细胞扩散和防止肿瘤细胞种植两个方面。

防止肿瘤细胞扩散的措施有：①避免对肿瘤区进行挤压，轧捻，术前检查、备皮、术中探查、手术操作等均应动作轻柔，以防癌细胞扩散；手术切口要能充分暴露，以利手术操作，减少挤压和损伤。②尽量缩短活检手术与根治手术之间的时间间隔；若能通过术中快速病理切片检查，将两次手术合并一次完成则更为理想。③尽量不用局麻药，既避免局部组织水肿，造成解剖困难，又防止因局部压力增高造成肿瘤细胞扩散；也避免在肿瘤内注射除抗癌药外的其他任何药液。④手术时先结扎静脉，再结扎动脉，可能减少癌细胞的扩散。⑤手术时应尽量采用锐性分离，少用钝性分离。用电刀切割不仅可以减少出血，还可以封闭小血管及淋巴管，而且高频电刀也有杀灭癌细胞的作用，所以可以减少血行和淋巴途径的播散与局部种植。⑥由外围向内，先处理较远的区域淋巴结，再处理邻近淋巴结；先处理需手术切除的周围部分，再处理肿瘤的邻近部分，一般与原发灶一并切除。

防止肿瘤细胞种植的措施有：①活检后要重新消毒铺巾，更换手套和手术器械。②应用纱布垫保护创面、切缘及正常脏器。③肿瘤如果有溃疡和菜花样外翻时，可用手术巾保护，或者用塑料布、纱布将其包扎，使其与正常组织及创面隔离。内脏肿瘤侵及浆膜时，也应以纱布包扎等法加以隔离保护。④切除的范围要充分，包括病变周围一定的正常组织。⑤勤更换手术器械，用过的器械应用蒸馏水或 1∶1000 的氯化汞液冲洗后再用。⑥手术者手套不直接接触肿瘤，术中遇到肿瘤破裂或切开时，须彻底吸除干净，用纱布垫紧密遮盖或包裹，并更换手套和手术器械。⑦探查胸、腹、盆腔时，应以癌肿为中心，先远后近地探查。⑧结肠癌、直肠癌术后局部复发，常常发生在吻合口及切口附近，因此，手术时在搬动肿瘤前先用纱布条结扎肿瘤的上、下端肠管，可于结扎间肠管内注入 5-Fu 等抗癌药，防止癌细胞种植于创面及沿肠管播散。在吻合肠管前，先用 1∶500 的氯化汞或 5-Fu 液冲洗两端肠管。⑨手术结束时，可以用抗癌药物如氮芥、塞替哌、顺氯氨铂等冲洗创面，然后再依次缝合。⑩结、直肠癌手术前用泻药准备肠道而不用灌肠。

（蒋啸云）

七、关于多学科综合治疗协作组

恶性肿瘤多学科综合治疗已成为临床治疗的模式和发展方向，它是指根据病人的身心状况、肿瘤的具体部位、病理类型、侵犯范围（病期）和发展趋向，结合分子生物学的改变，有计划地、合理地应用现有的多学科各种有效治疗手段，以最小的经济费用取得最好的治疗效果，同时最大限度地改善病人的生活质量。纵观临床肿瘤学的研究进展，综合治疗在其中发挥着重要作用。肿瘤的临床治疗模式从单一治疗到多种治疗手段的联合治疗，使得临床常见恶性肿瘤的治愈率在不断提高。肿瘤的综合治疗需要多学科的参与，需要不同学科对肿瘤学专业的共同认识，更需要学科之间的团结协作。

多学科综合治疗协作组（Multi-disciplinary team，MDT）是实现“有计划地，合理地应用现有治疗手段”进行肿瘤综合治疗的组织保障。其基本组成包括：肿瘤外科医生、肿瘤内科医生、肿瘤放射治疗医生、病理医生、放射诊断医生、肿瘤基础研究人员（肿瘤生物学和分子生物学的研究）、普通内科医生、护士、社会工作者等。其工作模式为：患者经首诊医生拟诊为肿瘤后，根据患者所患疾病的不同，被推荐到相应的 MDT 专业组（如肺癌组、乳腺癌组、胃癌组等），再根据分期检查的要求进行分期检查，在明确患者的治疗前分期后，按照临床治疗指南或临床研究方案，结合病人的个体情况制订治疗计划。该模式缩短了诊断到治疗的时间，MDT 中不同专科的医生能够在同一时间看到全部的临床诊断资料，经过多学科的会诊和讨论，根据大家共同接受的治疗原则和临床指南，做出适合具体病人的（个体化）最佳的治疗方案。通过具体病例会诊和讨论，进一步促进不同学科间的交流，增进对不同学科的了解，使得对肿瘤学知识有一个较为全面的认识，保障最佳治疗方案的实施，以获得高水平的医疗质量和治疗效果，并有利于临床研究和基础科研的开展，加快知识更新，获得疾病治疗的最佳性价比。

（郭　义　刘晓飞　龙孝斌　罗吉辉）

第三章 常见普外科疾病诊治

引 言

此处所谈及的诊断问题是先提出了某种疾病，然后审定某病人是否患此病。即如何达成对既定疾病的诊断。这里就涉及到需解决 ①对该疾病的本质特点和各种表现应有尽可能深入的了解，形成定义性的概念；②应了解在什么情况下才能确立对此疾病的诊断。第一个问题的解决需依赖不断地学习和积累有关疾病的知识。而第二个问题的解决，通常有如下三种情况：

1. 临床认可的诊断(拟诊) 有符合或支持该诊断的相关资料，无起否定作用的资料，可排除有此主要表现的其他疾病。

2. 加成确立的诊断，即由 2 个以上的因子结合起来可确定该疾病的诊断。如原发性肝癌具特征性的肝原发灶(包括临床检查、影像学表现等)＋具肯定意义的癌标志物检查(如 AFP＞400μg/L，持续 1 个月以上，＞200μg/L，持续 2 个月以上，)，二者同时具备，并且能排除妊娠、生殖腺胚胎源性肿瘤、活动性肝病及转移性肝癌，即可诊断为原发性肝癌。

3. 单个权重因子确定的诊断，即能单独确立该疾病诊断的因子，如病理检查结果证实等。

因此，为了诊断某疾病，必须：

1. 对该疾病的病因、发病机制、病理、临床表现及各种检查结果的特点等，有必要的了解。并尽可能较全面地收集能支持及符合该疾病的信息，包括该病的好发人群和高危人群，临床表现，实验室检查、影像学检查，以及其他辅助检查结果等资料，将其中重要的、该病可能出现或必然出现的、有一定诊断价值的信息，归纳为诊断该病的要点，供临床医生对病人进一步分析、判断时的参考。

好发人群及高危人群包括：多发的季节、地域、年龄、性别，与婚姻、职业、生活和饮食习惯、所处环境等的关系，遗传因素和其他有关致病因素方面的情况等。

临床表现包括病变的原发表现，继发并发症的表现等。

2. 根椐循证医学资料找出有关信息的诊断价值，包括哪些可加成确定诊断、哪个可单独确定诊断。

所谓诊断标准，就是要根据循证医学资料，提出哪些可单独确定诊断，哪几项加在一起可确定诊断。如不能如此，就只能根据如诊断要点等提供的资料进行分析做出临床认可的诊断。以下将对普外科常见疾病归纳出诊断要点，有可能时明示其诊断标准。另外，重要的病理资料是精确诊断和决定治疗的重要依据，因此对有关疾病特别是肿瘤也将相关病理资料列出。

关于疾病的治疗，根据对病人所起作用可分为急症抢救、病因治疗、对症处理和支持治疗等。急症抢救往往是短期的、摆在优先地位的，以维持内环境稳定，维持各重要器官、系统的正常功能，抢救生命为主，当然也包含了病因治疗、对症处理及支持治疗等措施在内。治疗手段和方法则可分为外科治疗和内科治疗，内科治疗又分药物治疗（如抗生素、抗癌药物）、放射治疗及其他物理治疗（射频、微波、超声波）等。外科治疗又可分根治性手术、姑息性手术等。这些治疗，依其作用范围又可分为局部治疗和全身治疗。对这些治疗，应了解其适应证、禁忌证、具体实施方法等。对一个具体病人来说，采取什么方法应依据病人的具体情况，当前的主要矛盾、现有条件及循证医学的指导等来酌情选用，往往需多方法联合应用。以下将重点叙述各病的治疗原则，各种治疗方法的警示点及术中的难点。

（蒋啸云）

第一节　颈部及甲状腺常见疾病

一、甲状腺舌管囊肿

甲状腺舌管囊肿(thyroglossal cyst)是与甲状腺发育有关的先天性畸形，系甲状腺舌管退化不全形成。如感染破溃，形成瘘则称甲状腺舌管瘘(fistula thyroglossal)。

(一)诊断要点

1. 多见于小孩和青年。
2. 颈前中线、舌管下方有一小圆形肿块（直径 1～2cm)，边界清楚，表面光滑，囊性感，能随吞咽及伸、缩舌上下移动。沿舌骨方向可触及索状物。
3. 如合并感染，则圆形小肿块处肤色发红，肿块压痛。
4. 如囊肿合并感染后自行破溃，则有经久不愈的瘘管。分泌物为黏液性，含有柱状和鳞状上皮细胞。
5. B超可以协助诊断。

根据上述病变的部位、不同病期的表现及与舌骨的关系等，可确诊。

(二)治疗

有效的疗法是将囊肿或瘘管全部切除。如果瘘管在舌骨后或穿过舌骨上行，则须将舌骨中段连同切除(Sistrunk 手术)。手术时注入亚甲蓝溶液，可指引切除瘘管的方向和范围。

二、颈部囊状淋巴管瘤

颈部囊状淋巴管瘤(Iymphangioma cyst)又称水样囊肿、囊状水瘤(hygroma)。按组织学表现可分为毛细淋巴管瘤、海绵状淋巴管瘤和囊状淋巴管瘤，同一肿块也可存在三种亚型。

(一)诊断要点

具下述特征的颈侧部囊状病变。

1.颈外侧区(颈后三角)囊性包块,具有向四周(锁骨上下、口腔底,食管、食管旁及纵隔等)蔓延生长的特点。

2.包块柔软、透光、一般无压痛,其界限常不清楚,不易被压缩。

3.囊内容物淡黄色透明或糜状,穿刺吸液常能确定诊断。

4.B超可协助诊断。

(二)治疗

小而表浅的囊状淋巴管瘤易于切除;由于囊壁甚薄,操作要轻柔,使之全部切除,否则不但常致复发,且能引起淋巴漏和继发感染。

大的、深部的囊状淋巴管瘤,多有指状突起沿着筋膜间隙伸延至肌间和大血管、神经、重要器官之间,不易达到全部切除,因此应首选注射疗法。以往局部注射硬化剂多无效果;近年报道应用一种来源于化脓性链球菌低毒力菌株的硬化剂 picibanil (OK432),配成 1KE(临床单位)/10ml 生理盐水溶液,穿刺抽出囊液后,等量注入囊腔内,一次注射量以不超过 2KE 为限,2～4 周后追加注射 1～2 次,有效率(囊瘤完全消失或显著缩小)可达 90%。picibanil 可能对淋巴管瘤内皮细胞有溶解作用,或能抑制其生长,是一种安全有效的治疗方式。若注射疗法失败,可手术切除囊肿的大部分后,用 1%碘酊涂擦剩留的囊肿内壁,以期破坏囊腔内皮细胞,然后放置引流,缝合切口,并做加压包扎。

三、甲状腺癌

甲状腺癌(thyroid carcinoma)是最常见的甲状腺恶性肿瘤,约占全身恶性肿瘤的 1%。除髓样癌外,绝大部分甲状腺癌起源于滤泡上皮细胞。

(一)甲状腺癌的诊断

【诊断要点】

1.甲状腺癌发病可供参考的信息

(1)女性较男性多见。女性为男性的 2～3 倍。

年龄分布,乳头状癌分布最广,可发生于 10 岁以下的儿童至百岁老人,滤泡状癌多见于 20～100 岁;髓样癌多见于 40～80 岁,未分化癌多见于 40～90 岁。

其中分化型甲状腺癌约占 90%。美国国家癌症数据库统计,在 1985—1995 年 10 年间,53856 名甲状腺癌病人接受治疗,80%为乳头状癌,11%为滤泡状癌,3%为 Hürthle 细胞癌,4%为髓样癌,2%为未分化癌。江苏省人民医院连续 583 例甲状腺癌资料显示,乳头状癌占 81.7%,滤泡状癌占 10.8%,髓样癌占 3.8%,未分化癌占 3.8%,鳞状细胞癌占 1.0%。

(2)甲状腺癌的发生可能与放射线损伤有关。

(3)摄碘过量或缺碘,均可使甲状腺的结构和功能发生改变。瑞士地方性甲状腺肿流行区的甲状腺癌发病率为2‰，较柏林等非流行区高出20倍。相反，冰岛和日本是摄碘量最高的国家，其甲状腺癌的发病率较其他国家高。

(4)5%～10%甲状腺髓样癌有明显的家族史，而且往往合并有嗜铬细胞瘤等，这类癌的发生与染色体遗传因素有关。

(5)甲状腺结节恶性的总风险5%～10%；男性患者的甲状腺结节恶性风险高；有甲状腺放射史者风险为35%。

2. 值得警惕的高风险病变　孤立结节、显著突起的结节、结节变化、体积快速增大的结节、疼痛、声音嘶哑、Horner综合征、呼吸困难、吞咽困难及非地方性甲状腺肿流行地区的儿童甲状腺结节，属高风险病变。

3. 甲状腺恶性肿块的特点

(1)肿块的临床特点：质地硬、表面不光滑、有浸润感，晚期肿块固定不可推动，可出现区域淋巴结肿大、附近器官受压或受侵袭等。出现声嘶者，恶性肿块的可能性大。

(2)甲状腺癌辅助检查的表现：B超下肿块表现为边缘不清，或肿块不规则，或结节呈低回声，有报道实性结节中B超呈高回声时恶性占4%，等回声时恶性占26%，低回声时恶性占63%；尚可了解颈淋巴结有无肿大。

同位素扫描主要在判定乳头状癌术后是否有远处转移，及转移灶是否有吸碘功能。

血清降钙素在髓样癌病人可增高(>75ng/L)。

甲状腺功能测定有助于排除继发性甲亢或高功能性腺瘤。

X线片检查，可显示肿块大小、胸骨后或胸内甲状腺，气管M-V摄片可提示有无气管软化。其他影像学检查有助于了解肿物及周围侵袭、压迫情况，有无转移等。

影像学检查乳头状癌可发现肿块中心有囊性变或癌组织有钙化，但与癌肿的恶性程度与预后无关。

4. 病理检查：甲状腺癌的精确诊断需赖甲状腺穿刺活检及术后病检。FNA细胞学检查结果可为以下5种情况：①取材不足(C1)，应予复查；②确定为良性(C2)；③有滤泡状结构(C3)，难以区别是腺癌还是腺瘤，也建议手术；④疑为恶性(C4)，应术中送冰冻切片检查；⑤确定为恶性(C5)。颈肿大之淋巴结可经FNA获取信息。

【甲状腺癌确诊的依据】

主要为有特征性的肿块(包括病史、体检特征，以及影像学和其他他辅助检查上表现的特征，见上述)和病理检查证实(穿刺活检及切除标本病检)。

【甲状腺癌的组织学类型】

1. 高分化型　乳头状、滤泡状。

2. 中分化型

(1)乳头状变异型：高细胞型、柱状型、弥漫硬化型。

(2)Hürthle细胞癌。

3. 低分化或未分化型　未分化甲状腺癌。

4. 髓样癌。

5. 淋巴瘤。

6. 肉瘤和其他肿瘤。

主要类型的特点：

1. 乳头状腺癌 是最常见的类型。一般分化良好，恶性程度低。癌中心常有囊性变，囊内充满血性液。有时癌组织可发生钙化，切面呈沙粒样。但囊性变和钙化与癌肿的恶性程度和预后无关。转移途径主为淋巴道，以颈部淋巴结转移最为常见，其次是血行转移到肺和骨等。

2. 滤泡状腺癌 属分化的甲状腺癌，较乳头状癌少见，居第二位。患者的平均年龄较乳头状癌者大。分化程度不一。播散途径虽可经淋巴转移，但主要是通过血行转移到肺、骨等。预后不及乳头状癌好。

霍斯勒(Hürthle)细胞癌：WHO分期认为，它是滤泡状癌的一种变型，肿瘤的大部分细胞由Hürthle细胞组成，但分子生物学研究认为，它更像是乳头状癌。通过FNA或冰冻切片不能区分良恶性Hürthle细胞，但直径大于4cm的肿瘤常是恶性的。此癌更富有侵袭性，30年死亡率高于25%，尤其是肿瘤大的老年患者。

美国国家癌症数据库报道，10年存活率滤泡状癌为85%，Hürthle细胞癌为76%。

3. 甲状腺髓样癌(MTC) 来源于滤泡旁细胞(C细胞)，是一种神经内分泌细胞癌。散发MTC约占80%，其他为遗传肿瘤综合征，如多发性内分泌腺瘤综合征2A型(MEN2A)、2B型(MEN2B)或家族性髓样癌(FMTC)。因C细胞主要位于腺叶上极，因此散放癌典型表现为上极结节。50%以颈部淋巴结转移为首发症状，15%散发病人表现为上消化道或呼吸道受压或受侵，5%～10%的病人表现为肺或骨转移症状。肿瘤可分泌降钙素，偶伴有其他激素激活肽的分泌(如ACTH、降钙素基因相关肽CGRP)，进展期病变可导致腹泻、Cushing综合征或面部潮红。少数MTC病例，行X线检查时可发现颈部或转移灶内钙化。散发MTC主要发生在50～60岁病人，女性比例稍高。年龄轻者往往有家族性趋势。确诊靠术后病检与基因测定。肿瘤多为单发结节，偶有多发，质硬而固定，有淀粉样沉积，很少摄取放射性碘。主要经淋巴转移，纵隔淋巴结转移发生率高，恶性程度较分化性甲状腺癌高。

4. 甲状腺未分化癌 为一种侵袭性强、高度恶性的肿瘤。多发生于老年人，肿瘤生长迅速，质硬而不规则，一般在短期内很快弥漫累及整个甲状腺，浸润气管、肌肉、神经和血管，引起吞咽和呼吸困难。病情进展快，较早可出现颈淋巴结转移和远处转移，常有肺、骨转移等。显微镜下见癌组织主要由分化不良的上皮细胞组成，细胞呈多形性，常见核分裂象。所有未分化的甲状腺癌均定为Ⅳ期。T4a肿瘤位于甲状腺内，尚能手术切除；T4b侵出甲状腺外，不可手术切除。该病预后差，放射性碘治疗无效，外照射仅控制局部症状。

【病理分期】

1. TNM分期〔2002年美国癌症联合委员会(AJCC)第六版〕

原发肿瘤(T)

T_x 原发肿瘤无法评价

T_0 没有原发肿瘤的证据

T_1 肿瘤最大直径≤2cm，局限于甲状腺内

T_2 肿瘤最大直径＞2cm但＜4cm，局限于甲状腺内

T_3 肿瘤最大直径＞4cm，局限于甲状腺内

T_{4a} 任何大小的肿瘤，突破甲状腺包膜，侵犯皮下软组织、喉、气管、喉返神经

T_{4b}　肿瘤侵犯椎前筋膜，包绕颈动脉、纵隔血管

所有的未分化癌均为 T_4：T_{4a}，甲状腺内未分化癌，可手术切除；T_{4b}，侵出甲状腺外的未分化癌，手术不能切除

区域淋巴结(N)：颈部和上纵隔淋巴结

N_X　区域淋巴结情况无法评价

N_0　无区域淋巴结转移

N_1　有区域淋巴结转移

N_{1a}　气管前、气管旁、喉前淋巴结转移

N_{1b}　双侧、对侧颈部或上纵隔淋巴结转移

远处转移(M)

M_X　远处转移情况无法评价

M_0　无远处转移

M_1　有远处转移

2.不同甲状腺癌的分期、分组

(1)年龄＜45 岁的乳头状或滤泡状癌

Ⅰ期　　任何 T 任何 N M_0

Ⅱ期　　任何 T 任何 N M_1

(2)年龄＞45 岁的乳头状或滤泡状癌

Ⅰ期　　$T_1N_0M_0$

Ⅱ期　　$T_2N_0M_0$

Ⅲ期　　$T_3N_0M_0$

　　　　T_1～3 N_1a M_0

ⅣA 期　　$T_{4a}N_0M_0$

　　　　$T_{4a}N_{1a}M_0$

　　　　T_1～3$N_{1b}M_0$

　　　　$T_{4a}N_{1b}M_0$

ⅣB 期　　T_{4b}任何 N M_0

ⅣC 期　　任何 T 任何 N M_1

(3)髓样癌(任何年龄)

Ⅰ期　　$T_1N_0M_0$

Ⅱ期　　$T_2N_0M_0$

Ⅲ期　　$T_3N_0M_0$

　　　　T_1～3 N_{1a} M_0

ⅣA 期　　$T_{4a}N_oM_o$

　　　　T_{4a} N_{1a} M_0

　　　　T_1～3 N_{1b} M_0

　　　　$T_{4a}N_{1b}M_0$

ⅣB 期　　T_{4b}任何 N M_0

ⅣC期　　任何T任何N M_1

(4)未分化癌(均为Ⅳ期)

ⅣA期　　T_{4a}任何N M_0

ⅣB期　　T_{4b}任何N M_0

ⅣC期　　任何T任何N M_1

(二)甲状腺癌的治疗

甲状腺癌的外科手术治疗是最重要、最根本的治疗措施,其他方法不能完全替代,而不同的病理类型和临床分期,手术方式有所不同。

【治疗原则、程序与方法选择】

保证治疗效果,提高生存质量,延长生存时间是每个甲状腺癌治疗必须遵循的原则。

1.乳头状腺癌　对于Ⅰ、Ⅱ期乳头状腺癌一般行患侧腺体+峡部全切术。做或不做对侧大部分切除或近全切,视具体情况而定。肿块包膜完整,邻近没有淋巴结转移和侵犯的可不做对侧大部分切除或近全切除术。也可不做颈淋巴结清扫术。对Ⅲ、Ⅳ期乳头状癌患者,行患侧甲状腺+峡部全切,对侧大部分切除,患侧颈部做改良根治或淋巴结清扫术。术后还可进一步做^{131}I治疗。

2.滤泡状癌　滤泡状癌的手术原则与乳头状癌一致,一般而言,对滤泡状癌甲状腺切除应力求彻底,已确诊者行患则腺叶+峡部切除,对侧腺叶至少大部分切除,最好全切或近全切除,不能肯定为恶性时,也以患侧腺叶+峡部全切除为好,可减少再次手术难度。但滤泡状癌的局部淋巴结转移少见,实际上需要清扫淋巴结者为10%以下。滤泡状癌的生物学特性(摄碘、肿瘤细胞富有TSH受体)决定手术后的^{131}I治疗和TSH抑制治疗(给予甲状腺素)是其治疗的重要组成部分,^{131}I治疗不仅对可能残留的原发癌有效,对局部复发转移者也有良好作用,但其前提是最小甲状腺残留量(残留量为零最理想)有较多量腺组织残留时,必须先做残留腺体的杀灭治疗,然后^{131}I才能作用于肿瘤组织。必要时加用“Co”或高能X线对无法彻底切除肿瘤做外照射,也有一定的帮助。

3.髓样癌手术治疗原则

(1)手术治疗本病　考虑到甲状腺髓样癌常有多发性病灶,并且早期出现颈淋巴结转移,故应尽早做甲状腺全切术+颈淋巴结清扫,必要时探查上纵隔。

(2)手术中应探查甲状旁腺,增生或腺瘤者需切除3枚,保留1枚或其大部。

(3)术前须检查有无嗜铬细胞瘤,如有应先切除肾上腺。

4.未分化癌　应争取全部切除肿瘤或尽可能多地切除肿瘤组织,术后行外放射治疗。亦可酌情先行外放射治疗,待肿瘤缩小再行手术。手术方式选择根治性切除全部甲状腺和颈部区域淋巴结清扫。

【手术治疗】

1.常用术式为

(1)甲状腺肿块切除术适应于　①甲状腺良性肿瘤;②甲状腺肿块性质不明,需行局部切除做快速病检者。

(2)患侧腺体+峡部全切术:适应证为甲状腺乳头状癌或滤泡状癌Ⅰ、Ⅱ期,包膜完整、无区域淋巴结转移者和血行转移者。

(3)患侧腺体+峡部全切,对侧大部分切除:适应证 ①甲状腺乳头状癌或滤泡状癌Ⅲ、Ⅳ期。②甲状腺乳头状癌或滤泡状癌Ⅰ、Ⅱ期包膜不完整者。

(4)甲状腺全切术适应证:①甲状腺髓样癌患者;②甲状腺乳头状癌或滤泡状癌Ⅲ、Ⅳ期患者。

(5)中央区颈淋巴结清扫术:是在行甲状腺手术后,将同侧的①~⑨组淋巴结予以清扫,如果对侧有淋巴结转移,也同样进行。该术式创伤小,能达到或接近达到区域淋巴结清扫术效果。

甲状腺淋巴结大致分9组:①喉前淋巴结;②气管前、气管旁淋巴结;③甲状腺上极淋巴结;④甲状腺下极及喉返神经旁淋巴结;⑤颈内静脉上淋巴结;⑥颈内静脉中淋巴结;⑦颈内静脉下淋巴结;⑧颌下淋巴结;⑨颏下淋巴结。

适应证:甲状腺乳头状癌、滤泡状癌有淋巴结转移者和一部分髓样癌Ⅰ、Ⅱ期患者。

(6)改良颈淋巴结清扫术:是甲状腺癌术后,将颈前外侧所有脂肪、疏松结缔组织内淋巴结、胸锁乳突肌外的颈前肌群一并清扫。该术式需要切断许多颈丛神经,仅保留颈动静脉,患侧膈神经、迷走神经和副神经,必要时只保留一侧颈内静脉。该术式创伤大,已很少使用。

适应证:①甲状腺髓样癌Ⅲ、Ⅳ期;②甲状腺未分化癌早期。

实际操作中很多髓样癌Ⅲ、Ⅳ期做改良清扫;未分化癌大部分做外照射放疗。

(7)气管永久性造瘘术:适应证 ①各型甲状腺癌局部已广泛侵犯,不能切除者;②气管受压明显,有窒息倾向者;③为外放疗做准备者。

2. 手术禁忌证

(1)全身营养不良,多器官功能不全,不能耐受大型手术者。

(2)有严重出血倾向,如凝血功能障碍、血小板严重降低者。

(3)急性心、脑梗死病人急性期者。

3. 注意事项

(1)保护甲状旁腺不至全部切除,双侧喉返神经不致损伤。喉上神经、喉外支损伤会使声音低沉无力,但喉内支损伤会出现呛咳,不易恢复,要尽量避免。

(2)需要切断一侧颈内静脉时,必须保留对侧颈内静脉。

(3)切断颈丛皮支时必须妥善保留副神经、膈神经、迷走神经和臂丛神经。

(4)在处理静脉角时,要尽量避免损伤胸导管主干,其侧支要结扎完善,防止发生术后乳糜瘘。

(5)不要损伤胸膜顶和锁骨下血管,也不要损伤颌下腺并保留双侧胸锁乳突肌。

【内分泌治疗】

其治疗目的:①甲状腺素替代治疗,防止术后甲状腺功能低下;②甲状腺素抑制TSH治疗。

乳头状癌和滤泡状癌分化程度好,肿瘤细胞内有TSH受体,阻断TSH的产生,有可能抑制癌的生长和发展。髓样癌发生于滤泡旁细胞,无TSH受体,故不具有依赖于TSH的生物特性。未分化癌虽发生于甲状腺的滤泡细胞,但其分化程度低,对机体垂体甲状腺轴的依赖性也非常差。故此治疗主要针对乳头状癌和滤泡状癌,而且应是终生性。

常用的 TSH 抑制药为:①甲状腺片,甲状腺癌时常用剂量 80～120mg/d;②左旋甲状腺素钠,主要成分为 T_4 左旋体,在周围组织中脱碘形成 T_3 和反 T_3,常用剂量为 75～150μg/d。以病人能耐受的最大量为宜。

TSH 抑制治疗后监测甲状腺球蛋白:甲状腺球蛋白是甲状腺癌随访中的重要肿瘤标志物,它在甲状腺滤泡内为合成甲状腺素提供原料,对甲状腺内储存甲状腺素甚为重要。它提示甲状腺功能情况。如果 TSH 抑制治疗时测出甲状腺球蛋白,提示甲状腺癌复发。

【放射治疗】

1.外放射　分化性甲状腺癌对放射线不敏感,故不作为辅助治疗措施。于未分化癌有益于改善局部症状。术后放疗适应证:

(1)术中肯定局部残存癌。

(2)广泛淋巴结转移,尤其是包膜受侵者。

(3)局部骨转移引起的疼痛。

(4)未分化癌应常规术后放疗,不能手术者可单行姑息放疗。

2.内照射(放射性核素治疗)　乳头状癌和滤泡状癌的肿瘤细胞膜上有 Na-I 转运体蛋白,在组织内有碘有机化的酶系存在,所以可以摄取 ^{131}I 故可用 ^{131}I 来进行治疗。在行甲状腺次全切或全切术后 4 周,常规行 ^{131}I 扫描,如甲状腺区域外无任何吸收区,定期复查甲状腺扫描即可;如有超出甲状腺区域外的吸收区存在,常规给予 100mCi 的 ^{131}I。对术后微小残存或复发转移者可行 ^{131}I 治疗,一般不行术后放疗,除非肿瘤肉眼残存明显,而且不能手术切除,单纯靠放射性核素治疗不能控制者方考虑放射治疗。未分化癌和髓样癌都不能摄取碘,所以不能直接用 ^{131}I 来治疗。

【化疗】

于分化癌不敏感,于未分化癌只有益于改善局部症状。

【影响预后的因素】

1.病理类型　NCDB(National Cancer Data Base)研究表明,乳头状癌、滤泡状癌、霍斯勒(Hürthle)细胞癌的 10 年生存率分别为 93%、85%、76%。

乳头状癌病人,或混合性乳头状癌和滤泡状癌病人预后良好(二者的生物学行为及预后相似),20 年死亡率不足 15%。单纯滤泡状癌病人的预后不如乳头状癌病人,这至少部分是由于滤泡状癌有一种沿血行扩散的趋势,而乳头状癌更易沿淋巴管扩散。研究显示,有血管浸润的滤泡状癌病人的预后差,而无血管浸润的滤泡状癌病人的预后与乳头状癌病人的预后相似。

作为三个临床综合征(MEN-2A、MEN-2B 及家族性非多发性内分泌瘤甲状腺髓样癌)之一的甲状腺髓样癌,大约 25%具有遗传性,且常在早期发生区域淋巴结转移和远处转移,手术切除后的 10 年生存率为 40%～60%。

甲状腺未分化癌的预后极差,平均生存时间仅 4 个月。从确诊起计中位生存期为 3～7 个月。1 年、5 年存活率分别为 25%和 5%。局限于颈部的病变中位生存期为 8 个月,若出现远处转移,则只有 3 个月。50%的病人死于上呼吸道梗阻和窒息,或死于其他局部或远处转移并发症和(或)治疗相关死亡。

2.年龄　超过 40 岁预后差,年龄增加,死亡率逐步升高,60 岁后急剧升高。儿童及年轻患者预后好。国际抗癌联盟根据病人年龄将分化癌分为高危组和低危组。男大于 40 岁、女大于 50 岁列入高危组，高危组复发率 20%，病死率 15%；低危组复发率 5%，病死率 1%。

3. 性别　男性比女性预后差。

4. 肿瘤大小与预后、死亡率呈线性关系　乳头状癌直径小于 1cm 的微小癌，通常是在良性甲状腺病手术中发现，复发率和致死率几乎为零。直径小于 1.5cm 乳头状癌或滤泡状癌 30 年死亡率为 0.4%，而较大肿瘤（直径>1.5cm）为 7%（$P<0.01$）。肿瘤巨大，特别是直径大于 4cm 预后差。

5. 远处转移　对于乳头状癌和滤泡状癌来说，远处转移是引起致死的原因。

6. 肿瘤侵袭性　肿瘤侵袭性强，易造成周围侵犯和蔓延，预后差。

7. 区域淋巴转移对预后作用有争议　一些人认为，发现区域淋巴结转移不影响生存率，但多数人认为，淋巴结转移对于局部复发和癌相关死亡率是一个高危因素。

四、甲状腺腺瘤

甲状腺腺瘤（thyroid abenoma）是甲状腺的良性肿瘤，多见于 40 岁以下成年女性，散发，无地域性流行，多为滤泡状腺瘤，乳头状腺瘤较少。病理学诊断为乳头状腺瘤者，不易与甲状腺乳头状癌鉴别，值得临床医师重视。

（一）诊断要点

1. 女性多，女与男为 7∶1，高发年龄 20～40 岁具有一定的恶变率（约为 10%）。

2. 颈部肿块，多为单发，生长缓慢。当腺瘤发生囊内出血时，肿块可在短期内迅速增大，局部出现胀痛或器官压迫症状。

体征多为结节质软，无压痛，边界清楚，随吞咽上下移动。

3. 辅助检查

(1)FT_3、FT_4、TSH 正常。

(2)甲状腺 ^{131}I 或 ^{99}Tc 扫描照相常显示“温结节”，如有囊内出血可显示“冷结节”，热结节提示腺瘤具有分泌甲状腺素的功能，称高功能腺瘤。

(3)超声检查单发结节，质均，多为实性，少数囊性，多有完整包膜，存在晕环。

4. 与甲状舌管囊肿的鉴别　甲状舌管退变不全而发生囊肿，青少年多见，多位舌骨与甲状软骨之间。

5. 与结节性甲状腺肿不同，结节性甲状腺肿常为多发结节，超声提示不均质的中低回声。

6. 须由术中快速切片确诊。

（二）治疗

诊断为甲状腺腺瘤均要手术治疗，行甲状腺部分或大部切除术，或全叶切除术。术后可口服甲状腺片 40 mg 或左旋甲状腺素钠 50 μg，qd，共 6 个月，根据 TSH 监测情况逐渐减量，以避免腺瘤再生。

五、单纯性甲状腺肿

单纯性甲状腺肿，又称非毒性甲状腺肿，是由于缺碘、碘过量、致甲状腺肿之物质或先天性缺陷等因素，导致甲状腺激素生成障碍或需求增加，使甲状腺激素相对不足、垂体分泌 TSH 增多致甲状腺代偿性肿大，但不伴有甲状腺功能异常。分为地方性甲状腺肿和散发性甲状腺肿。

（一）诊断要点

1. 注意发病及流行情况　地方性甲状腺肿广泛见于世界各地，主要是离海较远、海拔较高的山区；散发性者则无地区限制。在我国，本病亦颇常见。云南、贵州、湖南、湖北、河南、河北、山西、陕西、甘肃、四川、青海、内蒙古自治区、台湾以及浙江钱塘江以南、安徽祁门一带山区等地，均有轻重不等的本病流行。多见于女性。散发性甲状腺肿多发生于青春期、妊娠、哺乳期和绝经期。在流行地区可出现于入学年龄。

2. 了解有无致病因素方面的有关史料　主要为缺碘、碘过量、致甲状腺肿物质或相关酶缺陷等原因，致甲状腺代偿性肿大。其具体的可能因素为：

缺碘：食物及饮水中碘缺乏；生长发育期、怀孕、哺乳期、寒冷、感染、创伤和精神刺激时，甲状腺需要量增多，引起碘相对不足。这些可加重或诱发甲状腺肿。

致甲状腺肿物质：①萝卜族食物（含硫脲类致甲状腺肿物质）；②黄豆、白菜有某些可阻抑甲状腺激素合成的物质，引起甲状腺肿大；③钙、镁、锌等矿物质不足，对甲状腺肿的发生也有关系；④水的硬度增加；⑤硫氰化钾、过氯酸钾、对氨水杨酸、硫脲嘧啶类、磺胺类、保泰松、秋水仙素等药物可抑制甲状腺素合成和释放，从而引起甲状腺肿。

高碘：其发病机制为过量摄入碘导致甲状腺过氧化物酶（TPO）的功能基因过多占用，从而影响酪氨酸碘化，碘的有机化过程受阻，甲状腺代偿性增大。

激素合成障碍：家族性遗传性酶的缺陷，造成激素合成障碍，如缺乏过氧化物酶、脱碘酶，影响甲状腺素合成，或缺乏水解酶，使甲状腺激素从甲状腺球蛋白分离和释放入血发生困难，均可导致甲状腺肿。

基因突变：此类异常包括甲状腺球蛋白基因外显子 10 的点突变，甲状腺过氧化物酶基因、TSH 受体基因突变等。

3. 局部病变的特征　慢性过程，甲状腺肿大程度和形状可不同。弥漫性肿大仍呈正常甲状腺形状，一般为两侧对称。而结节性甲状腺肿为甲状腺疾病中的常见病、多发病，是甲状腺结节首先考虑的疾病；为结节性肿大，一侧较明显，甲状腺呈不同程度肿大，结节为多发及多样性，硬度不一，无压痛。囊肿样变的结节若并发囊内出血，结节可在短期内增大；吞咽时腺体随喉和气管上下移动。增大明显时可产生对气管、食管、血管或神经等的压迫，一般无声音嘶哑。

4. 辅助检查

（1）血 FT_3、FT_4 均正常，继发甲亢时可升高；TSH 水平正常。

（2）甲状腺自身抗体：促甲状腺素受体抗体（TRAb）、甲状腺球蛋白抗体（TGAb）和甲状腺过氧化酶抗体(TPOAb)阴性。

(3)尿碘检测:24h 尿碘少于 50μg,提示碘摄入不足;严重缺碘地区 24h 尿碘少于 20μg。

(4)甲状腺摄^{131}I 率大多正常,有时可增高,但可被 T_3 试验抑制。

(5)甲状腺核素扫描于结甲肿时可发现多个“凉”、“冷”或“温”结节。

(6)B 超检查可提示结节为实质性或囊性。

(7)颈部 X 线正侧位片可了解气管是否受压、移位或狭窄。

(8)CT 检查可见结节或结节内钙化,胸骨后甲状腺肿可见上纵隔肿块,或见气管受压变窄。

(9)4%~7%的结节性甲状腺肿有恶变的可能。结甲肿恶变或与甲状腺癌合并存在占 1%~20%,平均 8%~9%。此时的甲状腺结节,则呈现恶性结节的特点。确诊需靠穿刺活检及切除标本病理检查。

(10)病理学检查:早期滤泡上皮细胞增生肥大,呈柱状,向腔内突出。随病情发展,滤泡发生复旧,内聚大量胶质,形成巨大滤泡,上皮细胞受压呈矮立方形或扁平形。长期反复增生复旧,则形成结节性甲状腺肿。

(二)处理原则

1. 病因治疗　缺碘所致者,应多进食含碘丰富的食物,并适当补充碘盐。由于摄入致甲状腺肿物质者,在停用后甲状腺肿一般可自行消退。生理性甲状腺肿大一般不需特殊处理。

2. 药物治疗　地方性甲状腺肿轻度弥漫性甲状腺肿大者,可给碘化钾 10~30 mg/d,或复方碘液 3~5 滴/d。中度以上甲状腺肿大者,尤其是出现压迫症状者,甲状腺片 20~40 mg/d逐渐增加剂量至 60~120 mg/d;或左甲旋状腺素片($L\text{-}T_4$,优甲乐) 25~50μg/d 缓慢增加剂量达 75~150μg/d。注意服用药物应先从小剂量开始:$L\text{-}T_4$ 25~50μg/d,隔 2~3 周增加 25 μg/d,维持量 75~200μg/d;或甲状腺片,由 15~30 mg/d 逐渐增至 60~120 mg/d。3~6 个月可使甲状腺明显缩小或消失,但停药后易复发,应长期使用。老年人剂量应酌减,以免加重心脏负荷。应用甲状腺激素的剂量应根据血清促甲状腺激素(TSH)的水平适当调整,TSH 浓度以控制在 0.4~1. 0 mu/L 之间为妥。

3. 手术治疗

(1)25 岁以前的单纯性弥漫性甲状腺肿,常是青春期甲状腺激素需要量增加的结果,多能在青春期过后自行缩小,不需手术治疗。手术复发率高达 40%。内科治疗可给予甲状腺片或左旋甲状腺素,连服 3~6~12 个月,常有良好效果。

(2)出现压迫症状者(包括虽没呼吸困难,但 X 线检查发现气管已变形或移位;虽发音无明显改变,但喉镜检查已确定一侧声带麻痹者)应采用手术治疗。

(3)腺体肿大明显虽无压迫症状,但影响生活和工作者,应予手术治疗。

(4)结节性单纯性甲状腺肿,继发有功能亢进综合征,或疑有恶变可能者,应早期进行手术治疗。

六、亚急性甲状腺炎

亚急性甲状腺炎(subacute thyroiditis)又称为肉芽肿性甲状腺炎、巨细胞性甲状腺炎和de Quervain 甲状腺炎。是一种与病毒感染有关的自限性甲状腺炎，一般不遗留甲状腺功能减退症。本病约占甲状腺疾病的5%，男女发病比例1∶(3～5)，以40～50岁女性最为多见。本病病因与病毒感染有关，如流感病毒、科萨奇病毒、腺病毒和腮腺炎病毒等，可以在患者甲状腺组织发现这些病毒，或者在患者血清发现这些病毒的抗体。10%～20%的病例在疾病的亚急性期发现甲状腺自身抗体，疾病缓解后这些抗体消失，推测它们可能继发于甲状腺组织破坏。

(一)病理

甲状腺呈微黄色或白色，质地较正常硬。腺体均匀性增大，有时可不对称，一侧腺叶显著增大。病变可伸及被膜表面，也可仅限于甲状腺实质。肉眼可见病变处颜色苍白，与正常组织的界线不清晰。显微镜下，对应于实质破坏及瘢痕组织的区域，可见亚急性、慢性、肉芽肿性的炎性改变，早期浸润的中性粒细胞被淋巴细胞和巨噬细胞替代，少许的小滤泡中有胶质残留。细针穿刺细胞学检查显示蜂窝结构的布局消失、滤泡细胞失去其完整性、出现圆形或卵圆形的巨细胞，巨细胞及退化的甲状腺滤泡聚集成肉芽肿。

(二)病理生理

在滤泡破坏阶段，甲状腺球蛋白和甲状腺激素的释放导致循环中T_4、T_3升高，TSH被抑制，甲状腺功能被抑制，放射性碘的摄取率降低甚至测不出，激素合成受阻。数周后储备的甲状腺激素耗尽，T_4(有时伴T_3)降低、TSH适度升高，放射性碘的摄取恢复正常或因TSH的升高而升高，甲状腺激素的合成和分泌有所加强。最后甲状腺激素和TSH恢复正常。

(三)诊断要点

1. 临床表现　多在病毒感染后1～3周发病，起病形式及严重程度不一。

(1)上呼吸道感染前驱症状：肌肉疼痛、疲劳、咽痛及轻、中度发热，少数高热达40℃，发热在发病3～4 d达高峰，1周左右消退。

(2)甲状腺区域疼痛：为本病特征，常放射至耳、咽喉、下颌角、颏、枕、胸背部等处。可先累及一叶后扩大或转移到另一叶，疼痛程度多较剧烈，有时难以忍受，少数可呈隐痛，易误认为咽喉炎。

(3)甲状腺肿大：常为弥漫性、不对称性甲状腺肿，一叶为著。呈轻、中度增大(达正常的2～3倍)，伴或不伴结节，质地多较硬，触痛明显，同样可先累及一叶后扩大或转移到另一叶，病情缓解后可完全消退，也可遗留轻度甲状腺肿及较小结节。

2. 辅助检查

(1)白细胞计数正常或稍高，中性粒细胞或淋巴细胞也可增多；血沉增快，常高于50 mm/h，可达100mm/h。C反应蛋白升高。

(2)甲状腺功能在不同阶段有特征性的变化:①甲状腺毒症阶段　T_4、T_3 水平升高,TSH 被抑制,T_4/T_3 高于 Graves 病或其他功能自主性甲状腺疾病,甲状腺球蛋白水平升高,摄碘率降低;②甲状腺功能减退阶段　T_4(有时伴 T_3)降低、TSH 升高;③恢复阶段　各项指标趋于正常。

(3)甲状腺相关抗体(抗甲状腺过氧化物酶抗体、抗甲状腺球蛋白抗体、抗 TSH 受体抗体)阴性或呈低滴度。

(4)核素扫描不显影或呈冷结节,随着病情缓解可消失。

(5)超声声像图表现:甲状腺两叶弥漫性、轻度或中度肿大,内部回声分布不均匀,可见与炎性病灶相对应的低回声或无回声区,无包膜。CDFI 显示低回声或无回声病灶区内血流信号减少或消失,其周围甲状腺内血流信号正常或略增多。甲状腺上、下动脉峰值流速在正常范围内(<40cm/s)。

(四)确诊依据

1. 近期病毒感染史。
2. 颈部转移性、放射性疼痛,伴甲状腺肿大。
3. 全身症状　发热、肌痛等。
4. 甲状腺功能典型演变过程。
5. ESR>50 mm/第 1 h。
6. 低摄碘率与高甲状腺激素血症共存,此即所谓"分离现象"。

(五)鉴别诊断

1. 急性化脓性甲状腺炎　是甲状腺的化脓性感染,好发于儿童及青年人,多为连接口咽及甲状腺处存在的瘘管继发感染所致。临床表现为高热,甲状腺部位红、肿、痛,血白细胞升高,无甲状腺功能的改变,细针穿刺细胞学检查可发现病原菌及炎性细胞浸润。

2. 桥本甲状腺炎　很少发生甲状腺疼痛或触痛,没有特异性的碘代谢紊乱及血沉的变化,甲状腺相关抗体升高,细针穿刺细胞学检查未见巨细胞。

3. 甲状腺出血或坏死　即刻发生的甲状腺剧烈疼痛,可能与甲状腺部位手术、穿刺、药物注射有关,也可继发于结节性甲状腺病变。血沉、甲状腺激素等指标大多正常。可结合多普勒超声显像、细胞学的检查做鉴别。

(六)治疗

1. 鉴于本病可自行缓解,对于轻症患者予非甾类解热镇痛药对症处理即可。

2. 症状明显的患者可予糖皮质激素,疗效明确,但停药后部分患者会复发。临床上应注意剂量和疗程的掌握。常用泼尼松,一般开始剂量为 20～30 mg/d,病情控制后逐渐减量,维持治疗 6～8 周。不可频繁改变剂量或长期使用,以防药物依赖。停药后如有复发,仍需足量使用糖皮质激素。

3. 在甲状腺功能动态演变过程中的治疗　甲亢期仅需 β 受体阻滞剂对症,可从下列制剂选用一种:普萘洛尔(心得安) 10～20 mg tid;阿替洛尔(氨酰心安) 25～50 mg bid;美托洛尔(倍他乐克) 12.5～50 mg bid。

在甲状腺功能减退阶段应用甲状腺制剂替代治疗，可用 L-T_4 0.1～0.15 mg/d qd；或甲状腺片 40～120 mg/d，症状好转逐渐减量至停用，永久性甲状腺功能减退需长期服用。

七、慢性淋巴细胞性甲状腺炎

慢性淋巴细胞性甲状腺炎(chronic lymphocyticthyroiditis)，又称桥本甲状腺炎。它是公认的器官特异性自身免疫性疾病，具有一定的遗传倾向。本病的特征是存在高滴度的甲状腺过氧化物酶抗体(TPOAb)和甲状腺球蛋白抗体(TgAb)，参与炎症损伤过程。TSH 受体刺激阻断性抗体(TSBAb)占据 TSH 受体，促进了甲状腺的萎缩和功能低下。碘摄入量是影响本病发生发展的重要环境因素，随着碘摄入量增加，本病的发病率显著增加。特别是碘摄入量增加可以促进隐性的患者发展为临床甲减。本病多见于女性，男女发病比例 1∶(3～4)，各年龄均可发病，但以 30～50 岁多见。

(一)诊断标准

1. 临床表现

(1)多见于中年女性，病程长。

(2)依甲状腺功能改变，病变过程大致分为三个阶段：①隐性期：甲状腺功能正常；②甲状腺功能减低期：临床出现亚临床甲减或显性甲减；③甲状腺萎缩期：临床显性甲减，甲状腺萎缩。

(3)甲状腺呈弥漫性，质地韧硬的无痛性轻度至重度肿大。肿大可不对称，表面常不光滑，可有结节，可随吞咽上下移动。甲状腺疼痛、触痛罕见。

2. 实验室检查

(1)早期甲状腺功能正常，中晚期可出现亚临床甲减(TT_4 和 FT_4 正常，TSH 增高)或甲状腺功能减退(TT_4 和 FT_4 降低，TSH 增高)。

(2)甲状腺过氧化物酶抗体和甲状腺球蛋白抗体滴度显著增高。甲状腺激素阻断抗体(TsBAb)可阳性。

(3)^{131}I 摄取率降低。甲状腺扫描核素分布不均，可见“冷结节”。

(二)治疗

1. 无明显症状、甲状腺增大不明显者暂可不治疗，随访观察。

2. 药物治疗

(1)甲状腺明显肿大伴有压迫症状者：甲状腺片 20～40 mg/d，酌情逐渐增至 60～180 mg/d，或左甲状腺素(L-T_4) 25～100μg/d，酌情渐增至 150～200μg/d。

(2)甲状腺肿大迅速或伴疼痛、压迫症状者：泼尼松 10 mg bid 或 tid，症状缓解后逐渐减量，维持 1～2 个月。对伴有甲状腺功能降低者，应同时使用甲状腺激素制剂。

3. 手术　有严重压迫症状而药物治疗不能缓解或不能除外恶性病变时，应考虑手术治疗。

八、甲状腺功能亢进症的诊断和治疗

甲状腺功能亢进(hyperthyroidism)简称甲亢。是由于各种原因导致正常甲状腺素分泌的反馈机制丧失,引起循环中甲状腺素异常增高而出现的以全身代谢亢进为主要特征的疾病总称。分原发性甲亢(primary hyperthyroidism)、继发性甲亢(secondary hyperthyroidism)和高功能腺瘤(hyperfuncitioning thyroid adenoma)三种 。原发性甲亢又称 Graves 病(Graves disease),Basedow 病或 Parry 病,是一种自身免疫性疾病,临床表现为累及包括甲状腺在内的多系统的综合征群,包括:高代谢症群、弥漫性甲状腺肿、突眼征、特征性皮损和甲状腺肢端病,由于多数患者同时有高代谢症和甲状腺肿大,故称为“毒性弥漫性甲状腺肿”(toxic diffuse goitier)。

(一)诊断要点

1. 发病情况:男女之比为 1∶4,原发性甲亢约 70%为 20～40 岁,继发性甲亢和高功能腺瘤多在 40 岁以上。

2. 临床表现

(1)有甲状腺激素增高引起的表现:如神经过敏、性情急躁、怕热、多汗、疲乏、食欲亢进、体重下降、心悸、心动过速、手震颤等。

(2)甲状腺的体征:原发性甲亢甲状腺弥漫性肿大,质地较软,有血管杂音,可有震颤。结节性甲状腺肿或高功能性腺瘤,则甲状腺上可找到单发或多发的结节或甲状腺上的肿块。

(3)实验室检查: 基础代谢率增高(>20%),血清胆固醇降低,尿肌酸高于正常;测定血清中的 T_3、T_4 的含量尤以 FT_3、FT_4 的含量均高于正常值,但 TSH 下降,甚至在进行促甲状腺激素释放激素(TRH)兴奋试验时,TSH 仍不增高(TSH 降低,T_3、T_4 正常,则考虑亚临床甲亢);原发性甲亢时促甲状激素受体抗体(TRAb)测定阳性;而继发性甲亢和高功能腺瘤 TRAb 测定为阴性。

原发性甲亢在核素扫描时,摄取率峰值提前,测定值既高于正常峰值也高于 24h 正常值,且不为 T_3 抑制试验所抑制(抑制率<50%)。此点可与单纯性甲状腺肿相鉴别。

继发性甲亢和高功能腺瘤在扫描时,结节为“热结节”,周围的甲状腺组织功能被抑制而呈萎缩状态。5%～10%的腺瘤为高功能性。

(二)确诊条件

1. 均有甲状腺激素增高的临床表现及实验室证据。

2. 原发性甲亢应为全甲状腺呈功能亢进表现　甲状腺呈不同程度的弥漫性肿大,血流增加,吸碘率增加且不受 T_3 抑制试验所抑制,TRAb 阳性。

3. 继发性甲亢则甲状腺上有多个或单个结节或肿物,扫描呈热结节表现,周围的甲状腺组织功能被抑制而呈萎缩状态。此状态可为 TSH 刺激试验所改变。TRAb 阴性。

(三)治疗原则

1. 关于手术治疗　原发性甲亢,除了青少年患者、病情较轻者和伴有其他严重疾患的病例不宜手术治疗外，手术治疗仍为目前有效的方法，尤其对于较严重的病例。对于继发性甲亢和高功能腺瘤，应用抗甲状腺药物或^{131}I治疗的效果都不甚显著，更宜以手术治疗为主。当然手术要在做好必要的准备后进行。在妊娠早期、中期，即前4～6个月，仍应考虑手术治疗；到后期，甲状腺功能亢进与妊娠间的相互影响已不大，则可待分娩后再行手术。

2. 抗甲状腺药物治疗

(1)临床适应证：①病程较短、病情较轻的原发性甲亢；②20岁以下青少年和儿童，抗甲状腺药物不致引起持久性的甲状腺功能降低，对生长发育的影响很少；③伴有其他严重疾患而不宜施行手术的病例；④手术后复发的病例；⑤做手术前准备。

(2)抗甲状腺药物在临床上的禁忌证：①有压迫气管症状的患者，或是胸骨后甲状腺肿的病例；②高度突眼的病例；③妊娠和哺乳的妇女(因药物可通过胎盘或与乳汁一同排出，有损胎儿或婴儿甲状腺的功能)。

3. 放射性碘治疗　^{131}I治疗的主要临床适应证：①伴有其他严重疾患而不宜施行手术的病例；②手术后复发的病例；③年龄在40岁以上的原发性甲亢。

^{131}I治疗不可应用于：①妊娠和哺乳的妇女，^{131}I能进入胎儿体内或与乳汁一同排出，有损胎儿或婴儿甲状腺功能；②轻度甲亢患者，^{131}I治疗引起持久性黏液性水肿可能性大；③青春期前后的年轻患者，以避免对性腺的损害。

(四)甲亢的术前准备

对甲亢病例，术前必须有充分准备。首先要消除患者过度紧张及精神刺激，给予热量充足、富含维生素饮食。主要的准备是口服碘剂——复方碘溶液(Lugol溶液)。由于碘剂逐渐地抑制了甲状腺激素的释放，术后就不使循环系统受到突然的变化，避免了术后发生严重并发症即甲状腺危象。通常剂量是每日3次，每次5～10滴；对不能耐受碘剂的患者，最好由每日3次，每次3滴开始，逐日每次增加1滴，至每次16滴为止，然后维持此剂量。一般经2～3周后，基础代谢率即下降至＋20%以下，体重增加，脉率降至100次/min以下，脉压亦恢复正常，其他症状也多显著减轻；而甲状腺体缩小、变硬，血管震颤减小。基础代谢率一接近正常，即应施行手术。如果错过这个时间，即使继续服用碘剂，在多数病例基础代谢率又复上升，症状亦复出现，甚至加重。因此，必须严格掌握这个适当的手术时间。适当的手术时间诚然一般以基础代谢率的接近正常与否来决定，但亦不宜完全以此为标准，应同时参考全身情况，尤其是循环系统情况的改善。脉率降低、脉压恢复正常，常常是适当的手术时间的重要标志。

对于服用碘剂后症状不显著减轻者，可改服或在服用碘剂的同时加服抗甲状腺药。由于抗甲状腺药能引起甲状腺肿大、充血，故俟基础代谢率接近正常，即应停服，但仍需继续服用碘剂1周，始行手术。

对于常规服用碘剂或合并应用抗甲状腺药物不能耐受或不起显著作用的病例，可与碘剂合用普萘洛尔(心得安)(β-受体阻滞药)。剂量为每6h给药1次，口服，每次20～40mg，一般在4～7d后脉率即降至正常水平，激动、两手颤动、心悸等症状好转，可以施行手术。要注意的是：最末一次口服普萘洛尔要在术前1～2h；术前不用阿托品，以免心动过速；术后需继续口服普萘洛尔4～7d。

近年,有人主张完全单用普萘洛尔做甲亢的术前准备,其优点是一方面可缩短术前准备时间,另一方面并不影响甲状腺功能。术后立即能了解甲状腺残留部分的功能状态。但多数学者认为,应用普萘洛尔的适应证仍应限于上述病例,也就是对碘剂不起显著作用的病例,且仍应与碘剂联合应用。完全单用普萘洛尔仅适用于高功能腺瘤病人的术前准备。

九、甲状腺危象的防治

(一)原因

甲状腺危象是甲亢手术后危及生命的并发症之一,原因尚未完全阐明。主要诱因是术前准备不完善、手术刺激及感染。从临床角度看,主要为甲亢症状未能在术前得到控制,或服用碘剂时间过长。一组报道 271 例甲亢手术中有 3 例发生甲状腺危象,均是服碘 30～40d 才做手术。

(二)临床表现

甲状腺危象往往在手术后短期内发生,多数发生于手术后 12～36h,往往发展很快,体温可升至 39℃左右,脉搏增至 120～140 次/min ,烦躁不安、谵妄,甚至昏迷。也可表现为神志淡漠、嗜睡。可有呕吐、腹泻、全身红斑及低血压。症状发展到什么程度才能诊断甲状腺危象,各家看法不同,但有一点是一致的,即一般认为凡有怀疑者,应立即处理,抗危象治疗相对而言对患者是无害的,而延迟治疗将会造成致命的恶果。

(三)治疗

由于甲状腺危象的病因尚不清楚,可能是多种因素综合作用的结果,治疗也应多管齐下,以迅速控制甲状腺危象的症状。治疗的重点是:①降低血液循环中甲状腺激素的浓度;②控制心肺功能失调;③预防和治疗并发病。

1. 抑制甲状腺激素的合成和释放

(1)抗甲状腺药物:丙硫氧嘧啶和甲巯咪唑都可以阻断 T_4 和 T_3 的合成,通常丙硫氧嘧啶 200～250mg,甲巯咪唑 20mg,每 4h 给药 1 次,前者不仅能够抑制 T_4 和 T_3 的合成,而且能抑制外周 T_4 向 T_3 转化,从而降低血清 T_3 浓度,显示出比甲巯咪唑更快和更好的临床效果。

(2)复方碘溶液:无机碘溶液能够抑制已经合成的 T_4 和 T_3 从甲状腺中释放,这是抗甲状腺药物做不到的。口服卢戈液或饱和碘化钾溶液,每 6h 服 8 滴,这样每天可提供数百毫克碘,大大高于有效抑制甲状球蛋白水解和 T_4、T_3 释放所需要的剂量。静脉内注射碘化钾一般并非必需,如须使用碘化钠溶液,剂量为 0.25g 加入 5%葡萄糖液 250ml 做静脉滴注,每 6h 滴 1 次。待病情好转后碘剂应迅速减少或停用。

(3)应用脂溶性放射显影剂:包括碘泊酸钠和碘番酸。这些含有机结合的碘必须通过口服给药。除在体内脱碘后能够抑制 T_4 和 T_3 的释放外,这些药物本身还能抑制外周 T_4 向 T_3 转化,以及使 T_3 结合到其核受体上,应用这些药物后能很快产生临床和生化效应。一般初始剂量为 2g，以后每天 1g，直到临床症状控制后改用抗甲状腺药物。

(4)碳酸锂：碳酸锂能够抑制 T_4 和 T_3 的合成。对碘过敏同时又对丙硫氧嘧啶或甲巯咪唑存在严重毒性反应，如肝炎或粒细胞减少症的甲状腺毒症患者，碳酸锂是一种较好的替代药物。碳酸锂 300mg，每 6h 服 1 次，维持血清锂浓度大约为 1mmol/L。

(5)另外，口服考来烯胺(消胆胺)能够在胃肠道结合 T_4 和 T_3，而阻断肝肠循环，降低 T_4 在血清中的浓度。腹膜透析或血浆置换透析也能降低血清 T_4 和 T_3 浓度。实验证明，带有离子交换树脂和药用炭的血液灌注能够结合 T_4 和 T_3，从而降低血中 T_4 和 T_3 的浓度。

2. 降低机体组织对甲状腺素的反应　甲状腺素能增高机体组织对儿茶酚胺的敏感性，甲状腺危象加重，故应用抗交感神经阻滞药可获得好的疗效。

(1)普萘洛尔(心得安)是最常用的药物，由于其在甲状腺毒症患者中的清除率增高和为了获得较快的肾上腺素能阻滞效果，因此其使用剂量通常较大，一般为 80～120mg 每 6h 服 1 次。普萘洛尔也可以静脉给药，通常是连续的心电监护下初始剂量为 0.5～1mg 在 10min 内滴完，随后每隔几个小时静滴 1～3mg，在 10～15min 内滴完，直到口服普萘洛尔开始时。普萘洛尔的主要作用机制是能够减轻儿茶酚胺的效应，同时能够轻度地抑制外周 T_4 转化为 T_3。β受体阻滞药治疗甲状腺危象最显著的作用表现在心血管方面，口服或静脉给予有效剂量的普萘洛尔能够快速地降低心率和增加心排血量，特别是那些用地高辛和利尿药治疗病情难以控制的患者，在给予普萘洛尔后能迅速地改善病情。对伴有心房颤动或室上性心动过速者也有效，但在伴有二度以上房室传导阻滞、心肌梗死或哮喘患者禁用，用药时应根据其脉率调整剂量。

(2)短效 β 受体阻滞药，如艾司洛尔(美多酰胺)，可能较普萘洛尔更为安全，初始剂量为 0.25～0.5mg 在 5～10min 内用完，随后维持 0.05～0.1mg/(kg·min)。

(3)利血平或胍乙啶是最早应用治疗甲状腺危象的交感神经阻滞药，与普萘洛尔和其他β受体阻滞药相比，它们不仅效果较差而且更容易引起不良反应，尤其是引起低血压和中枢神经系统抑制，因此现在多已停止使用。

3. 直接对抗全身性失代偿的治疗

(1)降温：尽量采用物理降温，重者可采用冬眠疗法。患者体温应尽量控制在 37℃左右。尽量避免使用水杨酸类药物，因其可增加游离甲状腺素的浓度，大剂量使用时，还可增进机体代谢。

(2)糖皮质激素：药理剂量的糖皮质激素能抑制甲状腺素的释放，抑制周围性 T_4 向 T_3 转化，从而可迅速降低甲亢患者血中 T_3 浓度；且有特异性退热作用，并能代偿肾上腺皮质功能不足，特别是对于低血压或休克患者。常用氢化可的松，初始剂量为 200～300mg，随后连续几天每 8h 用 100mg，以后剂量应该递减；也可使用相当剂量的地塞米松和甲泼尼龙。术后常规使用肾上腺皮质激素能有效地预防和减少甲状腺危象的发生。

(3)综合治疗：①吸氧以减少组织缺氧。②镇静可采用冬眠Ⅱ号、地西泮、苯巴比妥或水合氯醛。③补液及维持营养，纠正水、电解质平衡紊乱，补充大量葡萄糖、维生素 C 及 B 族维生素。④应用抗生素预防和控制感染。⑤有心力衰竭者应加用洋地黄类药物。并根据情况应用呋塞米，预防肺水肿发生。如患者有窦性或异源性心动过速，应高度警惕其可能伴有肺水肿及充血性心力衰竭，应及时诊断和处理。⑥防治休克。

4.控制甲状腺危象的诱因　积极治疗能够诱发甲状腺危象的其他疾病，如感染，使用适当的抗生素；糖尿病患者严格控制血糖，防止酮症酸中毒的出现；避免突然的精神刺激等。

（四）预防

1.术前准备要充分　甲亢术后发生甲状腺危象的主要原因是术前准备不足，甲亢症状未得到满意控制。因此，手术前准备至为重要，这是防止术中、术后发生甲状腺危象和减少甲状腺血液供应，从而减少术中出血及防止其他并发症的关键。不论采用何种方法，均要求患者的甲亢症状得到有效控制（情绪稳定，睡眠好转，体重增加，脉搏稳定在 90 次/min 以下，基础代谢率基本正常或在＋20％以下）。目前常用的术前准备方法有：单用复方碘溶液；抗甲状腺药物与碘剂合用；单用普萘洛尔；普萘洛尔与复方碘溶液联合应用等。先以抗甲状腺药物控制症状后，再加用碘剂；心率过快者加用普萘洛尔。目前常用的抗甲状腺药物有硫脲类的甲硫氧嘧啶、丙硫氧嘧啶及咪唑类的甲巯咪唑（他巴胺）和卡比马唑（甲亢平）等。主要作用是抑制甲状腺内碘的有机化过程，抑制甲状腺素的合成，还能抑制淋巴细胞产生自身抗体的作用，使血内甲状腺自身抗体下降。丙硫氧嘧啶在外周组织抑制 5'-脱碘酶而阻抑 T_4 转化为 T_3，故常用于术前准备。由于抗甲状腺药物能使甲状腺肿大、引起动脉性充血，手术时极易发生出血，增加了手术的困难和危险。因此，服用硫脲类药物必须加服碘剂 2 周，待甲状腺缩小变硬，血管数减少后手术。因硫脲类药物有骨髓抑制作用，用药期间宜每周查白细胞计数和分类，如白细胞$<4\times10^9$/L，中性<0.50 时，需停止使用或更换另一种抗甲状腺药物。如白细胞$<3\times10^9$/L，必须立即停止应用任何一种抗甲状腺药物。对高度突眼或腺体过大有压迫症状者，不宜用硫脲类药物。

2.手术操作要轻柔。

3.术后处理要细致　术后严密观察病情，尤其在术后 12～36h 是甲状腺危象易发生的时间段，特别注意体温和脉率的变化。心率一般应维持在≤90 次/min，如发现患者脉率增快至 90～100 次/min，应即时给予口服普萘洛尔 10～20mg；体温应控制在 38℃以内。

十、甲状腺手术几个问题的处置体会

（一）甲状腺结节的手术指征

1.可疑为恶性。

2.有压迫症状。

3.甲状腺功能亢进。

4.未分化癌的气道控制和外形美观的要求。

（二）术中可能遇到的困难

1.皮瓣的分离　切开皮肤、皮下组织和颈阔肌后，于此肌与颈前筋膜浅层之间的平面剥分是有难度的，应注意将皮瓣牵展，并使此平面的间隙尽量拉开，然后用锐器由浅至深渐次边分离边拉开，或用刀刃对准间隙推剥（类似砍推而非刀刃拖拉切割）。熟练掌握这些技巧，将可顺利完成此分离且出血少。

2.甲状腺的游离 在甲状腺暴露后，可适当拉开腺体与周围组织的界限，进行分离，先分易分之处，在可能时及时将腺体向前内方提出切口，这样可使深部的间隙拉开，使游离操作易于进行。

3.上极过高的处理 在甲状腺上极过高的情况下，往往是甲状腺上动脉的前分支进入腺体的位置较低，而将腺体上极提得过高。相反，此动脉前分支进入腺体的位置相对较低，易于分离。如先分离甲状腺上动脉的前支并予结扎后离断，就可使上极易于分离并被牵引下移，也便于游离结扎动脉的后分支。

(三)如何避免损伤甲状腺周围重要器官或组织

所指重要器官或组织主要为胸导管、喉上神经、喉返神经、甲状旁腺、颈动静脉等。

1.总的原则 熟悉颈部解剖；掌握分离技巧，避免动作粗暴；沿甲状腺真被膜分离，凡要离断的组织均应辨明无重要器官或组织方可离断。

2.如何预防颈淋巴导管损伤之乳糜瘘 甲状腺下极过低者及行颈淋巴清扫者，应注意防止损伤胸导管造成乳糜瘘，分离时应特别小心，避免动作粗暴、盲目牵扯或切割；可待腺叶其他部分游离后，将过低的下极边上提边分离。发现有乳糜样渗液时应仔细寻找导管的破口，予以结扎。当清除颈血管鞘周围及锁骨上窝的脂肪组织时，切断后的残根一定要进行结扎，以防遗漏损伤的胸导管及右淋巴导管。

3.如何预防喉返神经损伤

(1)分离下极及下外方时，应学会掌握触摸喉返神经及其大概走向，遇有非血管性索条状物进入甲状腺或走行于其附近时不可轻易离断。

(2)甲状腺下动脉最好在甲状腺包膜下离断，或尽量离开腺体背面，靠近颈总动脉内侧结扎甲状腺下动脉主干，以免误伤走行于附近的喉返神经及影响甲旁腺的血运。

(3)因部分喉返神经在气管食管沟上方、气管外侧紧贴甲状腺后包膜上行，而不是在气管食管沟内。因此，在切断甲状腺峡部后，游离与气管黏附的甲状腺组织至气管外侧便于残留腺体缝合即可，不必游离过深而误伤喉返神经。

(4)部分喉返神经紧贴甲状腺后包膜上行，手术中应尽量保留甲状腺后包膜，切除甲状腺组织后，行残面止血和缝合时，亦应注意勿钳夹、缝合过深，否则可能将喉返神经结扎。

(5)在行甲状腺全切除时，最好在甲状腺下极附近显露喉返神经，并妥善保护，向上追踪直至环甲关节处，以确保避免误伤。但不需将其全程游离，否则可能因缺血等原因引起手术后暂时性声带麻痹。

4.如何预防喉上神经损伤 喉上神经内侧支分出时位置较高、行程较短，在舌骨大角平面分出后即穿过甲状舌骨膜入喉。因此，喉上神经内侧支损伤的机会较少，多因过度牵拉或血肿压迫所致。喉上神经外侧支与甲状腺上动脉关系密切，入喉前部分与甲状腺上动脉并行，将至甲状腺上极时才与血管分开。甲状腺肿大时，尤其甲状腺上极较高者，其上极更贴近喉上神经，结扎甲状腺上动脉时易损伤喉上神经外侧支。故分离甲状腺上动脉时，不宜分离至距甲状腺过远、过高；上极过高者，应将甲状腺上血管的前支及后支，分别于靠近进入甲状腺处结扎。当甲状腺上动脉结扎线松脱，或其他原因引起甲状腺上动脉出血时，避免慌乱中盲目钳夹止血以致误伤喉上神经。对喉上神经的过度牵拉、术后局部血肿压迫等亦可引起暂时性喉上神经麻痹，应注意避免。

5.注意避免损伤甲状旁腺　尽可能注意辨认甲状旁腺。正常情况下为左右上下两对共4枚，3%的人只有3个甲状旁腺，84%的人有4个，13%超过4个，第5个可位于胸腺内或颈动脉鞘内；腺体大小约为长6mm，宽3～4mm，厚度0.2～2mm，每个重量约35mg；下旁腺比上旁腺稍大些；颜色从黄褐、红棕或有如脂肪组织样，富于血管。上甲状旁腺位置比较固定，双侧对称，80%位于喉返神经和甲状腺下动脉交叉上方1cm处、周径2cm的区域内，紧贴甲状腺包膜。下甲状旁腺的典型位置，是在甲状腺下动脉的下方，甲状腺下极的后面。但变异较大，也可位于胸腺附近或上纵隔内。

可疑旁腺时应尽量避免损伤。行甲状腺腺叶次全切除时，应注意保护好旁腺血供，不必常规结扎甲状腺下动脉主干及显露喉返神经，以减少气管食管沟区的骚扰。

（四）如何预防呼吸道梗阻

甲状腺手术造成呼吸道梗阻的原因主要为：伤口内出血，血肿压迫气管；喉头水肿及呼吸道分泌物阻塞；气管软化、萎陷。故应注意手术止血细致可靠，麻醉插管及手术操作避免粗暴，发现气管软化应行气管悬吊术，将软化气管被膜悬吊于胸锁乳突肌或颈前肌上，以保障气道通畅。严重气管软化者为防止发生术后窒息，应及时行气管切开，术后待气管与周围组织紧密黏着，病人无呼吸困难时再拔管，一般为7～10d以上。伤口应保持引流通畅，术后床旁置气管切开包，并注意严密观察。

（五）如何预防甲亢术后复发

根据复发的原因，采取相应措施：

1.原发性甲亢术后复发的原因　多因甲状腺切除不够、残留腺体过多。亦有因甲状腺峡部或锥状叶未切除、甲状腺上下动脉未结扎引起。多发生在年轻病人，常于术后2年左右出现症状。故对原发性甲亢手术中应掌握甲状腺切除量，结扎甲状腺上动脉，避免残留峡部及锥状叶。

2.结节性甲状腺肿并甲亢术后甲亢复发　是因弥漫性或结节性甲状腺肿手术后忽略了引起甲状腺肿的原因，未能给予碘剂治疗，使机体仍处于持续缺碘状态；加之，部分或大部分甲状腺被切除，进一步增加了机体甲状腺素的不足，垂体代偿性分泌促甲状腺素过多，刺激甲状腺组织超常增生，最终引起甲亢。因此结节性甲状腺肿手术后应注意补充碘剂。

3.甲状腺功能亢进术后复发的少见原因　是将垂体性甲状腺功能亢进误认为原发性甲状腺功能亢进而行甲状腺切除术，即垂体有分泌促甲状腺素的垂体瘤。此时因高水平的促甲状腺素持续存在，刺激残留甲状腺组织超常增生，可导致甲亢症状复发。此类病人实验室检查特点是，同时有血清甲状腺素和促甲状腺素含量增高。术前对有蝶鞍扩大和视野缺损的病人应警惕，并采取相应的诊治措施。

（蒋啸云　方　力）

第二节　乳腺疾病

一、瘀积性乳腺炎

瘀积性乳腺炎(stagnation mastitis)又称积乳囊肿、乳汁潴留性囊肿,是哺乳期因一个或几个腺叶的乳汁排出不畅,致使乳汁在乳管内积存而成。多数积乳囊肿是在哺乳期产生,但许多患者是在哺乳期后才发现肿块。因临床上主要发现是乳内肿物,常被误诊为乳腺肿瘤,故应引起注意。

(一)诊断标准

1. 发病时间常在哺乳期或妊娠期,尤其是哺乳期断乳后。

2. 发病部位多在曾发生过急慢性乳腺炎症,外伤或手术处。

3. 乳腺肿块为最初症状,单侧多见,肿块多位于乳晕区以外的乳腺周边部位,呈圆形或椭圆形,边界清楚,表面光滑,稍活动,触之囊性感,有轻度触痛,直径常在 2～3cm。

4. 瘀积性乳腺炎早期呈囊性感,后期质地较硬。

5. 囊肿可继发感染,导致急性乳腺炎或乳腺脓肿,如不继发感染可长期存在,囊内容物变稠,随时间的延长可使囊内水分被吸收而使囊肿变硬。

6. 腋淋巴结一般不大。

7. X 线有轮廓清晰的囊肿阴影。

8. 乳房 B 超有助诊断。细胞学检查能进一步明确诊断,穿刺可抽出乳汁或乳酪样物,镜下有脱落上皮细胞可明确诊断。

(二)治疗

主要为严密观察对症处理,如合并感染则予抗炎治疗,形成脓肿则需切开引流;必要时,如疑为恶性变可考虑手术切除送病检。

二、乳腺导管扩张症(浆细胞性乳腺炎)

乳腺导管扩张症(breast duct ectasia,BDE)多见于经产妇的绝经期前后、已经退化的乳腺内,多为单侧乳腺受累。由于乳晕下导管有阻塞,引起导管扩张,管壁上皮萎缩,管内积聚的类脂质及上皮细胞碎屑腐蚀管壁后,在管壁周围的脂肪组织内见有片状的浆细胞浸润。乳腺导管扩张后期由于感染、炎症细胞浸润,形成浆细胞性乳腺炎(plasma cell mastitis,PCM)。浆细胞性乳腺炎(plasma cell mastitis)在发展的不同阶段还有不同命名,如乳腺导管扩张症、粉刺性乳腺炎、化学性乳腺炎等。

(一)诊断标准

本病最常见于35～40岁的经产妇、非哺乳期妇女，其次为绝经期后老年妇女。常见单侧乳房发病，少数病人也可双侧乳房先后发病。本病发展缓慢，病程可常达数月甚至数年。大致分为四期：

1. 溢液期　乳头溢液是本病的一种早期表现，也可能是少数病人的唯一表现。多为自发性、间歇性乳头溢液，呈水样、乳汁样、浆液性、脓血性或血性，量有多有少。乳管多有白色脂质样分泌物，并带有臭味，病人常常忽视少量、间断的乳头溢液，此期称之为乳腺导管扩张症。

2. 肿块期　肿块多位于乳晕深部，形状不规则，质地坚硬，表面可呈结节样，边界欠清，常与皮肤粘连，但无胸壁固定。乳房皮肤可有水肿，有的可呈橘皮样变。同侧腋窝淋巴结肿大，但不硬，有压痛。但乳房疼痛及全身反应均较急性乳腺炎轻。也有患者首发症状为乳房肿块，始终无明显的红肿表现，此期已形成浆细胞性乳腺炎。

3. 脓肿期　乳房肿块软化，形成脓肿。破溃后流出的脓液中常夹杂粉刺样或脂质样物质。脓肿一个或数个，乳晕下多见，深者可波及乳房后间隙，先后化脓破溃。可暂时愈合，常反复发作。

4. 瘘管期　常形成通向乳管的瘘口，一个数个不等，经久不愈，位于乳晕旁或乳房部。溃口周围皮服颜色暗红，或呈湿疹样改变。如反复破溃后逐渐形成瘢痕，局部组织坚硬不平，则乳头更显凹陷。反复红肿溃破，常形成复杂性瘘管。

乳管镜或乳腺导管造影可显示扩张导管及病变范围，B超检查、近红外线扫描和钼靶摄片也可有助于诊断。针吸细胞学检查为重度增生的乳管上皮细胞、泡沫样细胞和炎细胞。组织学检查可呈炎性改变或炎性肉芽肿样改变。

(二)治疗

在乳头排液时可以作手术切除扩张的导管。局部炎症明显时应用抗生素治疗，避免切开引流。脓肿形成后常自行穿破，形成瘘管，可经久不愈。此时应做手术治疗，切除瘘管及其周围组织。

三、急性乳腺炎

急性乳腺炎(acute mastitis)是乳腺的急性化脓性感染，最常见于哺乳期妇女，尤其是初产妇。致病菌大多为金黄色葡萄球菌，少数为链球菌。

(一)病因和发病机制

1. 乳汁淤积　淤积的乳汁是细菌的良好培养基，使得细菌易在局部繁殖，继而扩散到乳腺实质。常因乳管不畅或乳头凹陷等所致。

2. 细菌入侵　乳头破溃或皲裂，使细菌沿淋巴管入侵是感染的主要途径。细菌也可以直接侵入乳管，上行至腺小叶而致感染。

金黄色葡萄球菌常常引起乳腺深部脓肿，感染可沿乳腺纤维间隔蔓延，形成多房性的脓肿；而链球菌感染往往引起弥漫性蜂窝织炎。

（二）诊断要点

1. 妊娠期妇女，特别是产后数周（一般 3～4 周）。

2. 患侧乳房可有程度不等的急性炎症表现，临床分为不同的阶段。

（1）急性单纯性乳腺炎：初期主要是乳房的胀痛，皮温高，压痛，乳房某一部位出现边界不清的硬结。

（2）急性化脓性乳腺炎：局部皮肤红、肿、热、痛，出现较明显的硬结，触痛明显，腋下可出现肿大、有触痛的淋巴结。

（3）乳腺脓肿形成：局部组织坏死液化，大小不等感染灶相互融合形成脓肿。脓肿可为单房性也可为多房性，浅表脓肿可触及明显的波动，但脓肿较深时不易触及，行 B 超检查可确诊，亦可行穿刺证实。

3. 全身可有寒战、发热、头痛无力、脉快等中毒症状，甚至重症脓毒症表现。

4. 化验检查白细胞增高明显，且中性粒细胞增高。

（三）诊断中应注意的问题

1. 急性乳腺炎的诊断并不难，但需进一步了解炎症程度、脓肿是否形成，脓肿的部位，如有可能应了解致病菌种类及药敏，以供治疗的参考。

2. 应与炎性乳癌相鉴别　炎性乳癌临床虽不多见，但也多发生在年轻妇女，尤其在妊娠或哺乳期。这种乳癌发展迅速，可在短期内侵及整个乳房，患乳淋巴管内充满癌细胞，皮肤充血、发红，犹如急性炎症，整个乳房增大变硬，而无明显的局限性肿块，但炎性乳癌无发热、白细胞计数增多的情况，疼痛不明显。

（四）治疗

1. 原则　消除感染灶、排空乳汁。蜂窝织炎时宜消炎治疗，脓肿形成后应切开引流，脓汁细菌培养后应用敏感药物治疗。

2. 一般处理　①保持泌乳通畅。②用乳罩托起乳房，局部用热敷或鱼石脂油膏外敷。③患侧乳房停止哺乳，并吸净乳汁，健侧可哺乳；若脓肿形成或引流后应停止哺乳，口服溴隐亭或已烯雌酚或肌注苯甲酸雌二醇，至乳汁停止分泌。

3. 抗菌药物　因主要致病菌为金黄色葡萄球菌，在无细菌培养及药敏试验结果时，应用针对金葡菌敏感的抗生素；如果已知药敏情况，则选择合适的敏感药物，也可局部注射在炎症病灶四周。对婴儿有不良影响的药物，如氨基糖苷类药物应慎用。中药可用蒲公英、野菊花等清热解毒药物。

脓肿形成后，应及时切开引流，深部脓肿如果波动感不明显，可先用超声波定位，并用针头穿刺证实后再行引流。脓肿切开后应用手指轻轻分离脓肿的多房间隔以利引流，脓腔较大时可做对口引流。深部脓肿或乳腺后脓肿，可以在乳腺下皱褶处做弧形切口，在乳腺后间隙与胸肌筋膜间分离，直达脓腔。此种切口便于引流，不易损伤乳管。

(五)预防

避免乳汁淤积,防止乳头损伤,并保持其清洁。加强孕期及哺乳期卫生宣教,指导产妇经常用温水、肥皂水洗净两侧乳头。如有乳头凹陷,可经常挤捏、提拉矫正,定时哺乳,不让婴儿含乳头睡觉。每次哺乳排空乳汁,乳头有破溃或皲裂要及时治疗,注意婴儿口腔卫生。

四、非哺乳期复发性急性乳腺炎

近年来随着孕期和产褥期卫生保健知识的普及,哺乳期急性乳腺炎的发病率逐渐下降,与此同时,女性非哺乳期复发性急性乳腺炎(palindromia-mastitis in lactation)的发病率则呈上升趋势,本病与乳腺癌难鉴别,易发生误诊。

(一)诊断标准

1. 乳房肿块　本病主要临床特征是乳房肿块,而典型的炎症表现红、肿、热、痛不明显,腋淋巴结肿大者不多。

2. 乳房炎症　表现在有红肿热痛的患者中,可有波动感,皮肤无橘皮样变,中性粒细胞升高,部分病人还伴有体温升高。

3. 患者不在哺乳期,病程相对较长,尤其以无痛性乳房肿块为主要表现时,易误诊为乳腺癌。

4. 针吸细胞学检查可见大量的炎性细胞,易与癌细胞区别,诊断准确率高,钼靶照片和B超的诊断准确率相对较低,易误诊为乳腺癌。

(二)治疗

排除癌症后,可行抗炎治疗,脓肿形成者行切开引流。

五、男子乳房发育症

男子乳房发育症是指乳房发育增大,可触及乳腺组织,外形类似女性乳房的异常状态。病理表现为腺管增生而无腺泡增生。常常预示患者体内雌激素升高,或雌激素/雄激素比例上升,或者乳腺组织对雌激素敏感性增高。

(一)诊断要点

1. 生理性乳房发育

(1)新生儿乳房发育:这是常见现象,多于数周后消失,注意随访观察。

(2)青春期乳房发育:约39%男性青春期可以出现乳核或轻度乳房发育,1～2年后多数自行消退,无特殊临床意义。

(3)老年性乳房发育:在排除了器质性疾病后,可以考虑为生理性乳房发育。

2.病理性乳房发育

(1)睾酮产生不足:先天性无睾症;Klinefelter 症(一种细精管发育障碍症);雄激素抵抗综合征,如睾丸女性化和 Reifenstein 征(家族性男性促性腺激素分泌过多的性腺功能减退症);获得性睾丸功能不全(病毒性睾炎、外伤、阉割、肾衰竭等)。这些疾病根据病史、体检及相关检查,诊断不很困难。

(2)雌激素产生过多:睾丸肿瘤、支气管肺癌产生人绒毛膜促性腺激素(hCG)等物质;肾上腺疾病、饥饿、肝病、甲亢等增加了外周芳香化物质。这些疾病都有原发病的临床表现和实验室检查结果。

(3)药物性:雌激素及类似药物(避孕药、digitalis、含雌激素的食物);提高内源性雌激素的合成的药物(促性腺激素、氯米芬);抑制睾酮合成作用的药物(酮康唑、西咪替丁、螺内酯、氟他胺等);其他药物(钙通道阻滞剂、卡托普利、三环类抗抑郁药、海洛因等),以上均有较长时间服药史。

3.特发性乳房发育症　在男子乳房发育症患者中,约 3/4 病例为特发性男子乳房发育症。找不到上述原因,不为其他疾病所致,即可考虑为特发性乳房发育症。

(二)治疗

对于生理性乳房发育患者,以观察随访为主,不给予特殊处理;对于病理性乳房发育者,以治疗原发病为主,也可以给予对症处理;对于特发性乳房发育者,可以试行药物治疗,但许多患者药物治疗疗效不满意,也可以行乳房切除整形手术。

常用药物:雌激素受体阻滞剂如他莫昔芬(tamoxifen) 10mg bid ,治疗 2～3 个月,观察疗效。芳香化酶抑制剂,阻断睾酮转化为雌激素如睾内酯(testolactone)450 mg/d,分次服用。庚烷酸双氢睾酮(DHT) 200 mg 肌注,每 3～4 周 1 次。

对于特发性男子乳房发育症,首先选用他莫昔芬,是雌激素受体竞争性阻滞剂,减弱雌激素的生物学作用,而使乳房发育得以改善。观察 2 个月左右,无效改用睾内酯是芳香化酶抑制剂,可以使周围组织睾酮转化成雌激素减少;也可以试用 DHT,它本身是雄激素,不会转化为雌二醇,因而提高体内雄激素水平和生物学活性,拮抗乳房发育。

男子乳房发育症的肯定疗效仍是外科作乳房整形切除术。

六、乳腺囊性增生症

乳腺囊性增生症(disease of the breast cystic hyperplasia ,BCH)常见于中年妇女。既非炎症,又非肿瘤;而是乳腺导管的囊状扩张,小叶内和周围的纤维组织增生,故又称为囊性小叶增生,其发生可能与内分泌有关。该病增生、不典型增生共存,存在恶变的危险。囊性增生症完全为病理性,组织学改变不可逆。

(一)病因

1.女性激素代谢障碍,尤其是雌、孕激素比例失调,使乳腺实质增生过度和复旧不全。

2.部分乳腺实质中女性激素受体的质和量异常,使乳腺各部分的增生程度参差不齐。

(二)病理

其病理形态复杂,增生可发生于腺管周围并伴有大小不等的囊肿形成;或腺管内表现为不同程度的乳头状增生,伴乳管囊性扩张,也有发生于小叶实质者,主要为乳管及腺泡上皮增生。

本病有5种基本病理组织学形态:①囊肿形成;②导管上皮增生;③中小导管乳头状瘤病;④腺管性腺病;⑤上皮细胞顶泌汗腺化生。只要找到3种或主要病变中的2种,即可诊断本病。

(三)诊断标准

1. 多为育龄期妇女,但青年或老年妇女也可见。

2. 常有周期性经前乳腺胀痛,且囊肿增大;月经过后减轻且囊缩小。病史长者周期性可不明显。

3. 病变多为双侧,多种多样的乳房肿块包括单一结节、多个结节及区段性结节。乳腺检查可触及多发结节,囊样感,腺体增厚,月经过后可变小或变软,结节大小不一,质韧,边界不清,活动度可。

4. 少数可伴有乳头溢液。乳头溢液为单侧或双侧,多为浆液性或浆液血性,纯血性者较少。如果溢液为浆液血性或纯血性时,则有乳管内乳头状瘤或导管内癌可能。

5. B超、钼靶X线摄片、近红外线检查、MRI及针吸细胞学检查等检查有助于诊断,但无特异性。

乳腺囊性增生病与乳腺癌可同时存在,因此应密切随访,必要时可穿刺活检或切除活检。

确诊条件为临床表现符合,影像学检查或病理检查可排除肿瘤。

(四)治疗

主要是对症治疗。可用中药调理,包括疏肝理气、调和冲任及调正卵巢功能,如可口服中药逍遥散,中成药(任选一种):乳癖消片5～6片tid,逍遥丸9.0g bid,乳宁颗粒15g冲服tid。应用性激素治疗要慎重,特别是年轻妇女,可能导致月经失调,甚至停经;有时会导致男性性征发育。激素治疗药物有(任选一种):丙酸睾酮25mg im qd,3～4d;孕酮5mg po qd,

对局限性乳腺囊性增生病,应在月经后7～10d复查,若肿块变软、缩小或消失,则可继续用药。若肿块无变化,或局部病灶有可疑恶变时,应取病理检查。如果有不典型上皮增生,应结合病人有乳腺癌家族史或对侧有乳腺癌病史,则可行单纯乳房切除术。

七、乳腺结核

乳腺结核(tuberculosis of breast)已很少见,此病是一种慢性特异性感染,结核杆菌多从肺或肠系膜淋巴结结核转移,由腋窝、锁骨上下淋巴结或附近结核病灶(肋骨、胸壁、胸膜)直接蔓延或经淋巴道而来的少见。

(一)诊断要点

全身表现常不明显,主要为局部表现。

1. 常见发病年龄在 20～40 岁的妇女。

2. 病程进展缓慢,开始为一个或数个结节,触痛不明显,与周围组织分界不清,逐渐与皮肤发生粘连并形成溃疡。

3. 治疗不及时可出现肿块软化而形成寒性脓肿,脓肿破溃而排出混有豆腐渣样碎屑的脓液,创面经较长时间换药才能愈合。

4. 乳腺结核除局部皮肤常有粘连、坏死和溃疡以外,还常有窦道深入到肿块中心。

5. 同侧腋淋巴结肿大,少数病例特别是中年后期女性病人,以增生性乳腺结核居多,乳内病变硬化(硬化型乳腺结核),常使乳腺严重变形,乳头内陷,有时乳腺皮肤出现橘皮样变,易误诊为乳腺癌。

6. 早期乳腺结核不易与乳癌鉴别,可行细胞学检查或空心针穿刺组织学检查,并作抗酸染色查结核杆菌,应注意病灶中是否有明显的干酪样坏死区。

7. 肿块切除做病理切片,是诊断乳房结核最确切的方法。

(二)治疗

1. 一般处理　适当注意营养和休息。

2. 抗结核药物治疗　早期症状轻微者可服用异烟肼(雷米封) 0.1g,tid;其他应在服用异烟肼的基础上,加用一种下列药物:对氨水杨酸钠 2～3g po tid,或利福平 0.15g po tid～qid;或链霉素 1.0g im qd。疗程 1～2 年,但长期服用异烟肼可有胃肠道、血液系统和肝损害等不良反应;利福平有肝毒性;链霉素则损害第八对脑神经和肾小管功能。应提高警惕,及时停药或更换药物,注意避免这些并发症发生。

3. 手术治疗

(1)局限的肿块可手术切除。

(2)形成寒性脓肿可穿刺抽脓,并可向腔内注射抗结核药物。

(3)继发化脓性感染,先切开引流抗菌治疗,同时进行抗结核治疗。

八、乳腺纤维腺瘤及巨大纤维腺瘤

乳腺纤维腺瘤(breast fibroadenoma)是由乳腺纤维组织和腺管两种成分增生共同构成的良性肿瘤,临床很常见。发病率占乳房良性肿瘤的 3/4。本病小叶内纤维细胞对雌激素的敏感性异常增高,雌激素是本病发生的刺激因子,故发生于卵巢功能期。

乳腺巨大纤维腺瘤(giant fibroadenoma of the breast)亦称分叶型纤维腺瘤。多发生于 15～18 岁青春期及 40 岁以上绝经前妇女,瘤体常超过 7cm,甚至可达 20cm。扪查肿瘤呈分叶状改变。

(一)诊断要点

纤维腺瘤:

1. 是女性常见的乳房肿瘤,见于行经后的任何年龄,高发年龄是20～25岁,其次为15～20岁和25～30岁。

2. 可发生于乳腺的任何部位。好发于乳房外上象限,约75%为单发。肿块增大缓慢,为圆形或椭圆形肿物,有时呈分叶状,质地韧,边界清,表面光滑,无压痛,活动度好,与周围组织无粘连,直径一般在1～3cm。月经周期对肿块的大小并无影响;除肿块外,病人常无明显自觉症状;腋窝淋巴结无肿大。

3. B超检查肿物形态规则,边界清,有包膜。钼靶摄片呈圆形、椭圆形或分叶状高密度影,边界清。

乳腺巨大纤维腺瘤:

1. 本病多见于青少年及中年患者。

2. 原有乳房肿瘤但生长缓慢,而近期迅速增大。

3. 肿瘤直径7cm以上,分叶状,质韧较硬,表面光滑,不固定。表面皮肤发亮、高度紧张,伴浅表静脉曲张。

4. 乳房彩超等辅助检查对本病诊断有帮助。

5. 如临床征象似乳癌,可于术前行乳房钼靶照片或肿瘤穿刺细胞学检查,或空心针穿刺组织学检查,仍不能明确诊断者,可行术中快速病理检查。

(二)治疗

癌变可能性很小,但有肉瘤变可能,故手术切除是治疗纤维腺瘤唯一有效的方法。由于妊娠可使纤维腺瘤增大,所以在妊娠前或妊娠后发现的纤维腺瘤一般都应手术切除。应将肿瘤连同其包膜整块切除,以周围包裹少量正常乳腺组织为宜,肿块必须常规做病理检查。

九、乳管内乳头状瘤

乳腺导管内乳头状瘤(breast intraductal papilloma)发生在大乳管近乳头的壶腹部,瘤体很小,带蒂而有绒毛,且有很多壁薄的血管,故易出血。发生于中小乳管的乳头状瘤,常位于乳房周围区域。

(一)诊断要点

1. 本病多见于40～50岁妇女,经产妇为多。

2. 主诉自发性、间歇性或持续乳头溢液,多为血性亦可为浆液性,量少。

3. 单发性病变多发生在距乳头中心部位的大导管内,且为固定导管开口。

4. 多发性病变常位于乳房边缘部位之中小导管或腺泡内,乳头溢血较少见,患者多无特殊不适感。

5. 当肿瘤阻塞大导管时,可有乳头、乳晕区胀痛,乳晕下或乳晕附近触及小肿块,一旦积血、积液排出时，该小肿块变小或消失，疼痛缓解，这类现象可反复发生。

6. 体检时约 2/3 患者不能触及肿块，仅在压迫乳晕区附近某一处时，可见血液或浆液血性液从乳头相应乳管溢出。约 1/3 患者可扪及乳晕区小肿块，1～2cm 大小，圆形、质韧、光滑活动，压迫该肿块时上述液体可溢出，随即肿块变小或消失。

7. 腋淋巴结一般不大。

8. 乳腺纤维内镜、B 超等检查有助于诊断和定位。

9. 组织学病理诊断是最重要的依据。

(二)治疗

以手术为主，对单发的乳管内乳头状瘤应切除病变的乳管系统。术前需定位，做放射状切口；切除该乳管及周围的乳腺组织。常规术中冷冻或病理检查，如恶变应施行根治术。对年龄较大、乳管上皮增生活跃或间变者，可行单纯乳房切除术。乳管内乳头状瘤一般属良性，恶变率为 6%～8%，尤其对起源于小乳管的乳头状瘤应警惕其恶变的可能。

十、乳腺叶状囊肉瘤

乳腺叶状囊肉瘤(breast cystosarcoma phyllodes)是双相分化的肿瘤，由良性的上皮成分和富于异型细胞的间叶组织成分组成的恶性肿瘤。本病不多见，它具有恶性肿瘤的特点，同时又具有良性肿瘤的特点。该瘤的成分结构颇似管内型纤维腺瘤，常常在同一个肿瘤内，一部分是纤维腺瘤、一部分是叶状囊肉瘤的结构。

(一)诊断标准

1. 本病可发生于任何年龄的妇女，但以中年妇女居多，平均年龄在 45 岁左右。

2. 乳房局部肿块呈无痛性，少数有刺痛或胀痛，瘤体生长缓慢，病程较长，或于近日内突然增大，多为单侧。

3. 体检可见乳房内的巨大肿块，多为 10～15cm，瘤体表面光滑、质地软、囊样感、界限清楚、易推动，腋淋巴结转移者不多，约 80%为良性，少数为恶性，远处转移常在肺、纵隔或骨。

4. 乳头被推移，但很少发生回缩或溢液。

5. 钼靶摄片可见肿瘤充满乳房，但皮下脂肪层保持完整。

6. B 超检查可帮助诊断。

7. 液晶热图检查瘤体区域皮温较高，和周围正常组织皮温可相差 3℃以上。

8. 血管造影可行动脉和乳房皮下静脉造影，可见肿瘤有明显的血液供应和皮下静脉扩张。

9. 需与乳房肉瘤、脂肪肉瘤、硬纤维瘤、血管肉瘤及乳房的恶性肿瘤相鉴别。

(二)治疗

以单纯乳房切除即可，但如有胸肌筋膜侵犯时，也应一并切除。放疗或化疗的效果尚难评价。

十一、乳腺癌

乳腺癌是危害广大妇女健康和生命的恶性肿瘤。其发病率占全身恶性肿瘤的7%～10%，仅次于子宫颈癌。全世界每年有50万妇女死于乳腺癌，其死亡率是女性恶性肿瘤的第7位。

(一)乳腺癌的诊断

【启动诊断思维的因素】

1. 发现乳腺肿块(80%的乳腺癌首要症状是乳房肿块)，乳头溢液、乳头糜烂或乳头回缩(5%～10%乳癌病人的第一症状)应进一步弄清是否为乳腺癌。

2. 对乳癌高危人群，应提高警惕，如月经初潮早、第1胎生育年龄晚和绝经年龄晚；一级亲属中有乳癌病史者；营养过剩、肥胖、脂肪饮食多者。

【乳腺病灶的特征】

1. 体检表现

实质性肿物：多为单发，一般无痛，质硬，表面不平，边界不清，活动性差，可与周围组织或皮肤粘连，常伴有乳头回缩、皮肤凹陷、腋淋巴结肿大等，此类病例的诊断并不困难。但肿块表现不典型时，易误诊为乳腺的良性病变，或位于肥大乳房深部的较小而质地较软的乳腺癌，易于漏诊，体检时都需要十分仔细。凡35岁以上女性，一侧乳房内出现无痛性肿块，必须提高警惕，首先考虑到是否为乳腺癌。

对不能触及乳腺肿块的病例(约占全部乳腺癌的15%)诊断常较困难，具有以下一些细微的征状时，也应该警惕到是乳腺癌的可能性。①乳房皮肤的限局性轻度凹陷或水肿；②反复发生的乳头糜烂；③自发性血性乳头溢液；④ 一侧乳头轻度回缩；⑤近期的乳腺局部腺体增厚；⑥乳腺结节有突出变硬者。

2. 影像学检查上的特征

(1)乳腺X线摄影：

钼靶X线摄影对乳腺癌的诊断率可达90 %左右。其表现多为高密度肿块或结节状阴影，密度不均匀，边缘为毛刺状参差不齐，可出现“彗星”状改变。30%～50%的乳腺癌X线片上可出现钙化灶，钙化颗粒一般<0.5mm，密度不一致，酷似精致细盐颗粒，呈点状、泥沙样，或呈短杆状、小分支状，一般以多形性、成角或不规则形为恶性病变特征。

在乳腺X线片检查无肿块阴影时，如有以下表现也要考虑乳腺癌的可能性。①有沙粒样钙化微粒；②有不规则的密度增高区；③乳腺结构有紊乱；④腺体边缘有不完整；⑤局部腺体有牵缩凹陷；⑥双侧乳腺X线片表现不对称；⑦在连续观察中有出现变化的软组织阴影。上述情况都需要及时进行病理学检查以明确诊断，病理学检查阴性时，不能轻易否定乳腺癌的可能，应重做检查或紧密定期随诊。

(2)超声波检查：超声检查表现为肿瘤形态不规则，锯齿状和多形状，周界模糊不规整，无包膜或者不完整，后壁回声减弱或消失，可有组织浸润和皮肤浸润，肿瘤周边或动脉血流信号丰富，为高速血流信号，血管走行紊乱。

(3)近红外线影像检查：主要用于乳腺癌的筛查。乳房肿块处的阴影形态是诊断乳腺癌的主要因素之一。乳腺癌多表现为中灰、深灰的肿块阴影，边界不清，不规则，肿块和阴影不相称，阴影大于肿块，肿瘤处的血管丛增多，呈网状、树枝状、放射状、十字交叉状等异常血管走行，血管有增粗、弯曲、粗细不均、膨粗、中断等现象。

(4)CT 检查：乳腺癌的 CT 表现与钼靶 X 线征象相似。但 CT 增强后可显示血管影增多、增粗，血管紊乱。并显示淋巴结转移及远处器官转移的征象。

(5)磁共振检查(MRI)：MRI 主要用于钼靶 X 线摄片怀疑乳房有占位病变而临床未扪及肿块者。钼靶 X 线摄片上呈致密性腺体或腺体组织紊乱者，为排除隐蔽的恶性病变，也可推荐进行 MRI 检查。

3. 病理学检查　行病理学检查时，对有明显乳腺肿块可触及的病例，可采用创伤最小的 FNAC，其阳性率可达 90%以上。对直径<1cm 的肿块或肿块不能触及时，活检很难命中目标，目前应用的方法有以下几种：① B 超引导下进行空芯针吸取活检(NCB)；②在 X 线立体成像系统引导下进行 NCB；③在 X 线引导下，用细针穿刺引入带倒钩的金属导丝至病灶旁，进行定位导丝引导下的切除活检(wire localization guided excisional biopsy)，取标本部位需再做 X 线摄片，复核病灶是否切除。

【乳腺癌肿瘤标志物检测的意义】

1. CEA 和 CA15-3 的联合应用：对于乳腺癌患者，单项检测 CEA 或 CA15-3 的灵敏度仅为 10%，而且在乳腺良性肿瘤及正常人中均可检测到阳性结果，因此两者对于乳腺癌的早期诊断无实际意义。而联合应用 CEA 和 CA15-3，可增加对转移性乳腺癌检测的灵敏度，对于乳腺癌预后判断具有较好的临床价值。

2. Her-2/neu　是近年来乳腺癌研究较深入的癌基因之一，是判断乳腺癌的预后因子，它对于乳腺癌的发生发展、转移复发、疗效观察及预后具有重要作用。Her-2/neu 是一种原癌基因，是人类表皮生长因子受体家族成员之一，具有内源性酪氨酸激酶的活性。在乳腺癌患者中，Her-2/neu 基因扩增和过度表达率约为 90%，其中原发性浸润性乳腺癌为 20%～30%，粉刺型导管原位癌几乎为 100%。由此可见，Her-2 在乳腺癌的自然发生中具有重要作用。Her-2 主要表达于乳腺、胃肠道、呼吸道和泌尿生殖道上皮。过表达的 Her-2 蛋白在细胞表面聚合而发生自身活化后，通过 MAPK、PI3K-Akt、cAMP 等不同的信号转导途径等最终导致细胞恶性转化。乳腺癌细胞表面常存在过表达的 Her-2 蛋白，而正常细胞表面 Her-2 蛋白表达很低。

3. 组织多肽特异性抗原(TPS)　是一种癌胚蛋白，无器官特异性。而 TPS 在80～400u/L 或>400u/L 时，患者死亡率分别升高 19%和 72%。因此，TPS 可作为判定乳腺癌的预后标志。此外，TPS 和 CA15-3 联合应用，将在评价预后和治疗方面获得最佳的结果。

4. BRCAl 与 BRCA2　乳腺癌中有 20%的患者有家族史，这与两种乳腺癌易感基因 BRCA (breast cancer susceptibility gene)1 和 BRCA2 有关。如果 BRCA1 和 BRCA2 两者都有突变，那么从出生到 70 岁之间，发展为乳腺癌的危险几率是相同的。对于女性而言，其危险率可由 38%增加至 86%。

5. 黄体酮受体(PR)和雌二醇受体(ER)　乳腺癌患者黄体酮和雌二醇水平并无变化，但部分患者黄体酮受体和雌二醇受体增加。正常参考值为>10fmol/mg 蛋白质。由于黄体酮受体的合成依赖雌激素，黄体酮受体检测是雌激素受体测定的补充，乳腺癌转移患者如果两种受体均阳性，内分泌治疗有效率75%；雌激素受体阳性、黄体酮受体阴性者，有效率40%；雌激素受体阴性、黄体酮受体阳性者，有效率为25%。临床根据受体测定结果制订相应的治疗方案，内分泌治疗有效者生存期较长，预后较好。

【其他可供参考的信息】

1.地域性　乳腺癌的发病率及死亡率有明显的地区差异。欧美国家高于亚非拉国家。在我国京、津、沪及沿海一些大城市的发病率较高，上海市的发病率居全国之首，是女性恶性肿瘤中的第一位。是我国大中城市最常见的恶性肿瘤，其发病率尚在递增中。

2.性别差异　男性病例仅占全部乳腺癌病例的1%。

3.发病年龄差异　乳腺癌的发病20岁之前少见，35岁以上乳腺癌的发病呈上升趋势，45～50岁较高，绝经期以后发病率继续上升。

【如何确定诊断】

临床表现符合，具有特征性的乳腺肿块（体检、影像学及乳管镜上的特点），肿块的活组织病理检查及乳头分泌物涂片检查证实。

（二）乳腺癌病理分期、分型及分级

【乳癌TNM分期〔国际抗癌联盟(UICC)1997〕】

T-原发肿瘤累及范围

T_x　原发灶无法确定（治疗前已被切除）

T_0　原发癌未扪及

T_{is}　原位癌（导管内癌、小叶原位癌、乳头Paget病）

T_1　原位灶最大径<2cm

T_2　肿瘤最大径>2.0cm，≤5.0cm

T_3　肿瘤最大径>5.0cm

T_4　肿瘤不论大小，直接侵犯胸壁或皮肤（胸壁包括肋骨、肋间肌及前锯肌），包括炎性乳癌

N-区域淋巴结

N_x　区域淋巴结无法估计（例如曾被切除）

N_0　区域淋巴结无转移

N_1　区域淋巴结肿大，可以活动

N_2　区域淋巴结相互融合，或与其他组织固定

N_3　同侧内乳淋巴结转移（2003年将单纯锁骨上淋巴结转移者列为N_3）

M-远处转移

M_x　不能肯定有无远处转移

M_0　无远处转移

M_1　有远处转移（包括锁骨上淋巴结转移）

临床分期

0期　$T_{is}N_0M_0$

Ⅰ期 $T_1 N_0 M_0$

ⅡA期 $T_0 N_1 M_0$ $T_1 N_1 M_0$ $T_2 N_0 M_0$

ⅡB期 $T_2 N_1 M_0$ $T_3 N_0 M_0$

ⅢA期 $T_0 N_2 M_0$ $T_1 N_2 M_0$ $T_2 N_2 M_0$ $T_3 N_{1-2} M_0$

ⅢB期 T_4 任何 N M_0 任何 T $N_3 M_0$

Ⅳ期 任何 T 任何 N M_1

【乳癌的病理分型】

国内将乳腺癌的病理分型如下。

1.非浸润型癌

(1)导管内癌:癌细胞局限于导管内,未突破管壁基底膜。

(2)小叶原位癌:发生于小叶内,未突破末梢腺管或腺泡基底膜。

(3)乳头 Paget 病:乳头或乳晕区表皮内有散在或成巢的癌细胞。

2.早期浸润性癌

(1)导管早期浸润:导管内癌细胞突破管壁基底膜,开始生芽,向间质浸润。

(2)小叶癌早期浸润:癌细胞突破末梢腺管或腺泡壁基底膜,开始向小叶间质浸润,但仍局限于小叶内。

3.浸润性特殊性癌

(1)乳头状癌:癌实质主要呈乳头状结构,其浸润往往出现于乳头增生的基底部。

(2)髓样癌伴大量淋巴细胞浸润:癌细胞密集成片,间质少,癌边界清楚,癌巢周围有厚层淋巴细胞浸润。

(3)小管癌(高分化腺癌):细胞呈立方或柱状,形成比较规则的单层腺管,浸润于基质中,引起纤维组织反应。

(4)腺样囊性癌:由基底细胞样细胞形成大小不一的片状或小梁,中有圆形腔隙。

(5)黏液腺癌:癌实质中上皮黏液成分占半量以上,黏液大部分在细胞外,偶在细胞内,呈印戒样细胞。

(6)大汗腺癌:癌细胞大呈柱状,可形成小巢、腺泡或小乳头。主、间质常明显分离。

(7)鳞状细胞癌:可见细胞间桥、角化。

(8)乳头湿疹样癌:起源于乳头的大导管,癌细胞呈泡状,在乳头或乳晕表皮内浸润,几乎常伴有导管癌。

4.浸润性非特殊性癌

(1)浸润性小叶癌:小叶癌明显向小叶外浸润,易生双侧癌。

(2)浸润性导管癌:导管癌明显向实质浸润,是乳腺癌中最常见的一种病理类型。

(3)硬癌:癌细胞排列呈细条索,很少形成腺样结构,纤维间质成分占 2/3 以上,致密。

(4)单纯癌:介于硬癌与髓样癌之间,癌实质与纤维间质的比例近似。癌细胞形状呈不规则条索或小梁,也有腺样结构。

(5)髓样癌:癌细胞排列呈片状或巢状,密集,纤维间质成分少于 1/3,无大量淋巴细胞浸润。

(6)腺癌:癌实质中,腺管状结构占半数以上。

5. 其他罕见癌　有分泌型(幼年性)癌，富脂质癌(分泌型癌)、纤维腺瘤癌变、乳头状瘤病癌变，化生性癌以及鳞状细胞癌等。

【乳腺癌的组织学分级】

Nottingham 乳腺癌分级法：

形态	得分
腺管形成	
>75%	1
10%～15%	2
<10%	3
核的多态性	
核小规则，形成一致	1
核形状和大小中度变化	2
核形状和大小明显变化	3
每 10 个高位视野(直径 0.59mm/0.274mm^2)	
(有丝分裂细胞数)	
0～9	1
10～19	2
>20	3

3～5 分为 1 级，6～7 分为 2 级，8～9 分为 3 级，分数越高，预后越差。

(三) 乳腺癌的治疗

【乳腺癌治疗策略的近代主要观点】

1. 乳腺癌的扩散并不遵循解剖学的规律—先局部(区域)后血行转移，而是无规律性，可能是在淋巴转移以前就已有血行转移。因此，乳腺癌并非在一定时限内，是一局部区域性疾病，而是在诊断时已患有全身性疾病。

2. 局部区域性治疗的各种方式不是影响生存率的主要因素，预后不取决于局部治疗的范围。

3. 乳腺癌治疗后失败的主要原因是血行转移，后者具有更重要的临床意义。

4. 当前乳腺癌的治疗策略应是重视生活质量、形体外观，并强调局部和全身并重的综合性个体化的治疗方案。

【乳腺癌的治疗原则】

1. 乳腺癌的治疗方案应依据其 TNM 分期来制定

(1)早期乳腺癌：指临床Ⅰ、Ⅱ期的能手术治疗的乳腺癌，以手术治疗为主，手术方式以不残留癌灶而又尽可能创伤小为佳，可酌情采用改良根治术、根治术或保留乳房的手术方式，病灶位于内侧或中央者必要时需同时处理内乳淋巴结。术后根据病人的年龄、病灶部位、淋巴结有无转移及激素受体等，决定是否需辅助治疗。

0 期乳腺癌包括　①小叶原位癌：很少见，是否是真正的癌尚有争议。但形成浸润癌的危险性比正常人群高 10 倍，21 %在 15 年内形成浸润癌。可长期服用他莫昔芬(tamcxifen;

TAM)预防浸润癌发生(危险性可减少50%),并紧密定期随诊。常有多灶性及双侧性倾向,对部分病例可进行双侧全乳切除。②导管内癌:可进行保乳治疗(BCT),由于腋淋巴结转移的可能性较小(1%~2%)可以不做腋淋巴结清扫(axillary lymph node dissection,ALND),或由前哨淋巴结活检(sentinel lymph node biopsy,SLNB)确定。如镜下检查无瘤切缘超过1cm也可不做放疗。已证明术后服用TAM对预防复发及预防对侧乳腺癌有效。

(2)局部晚期乳腺癌:指临床ⅢA及部分ⅢB期病例(有学者认为Ⅱ期及炎性乳癌都是局部晚期乳癌),单纯手术的疗效很差,术前都需要进行联合化疗3~4周期,术前化疗的目的是:①使肿瘤缩小、降低分期;②消灭可能存在的远处亚临床转移灶;③明确化疗方案对肿瘤的敏感性。术前化疗可使65%以上的肿瘤缩小达到50%以上的可能。在化疗疗效最佳期间进行手术,多为改良根治术,如有胸大肌侵犯应进行根治术。如术前化疗后肿瘤退缩不明显,必要时可给予放射治疗,手术后应继续予以必要的辅助治疗。

(3)晚期:指临床部分ⅢB及Ⅳ期病例,应以化疗及内分泌治疗为主,而手术及放疗可为综合治疗的一部分。

2.如何掌握乳腺癌的全身治疗

(1)原发瘤经局部治疗控制后即应进行全身治疗,包括联合化疗及(或)内分泌治疗,应根据患者的腋淋巴结状况、雌/孕激素受体(ER/PR)状况来决定。根据大量Ⅰ、Ⅱ期乳腺癌病例的前瞻性随机对照研究总结,表明对50岁以前的女性患者术后联合化疗可使年死亡率下降20%,10年生存率改善7%~11%。TAM可使ER或PR(+)的绝经前或后患者复发率下降42%,绝对死亡率下降22%,对侧乳腺癌的发生率下降50%。

(2)对腋淋巴结有转移的Ⅱ期病例均应进行术后联合化疗,历时6个周期,如为ER或PR阳性的患者需同时加服TAM,按标准剂量20mg/d历时5年。已证明ER或PR阳性患者化疗+TAM的复发率可比单纯化疗降低25%~30%。

(3)对腋淋巴结无转移的Ⅰ、Ⅱ期病例,只要有以下高危复发因素之一也需要进行联合化疗:①原发瘤直径≥2cm;②组织学分级≥2级;③有脉管侵犯;④年龄≤35岁;⑤ER(-);⑥ER或PR(+)的患者需再加上内分泌治疗。

(4)对局部晚期乳腺癌的病例如术前化疗有效,可在术后再进行4~6周期的化疗,然后进行胸壁及同侧锁骨区的放疗。如术前化疗无效,可先进行放疗,使局部病变控制后进行改良根治术或根治术,术后进行化疗6个周期,方案须不同于术前。ER或PR阳性病例可同时服用TAM 20mg/d ×5年。

(5)远处转移的Ⅳ期病例应以全身治疗(联合化疗、内分泌治疗)为主,局部治疗(手术、放疗)为辅,其治疗目的是姑息性的,也可有5% ~ 15%的患者取得较长时间的完全缓解。治疗的选择主要根据病情的进展情况及绝经状况进行。治疗方式有 ①内分泌治疗:由于内分泌治疗见效较慢,需用药6~8周才初步见效,但其不良反应较轻,有效维持期长,因此对软组织或骨转移等无立即致命危险的病例(低危病例)可先试用内分泌治疗。药物选择主要根据患者的绝经状况,绝经前患者可首选TAM或托瑞米芬,如有效而以后失效时可选用促生殖腺激素释放激素同类物(如戈舍瑞林)或切除卵巢,甲羟孕酮或醋酸甲地孕酮可作为第三线治疗。绝经后患者可选用TAM或托瑞米芬或选用选择性芳香化酶抑制剂(如letrozole、阿那曲唑、依西美坦)作为第一、第二线治疗,甲羟孕酮或醋酸甲地孕酮作为第三线治疗。任一阶段的内分泌联合化疗无效，都应转为联合化疗。②联合化疗：有内脏转移等病情进展迅猛的病例（高危病例）应首选联合化疗，常用多柔比星、表柔比星为主的联合化疗为第一线治疗，第二线治疗多选用以紫杉醇或长春瑞滨为主的联合化疗，多西紫杉醇或卡培他滨可作为第三线治疗。

【乳腺癌手术治疗】

1. 手术指征　临床0、Ⅰ、Ⅱ及部分Ⅲ期病例，无其他内科禁忌证者。

2. 手术方式　酌情选用改良根治术、根治术、单纯乳房切除或保留乳房的手术。

3. 手术禁忌证

(1)乳房皮肤有广泛水肿，范围超过乳房面积的一半以上；

(2)肿块与胸壁固定；

(3)腋淋巴结显著肿大且与深部组织紧密粘连；

(4)患者上肢水肿或有明显肩部胀痛；

(5)乳房及周围皮肤有卫星结节；

(6)锁骨上淋巴结转移；

(7)炎性乳腺癌；

(8)已有远处转移。

【乳癌手术中的注意事项】

1. 切口选择　现多倾向于选择横切口。因乳腺皮肤上下游离度大，不易造成因张力大而缝合困难；且疤痕不易外露，有益美观。如根椐病灶居上或居下，做适当斜向调整，一般均能满足手术的暴露。如做斜切口(Halsted切口)，切口上端避免进入腋窝，也不要将切口上端置于胸大肌游离缘(即腋窝前缘)并高至三角肌肱二头肌沟上(这样在切除胸大肌后疤痕也移至腋窝)，以免日后疤痕收缩导致活动障碍。

2. 关于皮肤切缘距肿块边缘的距离　如肉眼观皮肤未受浸润，现认为距肿瘤边缘3cm即可。但切除的皮肤应将乳晕和乳头包含在内。

3. 皮瓣的厚度及分离　乳腺的腺组织是位于皮下浅筋膜浅层与深层之间，皮肤切开后，术者、助手反向牵引并伸展，在皮肤与浅筋膜浅层之间进行解剖，注意保留供应皮瓣的毛细血管层。肥胖患者可能有1～2cm厚的皮下脂肪，而瘦者的皮下脂肪可能只有数毫米厚。手术中重要的一步是切除所有肉眼下明显的乳腺组织，可适当的保留一些皮下脂肪在皮瓣上，以增加皮瓣成活的可能。皮瓣厚度一般为0.2～0.5cm，近肿瘤处相对较薄，远离肿瘤处可相对较厚。对于要求乳房重建的患者，厚的皮瓣也会利于后期手术的施行。Cooper韧带由薄的纤维组织构成，连接乳腺组织至皮下，在黄色的脂肪组织背景中表现为白色。在Cooper韧带连接皮下脂肪处将其切断，既可保证完全切除乳腺组织，也可保留均匀厚度的皮下脂肪，不失为一种很好的方法。

4. 腋窝清扫　应保持在腋静脉及锁骨下缘以下，背阔肌前缘以内，以免造成臂丛损伤和淋巴水肿。

避免损伤胸长神经或胸背神经，其措施有：①结扎切断了腋静脉下缘的属支后，后方即有紧贴第二、三前肋下行的胸长及胸背神经；切勿认为腋静脉的属支已处理，剩下须处理的仅为一些疏松结缔组织而提起胸大、小肌沿腋静脉下缘紧贴胸壁用弯钳大块钳夹。否则即可误伤此二神经。遇到较大的动脉分支时，即应注意神经就在附近。②需要于腋静脉下方先解剖出神经加以保护时，定位方法是胸长神经于腋静脉跨过第二前肋处通过，常在胸外侧动脉后方2cm处与之伴行。胸背神经则在第三肋软骨平面上约5cm的背阔肌内缘处或腋静脉下缘胸长神经外侧2～3cm处寻找，与肩胛下血管伴行是其标志。③此二神经除可能在腋静脉下区解剖时被损伤外，由于胸长神经紧贴上部胸廓的前壁斜向外方下行至胸部外侧壁并分布于前锯肌，所以在将要整块切除乳房及胸大、小肌时，也可能在术野的外侧损伤它。此时，应在切开术野外侧的皮下脂肪深达前锯肌或背阔肌肌膜时，用手于胸大、小肌游离缘处插入胸大、小肌后方，轻轻托起并沿此平面把紧贴胸大、小肌后方的肌膜分离，或自上而下追踪分离出一段胸长神经加以保护。胸长神经下部常有较多小血管，可于其内侧1cm处分离筋膜清除标本来加以保护。至于胸背神经如能以胸长神经做标志，不过度地解剖至胸廓的外后侧，则不易被损伤。

5. 术中操作仔细，避免粗暴　常引起术中意外出血的情况有：

(1)腋静脉出血：多由于分离或结扎方法不当所致。腋静脉壁薄，属支也很脆弱。稍用力牵拉或用血管钳作撑分动作都可使之萎陷。如不发现其属支，贸然切断；或结扎切断属支后线结滑脱，均即发生出血；且属支的开口可因血管本身的张力而扩大。避免这种失误的措施是分离、结扎腋静脉的属支时，因周围组织都十分疏松，无须用力牵拉暴露；分离时最好都让静脉在充盈状态下进行。因属支纤细，结扎应使用较细的结扎线，可用带线的缝针绕过血管后方再加以结扎。近心端的残端应留得长一些，能做双重结扎更好。另腋静脉可能有变异，分成2～3支，误以为是属支而误伤，故腋窝中任何与腋静脉平行的血管都不能轻易切断、结扎。

(2)肋间血管的穿通支出血：这种情况虽不多见且一般失血也不会太多。但如术者过度提起乳房及胸大、小肌紧贴肋间肌表面切断穿通支，助手止血不够熟练以致血管残端回缩出血，也可发生麻烦。预防方法是较大的穿通支是在离胸骨外缘5cm附近的肋间隙穿出，术者行切除时可将乳房轻轻翻起，见到较大的穿通支时，让助手先行钳夹然后切断。如已切断，出血较多时，切勿匆忙用血管钳尖戳入肋间肌钳夹，以免有时会因钳尖刺破胸膜造成气胸。应以弯钳的凸面向下轻贴肋间肌表面钳夹。

6. 避免引流管放置不当压迫腋窝血管　放置引流管的正确方法，是选用管径不太大的、质软、富有弹性的管子；置入引流管时应将原来外展的上肢内收至身旁，观察管端是否已离开腋窝的血管与神经束。内收上肢也有利于伤口的缝合。

7. 预防皮下积液　可以是积血，也可以是血性渗出液。皮下积液可增加皮瓣坏死及伤口感染的机会。预防的措施是：①术野彻底止血；②有效的引流；③正确的加压包扎：特别是锁骨下区。而且术后24～48h应打开敷料，检查皮瓣是否能与胸壁贴合。如贴合不良，应即做相应处理。已发现有积液者，应及时用灭菌空针抽吸干净。

8. 预防术后后臂丛神经麻痹　术中直接损伤臂丛是十分罕见的。麻痹的原因多数是术中患侧上肢过度外展，使臂丛神经受剧烈牵拉所致。为了避免这一失误，只有在固定体位时对此予以足够的重视，切勿使上肢外展超过90°。

9. 预防术后上肢水肿　术后上肢水肿是较常见的并发症。这种上肢水肿的原因常是综合性的。结扎了头臂静脉可导致静脉回流困难；大量破坏腋部的淋巴管，同样可使淋巴回流障碍;腋窝结构的反应或低度感染也可能是原因之一。有时,同一外科医师用同样方法进行手术,一些病人术后发生上肢水肿而另一些则无。故又认为早期的组织反应及后期的愈合修复过程均可因人而异,以致产生不同的结果。上述因素都可能成为诱发原因,应加以注意。因此,术前、术后须输液者不应选择患侧上肢,以免万一发生静脉炎后增加回流障碍;术中应避免结扎头静脉;防止皮瓣坏死及残腔感染;适度的加压包扎以及术后维持前臂在高于躯体的位置。如果术后一二天有较明显的水肿而皮瓣已贴合良好,则适当放松加压包扎。这样,纵使施行了彻底的淋巴清扫,大多数病人也不至发生术后上肢水肿。

一旦术后发生上肢水肿,应尽早采取纠正措施。否则将会延长恢复所需要的时间,使病人增加不必要的思想负担。纠正措施有:①多取半坐卧位,将前臂置于胸前或采取其他高于躯体的位置,并坚持一段足够长的时间。②每日做3～4次轻柔的向心性按摩或其他物理治疗,以促进患肢的静脉回流。③尽快消除伤口感染等因素。

【关于保留乳房的手术(breast conserving therapy,BCT)】

1. BCT指征　主要指征是肿瘤位于乳腺周围,距乳头2cm以外,病灶为单个性,直径不大于4cm,同时没有其他手术及放射治疗的禁忌证。术时希望作到肿瘤及其周围切缘至少有1cm的正常乳腺组织,连同肿瘤基底的胸肌筋膜一并切除,同时清除腋淋巴结,术后用超高压放射线照射乳腺部、内乳及锁骨上区(乳房4500～5000cGy＋瘤床1000～1500cGy)。

根据大量病例的前瞻性随机对照研究证明,改良根治术和BCT对Ⅰ、Ⅱ期乳腺癌治疗后的远期生存率和复发率均无统计学差异。两者的选择常根据外科医师的习惯、患者的愿望、放射治疗的条件等决定。从患者的生活质量、乳房形体、心理影响来考虑应优选BCT。

2. BCT的禁忌证

(1)可能残留肿瘤:①乳房内多发癌灶,尤其不在一个象限内;②切缘阳性,补充切除后仍为阳性;③乳房X线片显示广泛的多部位的钙化微粒。

(2)治疗后明显影响乳房外观:①位于乳腺中央区的肿瘤;②小乳房。

(3)难以完成放疗计划:①局部以往已接受过放疗;②有胶原病,对放疗的不良反应敏感;③妊娠期妇女。

【乳腺癌术后随访】

1. 浸润性导管癌术后3年内,每3～6个月复查1次;3～5年内每6～12个月复查1次;5年后每年复查1次。项目包括随访期间的病史和体格检查。非浸润性导管癌术后5年内每6个月复查1次;5年后,每年复查1次。

2. 乳腺切除的患者,对侧乳腺每年X线片检查1次。患侧保乳术后6个月行X线片检查,其后,双侧乳部每年X线片检查1次。

【乳腺癌的放射治疗】

1. 术后放疗　常用于根治术或改良根治术后有腋淋巴结转移的病人,照射锁骨上区及内乳区淋巴结。亦有用于肿瘤位于中央或内侧而无腋淋巴结转移的病例,照射锁骨上区、内乳区。如病灶位于乳房外侧而无腋淋巴结转移者,一般不需术后照射。保留乳房手术后常规需做放射治疗,可减少局部复发。

2. 术前放疗　主要用于第三期病例或病灶较大、有皮肤水肿者。照射使局部肿瘤缩小、水肿消退,可以提高手术切除率。术前放疗尚可降低癌细胞的活力,减少术后局部复发及血道播散。一般采用乳腺两侧切线野，照射剂量为40Gy/4周，照射结束后2～4周手术。

炎性乳癌可用放射治疗配合化疗。

3.复发肿瘤的放射治疗　对手术野内复发结节或锁骨上淋巴结转移，放射治疗常可取得较好的效果。局限性骨转移灶应用放射治疗的效果也较好，可以减轻疼痛，少数病灶可以钙化。脑转移时可用全脑放射减轻症状。

【乳腺癌的化学治疗】

在实体瘤的化疗中，乳腺癌应用化疗的疗效较好。化疗配合术前、术中及术后的综合治疗是近年来发展的方向。联合应用多种化疗药物治疗晚期乳腺癌的有效率达40%～60%。常用药物有环磷酰胺、氟尿嘧啶、甲氨蝶呤、蒽环类、丝裂霉素等，及一些抗癌中药如紫杉醇类（泰素、泰素帝）、去甲长春花碱（诺维木）等，对乳腺癌都有较好的效果。

乳腺癌的术后辅助化疗已有50多年的历史，初期主要以环磷酰胺及氟尿嘧啶等单药为主，有效率为20%～30%。20世纪70年代以后CMF方案成为临床应用最为广泛的乳腺癌术后辅助化疗方案。2005年Bonadonna等对CMF辅助化疗30年的随诊结果进行了总结：相对复发风险降低34%，死亡风险下降22%。20世纪70年代随着蒽环类药物多柔比星进入临床应用，疗效有了进一步的提高，被认为是乳腺癌化疗的一个里程碑。1998年EBCTCG的荟萃分析结果显示，与CMF方案相比，蒽环类方案可以提高患者的无瘤生存率(DFS)和总生存率(OS)，5年生存率绝对值增加了2.7%，2000年的更新结果显示，蒽环类方案使患者的复发和死亡风险分别降低了10.8%和15.7%。90年代抑制微管蛋白解聚的紫杉醇问世，使乳腺癌的辅助化疗又上了一个新台阶，由于紫杉类药物在晚期乳癌的治疗上取得了良好的疗效，90年代中期开始应用于辅助化疗。国际上多个临床实验的结果表明，含紫杉类药物的化疗方案使患者明显获益。由于紫杉类药物的独特作用机制，与蒽环类药物完全没有交叉耐药性，因此蒽环类药物与紫杉类药物的联合化疗方案已广泛应用于乳腺癌的辅助化疗。在Her-2过度表达的乳腺癌患者，采用辅助化疗与曲妥珠单抗（赫赛汀）联合应用取得了令人鼓舞的疗效。正在研究中的辅助化疗方案还包括顺铂类、卡培他滨、长春瑞滨以及吉西他滨等新药的辅助化疗方案。目前，乳腺癌治疗的理念已从过去的“最大的耐受性治疗”转化为“最小的有效性治疗”，因此，辅助化疗方案的选择应遵循个体化原则已被广大学者所认同。

乳腺癌化疗常用方案：

CMF	环磷酰胺	600mg/m^2，第1天，第8天		
	甲氨蝶呤	40mg/m^2，第1天，第8天		
	氟尿嘧啶	600mg/m^2，第1天，第8天	静脉滴注	28d/周期
CAF	环磷酰胺	600mg/m^2，第1天		
	多柔比星	50mg/m^2，第1天		
	氟尿嘧啶	500mg/m^2，第1天，第8天		
VA	长春瑞滨	20mg/m^2，第1天，第8天		
	多柔比星	40mg/m^2，第1天	静脉滴注	28d/周期
ETP	紫杉醇	175mg/m^2，第1天		
	顺铂	50mg/m^2，第2天，第3天		

	依托泊苷	$75mg/m^2$，第3～5天	静脉滴注	28d/周期
其他	多西紫杉醇	$100mg/m^2$，第1天	静脉滴注	21d/周期
	卡培他滨	$2500mg/m^2$，第1～14天	口服	21d/周期

术前化疗又称新辅助化疗，目的是使原发灶及区域淋巴结转移灶缩小使肿瘤降期，以提高手术切除率。同时癌细胞的活力受到限制，减少远处转移，且对循环血液中的癌细胞及亚临床型转移灶也有一定的杀灭作用。新辅助化疗也可了解肿瘤对化疗的敏感性。

术后辅助化疗的目的是杀灭术时已存在的亚临床型的转移灶，又减少因手术操作而引起的肿瘤播散。术后化疗对绝经期前已有淋巴结转移的病灶能提高生存率，对绝经后病人的疗效提高并不显著。术后化疗应在术后1个月内开始应用，每次用药希望能达到规定剂量的85％以上，低于规定量的65％以下时效果较差。用药时间为6～8疗程，长期应用并不提高疗效，且对机体免疫功能有一定损害。

【乳腺癌的内分泌治疗】

1.机制　乳腺细胞内有雌激素受体，细胞恶变后此受体如继续保留则为激素依赖性细胞，细胞的生长和分裂仍受体内的内分泌控制；如受体丢失，细胞就不再受内分泌控制，称激素非依赖性细胞或自主细胞。雌激素对细胞的作用是通过与细胞质内的雌激素受体结合，形成雌激素与受体的复合物，转向核内而作用于染色体，导致基因转录并形成新的蛋白质，其中包括孕酮受体。孕酮受体是雌激素作用的最终产物，孕酮受体的存在也说明雌激素受体确有其活力。雌激素受体测定阳性的病例，应用内分泌治疗的有效率为50％～60％，如果孕酮受体亦为阳性者，有效率可高达70％～80％；雌激素受体测定阴性的病例，内分泌治疗有效率仅为5％～8％。

绝经后病例雌激素受体测定的阳性率高于绝经前病例。手术后受体测定阳性的病例预后较阴生者好，此类病例如无转移者，则术后不必用辅助治疗或可用内分泌治疗。在晚期或复发的病例中，如激素受体测定阳性的病例可选用内分泌治疗，而阴性的病例应用内分泌治疗的效果较差，应以化疗为主。

卵巢切除作为手术后的辅助治疗，一般用于绝经前，雌激素受体测定阳性，有较广泛的淋巴结转移的病人，手术后应用预防性卵巢切除可以推迟复发，但对生存期的延长并不明显。

抗雌激素药物三苯氧胺，其作用机制是与雌激素竞争细胞内的雌激素受体，从而抑制癌细胞的生长。而绝经后的妇女，体内雌激素来自肾上腺皮质等卵巢以外组织分泌的胆脂醇及食物中的胆固醇等雄激素前体物质，经芳香化酶的作用转化而成，芳香化酶抑制剂可以阻断绝经后妇女体内雌激素的合成，因而主要用于绝经后病人。绝经后患者不同阶段加用第三代芳香化酶抑制剂，疗效优于单用三苯氧胺。

2.乳腺癌内分泌治疗常用药

(1)他莫昔芬(三苯氧胺)：10mg，2次/d，口服。与雌二醇竞争雌激素受体，其药物受体复合物可转位入细胞核内，阻止染色体基因活化，从而抑制肿瘤细胞生长。服用时间5年。长期服用此药可增加子宫内膜癌的发生风险，但发病率低。

(2)托瑞米芬(法乐通)：60mg/d，口服。为他莫昔芬的衍生物，作用强度与他莫昔芬相似，作用时间明显长于他莫昔芬。

(3)戈舍瑞林(诺雷德):10.8mg/12 周,腹壁皮下种植。属促黄体生成素释放激素的一种类似物,长期使用可抑制垂体促黄体生存素的合成,从而引起男性血清睾酮和女性雌二醇的下降。

(4)来曲唑:2.5mg/d,口服。通过抑制芳香化酶使雌激素水平下降,从而消除雌激素对肿瘤生长的刺激作用。

(5)阿那曲唑(瑞宁得):1mg/d,口服。高效、高选择性芳香化酶抑制剂。作为晚期乳腺癌的精确靶向内分泌治疗。

(6)依西美坦:25mg/d,口服。是第三代新型甾体不可逆性芳香化酶抑制剂,阻止雌激素的生物合成。不良反应少。

(7)甲羟孕酮(安宫黄体酮):500mg,2 次/d,口服。系合成黄体酮的衍生物。本类制剂可有双重作用,且与剂量有关:通过负反馈作用抑制腺垂体,使促黄体素(LH)、促肾上腺皮质激素(ACTH)及其他生长因子的产生受到抑制;高剂量对敏感细胞具有直接细胞毒作用。主要通过使细胞内的雌激素受体(ER)不能更新,抵消雌激素的促进肿瘤细胞生长的效应,耐药者无此作用。

(8)醋酸甲地孕酮:40mg,4 次/d,口服 。作用同甲羟孕酮。

(四)乳腺癌预后的影响因素

【一般临床因素】

1.年龄　年轻患者肿瘤发展迅速,淋巴结转移率高,预后差;老年患者则相反。

2.月经状况　月经初潮早或闭经过晚者即行经时间长的患者,肿瘤的复发率和病死率高。但此不是独立的预后因素。

3.孕期、哺乳期乳腺癌患者的预后差。

【已确立的预后因素】

1.肿瘤大小　体积越大生存期越短。肿块的最大径<1cm 的患者,术后 20 年无瘤生存率为 88%;而肿块为 1~2cm 者,仅为 68%;肿块≤1cm 的患者发生腋窝淋巴结转移的概率为 10%,而>1cm 者则高达 75%~80%。

2.腋窝淋巴结转移情况　腋窝淋巴结阴性的患者术后 10 年无瘤生存率 70%~80%,而腋窝淋巴结阳性者 10 年生存率则在 30%以下,生存率随阳性淋巴结数目的增多而降低。

3.组织病理学类型　非浸润性乳腺癌预后明显好于浸润性癌;其中,导管内癌(DCIS)若不经治疗大部分会发展成浸润癌,但淋巴结转移率很低,仅为 0.5%~1.5%。小叶原位癌(LCIS)发展缓慢,预后良好,曾被认为是癌前期病变,现在普遍的观点认为,可作为一种代表乳腺癌发病危险性增高的病理学标志。

与预后相关的组织病理学分类为　①预后良好的乳腺癌类型:腺管样癌,浸润性筛样癌,黏液样腺癌;②预后中等的乳腺癌类型:髓样癌,浸润性小叶癌;③预后不良的乳腺癌类型:有化生(肉瘤样)癌,印戒细胞癌,炎性乳腺癌,富脂质癌。

4.乳腺癌的组织学分级　分数越高,预后越差。

5.激素受体状况　大约 50%的乳腺癌 ER 为阳性。一般来说,激素受体阳性的肿瘤分化较好,多呈双倍体,增生分数较低,且发生内脏转移的概率较低,对内分泌治疗敏感;而受体阴性的乳腺癌通常分化较差，异倍体多见，增生分数较高，容易发生内脏（尤其是肝脏）及脑转移，并对内分泌治疗反应差。

6. 乳腺癌相关的分子和基因　Her-2/neu、EGFR，抑癌基因 p53、nm23 及家族性乳腺癌相关基因 BRCA-1、BRCA-2 等。

（五）几种特殊类型的乳腺癌

大多数乳腺癌的临床表现是 30 岁以上女性一侧乳房内的单发无痛性肿块，其鉴别诊断应按乳腺肿块的思路来考虑，但需注意将少数特殊类型的乳腺癌纳入鉴别诊断的思维程序。

【炎性乳腺癌】

占乳腺癌的 2%～3%，易发生在妊娠或哺乳期女性中。肿瘤增长迅速，局部疼痛，有时弥漫浸润全乳而无明确肿块。乳房皮肤红肿发热，范围常超过 1/3 乳房表面，有压痛，可伴有乳头回缩、皮肤橘皮样变、腋淋巴结肿大。本病易误诊为急性乳腺炎，尤其发生在妊娠或哺乳期时更难鉴别，两者病史及体征都很相似，但炎性乳腺癌多数无全身中毒症状（体温上升、白细胞增多）。凡经 1～2 周抗感染治疗无好转，又无脓肿形成者，都应考虑炎性乳腺癌的可能，需及时进行细针穿刺细胞学检查或活检以明确诊断。此类肿瘤生长迅速，发展快，恶性程度高，预后差。治疗主要用化疗及放疗，一般不做手术治疗。

【Paget 病】

占全部乳腺癌的 1 %左右，临床表现为反复发生的乳头糜烂、结痂，症状很轻，且大多数没有肿块形成，不引起患者注意，常被误诊为乳头湿疹。本病为乳晕部大导管的导管内癌，经导管向乳头蔓延，侵犯乳头表皮。晚期时可破坏乳头、乳头回缩，亦可出现肿块，腋淋巴结转移。凡 40 岁以上女性，有反复发生的乳头糜烂，均应考虑 Paget 病，进行乳头刮片细胞学检查或活检可以明确诊断。

病变限于乳头而乳房内未扪及肿块时是属于特殊型乳腺癌，临床分期属于原位癌时做单纯乳房切除即可达到根治，乳晕受累时应做改良根治术。乳房内已有明确肿块时，其治疗方法及其预后与一般乳腺癌相似。

【副乳腺癌】

约占全部乳腺癌的0.5%，大多数发生在位于腋下的副乳腺内。表现为腋下肿块，易误诊为腋淋巴结肿大。局部肿块的体征与普通型乳腺癌相同，但可与同侧乳房完全分开，伴发腋淋巴结肿大者较多见。

【隐匿性乳腺癌】

表现为乳房内无可扪及之肿块，但以腋淋巴结转移为首发症状，约占全部乳腺癌的 0.5%。凡女性患者腋淋巴结活检为转移性腺癌，但全身检查无原发病灶发现，应考虑是本病。原发病灶常很小，多数是在同侧乳腺内，往往位于乳腺外上方或其尾部，临床不易察觉。腋淋巴结的病理检查、激素受体测定及乳腺摄片有助于明确诊断。PET-CT 检查有可能发现亚临床病灶的部位。病理切片检查提示肿瘤来自乳腺的可能时，如无远处转移，即使乳腺内未扪及肿块亦可按照乳腺癌治疗。术后标本先行 X 线摄片常可提示病灶部位，在该处做病理检查可能发现原发病灶。预后与一般乳腺癌相似，但由于已有腋淋巴结转移，手术前后应行综合治疗。

【男性乳腺癌】

约占全部乳腺癌的1 %。表现为乳晕区的无痛性肿块，常较早侵犯皮肤及胸壁，部分病例亦可有乳头溢液（男性乳房肿块同时伴乳头排液或溢血者常为恶性病变的征象）。腋淋巴结转移较常见。需要与男性乳腺发育（gynecomastia）相鉴别，后者表现为位于乳晕区的圆盘形肿块，表面光滑，多有压痛，与皮肤及胸壁无粘连，容易双侧乳腺发生。根据体征、X线片及细针穿刺细胞学检查（FNAC）可以进行鉴别。男性乳癌发病年龄在50～60岁，略高于女性乳腺癌。病因尚未完全明了，但与睾丸功能减退或发育不全，长期应用外源性雌激素以及肝功能失常有关。病理类型与女性病例相似，但男性乳腺无小叶腺泡发育，因而病理中无小叶癌。治疗应早期手术，术后生存率与女性乳腺癌相似，但有淋巴结转移者其术后5年生存率较差，为30%～40%。晚期病例采用双侧睾丸切除术及其他内分泌治疗常有一定的姑息作用，其效果较女性卵巢切除为佳。

十二、副乳的有关问题

副乳是比较常见的一种先天性畸形。男女均可发生，以女性多见，大约2%的成年妇女有副乳。根据乳腺组织的发生学，于胚胎第6周时在胚胎腹面的两侧，相当于从腋下到腹股沟处的外胚叶原始表皮增厚，形成两条由4～5层移行细胞构成的上皮脊，叫做乳线。至胚胎第9周时乳线消失，只在胸前保留乳腺原始基，发育成人类的乳腺，若胚胎期乳线消失不完全，在其残留处发育成乳腺组织时，便称做多乳房症又称做副乳。以腋窝残留副乳最多见，其次是正常乳房的下方。副乳由于同样受垂体-卵巢性腺轴的影响，故也有周期变化。并且也可发生如正常乳腺一样包括恶性肿瘤在内的各种疾病。

(一)鉴别诊断

肿大的腋窝淋巴结与副乳的鉴别，在于肿大淋巴结较副乳位置靠上，位于腋窝或近腋窝处，为单个或多个椭圆形柔韧的结节，无乳腺组织样感觉。

脂肪瘤触诊质地较均匀，无腺样组织的实体感。

较大的副乳，触诊注意有无并发腺体增生或有肿瘤生长。

彩色B超检查有助诊断。

(二)治疗

对于无症状或发育较小的副乳无需治疗。

对副乳较小但有周期性胀痛者，可定期门诊复查，了解其动态变化，并给予相应的药物治疗。

绝经后的老年妇女，如副乳不大，因逐渐萎缩，一般不考虑手术治疗。

对副乳较大，或局部胀痛较重，特别是生育年龄的妇女，应行手术切除，标本做病理检查。如有恶变需按乳腺癌的治疗原则行根治性切除术。

（蒋啸云　方　力）

第三节 腹部疝

一、腹内疝

腹内疝狭义地说是腹腔内脏(如肠管等),通过腹腔内胚胎发育过程中形成的畸形孔道,进入腹腔内先天性变异的脏层腹膜囊袋状结构中。不包括手术后所造成的肠系膜裂孔、间隙,或粘连造成的间隙,也不包含少见的闭孔疝、坐骨神经孔疝、腰疝、膈疝。现在,临床上常广义地将先天性与手术后所造成的孔道、间隙形成的内疝统称为腹内疝。腹内疝引起的肠梗阻并不常见,约占肠梗阻的 2% 。

(一)病因

正常腹腔内存在一些腹膜隐窝或裂孔如十二指肠旁隐窝、回盲肠隐窝、回结肠隐窝、小网膜孔(Window 孔)等。内疝是在胚胎发育期过程中肠的旋转与固定不正常导致的。

1. 十二指肠旁疝　腹膜隐窝疝中最常见的一类。十二指肠旁疝可发生在左侧或右侧。左侧十二指肠旁疝是指肠管进入十二指肠升部左侧 Landzert 隐窝而形成,疝囊后方有腰大肌、左肾或输尿管,疝囊前方近疝囊颈部有肠系膜下静脉。如肠管进入右侧 Waldeyer 隐窝(空肠系膜起始部,位于肠系膜上动脉后方)即形成右侧十二指肠旁病,疝囊的前方为升结肠系膜,近疝囊颈部有肠系膜上动脉。

2. 盲肠旁疝　盲肠内侧回肠上下方有回结肠隐窝和回盲肠隐窝。如这些隐窝过大过深,肠管有可能进入其中形成疝。

3. 乙状结肠间疝　疝囊位于乙状结肠系膜根部与后腹膜之间,疝的后方为髂动脉与输尿管,疝囊颈前缘有乙状结肠动脉。

4. 小网膜孔疝　小网膜孔大,肠蠕动又强烈时,小肠、结肠均可经小网膜孔疝入。肝十二指肠韧带构成疝囊颈的前壁,内有胆总管、肝固有动脉及门静脉。

5. 肠系膜裂孔疝　属于先天性肠系膜缺损,50%在小肠系膜上,20%在结肠系膜上,还有是在女性病人的阔韧带上,肠管可疝入,占腹内疝的 10% 。

6. 手术后内疝　胃空肠吻合术后,上提的空肠襻与后腹膜间可形成间隙;末端回肠与横结肠吻合后形成的系膜间隙;乙状结肠造口后结肠与侧腹壁间留有间隙,以及肠切除吻合后肠系膜上留有的间隙;粘连肠管或索带形成的孔隙都可以形成内疝。但这些疝均无疝囊,属于假疝。

(二)诊断要点

1. 腹内疝的临床表现不典型,可以表现为长年的消化不良、腹部不适,胀痛或腹痛,有时与饱餐或体位改变有关。也可表现为慢性肠梗阻的症状,因此难以做出明确诊断,唯有手术史且出现肠梗阻,特别是有绞窄症状时,临床医师易考虑到内疝的存在,甚至肠襻梗阻扩张破裂时才明确诊断。

2. 腹部 X 线片可见充气的肠襻聚集一团并可有液平面，钡餐胃肠道检查或钡灌肠有时可显示有一团肠襻聚集在某一部位而不易分离。腹部 CT 检查可见有肠管聚集成团的现象，甚至假包膜影可见。选择性动脉造影可以显示小肠动脉弓走行移位。由于这些影像诊断的阳性表现仅在肠管疝入时才能出现，因此，对那些症状反复发生疑有内疝的病人应做重复检查。

(三)治疗

当内疝的诊断明确后手术治疗是惟一的方法。因内疝有发生肠绞窄的潜在危险。在行内疝手术时，应注意疝颈部与疝囊附近的重要血管，在松解过紧的疝囊颈时或封闭疝颈时，不可损伤肠系膜上动脉等重要血管。松解过紧的颈部有困难时，可先切开疝囊无血管区，将膨胀的肠管先行减压，有利于肠管的复位。有肠管坏死时，应当切除坏死的部分。手术时，疝入的肠管已自行复位，需仔细观察肠管有无疝入的痕迹，对照术前检查的结果，检查与封闭那些可能产生内疝的间隙。

对诊断不明确，但有肠梗阻表现者，按肠梗阻的手术指征决定是否手术探查。

(四)病案举例

患者男性，腹痛、腹胀、恶心呕吐和肛门停止排气排便 3 天入院，查腹部膨隆，未见胃肠型及蠕动波，上腹深压痛，叩鼓音，肠鸣音可。既往 2 年前，行胃癌根治术，毕Ⅱ氏胃肠吻合重建。做 CT 检查如图 3-1，住院准备行剖腹探查，准备过程中，出现腹痛加重，弥漫性腹膜炎，立即手术，发现原手术为结肠前胃-空肠吻合，输入襻对大弯，输出襻空肠从输入襻空肠前绕至其后疝入，且输入襻吻合口以近之肠段受压狭窄，输入襻近 Treiz 韧带处有一约直径 1cm 大小的穿孔。复位后，将输出襻于胃空肠吻合口以远约 40cm 处离断，远段端口封闭上提与穿孔处行侧侧吻合，于此吻合口以远之该段输出襻空肠侧壁与输出襻近断端行 Roux-en-Y 吻合，并减压和空肠营养造瘘，术后恢复。作者先后共发现此型内疝 4 例。

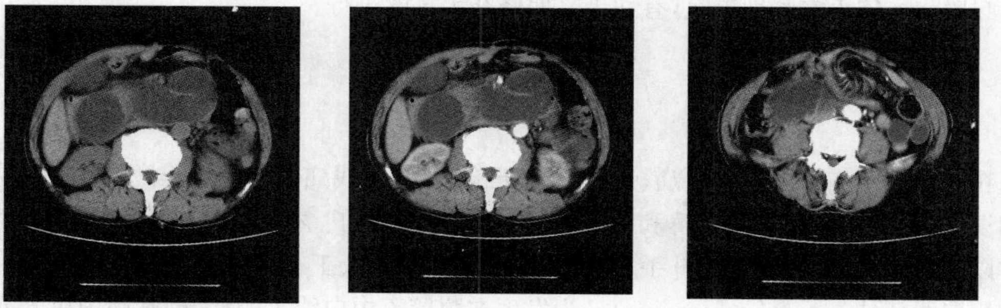

A 平扫见扩大的十二指肠及疝入的空肠

B 增强扫描见疝入肠襻位系膜之后

C 输出襻里漩涡状疝入

图 3-1 可见十二指肠(输入襻)扩张，输出襻从输入襻后方疝入，形成漩涡状结构

(张建文)

二、腹股沟疝手术几个问题的处置体会

1. 如何游离精索　寻找精索较容易，但要把精索的内含器官全部找到并加以游离而不包含其他无关的软组织，对初学者可能有些困难。我们体会从耻骨结节处游离精索可以完整游离精索、准确找到层面。

2. 如何寻找横筋膜　Shouldice法疝修补时，强调修复腹横筋膜，如何才能找到此筋模呢？我们的体会是，游离精索后，将精索向前上方提起，于腹壁下血管之内下钝性分离，暴露腹膜外脂肪后，于其前下抬起即可找到该膜。

3. 如何避免精索前置时过于粗大　此时多由于包含有肥厚的提睾肌或肥厚的残余疝囊，可将前内侧之提睾肌分离后置或切除，如系肥厚之残余疝囊所致，则可将残余疝囊切除。注意避免损伤髂腹下神经及髂腹股沟神经。

4. 复发疝手术时如何解剖分离　复发疝因原有的解剖结构已不清楚给再手术带来困难，难以理出头绪。此时的解剖应从两个方面着手。一是在切开皮肤、皮下组织后，从未受损坏的腹外斜肌腱膜表面开始，把原手术部的外围层面分离出来；二是于耻骨结节表面把精索分离并提起，这样就有利于切开腹外斜肌腱膜，沿精索及腱膜下进一步分离解剖。实在无法解剖分离时，可考虑从下腹正中切口行腹膜前入路补片修补。

5. 避免遗漏未被发现的疝　在行腹股沟疝手术特别是直疝手术时，为避免遗漏未发现的疝，应以手指伸入腹腔探查壁腹膜有无另外的疝口。最可能的情况是被切开的腹膜处并非真正的疝囊，而真正的疝囊并未找到。

6. 股疝嵌顿时难以复位，可以向股环口内侧剪开少许，而不必离断腹股沟韧带。

7. 嵌顿疝并发肠梗阻，如若考虑肠坏死的可能性较大时，手术直接选择剖腹探查。因为，一则若无肠坏死，经腹做腹膜前的网片无张力修补更可靠；二则如有肠坏死，腹股沟切口不便于做肠切除吻合或修补，且因肠管的水肿等因素，难以回纳腹腔；三则选择剖腹探查，保留了腹股沟区的正常解剖层次，有利于二期修补手术的进行。

三、其他腹壁疝

在其他腹壁疝中，脐疝、腰疝、切口疝易于诊断，而白线疝、闭孔疝和半月线疝则易被忽略和误诊，应对这些病有所了解和认识，只有了解和想到了，才不易被忽略。对疝本身的治疗常以手术为主，除传统的修补手术外，现常可酌情采用人工补片无张力修补。

1. 白线疝(hernia of white line)　为发生在腹壁正中白线上的疝，即凡腹内脏器或腹膜外脂肪组织经脐与剑突之间的腹壁中线(即白线)向体表突出者称为白线疝，多见于成年男性。常于腹压增加时出现，包块多自剑突与脐之间中线上(腹白线)突出，可以还纳，偶可扪及白线上的缺损。也可嵌顿，肿物基底固定。一般无疼痛，偶有嵌顿时则痛。常有上腹不适、消化不良、腹痛等症状。

2. 切口疝(incisional hernia)　指发生于手术切口部的疝，包括腹腔镜插口疝，临床多见。有腹部手术史，大多数有手术时伤口感染和(或)不全性切口裂开史。站立时腹壁包块

突出，平卧时包块自行消失。包块在腹壁疤痕区，可扪及皮下腹壁缺损。多伴有轻度腹部不适和消化不良的症状。

3. 脐疝 常见于新生儿或老年肥胖妇女或大量腹水的患者。脐部肿块在小儿常突出呈条状，3～7 cm；在成人则多呈乒乓球状突出，局部柔软，挤压可缩小，可扪及疝环。小于 2 岁的小儿可用胶布粘贴或硬物堵压脐环，以防止疝块突出。大于 2 岁的小儿或成人可行手术修补。

4. 闭孔疝 凡腹内脏器向骨盆闭孔内突入者称闭孔疝，多见于消瘦的老年妇女。咳嗽或用劲时，大腿及膝关节内侧发生局部刺痛，或麻木，或感觉异常（Howship-Romberg 征），但患肢处于屈曲、内收和内旋位时疼痛减轻或消失。直肠或阴道指检：可在骨盆前壁扪及索条状的疝囊颈部。有肠梗阻及其腹部典型 X 线或 CT 扫描征象。多数患者需在剖腹探查术中才能确诊。怀疑闭孔疝时应尽早手术探查。

5. 半月线疝（spigelian hernia） 位于髂前上棘至脐部的连线和半月线的交叉处，该处仅有腹横筋膜，形成腹壁薄弱区。多见于消瘦者。站立或咳嗽时在半月线处出现可复性肿块或膨隆，平卧时消失。位置较深，易误诊为脂肪瘤。

6. 腰疝（lumbar hernia） 凡腹内脏器经上腰三角或下腰三角向体表突出者称为腰疝，多见于年迈或消瘦者，不易发生嵌顿和绞窄。上腰疝：突出于由第 12 肋骨和后下锯肌下缘、腹内斜肌后缘、骶棘肌前缘所形成的上腰三角。下腰疝：突出于由腹外斜肌后缘、背阔肌前缘和髂嵴所形成的下腰三角。站立或咳嗽时在上述三角区内出现可复性肿块或膨隆，平卧时消失。大多没有症状，巨大疝有牵拉不适和消化不良的症状。体格检查：在上述三角区扪及可复性肿块，并有咳嗽冲击感。对腰三角的肿块要警惕疝的可能，以免手术中误伤腹内脏器。

7. 股疝（femoral hernia） 为经股环、股管向卵圆窝突出的疝，占腹股沟疝的 5%左右。老年妇女多见。包块由腹股沟韧带下隐静脉裂孔（卵圆窝）处突出，不易还纳。包块嵌顿后可出现阵发性腹痛，伴有恶心、呕吐等肠梗阻症状。因股疝易发生嵌顿，故一旦确诊应尽早手术。手术以 McVay 法修补术或填充式无张力疝修补术均有效。

（李志红 蒋啸云）

第四节 胃肠外科疾患

一、消化性溃疡的外科诊治

广义消化性溃疡包括消化道任何部位的黏膜溃疡病变，如食管下段、胃、十二指肠、空肠，胃空肠吻合术后的吻合口等，狭义消化性溃疡包括胃溃疡和十二指肠溃疡，而十二指肠溃疡又以十二指肠球部溃疡多见。一般常将胃溃疡和十二指肠溃疡视为同一疾病。发病与胃酸的存在有密切关系，对组胺 H_2 受体拮抗药和迷走神经切断术的治疗均有效。虽有很多的共同特性，但实际上十二指肠溃疡和胃溃疡在年龄、性别、发病情况、部位、胃酸分泌、发病机制和治疗方法等方面均有所不同。胃溃疡可发生在胃的不同部位，有不同的特点。胃溃疡常须和活检阴性胃癌相鉴别。十二指肠溃疡多发生在十二指肠球部。

(一)十二指肠溃疡

【病因和发病机制】

十二指肠溃疡发病机制并非单因素所致，是由于损害因素和防御因素间的相互作用失衡形成的。

1. 胃酸分泌过多　早在1910年Schwartz就提出了“无酸则无溃疡”的观点，说明十二指肠溃疡的发病机制中，胃酸分泌起了重要作用，胃酸分泌很低时，不发生十二指肠溃疡。胃酸分泌量的大小是和胃壁细胞总体数量多少平行的。十二指肠溃疡病人除了壁细胞的数量增多外，其壁细胞对促胃液素、组胺、迷走神经胆碱能途径的刺激敏感性加强，胃酸分泌因而增高。

2. 十二指肠黏膜防御机制的减弱　首先，十二指肠腔内碱性液体与胃内排到十二指肠内酸性液体中和，加上十二指肠通过特异性pH敏感的受体，酸化反应反馈性延缓胃的排空，保持了十二指肠内pH值接近中性，且十二指肠黏膜能吸收腔内氢离子和不受胆盐的损伤；但十二指肠溃疡病人中，这些反馈延缓胃排空、中和胃酸的作用减弱，而胃排空加速，使十二指肠球部腔内酸负荷量加大，造成黏膜损害可形成溃疡。十二指肠溃疡病人的十二指肠黏膜碳酸氢盐分泌减少，可导致酸性消化性损害。前列腺素E不仅有抑制胃酸的作用，更重要是有直接保护黏膜的作用和促进溃疡愈合。十二指肠溃疡病人的十二指肠黏膜前列腺素E的含量降低，即降低了保护作用。

3. 幽门螺杆菌　越来越多的研究表明：幽门螺杆菌(Helicobacter pylori，Hp)感染和消化性溃疡的发病具有显著相关性，Hp感染可引起胃窦炎和消化性溃疡。根治Hp能显著降低溃疡的复发率。Hp具有高活性的尿素酶，能在酸性胃液环境中分解尿素产生氨，在自身菌体周围形成碱性保护层。Hp感染病人比无感染的溃疡病人进餐后反应性分泌更多的酸和释放更多的促胃液素。胃酸分泌增多时，十二指肠球部被过度酸化，使十二指肠球部内出现胃上皮化生灶，为Hp从胃窦黏膜移植十二指肠球部创造条件，Hp在球部生存繁殖而发生急性十二指肠炎，在其他致溃疡因素的诱导下发生溃疡。

【病理】

典型的十二指肠溃疡发生在十二指肠第一部(95%)，最常见在距幽门3cm以内(90%)。溃疡发生在前壁和后壁机会相等，偶可二者均有。十二指肠溃疡一般不发生恶变。十二指肠溃疡发生在十二指肠第一部远侧是很少见的，必须考虑是非典型的十二指肠溃疡，包括佐林格-埃利森综合征(Zollinger-Ellison syndrome，ZES)、药物性溃疡、恶性肿瘤或克罗恩(Crohn)病。未经治疗的十二指肠溃疡的自然史为自发性愈合和复发交替，至少60%愈合的十二指肠溃疡1年内复发，80%～90% 2年内复发。

【诊断要点】

1. 十二指肠溃疡的发病率男性和女性相等，年龄较胃溃疡病人年轻。

2. 典型症状　有节律性、周期性的上腹疼痛。好发于春、秋季节，冬季和夏季缓解。十二指肠溃疡的疼痛一般发生在餐后1.5～3h，常可夜间痛醒，在进食和服抗酸药后几分钟即缓解，但其症状是非特异性的，要用适宜的诊断检查以排除如反流性胃炎、胆道病、胰腺病及其他胃十二指肠病变。疼痛发作可持续几天至几周或几个月，易于反复发作，缓解周期通常也可是几个月或几年。有些病人疼痛为侵袭性，症状频繁和持续发作或发生并发症。溃疡疼痛性质的改变可能是产生并发症的信号。例如溃疡疼痛变成持续性，不再为食物或抗酸药所缓解，或放射至背部，提示溃疡可能发生穿透（常向后穿透至胰腺），但也有溃疡无痛复发或发生并发症的。有10%以上的溃疡病人可无症状。

3. 常规体格检查　一般无异常发现，在急性溃疡发作期，可出现上腹部轻压痛，检查大便隐血是必要的，如发现潜血，应进一步检查，不宜延迟。

4. 上消化道内镜检查　是十二指肠溃疡诊断的重要方法，不仅可做出十二指肠溃疡的诊断，亦可检出其他病变，如胃溃疡、十二指肠炎、胃炎或食管炎。典型十二指肠溃疡不需做活检，此外，活检胃窦黏膜组织可做 Hp 检查。

5. 上消化道钡餐检查　可检出十二指肠溃疡，典型的可见龛影，如钡餐检查有龛影，则一般不用再做内镜检查。钡餐检查亦可用作其他病变的鉴别诊断。

6. 胃酸测定　在基础情况，正常人为 2mmol/h，而十二指肠溃疡病人平均分泌为 4mmol/h。若基础胃酸排出量（basal acid output，BAO）＞10mmol/h，应考虑为促胃泌素瘤（gastrinorna；ZES）。若 BAO 接近最大胃酸排出量（maximal acid output，MAO），BAO/MAO 为 0.6 时，ZES 可能性更大。虽胃酸测定对十二指肠溃疡术前和初次手术方式的选择意义不大，但作为溃疡病病人做迷走神经切断术，术前、后测定胃酸，可借以评估迷走神经切断是否完整有帮助，成功的迷走神经切断后 MAO 下降 70%。胃部分切除术后复发溃疡胃酸测定 BAO：2mmol/h，若＞4mmol/h，几乎可肯定为复发溃疡。进行胃酸测定前必须停用抗酸药，H_2 受体拮抗药应停药 48h，奥美拉唑为 5d。

7. 血清促胃液素测定　正常空腹血清促胃液素＜100pg/ml，这一基础促胃液素瘤（胃泌素瘤）的筛选试验对每一溃疡病人必须进行，因大多胃泌素瘤病人溃疡的部位和症状同一般溃疡病人相似，难以区别。尤其是对内科治疗失败病人，和疑为内分泌腺瘤病、十二指肠溃疡的复发以及溃疡手术后仍有溃疡症状者。空腹血清促胃液素＞1000pg/ml，应高度怀疑卓-艾综合征。血清促胃液素为 100～500pg/ml 者，需做激发试验以释放胃泌素。静脉注射促胰液素后，ZES 病人的血清促胃液素水平迅速升高，通常升高＞200pg/ml，而胃窦残留、胃窦 G 细胞增生、幽门梗阻等，血清促胃液素水平不变，下降或升高＜200pg/ml。

在临床表现及实验室检查符合，诊断性治疗有效，结合内镜或 X 线钡餐等检查找到十二指肠有特征性的病灶可确诊。

【治疗】

十二指肠溃疡的治疗近 30 余年来已有显著的改变，包括一般治疗、药物治疗、并发症的处理和外科治疗。十二指肠溃疡治疗的目的包括：疼痛的缓解、促进溃疡的愈合、防止复发、减少并发症。目前，抗溃疡药的发展（H_2 受体拮抗药和质子泵抑制药），绝大多数无并发症的十二指肠溃疡均能被治愈，十二指肠溃疡病人开始均应给予内科治疗，故外科医生也应了解现代溃疡病的非手术治疗。

1. 内科治疗　十二指肠溃疡的有效内科治疗可包括以下方面。

（1）避免致溃疡因素：避免和十二指肠溃疡密切相关的致溃疡因素，如烟草、咖啡、刺激性调味品(辣椒、胡椒),精神过度紧张。鼓励正常有规律的一日三餐,维持正常的消化活动节律。临睡前进餐必须避免,因其在睡眠时刺激胃酸分泌。牛奶是较差的缓冲剂,其含蛋白质和钙成分可促进胃酸分泌,最好避免空腹服用。肾上腺皮质激素、非甾体抗炎药(NSAIDs)和利血平可诱发溃疡病,宜停止应用或减少剂量。

(2)抗酸药:抗酸药可有效地降低胃酸,迅速止痛,在空腹时服用效果较好,抗酸药的选择是决定于其缓冲酸的能力、含钠量和副作用。含镁抗酸药可伴腹泻,而含铝抗酸药可致便秘:氢氧化铝仅有中度的缓冲能力,主要用以平衡氢氧化镁的腹泻作用。氢氧化铝可和肠道中的磷结合成不吸收的磷酸铝,造成低磷血症。含钙的抗酸药可导致胃酸反跳性升高,可引起高钙血症和高尿钙症,应用受到一定限制。

(3)抗胆碱药:对抑制胃酸分泌的作用较弱,若要达到疗效,必须提高剂量,但副作用大。不易耐受,偶用于解除溃疡引起的胃肠痉挛痛,目前较少采用。

(4)组胺 H_2 受体拮抗药:西咪替丁、雷尼替丁、法莫替丁和尼扎替丁,以上 4 种组胺 H_2 受体拮抗药治疗十二指肠溃疡 8～12 周约 80%～90%愈合,而安慰剂愈合率为 45%。停药后 1 年内 70%复发,若溃疡愈合后用维持量,1 年内复发率下降为 35%左右。

(5)质子泵抑制药:奥美拉唑(omeprazole, OME)干扰胃酸分泌最后的共同途径—H^+-K^+-ATP 酶质子泵。OME 作用强于组胺 H_2 受体拮抗药,在通常剂量(20～40mg/d)可抑制 24h 酸分泌的 90%,副作用极少,是目前最强有力的胃酸分泌抑制药之一。

(6)加强胃黏膜(屏障)保护药物

1)硫糖铝　该药无中和酸的作用,但能促进溃疡愈合,仅很少量吸收,安全有效,其副作用小。它是蔗糖硫酸醋铝盐,含 8 个硫酸根,在酸性胃液中,形成凝胶沉积附着于溃疡基底部,形成保护膜屏障,抑制胃蛋白酶活性,和胃蛋白酶、胆盐结合,刺激内生性黏膜前列腺素合成。

2)枸橼酸铋钾(胶态次枸橼酸铋)　是氢氧化铋和枸橼酸的结合盐,在胃内酸性环境下与溃疡面的黏蛋白螯合形成螯合物覆盖溃疡表面,阻止胃酸、胃蛋白酶对溃疡进一步刺激,促进黏液分泌增加,中性黏蛋白增加,增强黏膜屏障;刺激内源性前列腺素的合成;刺激碳酸氢盐的分泌;枸橼酸铋钾与表皮生长因子(EGF)形成复合物,使 EGF 聚合于溃疡部位,从而促进溃疡愈合;有杀灭 Hp 作用,胶态次枸橼酸铋(CBS)虽然吸收很少,但经肾排出慢,不可长期服用,以免铋中毒。肾功能不全病人禁用。

3)前列腺素 E (PGE)　PGE 具有抑制胃酸分泌和保护胃十二指肠黏膜的作用。天然前列腺素易被灭活,合成的可口服,且作用时间长。目前较常用于临床的为人工合成的类似物,米索前列醇是较弱的抗分泌药物,虽不是治疗消化性溃疡的第一线药物,但主要是用以防止非甾体类消炎药用药者发生胃、十二指肠溃疡的药物。

(7)根治幽门螺旋杆菌(Hp)治疗方案:以停药后 4 周以上用任何方法检测 Hp 阴性为标准,判断 Hp 是否被彻底消灭。

目前抗 HP 根治疗法一般采用两种抗生素合并胶态次枸橼酸铋或抗分泌药。这种三联用药加强杀灭 HP,缩短疗程,减少抗生素的耐药性,有较好的依从性。目前推荐的治疗方案有:① CMT, 即胶态次枸橼酸铋 120mg、甲硝唑 250mg、四环素 500mg,以上三药各每日 4 次,共 2 周;② MOC(或 AME),甲硝唑 500mg(或阿莫西林 500mg)、奥美拉唑 20mg、克拉霉素 250mg，各每日 2 次，共 1 周，根治率 86%～91%。抗 Hp 治疗方案适用于所有合并 HP 感染的胃十二指肠溃疡患者。

2. 外科治疗　抗溃疡药物应用，使大多数十二指肠溃疡愈合，但是一旦停止治疗，1 年内 70%～90% 的病人溃疡复发。HP 根治性治疗方案，若使 Hp 从胃被彻底消除，溃疡可能获得长期治愈，但这一目的尚未完全达到。当前，选择性（无并发症）的十二指肠溃疡手术已大大减少，主要是针对溃疡并发症如出血、穿孔和梗阻的手术，甚至过去认为急症治疗出血和穿孔必须施行彻底性手术，也改行简单的穿孔修补和缝扎止血，再行药物治疗。

(1) 十二指肠溃疡的手术指征：无并发症的十二指肠溃疡主要应内科治疗，对无并发症的慢性溃疡除非经过详尽的诊断和充分的内科治疗，决不能轻易进行外科手术。药物治疗后仍有 5% 的病人溃疡不能愈合或反复发作，甚至出现严重并发症，此时应考虑外科治疗。对症状严重者，如无限期的推迟手术治疗，病人不但仍需继续忍受疾病的痛苦，一旦发生急性并发症而行急症手术的危险性远较择期手术为高。

无并发症的十二指肠溃疡有下列情况应考虑手术治疗：①穿透性溃疡、复合溃疡（胃、十二指肠合并溃疡）、球后溃疡，这三类溃疡内科治疗效果差，易有并发症；②难治性溃疡，虽经严格的内科药物治疗，仍发作频繁，疼痛严重，影响工作能力和生活质量；③曾有大出血或溃疡穿孔史，又复发溃疡。

无并发症的十二指肠溃疡病人，在合并有其他严重心、肺、肝或肾等内科疾病时，可长期采用内科治疗。对内科治疗反应不良的溃疡，应予以排除少见的 Crohn 病、淋巴瘤和胃泌素瘤所致的溃疡。

十二指肠溃疡的并发症：①急性穿孔；②出血，大量出血或出血不止；③幽门十二指肠梗阻。十二指肠溃疡的并发症是外科急症手术的主要指征。合并严重内科疾病或高龄病人发生危险的并发症时（急性穿孔、大出血），一般仍需早期手术。

(2) 十二指肠溃疡手术选择应考虑的综合因素：①手术难易程度，手术死亡率和并发症，手术与非手术之间利弊的权衡；②术后溃疡复发率；③手术的后遗症（倾倒综合征、腹泻）；④术后代谢并发症，如体重减轻；贫血、缺铁或巨红细胞；骨病、骨软化症、骨质疏松；⑤残胃癌发生率；⑥第一次手术失败后，第二次补救手术的难易；⑦手术施行者技术熟练程度等。

(3) 十二指肠溃疡手术术式的选择：十二指肠溃疡术式主要是胃大部分切除和各类型的迷走神经切断术。

1) 胃大部分切除术　手术的基本原理，切除胃窦和不同量的胃体，去除了产生促胃液素的胃窦细胞和产生胃酸的壁细胞；切除溃疡本身，去除病灶。近年来，胃的切除量由原来 75% 减少为 65%，可得到同样的效果，而并发症明显减少。而＜60% 的胃切除则复发率明显增高。在胃切除后消化道重建有两种，胃十二指肠吻合（Billroth Ⅰ式，BⅠ）或胃空肠吻合（Billroth Ⅱ式，BⅡ），它的选择常由十二指肠溃疡瘢痕情况和胃切除的量多少而定，BⅠ和 BⅡ的效果是相似的。

2) 迷走神经干切断合并引流术　迷走神经干切断术减少基础胃酸分泌和最大胃酸分泌。迷走神经刺激引起壁细胞反应是通过多个机制来传导的。迷走神经切断阻断了乙酰胆碱直接作用于细胞的胆碱能受体；解除从胃体 D 细胞释放生长抑素的抑制；阻断肠嗜铬细胞释放组胺的旁分泌作用；阻断胃窦 G 细胞释放促胃液素。

迷走神经有重要的调节胃的运动作用。理论上迷走神经干切断后,胃底容受性松弛作用和幽门括约肌松弛作用减低,胃排空液体和固体的能力减低,需要引流手术,引流术包括:①幽门成形术;②胃空肠吻合;③胃窦切除术。实际上,许多病人迷走神经干切断后,排空并无影响,食管癌手术胃代食管,迷走神经干全部切断,病人并无术后胃排空减低现象。

3)高选择性迷走神经切断术(HSV) 手术包括细致地分离切断支配胃体和胃底黏膜分泌胃酸的前神经干和它的肝支、内脏支,因保留了胃窦和幽门管的迷走神经支配,保证了胃的排空。是十二指肠溃疡首选手术方式。

(二)胃溃疡

【分类】

Johnson 按胃溃疡的部位、临床表现和胃酸分泌情况将胃溃疡分为 4 类:

1. Ⅰ型 最常见,占 57 %。位于小弯侧胃切迹附近。发生在胃窦黏膜和胃体黏膜交界处。溃疡可发生自小弯侧贲门下 4cm 至幽门前 2cm 之间。为低胃酸分泌。

2. Ⅱ型 复合溃疡(胃溃疡合并十二指肠溃疡)。常先发生十二指肠溃疡,而后继发胃溃疡,本型占 22 %。为高胃酸分泌,本型内科治疗效果较差,易合并出血,病情较顽固,并发症发生率高。

3. Ⅲ型 幽门管溃疡或近幽门 2cm 以内的胃溃疡,本型占 20 %,为高胃酸分泌。可能和服用非甾体消炎药有关,但不能肯定。内科治疗易于复发。

4. Ⅳ型 高位胃溃疡,较少见,溃疡多位于胃上部 1/3,距食管胃连接处 4cm 以内,在 2cm 以内者称近贲门溃疡。低胃酸分泌,常为穿透性溃疡,易并发出血和穿孔,梗阻少见。

【发病机制】

胃溃疡发病的机制尚未完全明确,是由于多种因素相互作用所致。Ⅱ型胃溃疡的形成主要由于胃酸-胃蛋白酶活性增加和胃排空延迟。通常先发生十二指肠溃疡,胃溃疡为继发性。Ⅲ型胃溃疡被认为是由于服用非甾体消炎药而发病,但化学剂诱发溃疡的机制尚未肯定,可由下列原因所致:①胃酸分泌增多;②胃黏膜中前列腺素合成受阻;③抑制胃黏液的产生和碳酸氢盐的分泌;④直接破坏胃黏膜屏障;⑤胃黏膜血流减少。幽门螺杆菌(Hp)对胃溃疡发生的作用仍难解释,Hp 是慢性活动性胃炎主要病因,胃溃疡常合并严重的 Hp 感染。

【诊断要点】

1. 胃溃疡的发病率在世界各地不相同,日本和南美高于欧洲和美国。男性较女性易患胃溃疡。目前国内尚无一般人口消化性溃疡病的发病率调查。

2. 症状 有些活动性胃溃疡病人是无症状的,大多数上腹部疼痛,疼痛因进食而加重,且发生在餐后或餐后半小时。发作持续时间和疼痛的程度均较十二指肠溃疡的疼痛为甚。在胃溃疡发作时可伴有明显体重减轻。常有恶心、呕吐。此外,胃溃疡病人胃窦功能不全,可引起胃滞留和呕吐。

3. 体征 通常是正常的,发作或穿透性溃疡上腹部剑突下或稍偏左侧可有压痛。

4. 钡餐检查 上消化道钡餐检查良性胃溃疡的 X 线特征包括胃壁龛影,黏膜皱襞放射形集中于溃疡边缘,周围黏膜完整,无充盈缺损。

5. 内镜检查 内镜是胃溃疡诊断检查的最好方法。内镜可正确评估合并胃炎的范围和程度，很好地显示溃疡的特征和部位。胃镜检查肉眼所见胃溃疡中有部分为恶性，所以所有胃溃疡必须做活检，甚至活检阴性，临床上怀疑癌变，需要反复活检，以证实良恶性病变，有时需要3～4次胃镜反复活检，才确定为恶性，也有临床上不少外观良性小胃溃疡，而病理结果却是恶性的，必须引起重视，尤其是巨大溃疡和大弯侧溃疡，以免延误病情。同时胃窦和胃体黏膜活检用尿素酶试验或组织学检查以评估Hp感染。

6.实验室检查　出血和凝血时间无特殊性，胃溃疡合并出血相关的检查，包括血红蛋白、血细胞比容、网织红细胞计数、大便潜血检查。

【治疗】

1.内科治疗　胃溃疡主要应用组胺H_2受体拮抗药治疗，各种组胺H_2受体拮抗药治疗的溃疡愈合率大多数相近。胃溃疡的愈合更重要的是依靠治疗持续时间，而不是抑酸程度。在临床上，4～6周的良性胃溃疡抗酸治疗如果未愈合，再延长4周，而不是增加组胺H_2受体拮抗药的剂量，4周仍不能愈合，可应用质子泵抑制药奥美拉唑，可获得愈合。治疗6～8周检查若无充分愈合的证据，要高度注意胃恶性肿瘤，无恶性肿瘤病人可再继续内科治疗6周。若第3次复发或怀疑为恶性肿瘤，是手术指征。良性胃溃疡可合并胃恶性肿瘤，这种溃疡可以愈合，即使是恶性胃溃疡也能暂时愈合。因此，良性胃溃疡内科治疗的病人，要谨防胃镜活检阴性可能。若有未完全愈合溃疡或形成溃疡瘢痕，再次活检是绝对必要的。50%以上经内科方案治疗愈合的胃溃疡1年内复发，可考虑继续维持量治疗。

2.外科治疗　目前，约50%有症状的胃溃疡患者需手术治疗。良性胃溃疡选择性手术的两个主要目的是切除溃疡连同含胃窦细胞和壁细胞的黏膜，减少酸和胃蛋白酶的分泌，其次是减少胆汁反流和胃滞留。

胃溃疡手术的指征：①合适的内科治疗失败；②可疑恶性肿瘤；③胃远端梗阻；④巨大胃溃疡（>2.5cm）；⑤胃溃疡急性大出血或穿孔。

胃溃疡手术种类：

(1)胃大部切除术：Ⅰ型胃溃疡标准择期手术是连同溃疡在内的远端胃部分切除、BI式吻合。具有手术治疗的主要和次要目的为除去了胃窦，消除了胃酸分泌。治疗Ⅰ型胃溃疡的胃切除不需加迷走神经干切断，但在胃溃疡合并十二指肠溃疡或幽门前溃疡病人必须加做迷走神经干切断，如不加做迷走神经干切断，胃切除量须>65%，既降低复发率，又足够切除了未估计到的早期恶性病变。BⅠ式重建是Ⅰ型和Ⅲ型胃溃疡最常用的术式，BⅠ式胃切除术后综合征远较BⅡ式胃切除为少，因为切除的胃一般较少，而食糜仍经过十二指肠通道，手术并发症和死亡率均较BⅡ胃切除为低，尤其在择期手术时。

(2)高选择性迷走神经切断+溃疡切除：此术式是保留幽门的同时保留了胃窦，适用于Ⅰ型溃疡，手术的目的是①切除溃疡；②降低胃酸和胃蛋白酶的分泌；③保留胃的活动能力；④防止十二指肠液反流至胃，至少不促进反流。大多数人认为高选择性迷走神经切断术对Ⅰ型和Ⅳ型胃溃疡效果良好，但对幽门溃疡和幽门前溃疡不宜施行，因其复发率过高。

(3)选择性迷走神经切断或迷走神经干切断+幽门成形术：迷走神经干切断+幽门成形术治疗胃溃疡术后复发率较高，因此这种手术治疗胃溃疡效果不佳，它的主要缺点是增加胆汁反流，减弱胃窦的推进活动和发生胃滞留。仅适用于老年高危病人。

(4)高位胃溃疡的手术：高位溃疡（Ⅳ型）是指溃疡近侧缘在小弯高位距贲门4cm以内，

较少见，仅占胃溃疡的5%。发病年龄较大，溃疡多数较大而且为穿透性，属于难处理消化性溃疡。手术方式的选择以溃疡的大小、部位、周围炎症程度和穿透情况而定。要选择合适的手术方式，尽可能采用连同溃疡的远端胃切除术，不切除溃疡的方法仅适用于溃疡无法切除或病人处于高危情况。

(三)需要关注的几个问题

【高位胃溃疡治疗】

根据溃疡病灶的去除与否可分为溃疡旷置和溃疡切除两大类。

1. 溃疡旷置术　急症、手术条件差或无法切除病灶首先考虑的术式。

(1)溃疡病灶缝扎止血、穿孔修补术：该手术适用于溃疡并发出血、穿孔，药物治疗无效，而又无法切除，且全身情况差，病情危急的患者，但并不能达到根本治愈溃疡，也往往不能明确溃疡的性质。患者一般情况大多极差，即使选择单纯缝扎或缝合，其病死率也较高。单纯溃疡缝扎止血或穿孔修补术，操作简单而迅速，可能会暂时缓解出血、穿孔等情况，起到救命作用。

(2)Kelling Madlener 手术：即在保留高位胃溃疡的同时，行远端胃大部切除术。适用于身体较差、手术耐受能力差的高龄患者，尤其是溃疡病灶大、炎症范围较广、无法局部切除者，可作为这类病人择期手术时的首选手术方式。优点是手术操作简单、安全，由于切除了胃的大部分泌酸区，在术后胃酸分泌减少的条件下，溃疡一般可能自行愈合。缺点是对出血或穿孔患者无济于事，术后溃疡灶在完全愈合之前仍有可能出血、穿孔，甚至溃疡不愈合的可能，而且不能排除患者有溃疡恶变可能。

(3)迷走神经切断术：适用于局部难切除或不能切除者，不适用伴大出血或穿孔病例。由于高位胃溃疡局部炎症水肿较重，常不能辨清迷走神经分支而漏扎或切断过多，以致于术后残留的溃疡可能不愈合、愈合后复发或恶变，有时发生腹腔脏器自主神经功能紊乱。故最好不做选择性迷走神经切断术。

2. 溃疡切除　择期手术应首先考虑的术式。

(1)Billroth Ⅰ式或 Billroth Ⅱ式部分胃切除术：适用于距贲门相对较远的高位溃疡，应着力于切除包括溃疡灶在内的胃大部切除术，尤其对胃小弯侧高位胃溃疡，应切除较多的胃小弯侧并保留较多的胃大弯，以顺利完成消化道重建。在手术操作时首先分离胃体，沿胃大弯向左游离至胃网膜左右动脉交界处，胃小弯侧需向上游离至贲门部，至溃疡平面以上1cm处，切断结扎胃左动脉，尽量保留胃左动脉的食管支，将胃向下牵引，在溃疡上方切断胃体。分离和切断十二指肠后，用两把 Koch 钳钳夹在预定切除胃体大弯侧，在此二钳间切断大弯侧胃体后，再用两把胃钳斜形钳夹在小弯侧溃疡以上的胃壁上，在二胃钳间切断所余小弯侧胃体。将预行切除的有溃疡的胃体移除。用吻合器和闭合器进行胃十二指肠的吻合，或胃空肠吻合。

(2)Pauchet 手术：是高位胃溃疡择期手术中首选的手术方式，多应用于胃小弯溃疡。该手术实际上是 Billroth Ⅰ式中 Shoemaker 手术的改良。Shoemaker 手术要求局部切除溃疡病灶，同时行远端胃大部切除术，胃残端与十二指肠吻合。具体方法是游离胃，钳夹切断胃大弯。剪开胃小弯，在直视下切除全部溃疡及其附近的炎症浸润的胃壁组织。缝合胃小弯侧剪开的胃壁，再进行胃十二指肠的吻合，或胃空肠吻合。如果溃疡灶的边缘累及食管下端开口，尤其位于贲门部小弯侧的溃疡，切除线应绕过溃疡近侧边缘，切除部分贲门及食管，用整形方法来修复、扩大食管下端的开口，以避免局部狭窄(图 3-2，图 3-3)。

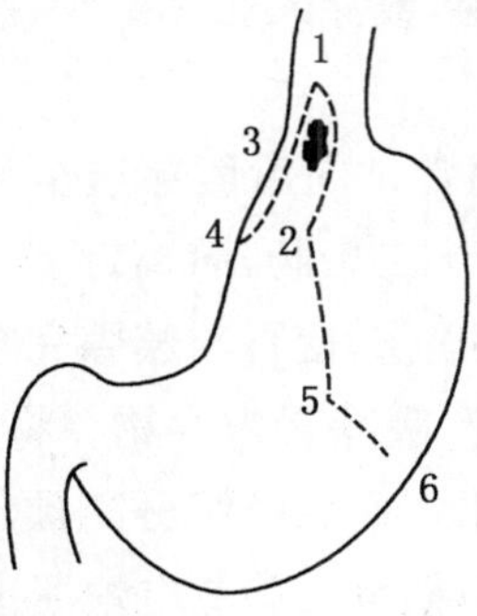

图 3-2　依虚线所示切除贲门前溃疡，保留贲门下小弯部胃壁舌状瓣，并将此瓣的黏膜剥除，使呈浆肌瓣

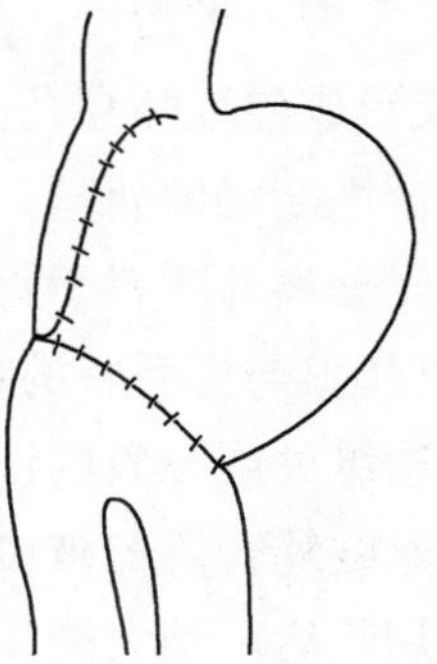

图 3-3　将点 2 上提缝于点 1，使贲门前切口变成横向缝合线，继续缝合点 2～点 5 之胃小弯部，将点 3、点 4 处之浆肌瓣覆盖于其上

手术优点是能够在直视下清楚地判断溃疡的大小、部位及其周围炎症范围，能较好地切除全部溃疡及其附近需要切除的炎症病变组织，避免缝合后贲门部狭窄；但术中应送冰冻切片检查判断良、恶性，根据结果决定是否需要扩大切除范围。

(3)改良 Kelling-Madlener 手术：在原保留溃疡常规胃大部切除手术的基础上，另做溃疡处胃部切口，将高位胃溃疡病灶行局部切除，再缝合胃壁，达到既切除溃疡的病灶，又切除了大部胃的效果。本术式适用溃疡灶小或位于胃前壁容易切除病例，如果溃疡灶较大或位于胃后壁，切除与吻合非常困难，可不再进行改良手术。

(4)Tanner 手术：是 Pauchet 手术的一种改良术式，适用于胃前壁和胃后壁的高位溃疡。方法是游离胃远端及胃大、小弯侧，使胃的近端可以沿长轴旋转，将位于胃前壁或胃后壁的高位溃疡旋转至新形成的胃小弯部位，再行 Pauchet 手术。

(5)Chung 手术：高位溃疡局部切除＋迷走神经切断、幽门成形术。适用于溃疡位于胃后壁，尤其并发急性出血或穿孔、病情危急而又必须切除溃疡时。胃的手术方法是手术中结扎胃左动脉，在胃前壁切开胃腔，探查溃疡，然后切除溃疡，缝合胃壁切开处，在幽门部再加幽门成形。

(6)近端胃切除术和全胃切除术：巨大高位胃溃疡，且穿透入附近组织或器官，无法局部切除溃疡，病情允许时除非切除全部胃底，则需采用近端胃切除术。溃疡穿透范围更大时，则需行全胃切除术。这二种手术操作较困难，术后死亡率、并发症较高，优点是可以完全清除溃疡灶，并能切除潜在恶性溃疡的可能。

(7)溃疡病灶单纯切除术：该手术方式已极少应用，不符合溃疡手术治疗的基本原则，不能达到根治胃溃疡的效果。单纯切除后有时局部缝合困难，缝合处裂开的发生率高。

【后壁穿透性溃疡】

穿透性溃疡引起的腹痛程度多较重，疼痛节律性也发生变化，一部分患者可呈午夜痛醒，应用制酸药物效果明显欠佳。如果严格药物治疗无效、且疼痛放射到背部，则表示溃疡已穿透入胰腺，应考虑手术治疗。溃疡往往深达浆膜层，或穿入相邻组织、脏器，或在局部引起炎症和粘连，或形成包裹性穿孔。

1. 胃后壁穿透性溃疡的处理　胃后壁穿透性溃疡常常向后面穿透至胰腺，手术时可将溃疡病灶边缘与胃分离开旷置于胃外。手术需要切断十二指肠，游离胃窦部和部分胃体，用钝、锐分离法分离胰腺与胃后壁的粘连，注意防止胰腺损伤，使胃与胰腺完全分开，溃疡留于胰腺上。在溃疡边缘处或分破的溃疡裂口插入吸引管，吸净胃内容物。将溃疡边缘残留的胃黏膜剪除。用丝线缝合胃部破口，以防胃内容物漏出。而后继续分离预定切除的胃体，进行胃大部切除。切除后可用大网膜覆盖溃疡面，且不可勉强切除或电灼溃疡。

2. 十二指肠后壁穿透性溃疡　十二指肠溃疡向后壁穿透时，基底部多为胰腺组织。溃疡侵蚀胃十二指肠动脉或胰腺的血管后，可致无法控制的大出血。往往根据情况，采用Graham 法、Nissen 法或者幽门窦旷置等方法处理。

(1)Graham 法(残端后壁覆盖溃疡法)：适用于溃疡位置靠近幽门环且面积较小者，手术中以钝性和锐性方法游离十二指肠后壁，沿溃疡近侧的边缘切开十二指肠后壁，吸尽肠内容物，靠近幽门切断十二指肠前壁，尽量多保留前壁组织，将手指探入肠腔为引导，抵住十二指肠后壁，以此作指引，偏向肠壁方向仔细游离肠壁与胰腺的粘连，该处粘连大多数可以分开，切开及游离溃疡远端的十二指肠后壁。游离时应尽量靠十二指肠壁仔细分离，以防止损伤胰腺。将溃疡所在的肠壁分离至溃疡远侧缘下 1 cm 处，将残端前壁向后壁靠拢，用细的不吸收线行全层间断缝合；也可用闭合器封闭。再将十二指肠残端前壁的浆肌层与溃疡近侧的胰腺包膜用不吸收线做间断缝合，使十二指肠残端的后壁覆盖于溃疡面上。须注意防止损伤和缝合胆总管。游离溃疡瘢痕或十二指肠球部时，应要紧靠十二指肠壁，并沿十二指肠纵轴小心锐性解剖，避开管状结构，防止损伤胰管和胆总管。

(2)Nissen 法(残端前壁覆盖溃疡法)：当溃疡位置距离幽门较远、面积较大时，无法游离溃疡远端的十二指肠后壁，可采用 Nissen 法。手术中切开十二指肠前壁显露出后壁的溃疡。沿溃疡近侧的边缘切开十二指肠后壁，但不游离溃疡远侧缘以下十二指肠后壁。将十二指肠前壁断端的浆肌层间断缝于胰腺上的溃疡基底部远侧边缘部。再间断将前壁的浆肌层缝于溃疡基底的近侧边缘，须再用间断缝法将前壁的浆肌层缝于溃疡近端的胰腺包膜上。如溃疡基底部有副胰管开口，不管哪种方法都必须将溃疡基底留在肠腔，第一层缝合须把肠前壁间断缝合在溃疡基底的近侧缘。注意在溃疡前切断十二指肠，应多保留正常的前壁。(图 3-4～图 3-8)

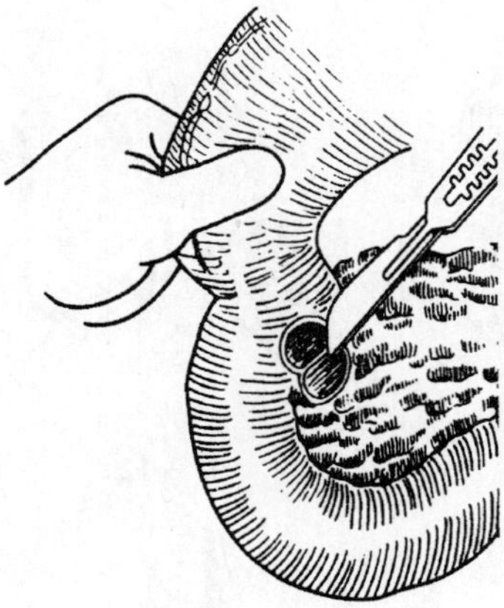

图 3-4

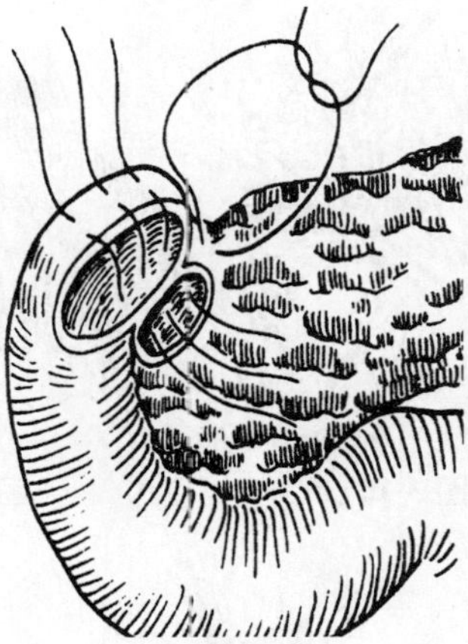

图 3-5

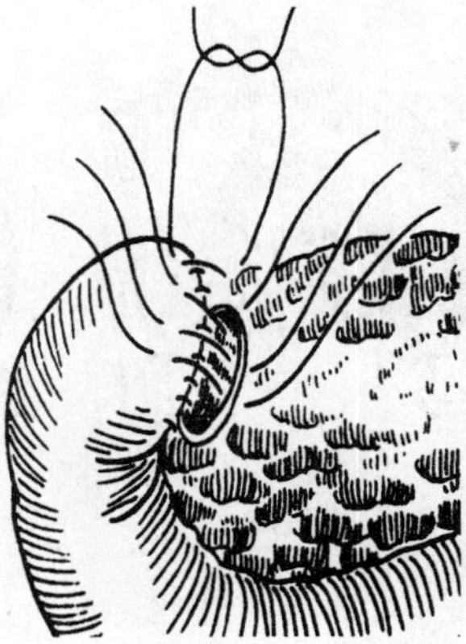

图 3-6

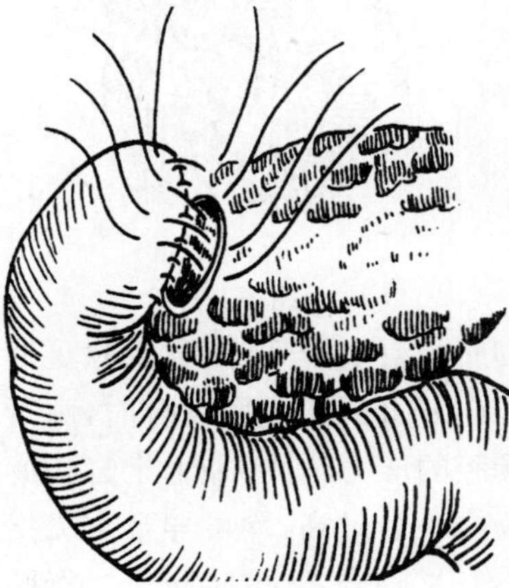

图 3-7

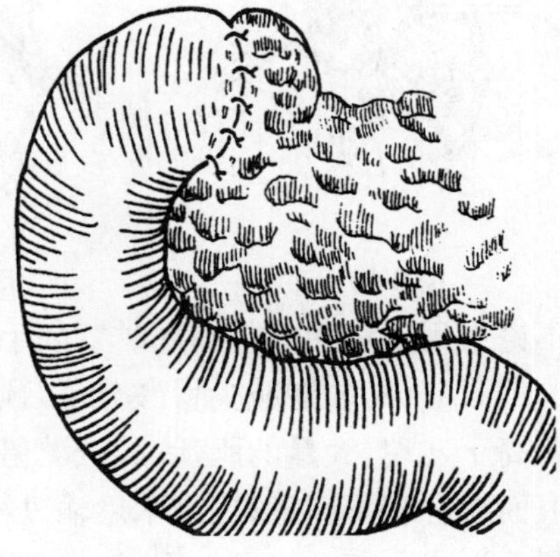

图 3-8

(3)幽门窦旷置术:适用于当溃疡面积大且球部十二指肠壁粘连,炎症水肿、瘢痕组织形成并与周围粘连成团块,局部解剖不清,瘢痕广泛不能切除者,可行幽门窦旷置术(Bancroft 法),但须切除幽门部胃黏膜,以减少促胃液素的产生,降低溃疡的复发率。按胃大部切除术切断胃,但须保留胃右动脉和胃网膜右动、静脉,以免胃窦部血行障碍。在胃窦部距幽门上 5cm 处垂直钳夹肠钳一把,于钳下切开胃窦部前、后壁浆肌层。用组织钳夹持浆肌层做锐性和钝性剥离,沿黏膜下层的疏松间隙向幽门管方向剥离,使浆肌层和黏膜下层分离,直至幽门。尽可能不损伤黏膜下血管,如遇出血可用细的不吸收线结扎或用电凝止血。于平齐幽门管处将幽门黏膜用丝线做外荷包缝合。在距缝线 1.5cm 处切断黏膜,收紧荷包缝线时尽可能将黏膜内翻。在近幽门处肌层再做内荷包缝合,收紧缝线,包埋残端。在胃窦部内面的肌层前后壁做一排间断缝合或荷包缝合,缝线不应穿过浆膜层,然后逐一结扎。切除多余的窦部浆肌层,再行残端浆肌层内翻缝合。再将大网膜覆盖残端,之后行胃空肠吻合。(图 3-9～图 3-15)

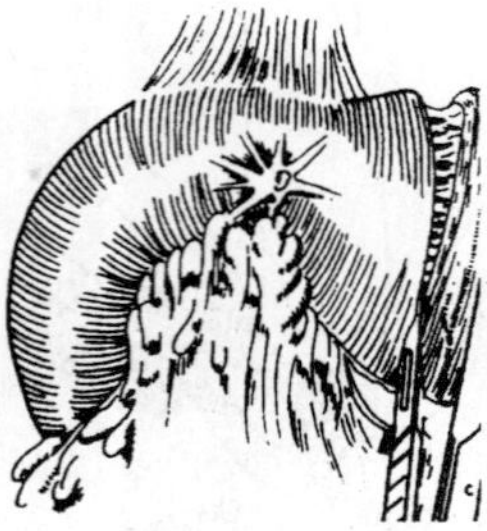

图 3-9

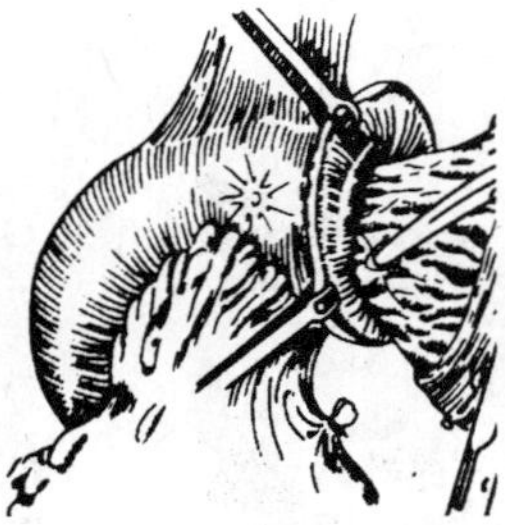

图 3-10

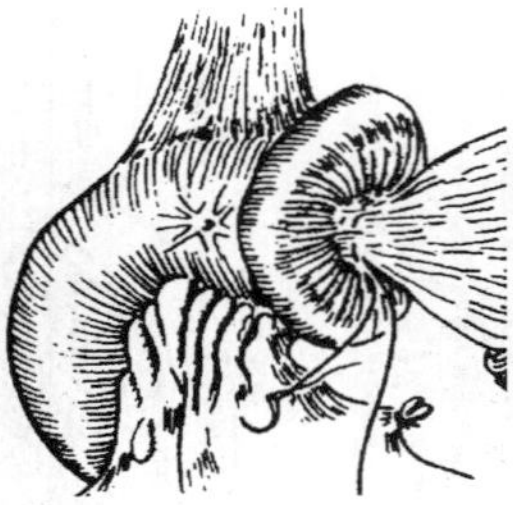

图 3-11

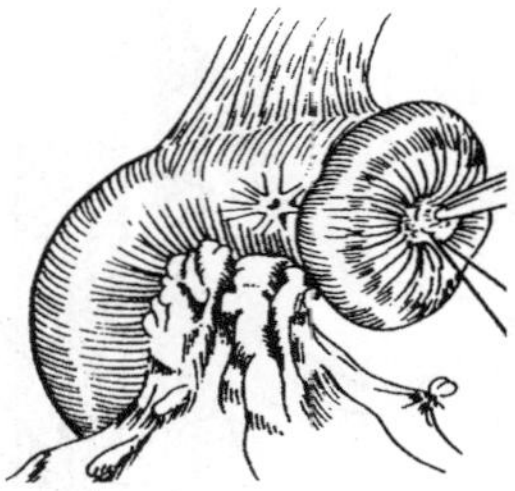

图 3-12

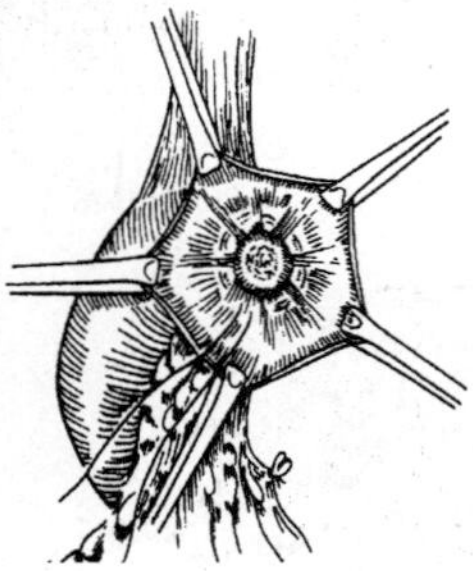

图 3-13

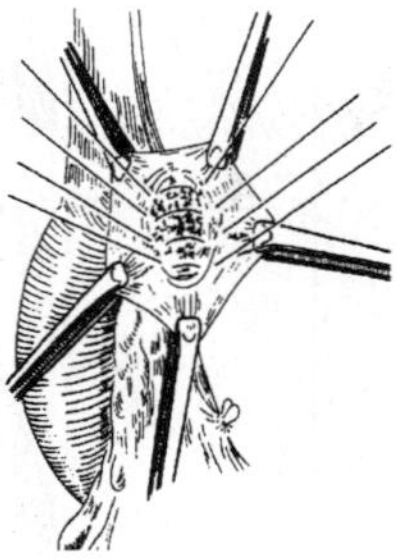

图 3-14

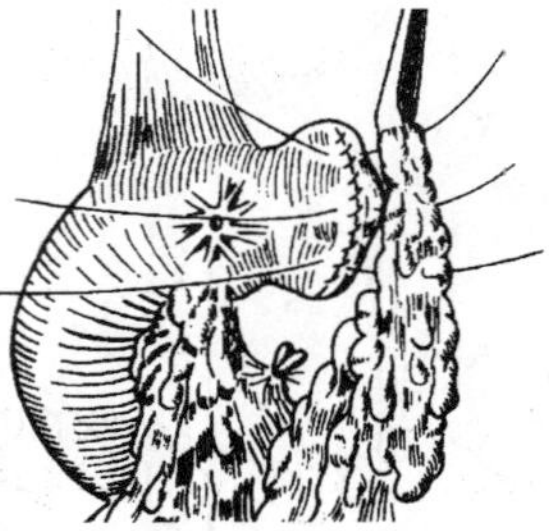

图 3-15

不论采用溃疡切除或肠外旷置的手术方式，均应行彻底的胃次全切除术，切除足够的胃体（70%～75%），才能减少胃酸分泌，预防溃疡复发。Billroth Ⅱ式胃空肠吻合时，由于吻合口位置高于残端，大量的胆汁、胰液潴留在十二指肠内，肠腔的压力增高；加上十二指肠残端有瘢痕而缝合多不满意；或因术后输入襻梗阻致十二指肠内压力过高，均可导致十二指肠残端破裂而形成肠瘘。故可加用 Braun 吻合或胃空肠 Roux—Y 吻合术，可防止十二指肠残端破裂，桥襻长度一般取 30 cm 为宜。

3. 十二指肠后壁穿透性溃疡出血的处理　首先胃镜止血处理，无效可采用 DSA 处理。若仍然无效可采用手术。溃疡大出血手术时应先结扎胃右动脉或胃十二指肠动脉及胃网膜右动脉。并将溃疡底部的出血点缝合结扎。把溃疡旷置到肠腔外，才能真正地解决消化道出血的问题。肠腔外旷置十二指肠后壁溃疡的方式中，Graham 法和 Nissen 法二者相比，Nissen 法并发症较少，操作难度比前者小，临床效果较好。

【困难十二指肠残端的处理】

由于胃远侧及十二指肠病变，导致十二指肠球部周围炎症水肿及瘢痕组织团块，并与胆管及胰腺致密粘连，界限不清，甚至瘢痕挛缩导致幽门与十二指肠壶腹之间的距离缩短，正常解剖结构变异，或因广泛的瘢痕组织形成、十二指肠壁变硬、残端无法行内翻缝合，均形成困难处理的十二指肠残端。可采用以下几种方式处理残端。

1. 十二指肠溃疡幽门窦旷置术（Bancrorft 法）　十二指肠球部因炎症水肿、瘢痕组织形成并与周围粘连成团块时，手术分离及切除溃疡病灶时易损伤胆总管、门静脉、胰腺等重要组织器官，所以不能满意关闭十二指肠残端，估计术后易出现严重的并发症（十二指肠瘘）。在这种情况下采用溃疡旷置，方法见上述。注意必须尽可能剥除胃窦部的黏膜，保留浆肌层。如果胃窦部黏膜残留在十二指肠残端内，黏膜腺体中的促胃液素细胞则经常处于碱性的环境中，大量地分泌促胃液素，刺激壁细胞大量分泌胃酸，可导致溃疡复发。如果溃疡恰位于幽门管部，剥除胃窦部黏膜后，幽门部无黏膜可供缝合以关闭通向十二指肠的开口，仅靠缝闭窦部肌层来防止残端漏是不牢靠的，此时应加做十二指肠置管造瘘(详下述)。对合并有完全、不完全性幽门梗阻者，施行胃大部切除术 Billroth Ⅱ式胃空肠吻合比较合理，以转流胃内容物，解除梗阻。

2. 十二指肠残端造瘘　适用于以下几种情况：残端过短，靠胆总管过近，而不能缝闭者；十二指肠切断端因炎症浸润、粘连广泛或循环障碍等，术后有可能愈合不良而形成瘘者；十二指肠溃疡周围瘢痕组织粘连广泛、肠壁组织厚而硬，切断后残端缝合不满意、不放心的，幽门旷置术中幽门部血管切断，引起残端血循环障碍者；或旷置之幽门处无法缝闭黏膜者；在这些情况下应进行十二指肠残端导管造口术：胃大部切除术十二指肠切断后，可用导尿管或"T"管将头端剪侧孔，通过十二指肠残端插入肠腔内 8cm 左右，约到达十二指肠降、横部之间，用丝线做间断缝合残端。最好加做一层浆肌层内翻缝合，用大网膜覆盖并以丝线固定；或于十二指肠中上段行浆肌层缝合包埋式潜行置管造口。导管近端通过右上腹壁戳口引出体外，与皮肤固定缝合，然后进行胃空肠吻合术。造瘘管及残端附近应再置腹腔引流管。手术后应注意保持十二指肠液引流通畅，术后 2 周导管周围形成肉芽管道后即可夹管、拔除。

3. 胆总管内置管　某些十二指肠溃疡必须切除时，如低位十二指肠溃疡，溃疡与肝十二指肠韧带瘢痕粘连紧密，且合并溃疡出血；十二指肠溃疡与周围粘连明显，或同时有幽门管或胃窦部溃疡的复合性溃疡。需切开胆总管，胆总管内放置导管，探及十二指肠乳头位置，并根据其判断十二指肠溃疡与乳头相对位置和瘢痕粘连范围、程度，使得十二指肠溃疡的切除变得简便。手术中切开胆总管上段，放置直径合适胆道探子，前壁锐性分离瘢痕，当术中估计切除溃疡可能损伤胆总管时，则沿十二指肠降部外侧切开十二指肠侧方腹膜(Kocher 切口)，游离十二指肠和胰头。于胆总管上段做小切口，放置适合大小的胆道探子，沿胆总管向远端探查胆总管与溃疡瘢痕粘连的范围和紧密程度，并探明十二指肠乳头的部位。将肝十二指肠韧带向后牵开，沿胆总管前壁直视下锐性分离瘢痕组织。当瘢痕组织松解后，十二指肠后壁和胆总管间的组织比较疏松，切除溃疡行 BillrothⅡ式胃大部切除术。胆总管则留置"T"管造瘘。

【幽门管溃疡】

幽门管系指位于胃窦部远端与十二指肠球部幽门口幽门括约肌之间的一段管腔，长约 2cm。其病理生理与十二指肠溃疡相似，属于Ⅲ型高胃酸分泌溃疡，大多数胃幽门管溃疡缺乏周期性和节律性的疼痛临床症状，少数患者症状典型，常合并十二指肠溃疡，有时也与胃小弯溃疡和裂孔疝同时存在。常有恶心呕吐、餐后腹痛、体重减轻等临床表现。容易合并幽门梗阻、穿孔或出血并发症。可采用药物治疗，药物治疗常不能取得满意效果，故倾向于手术治疗。可选用高选择性迷走神经切断术或选择性迷走神经切断及幽门成形术。

【球后溃疡】

发生于十二指肠球部环行皱襞移行部或其以后部位的溃疡可称为球后溃疡。表现为持久剧烈的疼痛，侵及邻近器官，如胰腺和腹膜后时，疼痛可向背部放射。常比一般十二指肠球部溃疡临床表现更明显，药物治疗效果差，并易出现出血、穿孔及梗阻等并发症。需做旷置溃疡的 BillrothⅡ式胃大部切除术，后壁溃疡出血时凶险，容易腐蚀穿透腔静脉，需要切开十二指肠止血。

【巨大胃、十二指肠溃疡】

胃溃疡直径大于2.5～3.0 cm或十二指肠溃疡直径大于2 cm者，可称之为巨大胃十二指肠溃疡。巨大胃溃疡可发生在胃壁任何部位，以胃窦小弯侧多见，巨大十二指肠溃疡常位于后壁。巨大胃、十二指肠溃疡长期与邻近的胰腺或胆囊胆管粘连或穿入邻近器官形成内瘘，表现为穿透性溃疡。疼痛通常剧烈而持久，并向背部放射，酷似胃嗜酸性肉芽肿、胃癌或胃真菌病，易发生出血、穿孔、幽门狭窄梗阻等并发症，一般内科药物治疗效果欠佳，而且胃巨大溃疡恶变可能性较大，故多手术治疗。穿透至附近脏器切除困难时，可采用各种溃疡旷置术处理。若旷置部封闭不牢靠或不能消除死腔时，应加做十二指肠置管造瘘。胃或十二指肠球后巨大溃疡，必要时应取活检以了解有无恶性可能。

〔病案列举〕 患者，男性，46岁，以十二指肠球部溃疡伴幽门梗阻收入院。入院后经过全面准备，行旷置式胃大部切除术（Bancroft术式），手术后1个月肝下形成脓肿，置管引流，迁延不愈1个月之久，做CT检查，发现肝下仍然存在一5cm×6cm×5cm近圆球形的液性包块，剖腹探查，该液性包块为胃窦近幽门处残端闭合后的内容物潴留扩张引起。考虑溃疡旷置时胃窦幽门管处遗留过多，残端闭合处与幽门狭窄形成盲腔所致，将囊腔切除，再次闭合，手术结束。术后患者感上腹胀痛，进行性黄疸，于是通过胃肠吻合口输入襻行胃镜检查，发现十二指肠降部巨大溃疡。活检报告为：十二指肠腺癌，无法手术，最后肝功能衰竭死亡。治疗过程中医患纠纷不断，可谓教训。因此，胃十二指肠溃疡病人术前内镜检查或影像学检查，应注意了解十二指肠球后的情况，术中探查时也应注意了解降部的情况。

【复合性溃疡】

胃和十二指肠同时发生溃疡或活动性胃溃疡伴有十二指肠球部变形，即为复合性溃疡。属Ⅱ型胃溃疡，胃溃疡和十二指肠发生的先后不定，容易合并幽门狭窄变形，幽门梗阻和胃潴留，对于老年患者，应考虑到癌变的可能。其治疗可按十二指肠溃疡处理。

【胃溃疡恶性变】

初次胃镜检查报告恶性胃溃疡，是原发恶性溃疡还是良性溃疡恶变，有时很难鉴别。近年来有关胃溃疡是否癌变说法不一，有观点认为胃溃疡恶性变实际上是原发性溃疡型胃癌，与溃疡并无直接关系。多数学者承认在慢性胃溃疡基础上有可能癌变，认为胃溃疡恶性变率为5%。其实发生率很低，以往其统计中实际包括了原发溃疡型胃癌。

1.病理改变　典型胃溃疡的镜下特点由表面向深部依次分为四层：最浅层是炎性渗出层，包括由急性炎症性渗出物及坏死的细胞组织碎片和纤维蛋白组成的渗出层；在其下面为坏死层，由中性粒细胞为主的非特异性细胞组成；第三层为肉芽组织层，含有增生的毛细血管、炎性细胞、纤维细胞肉芽成分等；位于最外层的是结缔组织形成的瘢痕组织层，可扩展延及肌层甚至浆肌层。在典型溃疡基础上肉眼或胃镜下观察溃疡边缘有环堤状隆起或部分基底高出周围正常黏膜，显微镜组织学显示溃疡病变的边缘部分有癌细胞存在或者全部有癌细胞浸润，黏膜固有膜被破坏，黏膜和肌层粘连在一起，溃疡底的全层胃壁有高度纤维化和动脉纤维化现象则提示有恶变的可能。原发性胃癌一般没有上述慢性溃疡的典型变化。有时病史提示溃疡病程较长，如5年以上，有组织学恶性证据，往往认为胃溃疡癌变；但晚期病例缺乏原来慢性溃疡的典型变化，原有溃疡的典型结构被广泛破坏，区别十分困难。

2.临床表现　临床上有典型溃疡病的症状，病史较长，当症状持续进行性加重，出现无规律性疼痛、消瘦、体重减轻、贫血、无力、大便潜血持续阳性等，应考虑癌变的可能。当发现腹部肿块、左锁骨上淋巴结肿大或直肠前壁触及结节等体征时，此时可能已属晚期转移。

3.诊断治疗　胃溃疡癌变的早期并无特异性征兆，对于有胃溃疡病史较长者，反复、多次进行大便隐血试验并行X线钡餐检查，在40岁以上的胃溃疡患者中进行胃镜普查，定期采取活体组织标本做病理检查，是早期发现胃溃疡癌变可靠的检查方法。

胃镜活检病理结果未见癌变，或癌变之可能性较小，则可进行药物治疗，并定期复查胃镜。术前胃镜取组织标本活检病理确诊为溃疡癌变，应行胃癌根治术。检查结果认为癌变的可能性很大者，可手术治疗，术中快速病理检查证实癌变者，按胃癌根治术治疗；未见癌时，胃大部切除术治疗，尤其是迁延不愈的年纪较大的胃溃疡患者，应适当放宽手术指征，积极手术治疗，以免延误手术时机。

（本节图片均源自黎介寿等主编《普通外科手术学》第2版）

（张建文）

二、胃癌的诊治

胃癌是全世界及我国最常见的恶性肿瘤。近年来，胃癌发病率在世界范围内有明显下降的趋势，多数国家胃癌发病率下降40％以上。尽管近年来胃癌发病率有所下降，但在各种恶性肿瘤中仍居首位。我国是胃癌的高发区，估计每年有近20万新发胃癌，占全部恶性肿瘤发病的17.2％。

（一）胃癌的诊断

【诊断要点】

1.多见于50～60岁，男：女为1.67：1.0；死亡率男女性别比值为1.5：1～2.5：1，男性高于女性。

2.注意与病因及致病危险因素有关的史料　以下是目前认为的危险因素：

（1）亚硝基化合物：亚硝基化合物是一大类化学致癌物，其中非挥发性亚硝酰胺类化合物如N-甲基N-硝基N-亚硝基胍（MNNG），N-乙基N-亚硝基胍（ENNG）能诱发大鼠、狗胃腺癌，具有高度的器官亲和性和特异性。在用MNNG诱发胃癌的过程中，可观察到胃黏膜肠化-异型性增生等癌前病变。这些病变较早出现在胃窦部，继而在相同部位出现胃癌。这一现象与人类胃癌有相似之处。

尽管到目前为止尚未证实亚硝基化合物是人类胃癌的直接致癌启动因子，但许多来自于人群和实验的研究结果支持胃癌的亚硝基化合物病因假说。

亚硝基化合物虽天然存在是极微量的，但它可以在体内内源性合成，而胃则是主要合成场所。自然界存在大量的亚硝基化合物前体物，如硝酸盐，食物中的二级、三级胺。这类前体物可在胃内合成亚硝基化合物。当胃黏膜病变发生，如胃腺体萎缩、壁细胞减少、胃液pH升高时，胃内细菌繁殖、胃内微小环境发生改变。胃内细菌可加速硝酸盐还原为亚硝酸盐，并催化亚硝化反应，生成较多的亚硝基化合物。

(2)多环芳烃化合物:致癌物可污染食品或在加工过程中形成。如冰岛为胃癌高发国,居民多以渔业为生,有食用熏鱼、熏羊肉的习惯。分析熏鱼、熏羊肉的样品,发现这些食品有较严重的包括3,4-苯并芘在内的多环烃化合物的污染。近30年来冰岛居民食用新鲜食品增加,熏制食品减少,胃癌发病率呈下降趋势。

(3)饮食因素:已有比较充分的证据说明胃癌与高盐饮食及盐渍食品摄入量多有关。1985年以来,在中国、日本、意大利、法国、英国和美国进行的12项研究中,对2 876例胃癌病人和8 516例对照调查,结果均显示高盐、盐渍食品为胃癌的危险因素,相对危险度为1.4~6.2。

流行病学调查也显示,饮食中锌、镍含量增高,硒缺乏均与胃癌发病呈正相关。维生素A、维生素C、维生素E及β-胡萝卜素、纤维素缺乏也有影响。

世界各地的流行病学研究一致性表明:新鲜蔬菜、水果具有预防胃癌的保护性作用,并显示剂量效应关系。经常食用新鲜蔬菜的人患胃癌的相对危险度降低30%~70%。含有巯基类的新鲜蔬菜,如大蒜、大葱、韭菜、洋葱和蒜苗等,也具有降低胃癌危险的作用。我国山东省苍山县盛产大蒜和蒜苗,胃癌死亡率为3.75/10万,是长江以北最低发县。新鲜蔬菜、水果中含有许多人体所需营养素,特别是维生素一类,具有抗癌作用。维生素C具有较强阻断亚硝基化合物的能力,β-胡萝卜素则具有抗氧化能力,可以在小肠转化成维生素A,维持细胞生长和分化。因此,这两类维生素很可能通过阻断致癌和增加细胞修复能力达到降低胃癌危险的作用。

(4)幽门螺杆菌(Hp):幽门螺杆菌感染者,发病率升高2.8~6倍。

幽门螺杆菌感染与胃癌有关是基于以下原因:在正常胃黏膜中很少能分离到幽门螺杆菌,而随胃黏膜病变加重,幽门螺杆菌感染率增高。在山东省临朐县居民中调查,在慢性浅表性胃炎或正常胃黏膜人中感染率为19%;在轻度慢性萎缩性胃炎人中为40%,而在重度慢性萎缩性胃炎人中则高达63%。测定胃癌病人患病以前的血清,发现其幽门螺杆菌抗体阳性率明显高于对照组,为胃癌的危险因素。

据报道,感染Hp可产生细胞毒素相关基因(cag A)蛋白,使胃黏膜产生急性、慢性炎症,胃液中抗坏血酸浓度降低,游离自由基增加。Hp又有较强的尿素酶活性,使胃液中氨浓度增高。长期的Hp感染可导致萎缩性胃炎,而使胃酸降低及细菌过度繁殖,某些硝酸盐还原菌可使硝酸盐成为亚硝酸盐,可在胃内与氨结合而成有致癌作用的亚硝基化合物。

目前认为幽门螺杆菌并非胃癌直接致癌物,而是通过对胃黏膜的损伤,促进病变发展的条件因素,使胃癌危险性增高。幽门螺杆菌可释放多种细胞毒和炎症因子,并参与局部免疫。

(5)遗传:胃癌在少数家族中显示有聚集性,患者的直系亲属发病率升高2~3倍。在胃癌病人中调查,一级亲属患胃癌比例显著高于二级、三级亲属,相对危险度为2.0~4.0。将胃癌分为肠型和弥漫型,显示弥漫型胃癌亲属具有更高危险,相对危险度为7.0,而肠型则为1.4,与对照组无显著性差别。

血型与胃癌存在一定关系。A型血人的胃癌危险度高出其他血型20%~30%。在A型血型的人中患有肠上皮化生和异型性增生的比例高于其他血型,相对危险度分别增高30%和40%。

(6)在全世界数项病例对照、前瞻性研究中,大多数结果显示吸烟为胃癌的危险因素,相对危险度为1.4～4.8,并有随吸烟量增加而升高的趋势。吸烟,发病率升高1.5～3倍。

(7)某些职业暴露如煤矿、石棉、橡胶行业工人中胃癌相对高发。

(8)胃的慢性疾病

1)慢性萎缩性胃炎(CAG) CAG以胃黏膜腺体萎缩、减少为主要特征,常伴有不同程度的胃黏膜肠上皮化生。芬兰、哥伦比亚、日本和中国的资料均表明,胃黏膜活检CAG检出率与胃癌死亡率呈正相关。在我国开展的两项病例对照研究证实,在患胃癌以前的既往胃病史(5年以上)为胃癌的危险因素,相对危险度为2.0～2.9。萎缩性胃炎(伴或不伴有肠化生和恶性贫血),中、重度者胃癌年发生危险性为0.5%～1%。恶性贫血者10%～20%为胃癌。

2)胃黏膜肠上皮化生(IM) 多项研究表明IM与胃癌的发病呈正相关。在胃癌高发区IM的检出率随年龄增长而增加,多见于胃窦和胃角,与胃癌好发部位相同。在比较癌旁组织时发现,胃癌高发区组织中IM检出率为低发区的2.3倍。进一步分析则发现,结肠型IM更为多见,Lewis抗原表达增高。在胃癌(肠型)细胞中具有某些与结肠型IM相同结构,这些现象说明结肠型IM与胃癌关系更加密切。

3)胃黏膜上皮异型增生(DYS) 重度DYS常与分化较高的早期癌混淆,有人称为临界癌。无疑,DYS是胃癌的癌前病变。DYS可分腺瘤型和增生型两类。腺瘤型与高分化型胃癌有关,增生型与分化较差的胃癌有关。

4)慢性胃溃疡 其边缘黏膜反复损伤、修复,增加了细胞恶变的危险性,恶变率为1%～3%。

5)胃部分切除后 癌变一般在术后15～20年后发生,与胃酸减少、胆汁反流等因素有关。癌变率Billroth Ⅱ式术后较Billroth Ⅰ式术后高。

6)Menetrier病(巨大肥厚性胃炎),其恶变率为10%～13%。

7)胃息肉 其中腺瘤性息肉恶变率为40%～70%,直径>2cm者恶变率更高。

8)1978年WHO专家会议将胃癌的癌前变化分为癌前病变(precancerous lesion)和癌前状态(precancerous condition)两类,癌前病变指一类易发生癌变的胃黏膜病理组织学变化,即异型增生(dysplasia);癌前状态指一些发生胃癌危险性明显增加的临床情况,如萎缩性胃炎、慢性胃溃疡、残胃、胃息肉及Menetrier病等。

3.临床表现是启动诊断的主要方面 胃癌起病隐匿,无特异性临床症状,早期诊断困难,所以临床医师应高度重视患者的非特异性症状。对于以下症状应及早进行相关检查:①慢性胃炎患者的症状近期内加重;②40岁以上无胃病史,近期内出现上腹疼痛不适、呕血、黑便、消瘦等症状;③患有慢性萎缩性胃炎伴肠上皮化生、胃息肉、胃溃疡、糜烂性胃炎及手术后残胃,尤其有胃癌家族史者。

根据有关临床资料应想到有胃癌的可能。胃癌非特异性的症状、体征,可能的主要表现为腹痛,体重下降,贫血,上消化道梗阻、出血等。晚期胃癌体格检查时可有:①Sister Mary Joseph结节或脐周淋巴结,当肿瘤沿镰状韧带播散到皮下时出现;②Virchow结节,即左锁骨上淋巴结肿大;③Irish结节,系左腋前淋巴结肿大,当近端胃癌播散到下段食管和胸内淋巴时出现;④Blummer陷凹,肛诊时可触及,在直肠膀胱凹陷处可扪及一板样肿块;

⑤Krukenberg 瘤，卵巢转移瘤。

4. 内镜及影像学检查是诊断的重要手段　上消化道内镜检查或气钡对比造影可明确病灶，诊断的正确率分别为 95%和 75%。CT 扫描在评价局部病变范围、淋巴结情况和判断转移方面具有价值，但在多数病例中会出现分期不全面的情况。超声内镜评价肿瘤浸润深度和淋巴结情况的准确率为 80%，可作为术前评价的补充。现在有以腹腔镜作为检查，以明确分期制订合理的治疗方案。

胃钡餐造影，X 线征象主要有龛影、充盈缺损、黏膜皱襞的改变、蠕动异常及梗阻性改变。胃双重造影法，早期胃癌可见表面不光滑、边缘清晰，小的充盈缺损。龛影底部呈结节状，周边黏膜集中或仅表现为胃小区融合。

在 CT 上胃癌的分期(1981 年 MOSS 参照临床分期提出如下 CT 分期)：

Ⅰ期　腔内肿块，胃壁增厚小于 1cm，无转移。

Ⅱ期　胃壁增厚超过 1cm，无周围脏器侵犯和转移。

Ⅲ期　胃壁增厚超过 1cm，伴有邻近器官直接侵犯，但无远处转移。

Ⅳ期　胃壁增厚伴远处转移，有或无邻近脏器侵犯。

5. 正确评价肿瘤标志物的诊断价值　迄今为止，尚未发现某一肿瘤标志物能独立应用于胃癌的诊断或对胃癌的预后判断，但将对不同肿瘤标志物的检测进行合理组合并结合临床的其他相关检查，对提高胃癌早期诊断的阳性率及预后判断的准确性具有一定意义。

癌胚抗原(CEA)：CEA 一般被认为是消化道肿瘤的标志物，在临床的原发性胃癌中，CEA 的阳性率仅为 25%左右，但在胃癌发生转移，特别是发生肝转移时，血清中 CEA 的水平明显升高，且与转移程度有关。对血清中 CEA 水平进行动态观察，是临床判断疗效及有无复发的重要指标。

CA19-9：血清中 CA19-9 含量在消化系统肿瘤中会有明显升高，故又将其称为消化道肿瘤相关抗原。在消化道良性病变中 CA19-9 也能升高，但幅度较小。在胰腺癌的血清中，CA19-9 的升高最为明显，是腺癌的第一标志物。CA19-9 在胃癌中的阳性率为 35%左右，在胃癌中单独检测 CA19-9 的临床意义较为有限，但若联合 CEA 一起检测，将有助于对胃癌的诊断及患者生存期的判断。

CA724：CA724 在各种消化道肿瘤及卵巢癌中均可升高，较之其他肿瘤标志物，CA724 的升高在胃癌中也较为常见，是胃癌的首选标志物。在胃癌中，常对 CA724 与 CEA 进行联合检测，可明显提高对胃癌诊断的敏感性。单纯检测 CA724 不能作为胃癌复发的指标。

甲胎蛋白(AFP)：在部分组织类型的胃癌中也可检测到 AFP 的含量增高，但它不同于肝癌产生的 AFP，具有胃肠道特异性，其与凝集素反应的特征是 AFP-C1 等增多。AFP 升高的胃癌患者易发生肝脏转移，预后较差，并多见于胃癌进展期。在极少最早期胃癌中，如 AFP 升高或经化疗后 AFP 仍持续升高，证明胃癌易发生肝转移或对化疗不敏感。因此，胃癌中 AFP 的检测有助于对预后及化疗疗效的判断。

CA125：CA125 是卵巢癌的首选标志物，但在其他肿瘤，主要在消化道瘤中也有较高的敏感性。胃癌发生远处转移，尤其当发生腹腔转移时，常伴有 CA125 的升高。在临床上，CA125 结合腹腔镜检查是判断胃癌腹腔转移的良好指标。

近年来，血清中胃蛋白酶原(PG)的水平与胃癌发生的关系日益受到人们的注意。PG

主要由胃底腺主细胞分泌，PGⅡ则除上述腺体外还有胃窦和幽门腺分泌。当胃腺体萎缩，主细胞减少，血清PGⅠ含量趋于下降；当萎缩性胃炎伴有肠上皮化生，胃窦腺向胃体延伸，PGⅡ含量也随之升高。因而PGⅠ的水平及PGⅠ/Ⅱ的比值可作为一反映胃黏膜病变的指标。当胃底病变较轻，胃窦发生萎缩肠化时PGⅠ/Ⅱ值呈中等度降低；当病变累及范围较广泛时，由于PGⅠ含量下降，PGⅡ含量上升，PGⅠ/Ⅱ值显著降低。有研究证实，PGⅠ/Ⅱ值随病变的进展呈梯度下降趋势，从浅表性胃炎的9.1下降到萎缩性胃炎的8.5，异型增生的5.4和胃癌的3.8。故PGⅠ/Ⅱ值可作为识别胃癌易感对象的指标，也可作为胃癌普查的一种初筛手段。

【诊断的确立】

有赖于胃内有特征性的病灶及病灶部的病理检查，包括活检、细胞学诊断及切除标本病检。

(二)胃癌的有关病理知识

【大体形态】

1.早期胃癌　是指病变仅侵及黏膜或黏膜下的胃癌，其肉眼形态可分为三型：

(1)隆起型(Ⅰ型)：病变呈不规则隆起，边界清楚可见，表面呈节结状，一般直径在2cm以上，无蒂或有蒂，隆起厚度常高于周围黏膜厚度的2倍以上。该型约占早期胃癌的10%。

(2)平坦型(Ⅱ型)：病变较平坦，可稍隆起或浅凹，但不明显，常为较平坦的斑块或糜烂，色泽变化不明显，可伴有瘢痕，境界常不清楚。该型胃癌也可分为3个亚型，即稍隆起的Ⅱa型、稍凹陷的Ⅱc型病变、平坦的Ⅱb型。早期胃癌以此型最常见，且常与其他型合并存在。

(3)凹陷型(Ⅲ型)：病变不规则，有明显的浅凹陷，表面经常有出血和覆盖污秽的渗出物，常可见其边缘的黏膜中断，该型约占25%。

2.进展期胃癌　是指病变深度已超越黏膜下层的胃癌，因生长方式的不同，致使其大体形态各异。Bormann分类，主要是根据肿瘤的外生性和内生性部分的相对比例，划分4个类型：

Ⅰ型：息肉样型，肿瘤主要向胃腔内生长，隆起明显，呈息肉状，基底较宽，境界较清楚，溃疡少见，但可有小的糜烂。在进展期胃癌中，这是最为少见的类型，占3%～5%。

Ⅱ型：局限溃疡型，肿瘤有较大溃疡形成，边缘隆起明显，境界较清楚，向周围浸润不明显。该型占30%～40%。

Ⅲ型：浸润溃疡型，肿瘤有较大溃疡形成，其边缘部分隆起，部分被浸润破坏，境界不清，向周围浸润较明显，癌组织在黏膜下的浸润范围超过肉眼所见的肿瘤边界。这是最为多见的一个类型，占半数左右。

Ⅳ型：弥漫浸润型，呈弥漫性浸润生长，触摸时难以确定肿瘤边界。由于癌细胞的弥漫浸润及纤维组织增生，可导致胃壁增厚、僵硬，即所谓革袋胃，若肿瘤局限于胃窦部，则形成极度的环形狭窄。该型占10%左右。

有少数病例(1%左右)形态特殊,不能归入上述任何一型,如由黏膜下层异位腺体所发生的肿瘤,可表现为主要向外生长。

多发性胃癌系指同一胃内有2个以上癌灶,它们之间在肉眼和组织学上均无联系,间隔以正常黏膜。多发性胃癌在胃癌中约占3%,发生于隆起型者比溃疡型多见。

【病理学类型】

最主要的病理学类型是腺癌(超过90%),包括两种区别明显的组织学类型:肠型和弥漫型。

1.肠型　此型相对常见,分化程度高,有腺管形成,与癌前病变、胃黏膜萎缩和肠上皮化生有关。此型在远端胃癌中占多数,发病率趋于隐定或下降,与幽门螺杆菌感染有关。

2.弥漫型　此型相对少见,年轻人中多一些,组织学表现多为未分化的印戒细胞。因为细胞间缺乏黏合力,容易发生黏膜下扩散,形成皮革胃。腹膜播散也常见。通常无明显的癌前病变,也可能与幽门螺杆菌感染有关。A型血者具易感性,有报告其具有遗传易感性。发生在近端的弥漫型胃癌发病率在世界范围内有所升高,相同分期情况下预后较远端胃癌差。

【目前国内采用的组织学分类(参照WHO分类与日本胃癌研究会分类)】

1.腺癌

(1)乳头状腺癌。

(2)管状腺癌:①高分化管状腺癌;②中分化管状腺癌。

(3)低分化腺癌。

(4)黏液腺癌。

(5)印戒细胞癌。

2.其他组织学类型

(1)腺鳞癌。

(2)鳞癌。

(3)未分化癌。

【胃癌的分期】

美国癌症联合会(AJCC)及国际抗癌联盟(UICC)TNM分期标准:

1.原发肿瘤(注:主要表示肿瘤浸润深度)

T_x:原发肿瘤无法评价。

T_0:切除标本中未发现肿瘤。

T_{is}:原位癌。

T_1:侵犯固有层或黏膜下层。

T_2:侵犯肌层或浆膜下层,未穿透脏层腹膜(注:包括蔓延至胃的韧带或网膜者也算T_2)。

T_3:穿透浆膜(脏层腹膜)(注:包括穿透被覆于胃韧带和网膜上的腹膜)。

T_4:侵犯邻近组织结构(注:包括直接侵犯十二指肠或食管者)。

2.局部淋巴结

N_x:淋巴结无法评价。

N_0:局部淋巴结无转移。

N_1:局部转移淋巴结 1～6 枚。

N_2:局部转移淋巴结 7～15 枚。

N_3:局部转移淋巴结大于 15 枚。

(日本将原来淋巴结转移的第四站即 N_4 取消,改为 M)

3.远处转移

M_x:无法评价是否有远处转移。

M_0:无远处转移。

M_1:存在远处转移。

4.分期系统

0 期　$T_{is}N_0M_0$

ⅠA 期　$T_1N_0M_0$

ⅠB 期　$T_1N_1M_0$　$T_2N_0M_0$

Ⅱ期　$T_1N_2M_0$　$T_2N_1M_0$　$T_3N_0M_0$

ⅢA 期　$T_2N_2M_0$　$T_3N_1M_0$　$T_4N_0M_0$

ⅢB 期　$T_3N_2M_0$

Ⅳ期　T_4N_1～$2M_0$　T 任何 N_3M_0　T 任何 N 任何 M_1(即凡 T_4 或 N_3 或 M_1 均属此期)

早期胃癌是指局限于胃黏膜与黏膜下的胃癌,与国际 TNM 分期相对照,包括:0 期($T_{is}N_0M_0$)、ⅠA 期($T_1N_0M_0$)、ⅠB 期($T_1N_1M_0$)。此外,其他应归属进展期胃癌。

日本胃癌处理规约第 14 版及 AJCC 第 7 版中(关于 T、N、M 分期的内容摘录表 3-1、表 3-2。

表 3-1　胃癌胃壁浸润深度(T)记载

T 分类	浸润深度
T_x	癌浸润深度不明者
T_0	无癌
T_1	癌局限于黏膜(M)或黏膜下层(SM)
T_{1a}	癌局限于黏膜(M)
T_{1b}	癌局限于黏膜下层(SM)
T_2	癌浸润越过黏膜下层,但局限于固有肌层(MP)
T_3	癌浸润越过固有肌层,但局限于浆膜下组织(SS)
T_4	癌浸润达浆膜面或露出,或波及其他脏器
T_{4a}	癌的浸润达浆膜面或穿破露出于腹腔(SE)
T_{4b}	癌的浸润直接到达其他脏器(SI)

表 3-2 淋巴结转移程度

分类	转移淋巴结数
N_X	区域淋巴结转移有无不明确者
N_0	区域淋巴结无转移
N_1	区域淋巴结转移 1～2 枚
N_2	区域淋巴结转移 3～6 枚
N_3	区域淋巴结转移 7 枚以上
N_{3a}	区域淋巴结转移 7～15 枚
N_{3b}	区域淋巴结转移不少于 16 枚

分期：

	N_0	N_1	N_2	N_3	M_1
T_{1a}，T_{1b}	ⅠA	ⅠB	ⅡA	ⅡB	
T_2	ⅠB	ⅡA	ⅡB	ⅢA	
T_3	ⅡA	ⅡB	ⅢA	ⅢB	Ⅳ
T_{4a}	ⅡB	ⅢA	ⅢB	ⅢC	
T_{4b}	ⅢB	ⅢB	ⅢC	ⅢC	

注意事项：

(1)SM 浸润亚分类，癌越过黏膜肌层<0.5mm 可记为 SM_1 或 pT_1b_1，更深者记载为 SM_2 或 pT_1b_2。

(2)肿瘤浸润大、小网膜，未露出浆膜为 T_3。

(3)T_{4b}时，同时记载浸润脏器名称。所谓的受侵脏器指肝、胰、横结肠、脾、膈肌、腹壁、肾上腺、肾、小肠、后腹膜腔。浆膜浸润波及大、小网膜时不记载为 T_{4b}，横结肠系膜浸润波及到系膜内血管或系膜后面时记载为 T_{4b}。

(4)确定 No. 1～12 和 14 为胃的区域淋巴结，其外的淋巴结(No. 8p，12b，13，16a_2/b_1)转移时作为 M_1，将 No. 3 细划分为 3a 小弯(沿胃左动脉)，3b 小弯(沿胃右动脉)。

(5)组织学类型分类，组织学分型中追加了良性上皮性肿瘤(腺瘤)，非上皮性肿瘤、恶性淋巴瘤、肿瘤样病变和特殊的消化道的息肉病；另外，特殊型中增加了内分泌细胞癌、淋巴细胞浸润癌和肝样腺癌。

(三)胃癌治疗中的若干问题

胃癌是我国最常见的消化道恶性肿瘤，治疗应为以外科手术治疗为主的综合治疗。当今胃癌治疗的特点为：手术以解剖学、肿瘤生物学及免疫学为基础；应注意根治性、安全性及功能性统一；外科治疗争取切除原发肿瘤及受侵器官，彻底清除区域淋巴结及杀灭腹腔脱落细胞；采取围手术期治疗＋规范化手术的新的治疗模式。

【早期胃癌的治疗】

D2(淋巴结清除至第二站)根治术取得良好效果，术后 5 年生存率接近 90%。但为了重视病人的生活质量，随着早期胃癌分子生物学及临床病理学的深入研究，对早期胃癌淋巴结转移规律及生物学行为的认识，及对早期胃癌治疗观念的变化，提出早期胃癌缩小手术。

胃癌缩小手术在于缩小胃切除和淋巴结清扫范围，在根治基础上保存良好的生活质量。其适应证是癌肿局限在黏膜内，且胃周淋巴结无转移。要求术前对癌浸润深度、类型和大小有准确的判断；术后要求病理学对标本进行水平和垂直边缘的详细检查，并加强术后的随诊。手术包括下列术式：①内镜下胃黏膜切除术（endoscopic mucosal resection，EMR）；②腹腔镜胃局部切除术；③缩小的淋巴结清扫；④保留迷走神经的胃癌根治术。

内镜下黏膜切除术的适应证为：①无淋巴结转移的 T_{is} 或 T_1 肿瘤；②组织类型为高分化或中分化；③肿瘤直径小于 3cm 的隆起性病变；④无溃疡形成。

【进展期胃癌治疗的几个问题】

进展期胃癌患者长期生存率不足 30%。在胃癌综合治疗方案中，手术一直占据着主导地位，关于扩大手术范围能否给患者带来更好的预后一直存在争论。目前统一的认识是将 D2 手术作为标准术式。淋巴结转移已超出第三站的患者，肿瘤已经不再是一个局部问题，仅仅通过局部治疗，即使扩大淋巴结清扫、多脏器联合切除等，已证明无法给患者带来益处。胃癌辅助治疗的适应证也尚未明确，状态良好的胃癌患者，R0 切除后接受辅助化疗与单独手术相比可获得临界性的生存益处，但仍有不少问题有待于更有效的、新的联合化疗加以证实。当前认可的治疗模式仍是“手术＋辅助化疗/放疗”。

现在，胃癌外科已经初步达成了两个共识：①单纯外科手术无法达到生物学意义上的根治，即使扩大切除范围和淋巴结清扫范围仍然如此；②没有出现远处转移的胃癌患者，姑息切除的效果较之未手术者要好。积极寻求其他可能根治肿瘤的手段和提高手术切除率，尤其是 R0 切除率成为改善胃癌患者预后的主要目标。

1. 关于新辅助治疗　进展期胃癌即使是根治性切除手术后，其局部复发率也可达 50% 以上。人们为改善预后，根据术后辅助治疗的经验提出术前辅助治疗的概念，亦称新辅助治疗，包括新辅助化疗，新辅助放疗和新辅助放、化疗。

新辅助治疗的理论依据：

(1)手术切除原发肿瘤可能会刺激剩余肿瘤细胞生长。

(2)肿瘤周围组织在术后血供改变影响化疗药物浓度及放疗效果。

(3)对于新辅助化疗、放疗的组织病理学反应与预后呈正相关。

(4)可以达到减期的目的，提高手术切除率。

(5)减少术中播散的可能性，降低肿瘤细胞活性。

(6)消除潜在的微转移灶，降低术后转移复发的可能。

(7)通过术前可测量病灶及术后标本，准确判定临床缓解率和病理学有效率。

(8)新辅助治疗可剔除不宜手术治疗的病人。部分生物学行为差的胃癌，辅助治疗期间如果出现局部广泛浸润和远处转移，这类病人即使行手术切除也很快复发，所以这类病人不适合进行手术治疗。

(9)通过术前辅助治疗了解肿瘤对治疗的反应如何，来确定病人术后是否需要继续治疗。

现已有可靠证据证明，新辅助化疗能使局部进展期胃癌患者降期，提高切除率（北京大学肿瘤医院证实可提高切除率达 70%，一般为 30%～50%）和改善预后，毒副作用可耐受，并不增加围手术期死亡和并发症发生率。

新辅助治疗的适应证：手术前分期评估为ⅢB、无远处转移的Ⅳ期胃癌。

化疗方案:晚期胃癌多选用紫杉类(紫杉醇、多西紫杉醇)、铂类(顺铂、奥沙利铂)、喜树碱类(羟喜树碱、伊立替康)、表柔比星、氟尿嘧啶等组成联合方案。

2.关于淋巴结清扫范围　存在争议,大家惟一认同的是胃癌淋巴结转移与否是影响胃癌预后的一项独立因素。根据解剖学和组织病理学检查,D2 手术平均切除淋巴结数应在 25～27枚之间。D3 手术淋巴结数可增至 43 枚。TNM 分期中要求淋巴结最少不能少于 15 枚。目前普遍认为胃癌根治术切除的淋巴结平均在 16～55 枚之间为宜。目前国内统一的认识是将 D2(淋巴结清除至第 2 站)手术作为标准手术。

3.关于全胃切除与胃大部切除　意见不统一,有如下几种意见:

一种认为进展期胃癌要进行全胃切除,理由是全胃切除可消除局部复发的温床,同时可更好地清除贲门左及贲门右两组淋巴结。

大多数人更取向于肿瘤位于胃底及中 1/3 胃体、Bormann Ⅳ是全胃切除的适应证。

有人认为选择全胃切除的标准为:①癌肿侵犯淋巴结 2 个区域以上,淋巴结第二站转移者;②胃癌呈浸润型生长接近胃壁的一半;③癌肿局限于一个区但其他区有癌前病变,如萎缩性胃炎,并有重度不典型增生;④多灶、主癌灶及副癌灶分别位于胃的远、近两端者;⑤侵及整个小弯的胃癌。

胃切除的范围,切线一般距癌肿边缘应不少于 6cm,幽门侧包括 3cm 十二指肠即可,贲门侧应在贲门上 2cm 之食管处。

随机研究证实,能胃大部切除者,全胃切除和胃大部切除对病人生存期无明显影响,因此一些意见认为胃大部切除足以达到根治目的。

术中冰冻切片检查近端切缘阴性还是阳性是近端胃癌手术重要的原则,有时需反复切除食管下端,以确保切缘阴性。

4.关于是否需行胰尾、脾切除　脾切除增加术后并发症发生率和死亡率。有研究提示切除脾脏的病人比保留脾脏的病人容易出现局部复发。除非肿瘤侵及脾门或探查到脾门有肿大淋巴结,绝大多数胃癌手术应保留脾脏。

只有近端胃癌 T_3 及 T_4 期脾门才可出现淋巴结转移,因此,近端早期及远端胃癌,很少出现脾门淋巴结受累,不应行脾切除术。

日本的资料显示,脾门淋巴结转移率在远端胃癌为 0%～2%,中 1/3 胃癌及近端胃癌为 15%,皮革胃为 21%。研究证明,胃癌的淋巴结转移不存在于胰腺实质内,存在于脾动脉周围的结缔组织中。如行包括该动脉在内的淋巴结清除,可达到清除 No. 10、11 淋巴结的目的。因此对于癌直接侵入胰体尾,或 No. 10、11 转移明确者,应行全胃联合脾及胰体尾切除术;而未侵入胰腺,疑有 No. 10、11 淋巴结转移者,主张保留胰腺的脾及脾动脉干切除术。为预防 No. 10、11 淋巴结转移而行脾及胰体尾联合切除术应予否定。

5.关于姑息性手术　胃癌施行手术时,由于肿瘤局部浸润或远处转移,不能完全切除或不能切除仅行改善症状的术式,称为姑息性手术。姑息性手术包括两类,一类是不切除原发病灶的各种短路手术,另一类是切除原发病灶的姑息性切除术。前一类虽手术较小,但一般并不能改变胃癌的自然生存曲线,仅能起到解除梗阻效果,后者减轻肿瘤负荷,有缓解出血、疼痛等症状的作用。两者使病人增强生活信心,确实延长了生存期,而姑息性切除有一定的 5 年生存率。姑息切除的疗效也显著地较其他姑息性手术为佳,而且并不增加手术死亡率。所以,胃癌病人只要全身情况许可,而又无广泛远处转移,凡切除癌肿不甚困难,局部解剖条件尚能做到胃大部切除者,应力争将其原发病灶切除。做姑息性胃大部切除术,不但可以消除肿瘤出血、穿孔等危及生命的并发症，尤其在切除术后配合药物治疗，有的仍可获较长的生存期。在各种原因做姑息性切除的病例中，以局部原因做姑息切除的疗效最佳。不主张正规淋巴结清扫，只选择容易清除者切除。因此，仅局部广泛浸润者较之有远处转移或第三站淋巴结有转移者更应积极地做姑息切除。

有些恶性度较高，已侵及浆膜位于后壁的胃近侧部癌，为了彻底清除有转移的淋巴结及可能存在于网膜腔内的亚临床转移灶，加拿大学者曾提出可施行左上腹脏器全切术(Appleby术)。该手术自根部切断横结肠系膜，使手术解剖层次在胰腺后进行，将横结肠连同胰体、尾，脾，全胃及左半肝一并整切除。但该手术损伤大，不建议施行，现已基本废弃。

6.关于胰头十二指肠切除术　癌轻度侵及胰头、十二指肠，如仅侵犯十二指肠球部和胰腺浅表容易分离开，淋巴结尚无广泛转移者，多行远端胃大部切除术+淋巴清扫，保证切缘阴性即可。胃癌侵及胰头或十二指肠，行胰头十二指肠切除术，与胃癌侵犯其他脏器行联合切除有明显不同。胃下部，胰头与周围脏器毗邻贴近，淋巴结密集、互相交通。本手术破坏脏器较多，切除范围较大，重建后消化功能影响较重。有报道此手术病死率为5%～7%，术后5年生存率仅为5%～8%。手术安全性低，疗效欠佳。在一定程度上能延长生存时间，有效地解除痛苦。胃癌侵及胰头、十二指肠有多种途径：①胃下部癌穿透浆膜，直接侵入胰头；②胃癌通过腹膜返折处，侵入胰腺浆膜下；③胃癌侵及十二指肠、十二指肠壁被癌穿透侵入胰腺；④胰头周围转移淋巴结侵入胰头。本手术疗效欠佳，除胰头周围解剖复杂，手术侵袭大，胃癌病理生物学行为特殊外，施行本手术时病程偏晚也是一个重要因素。多数病例为癌严重侵犯胰头及其周围组织并已有广泛转移，实际上多为姑息性切除术。所以，对胃下部癌联合施行胰头十二指肠切除术前应做出科学的评价，必须强调选择恰当的手术适应证。具体言之，本手术的良好适应证是：Borrmann 2、3型胃癌，尤其Borrmann 2型胃癌，溃疡呈深掘状，溃疡底直接侵入或穿入胰头组织中；淋巴结转移局限在第Ⅰ、Ⅱ站以内；十二指肠球部受累或幽门下转移淋巴结侵及胰头，可获根治切除者，全身状态明显欠佳，胃癌为弥漫浸润型，癌在胃壁内浸润扩散范围较大；淋巴结已有远处(第Ⅲ、Ⅳ站)转移，尤其是小结节孤立型淋巴结广泛转移；腹膜已有播散；或已有2个肝叶以上肝转移者均不宜行此手术。与原发性胰头癌行胰头、十二指肠切除术比较，本手术术前多无黄疸，肝、胰功能正常。胰头后组织与肠系膜上静脉、门静脉多无严重粘连、术中容易分离，这是有利的一面。但胆总管、胰管呈生理状态，不扩张、管壁不增厚，吻合技术要求较高。消化道重建方式应以Roux-en-Y术为宜。

7.关于残胃癌　残胃癌的定义仍存争议，一般认为良性溃疡手术5年以后残胃发生的癌，也有认为良性溃疡手术10年或15年后，甚至20年后残胃发生的癌变，也有认为胃癌或者其他恶性病变手术后残胃发生的癌，叫残胃癌，亦称胃手术后胃癌。1922年由Balfour首次提出残胃癌以来，通常将残胃癌分为狭义残胃癌和广义残胃癌两个概念，是对以上两种情况的概述。近年来经过反复讨论，设定区别标准，终于取得共识：不计初次手术时的病变、切除范围、重建方法，或含有复发癌可能的病例，在胃切除后的残胃上发生的胃癌为残胃癌。记载时尽可能将其初次手术的切除范围、重建方式记载清楚，另外需记录以下3个项目。①初次胃切除的病变：良胜病变(B)，恶性病变(M)、不明(X)；②初次胃切除到残胃癌的时间：年数、不明(X)；③残胃癌存在部位：断端吻合部、断端缝合部、非断端部、残胃全体、食管、十二指肠、空肠。

残胃癌的发生部位多见于吻合口型和弥漫残胃型。残胃癌发生的病因尚不清楚，可能与下列因素有关。

(1)黏膜保护功能减弱:①胃部分切除术后,由于切除了幽门及其神经支配,破坏了胃窦-幽门-十二指肠的生理功能,胃排空功能障碍,十二指肠逆蠕动增加,十二指肠液中的胆汁和胰液溶解黏膜上皮细胞,加速细胞分裂,从而破坏了胃黏膜屏障,促其发生癌变。②胃窦切除后缺乏G细胞分泌胃泌素,导致黏膜萎缩。

(2)胃内长时间低酸有利于细菌生长繁殖,特别是具硝酸盐还原酶的细菌增多,导致亚硝胺增多,增加了残胃癌发生的机会。

(3)幽门螺杆菌感染:有关幽门螺杆菌在残胃癌中的作用机制不清。

(4)残胃癌发生率在胃溃疡和十二指肠溃疡术后没有明显差别,但与手术重建方式有关。文献报告,胃切除者重建选用Billroth Ⅱ式吻合术后残胃癌的发生率明显高于行Billroth Ⅰ式吻合者。

诊断首选胃镜检查,确诊率达90%以上。活检时保证足够深度并多点取材,对于阴性第一次活检,临床高度怀疑癌变者,尤其癌组织在胃壁层内浸润扩展而黏膜似无变化的弥漫浸润型胃癌,须短期内再次复查以免漏诊。对胃良性疾病行胃大部分切除术后5年以上病人,应进行定期胃镜检查,行胃癌根治性切除术后的病人每1～2年进行1次内镜检查及活检是早期诊断的重要途径。

残胃癌的影像学征象与胃癌基本相同,主要表现为软组织肿块、残胃或吻合口区域管腔狭窄、黏膜破坏、胃壁僵硬、溃疡形成等。在进行残胃癌诊断时,要注意区分两个假象:一是"假肿瘤征",多发生在吻合口周围,表现为类圆形小结节、条块或长圆形影,常由于缝合时胃壁翻入所致;二是"假龛影征",易发生在吻合口周围,多由于术中固定或术后粘连所导致的尖角状外突或不规则囊袋样龛影。残胃有充盈缺损,要与吻合口周围良性黏膜皱襞的增生相鉴别。可进一步行CT、MRI检查和增强扫描,观察隆起病变内部的结构、密度/信号及强化特征,金属缝线、含水少的纤维瘢痕和含水量高的癌肿成分、胃壁层次结构消失、浆膜面模糊不清等,直接和间接征象均是注意的细节。残胃吻合口癌和残胃早期癌是影像学诊断的难点。吻合口癌主要X线征象表现为局部管腔缩窄、边缘不规则锯齿黏膜,黏膜纹粗大呈大小不等结节状等。残胃早期癌常为隆起性病灶,X线检查对早期病变是困难的。胃镜检查更为可靠,同时可做活检以确诊。PET是近年新发展起来的诊断方法,由于价格昂贵,目前尚不能广泛应用于临床。

残胃癌的治疗主要是手术,可切除的肿瘤施行残胃全切除,以Roux-en-Y食管空肠吻合重建。根据肿瘤部位、类型、淋巴结转移程度、浸润范围及邻近脏器侵犯程度、首次手术方式和病人全身状态,实施充分清扫淋巴结和必要的多脏器联合切除,以期获得根治或姑息性地改善病人预后,提高生活质量,残胃癌手术治疗的效果不佳,因多数为晚期肿瘤,大多在1年内死亡。但近年来手术疗效有所提高,在肿瘤切除和充分清扫淋巴结的情况下,残胃癌和原发性胃癌病人的预后无显著区别,影响预后因素也与原发性胃癌一样,残胃癌的预后与病理分期和能否行根治性切除密切相关。残胃术后淋巴液的流向具有独特的生物学行为,残胃癌的淋巴转移途径与近端胃癌相似。由于首次手术造成残胃的淋巴回流和局部解剖发生改变,残胃癌的淋巴回流主要集中在以下4条路径:①逆向引流。首次手术胃左动脉被切断,沿胃左动脉的淋巴流改向贲门走行,再转向腹腔动脉周围。②胃短血管途径。切断了胃左动脉,阻断了流向腹腔动脉旁淋巴引流,而通过胃短血管周围淋巴结向脾门淋巴结和脾动脉周围淋巴结引流未受到影响。③沿胃肠吻合口流向十二指肠及空肠。④纵隔内的淋巴引流。一般认为，残胃癌 Billroth Ⅰ式重建术后 No.1—4 淋巴结为第 1 站，No.12,13 淋巴结为第 2 站；Billroth Ⅱ式重建术后吻合口部位空肠系膜内淋巴结为第 1 站，吻合口部位空肠动脉起始部淋巴结为第 2 站。这些都需要在残胃癌根治性淋巴结清扫时予以重点关注。

改善生存率的关键在于早期诊断。为了提高残胃癌早期诊断率，应对胃手术后患者定期随诊，定期做大便隐血检查，如持续为阳性，应做内镜复查，以便早期发现残胃癌。早诊断、早治疗是提高疗效、改善预后的关键。

【胃癌的预后】

预后不良的相关因素：①老年病人；②肿瘤位于近端胃；③体重下降 10%以上；④皮革胃；⑤肿瘤分化差或未分化；⑥4 个或 4 个以上淋巴结转移；⑦非整倍体肿瘤；⑧表皮生长因子/P-糖蛋白升高。

（罗一民　张建文　蒋啸云）

三、胃手术中的难点处置及注意事项

(一)远端胃癌根治的手术顺序

可因手术者的习惯而异，但总的原则即网膜囊外由外至内分离、尽量做到整块切除等，应是一致的，以下是作者乐意采纳的远端胃癌 D2 术式淋巴结清扫顺序：

1. 腹腔初步探查后，估计可行远端 D2 术式时，先做 Kocher 切口，探查胰头后，分离清扫胰头后淋巴结。且有利于以后①向上清扫肝十二指肠韧带内的脂肪淋巴组织；②向内上进入腔静脉和主动脉前有利于清扫腹腔干及肝总动脉周围之脂肪淋巴组织；③向下内经十二指肠第三段前进入横结肠系膜前后页之间进行清扫。
2. 分离大网膜及横结肠系膜前页，清扫横结肠系膜淋巴结(15 组)。
3. 清除肠系膜根部淋巴结(14 组)。
4. 清除幽门下淋巴结(6 组)。
5. 清扫胃体大弯侧淋巴结。
6. 清除肝十二指肠韧带淋巴结(12 组)及幽门上淋巴结。
7. 横断十二指肠。
8. 清除肝总动脉周围淋巴结(8 组)。
9. 清扫腹腔动脉周围淋巴结(9 组)及胃左动脉干淋巴结(7 组)。
10. 清扫脾动脉周围淋巴结(11 组)。
11. 清扫贲门右侧淋巴结(1 组)。
12. 切断胃。
13. 重建胃肠道。

(二)如何分离横结肠系膜前后页

胃癌根治切除一般要求于网膜囊外进行清扫，横结肠系膜前后页之间的分离有时会遇到较大困难，我们的体会是先从间隙较宽的地方分，最后分难分之处。间隙宽的地方为左右两端及胰下缘。横结肠系膜前后页中部往往贴合紧密不易分离，此时可在展开界面、拉开间隙的同时采用钝剪推扒进行分离。或先游离右侧前叶和胰体被膜后，再逆向向横结肠方向游离系膜前页。实在无法分离时，留下部分前页也无妨。

（三）如何清扫肝十二指肠韧带淋巴结

1. 先将肝十二指肠韧带前的浆膜向下分至十二指肠球部上缘。

2. 从上至下分离肝固有动脉外鞘，游离此动脉至发出胃右动脉处并套牵引绳。结扎离断胃右动脉。

3. 游离胆总管并套牵引绳。

4. 显露并游离门静脉，将其周围脂肪淋巴结组织，连同胰头后面经分离上推之淋巴组织一起从门静脉后面推向内侧，拟以后与肝总动脉周围之淋巴组织一起清离。

（四）如何清扫肝总动脉周围淋巴结

此一步骤应在离断十二指肠、充分暴露腹腔后部的情况下进行。从肝总动脉前面打开动脉鞘直至该动脉和胃左动脉的根部，游离肝总动脉。沿胰腺上缘剥离胰腺与肝总动脉之间的淋巴结及疏松组织至脾动脉起始部，肝总动脉远侧端与胰腺上缘间常有一淋巴结，即幽门后淋巴结，为远侧胃癌好转移的淋巴结之一，应予清除。然后于胃十二指肠动脉起始部显露门静脉及胃左静脉，于根部结扎切断胃左静脉。将门静脉旁、脾静脉上缘的一部分结缔组织一并向肝总动脉后面剥离，完成肝总动脉前面淋巴结（No. 10 组）的清扫。用拉钩将尾叶向上拉开显露肝总动脉后上之后腹膜，并将此膜切开，向左至腹腔动脉处，向下分离肝总动脉后之淋巴组织。

（五）如何清扫腹腔动脉周围淋巴结（9 组）

将肝总动脉周围清扫的组织向左侧牵引，沿肝总动脉继续向左剥离，显露腹腔动脉，覆盖其表面的是坚韧白色的腹腔神经丛，沿其外膜剥离周围结缔组织，清扫肝总动脉根部周围淋巴结，及其与脾动脉根部之间淋巴结。继续向左剥离至腹腔动脉左侧，显露胃左动脉根部，并剥离出约 1cm 的长度，靠近腹腔动脉侧双重结扎切断。完成腹腔动脉周围淋巴结及胃左动脉干 No. 7 淋巴结的清扫。

（六）如何避免胃空肠扭转吻合

扭转吻合易致内疝及高位消化道梗阻。胃空肠吻合时不论输入襻是对大弯还是对小弯，如果输入襻骑跨于输出襻之前就构成扭转吻合，因此吻合时能注意避免此现象即可不造成扭转吻合。

作者曾会诊遇此类病例 4 例，并在《实用外科杂志》1992 年第 12 卷第 2 期《B-Ⅱ式胃肠重建中的扭转吻合与输入襻前跨教训分析》一文中表述。

（七）如何防治淋巴漏

胃癌根治术广泛地清扫淋巴结，破坏了大量的淋巴管，致淋巴液漏，继而引起感染。陈峻青报道，胃癌扩大根治手术后每天淋巴液漏出可达 60ml 以上。故术中对粗厚的保留组织的断端尽可能予以结扎，还应常规放置腹腔引流管，并留置 5～7d，淋巴漏一般在 1 周左右闭合。

（蒋啸云　罗一民）

四、溃疡性结肠炎、克罗恩病

溃疡性结肠炎（ulcerative colitis，UC）和克罗恩病（Crohn disease，CD）可统称为炎症性肠病（inflammatory bowel disease，IBD）。IBD 的发病年龄多为 10～40 岁。近年来关于此病的报道逐渐增多，据不完全统计，我国二者病例总数已超过 2 万，其中以 UC 为多，是胃肠道疾病和慢性腹泻的主要原因。因两者在许多方面很相似，例如病因都不明、年轻患者居多、男女同样受累、临床表现近似、内科治疗措施雷同等。为此，把这两种疾病放在一起叙述既可避免不必要的重复，又可通过比较对它们有更深入的认识。

溃疡性结肠炎和克罗恩病的发病率有明显的地理分布特征。美国、西欧和北欧是高发区，发病率为 0.1%～0.2%。本病在东南欧及亚洲的发病率很低。因此，我国至今尚无大宗的有关其发病情况的统计资料。溃疡性结肠炎多发生于中青年，20～60 岁最多。男女比例约为 0.8∶1。克罗恩病也以中青年占多数，女性多于男性。IBD 发病呈双峰分布，15～30 岁为第一发病高峰，60～80 岁为第二个较低的发病高峰。

（一）病因

尽管国外长期以来对溃疡性结肠炎和克罗恩病做了大量的研究和探索，但迄今为止病因依然不明。只是提出过多种假设和学说，但尚未得到证实。其发病有关的因素包括：①免疫学因素：认为自身免疫介导的组织损伤是发病的重要因素。有学者发现某些侵犯肠壁的病原体（如大肠杆菌）与人体大肠上皮细胞存在着交叉抗原，当抗体感染这些病原体后，循环中的自身抗体不仅与肠壁内的病原体作用，同时也杀伤了自身的上皮细胞；②感染学说：已经证明某些细菌和病毒在 IBD 的发病过程中起重要作用。在某些病例的粪便中培养出细菌，在透射电镜中发现病变肠壁内有病毒颗粒，认为感染是这两种疾病的致病因素；③遗传因素：这两种疾病有明显的种族差异，白种人的发病率明显高于其他人种；④精神因素：由于精神障碍所引起的自主神经功能失调可能是发病的另一因素；⑤食物因素：消化不良的食物进入回肠，可成为抗原或半抗原刺激肠黏膜产生炎症反应。

（二）病理

1. 溃疡性结肠炎　病变部位，溃疡性结肠炎可发生在回盲部、结直肠的任何部位，以直肠和乙状结肠多见，也可累及升结肠和结肠其他部位，或累及整个结肠。少数全结肠受累并可侵及末端回肠，受累的肠管多受限于距回盲瓣 10cm 的范围之内。肉眼所见，溃疡性结肠炎的病变多局限在黏膜层或黏膜下层，肌层基本不受累。病变情况的肉眼所见与溃疡性炎症的严重程度及病程长短有关。病变黏膜水肿、充血使黏膜呈暗紫色。发生在直肠的炎症性病变可仅使部分肠管受累。由于病变处炎症性刺激肌肉收缩，常引起肠管缩短是其特征。

在结直肠尤为明显，因而使病变肠管与正常肠管交界十分明显。在轻型病人仅有黏膜的糜烂；重型病例可加大片水肿、充血及溃疡形成，部分区域可见到黏膜脱落。在慢性型中，黏膜皱襞消失。少数病人伴息肉或假性息肉形成。极少数暴发型病变可发生中毒性肠扩张，全层肠壁变薄，黏膜有广泛溃疡而发生完全脱落。少数病人可伴有多处自发性肠穿孔。组织学特征，在溃疡性结肠炎活动期，表现为黏膜充血水肿、糜烂和表浅小溃疡。在溃疡性结肠炎的活动期，肠隐窝内可见大量成团的中性粒细胞浸润，混有黏液和细菌，并形成腺窝脓肿或黏膜下小脓肿，这是本病的组织学特征。脓肿溃破后可形成多个粟粒样溃疡，或融合成形状不规则的大溃疡。病变严重者，由于黏膜下层的广泛病变可使大片黏膜脱落形成小溃疡。此外，在溃疡性结肠炎有腺上皮增生，慢性期可见到肠上皮萎缩。同时可见到杯状细胞减少。

溃疡性结肠炎与结肠癌。许多研究表明，溃疡性结肠炎与结肠癌有一定的关系。溃疡性结肠炎病人患结肠癌的概率较正常人群明显增高。Ekbom 等对 3117 例溃疡性结肠炎病人做长期随访，发现结肠癌的发生率达 3%，这是正常人群结肠癌发生率的 5.7 倍。在患病的最初 10 年内极少发生癌变，超过 10 年病程的患者，发生结肠癌的危险性逐渐增加。癌变发生的部位是已有不同程度不典型增生的区域。有重度不典型增生者，约近半数将发生癌变。

2. 克罗恩病　可累及从口腔到肛门的消化道任何部位，其中最常受累的是末段回肠。约 70%病人同时存在小肠和结肠病变，最多见的是末段回肠与右半结肠同时受累。病变仅累及结肠而小肠正常者占 15%～20%。约半数病人的直肠未受侵犯。有少数病人的病变可累及消化道外，如关节、皮肤和眼等处。

大体病理　克罗恩病在小肠或结肠的病变均呈节段性分布，可以是仅一短段肠道发生病变，但多数病人是呈肠道的多发性病变。受累肠道的长度不一，短者仅数厘米，长者则可达数十厘米。病变肠段之间的小肠壁及其系膜均正常，有跳跃式病变之特征。肠段内的病变还有局灶性分布之特点，肠壁一侧有病变时，对侧肠壁仍可正常。克罗恩病的炎症波及肠壁全层，急性期以肠壁水肿、炎变为主；慢性期则有黏膜增厚、肠管呈结节状改变或溃疡形成。溃疡向深部发展使肠壁呈裂沟状。纵横交叉的溃疡在愈合过程中由于纤维化及瘢痕收缩使其间的水肿黏膜突出，肠黏膜呈现卵石样改变。约半数以上病人有明显的肉芽肿形成，但并无干酪样变。在病变后期，全肠壁增厚、纤维化，肠腔变窄可致肠梗阻。深裂沟状溃疡的病变可穿出肠壁，在与其他肠曲、膀胱或阴道之间产生粘连或形成脓肿，继而可产生肠内瘘或肠-膀胱瘘、肠-阴道瘘等，也可穿过腹壁而形成肠外瘘。深裂沟状溃疡、全层肠壁纤维化和肉芽肿形成是克罗恩病的主要病理特征，可作为与溃疡性结肠炎相鉴别的病理依据。

镜下形态是全壁肉芽肿样炎症。包括肠壁黏膜下层尤为显著的阻塞性淋巴水肿和淋巴细胞、浆细胞浸润。这现象也可见于肌层和浆膜层，因而使肠壁增厚。黏膜下淋巴水肿和淋巴增生可发生于无黏膜溃疡者，实际上黏膜下的炎症超过了黏膜的炎症，这与溃疡性结肠炎不同。非干酪性肉芽是包括上皮细胞和朗格汉斯巨细胞，可见于 60%患者，大多数淋巴结有肉芽肿的情况，病变肠亦有。黏膜溃疡常为匍行性溃疡，可伸展至整个肠壁的不同深度，也可形成瘘管，穿孔或脓疡。

(三)溃疡性结肠炎诊断要点及诊断标准

诊断要点

1.临床表现　有持续或反复发作的腹泻、黏液脓血便伴腹痛、里急后重和不同程度的全身症状。病程多在4～6周以上(强调了时间)。可有关节、皮肤、眼、口及肝、胆等肠外表现。

2.结肠镜检查　病变多从直肠开始,呈连续性、弥漫性分布。表现为:

(1)黏膜血管纹理模糊、紊乱、充血、水肿、易脆、出血及脓性分泌物附着。亦常见黏膜粗糙,呈细颗粒状。

(2)病变明显处可见弥漫性多发糜烂或溃疡。

(3)慢性病变者可见结肠袋囊变浅、变钝或消失,假息肉及桥形黏膜等。

3.钡剂灌肠检查

(1)黏膜粗乱及(或)颗粒样改变。

(2)肠管边缘呈锯齿状或毛刺样,肠壁有多发性小充盈缺损。

(3)肠管短缩,袋囊消失呈铅管样。

4.黏膜病理学检查　有活动期与缓解期的不同表现。

(1)活动期

1)固有膜内弥漫性、慢性炎细胞和中性粒细胞、嗜酸性粒细胞浸润。

2)隐窝急性炎细胞浸润,尤其上皮细胞间中性粒细胞浸润、隐窝炎,甚至形成隐窝脓肿,可有脓肿溃入固有膜。

3)隐窝上皮增生,杯状细胞减少。

4)可见黏膜表层糜烂,溃疡形成,肉芽组织增生。

(2)缓解期

1)中性粒细胞消失,慢性炎细胞减少。

2)隐窝大小形态不规则,排列紊乱。

3)腺上皮与黏膜肌层间隙增大。

4)潘氏细胞化生。

5.手术切除标本病理检查　可发现肉眼及组织学上溃疡性结肠炎的上述特点。

诊断标准

在排除细菌性痢疾、阿米巴痢疾、慢性血吸虫病、肠结核等感染性结肠炎及结肠克罗恩病、缺血性结肠炎、放射性结肠炎等的基础上,可按下列诊断标准诊断。

1.具有上述典型临床表现者为临床疑诊,安排进一步检查。

2.同时具备“1”和“2”,或“2”项中任何一项,可以拟诊为本病。

3.如再加上“4”或“5”项中病理检查的特征性改变,可以确诊。

4.初发病例、临床表现和结肠镜改变均不典型者,暂不诊断溃疡性结肠炎,可随访3～6个月,观察发作情况。(随诊)

5.结肠镜检查发现的轻度直肠、乙状结肠炎不能与UC等同,应观察病情变化,认真寻找病因。(随诊)

(四)克罗恩病诊断要点及诊断标准

诊断要点

1. 临床表现　慢性起病、反复发作的右下腹或脐周疼痛、腹泻，可伴腹部肿块、肠瘘和肛门病变，以及发热、贫血、体重下降、发育迟缓等全身症状。CD家族史有助于诊断。

2. 影像学检查　根据临床表现确定做钡剂小肠造影或钡剂灌肠，必要时可结合进行。可见多发性、节段性炎症伴僵硬、狭窄、裂隙状溃疡、瘘管、假息肉形成及鹅卵石样改变等。B超、CT、MRI检查可显示肠壁增厚、腹腔或盆腔脓肿等。

3. 内镜检查　内镜下可见节段性、非对称性黏膜炎症、纵行或阿弗他溃疡、鹅卵石样改变，可有肠腔狭窄和肠壁僵硬等，病变呈跳跃式分布。超声内镜检查有助于确定病变范围和深度，发现腹腔内肿块或脓肿。

4. 活检　可见裂隙状溃疡、结节病样肉芽肿、固有膜底部和黏膜下层淋巴细胞聚集，而隐窝结构正常，杯状细胞不减少，固有膜中量炎症细胞浸润及黏膜下层增宽。

5. 切除标本　可见肠管局限性病变、跳跃式损害、鹅卵石样外观、肠腔狭窄、肠壁僵硬等特征；镜下除以上病变外，更可见透壁性炎症、肠壁水肿、纤维化及系膜脂肪包绕病变肠段等改变，局部淋巴结亦可有肉芽肿形成。

WHO推荐的CD诊断要点：

项　目	临床表现	X线表现	内镜表现	活检	切除标本
1. 非连续性或节段性病变		+	+		+
2. 铺路石样表现或纵行溃疡		+	+		+
3. 全壁性炎症病变	+(腹块)	+(狭窄)	+(狭窄)		+
4. 非干酪性肉芽肿				+	+
5. 裂沟、瘘管	+	+			+
6. 肛门部病变	+			+	

诊断标准

在排除肠结核、阿米巴痢疾、耶尔森菌感染等慢性肠道感染、肠道淋巴瘤、憩室炎、缺血性肠炎及白塞(Behcet)病等疾病的基础上，可按下列标准诊断CD。

1. 具有WHO诊断要点1～3者为疑诊，再加上4～6三项中之任何一项可确诊。有第4项者，只要加上1～3三项中之任何两项亦可确诊。

2. 根据临床表现，若影像学、内镜及病理表现符合，可以诊断为本病。

3. 根据临床表现，若影像学或内镜表现符合，可以拟诊为本病。

4. 临床表现符合为可疑，应安排进一步检查。

5. 初发病例，根据临床、影像学或内镜表现及活检改变难以确诊时，应随访观察3～6个月。与肠结核混淆不清者应按肠结核做诊断性治疗4～8周，以观后效。

(五)鉴别诊断

1. 溃疡性结肠炎与克罗恩病的鉴别诊断　溃疡性结肠炎与克罗恩病的临床表现有许多相似之处，都有腹痛、便血、腹泻等症状，因此根据其临床表现做鉴别诊断会有一定的困难。

但有些典型的表现还是有诊断价值的。例如在便血方面，溃疡性结肠炎都有较明显的便血，而克罗恩病主要是大便隐血，很少有肉眼便血，或便血的程度很轻。如果没有肉眼便血，则溃疡性结肠炎的诊断基本可以排除。在腹痛方面，克罗恩病大都有较明显的腹痛，是由肠腔狭窄或肠周围炎所致。而溃疡性结肠炎则是轻度腹痛，仅在发生中毒性巨结肠时才有剧烈的腹痛。在腹泻方面，由于溃疡性结肠炎常有直肠病变，因此腹泻比较明显。

病变累及范围的典型分布，也是诊断的依据之一。例如小肠受累呈节段性，则无论结肠是否受累，均可确定诊断为克罗恩病。如果主要病变在直肠，并累及近端结肠，而小肠无病变，则可肯定诊断为溃疡性结肠炎。但克罗恩病中有约15%病人的病变仅在结肠内，而小肠无病变，此时就很难与溃疡性结肠炎相鉴别。克罗恩病易导致腹腔内炎性肿块或脓肿，可能形成各种内瘘，还可能有肛管及肛周感染，而这些在溃疡性结肠炎则很少见。因此当小肠有病变，同时有内瘘或肛管、肛周炎性病变时，则可以认为是克罗恩病。

从病理学角度，克罗恩病最显著的特点是肠壁有全层的炎症性改变，而溃疡性结肠炎的病变基本上是局限在黏膜和黏膜下层。

归纳起来，溃疡性结肠炎与结肠克罗恩病的鉴别要点见表3-3。

表3-3　溃疡性结肠炎与结肠克罗恩病的鉴别

溃疡性结肠炎	结肠克罗恩病
血性大便明显	血性大便少
轻度腹痛	腹痛明显
发热少见	常发热
腹部无肿块	腹部常有肿块
无肠梗阻表现	常有肠梗阻表现
无肠内、外瘘	可有肠内、外瘘
直肠受累＞90%	直肠受累＜50%
少有肛周感染	肛周感染不少见
病变呈连续性	病变呈跳跃式
肠壁不增厚	肠壁明显增厚
肠系膜及淋巴结变化不明显	肠系膜水肿，淋巴结肿大
病变主要在黏膜、黏膜下层	病变累及肠壁全层
无肉芽肿形成	有肉芽肿形成

2. CD与肠结核的鉴别诊断　由于CD和肠结核在临床表现、内镜检查、放射学和病理学检查方面表现相似，两种疾病相互误诊率可达50 %，诊断CD时应排除肠结核可能。肠结核常伴有结核病史，而CD患者肛周病变和肠瘘管形成有鉴别诊断的临床意义；肠结核病变主要累及肠道回盲部，邻近的结肠，不呈节段性分布，溃疡多呈横行，浅表而不规则，CD溃疡多呈纵行分布。病变组织中发现大的、致密的和融合的干酪样性肉芽肿和抗酸杆菌染色阳性是肠结核的特征，小的、松散的非干酪样性肉芽肿是CD的特征。当不能除外肠结核时，应行抗结核诊断性治疗。

3. UC与急性自限性结肠炎的鉴别诊断　各种致病菌感染，如痢疾杆菌、沙门菌、耶尔森菌、空肠弯曲菌和阿米巴滋养体等，通常在4周后均能恢复正常。急性发作时可有发热、腹痛、腹泻、黏液血便，虽然粪便检查分离致病菌阳性率低于50%，但致病菌检查有助于诊断，同时抗生素治疗有良好疗效。内镜中炎症分布充血水肿、糜烂或溃疡，结肠黏膜隐窝结构通常正常，固有层以多形核细胞浸润为主。

4. CD与白塞病　当白塞病有胃肠道表现时，病变常累及末端回肠、回盲部及升结肠，溃疡表现为单发或多发，深浅不一溃疡，可致肠壁狭窄或穿孔，与CD内镜表现相似。但白塞病诊断标准包括反复发作口腔溃疡、生殖器溃疡、眼部病变和多形性的皮疹，皮肤针刺试验阳性(无菌穿刺针刺入患者前臂，24～48h后出现直径超过2mm无菌性红斑性结节或脓包)有助于诊断。

(六)溃疡性结肠炎、克罗恩病的合并症和并发症

1. 中毒性巨结肠　是暴发型溃疡性结肠炎的并发症。此时肠壁炎症向深层发展，肠壁平滑肌严重受损，使其张力及收缩力减弱，导致肠腔极度扩张。病人有高热、反应迟钝等毒性症状。肠鸣音减弱或消失、排便排气减少，有明显腹胀。腹部X线平片示结肠显著扩张。病情进一步发展可能发生肠穿孔和腹膜炎，十分凶险。一经诊断，应予积极处理，包括急症手术。

2. 大肠癌　溃疡性结肠炎病人结、直肠癌的发生率很高，达2%～5 %。癌的发生可能与结肠的慢性炎症，黏膜反复的破坏及修复有关。多见于病变范围广、病程长者。癌的发生大多是在病程超过7～10年的病人，发病年龄在25岁以前者的癌发生率更高。为此，对病程超过10年、青少年发病的溃疡性结肠炎病人应做定期随访，警惕大肠癌的发生。电子结肠镜是随访的最好方法，可以发现早期病变。对活检提示中度以上不典型增生应视为癌前期病变，须予以及时处理。溃疡性结肠炎所发生癌的部位很平均，大肠的各部位都可发生，而且有多中心的特点。癌的组织分化很差，多为浸润性的黏液腺癌，预后不良。克罗恩病诱发大肠癌虽有报道，但有说服力的客观证据尚不多。

3. 肠梗阻　这是克罗恩病的常见并发症。长期的慢性炎症使肠壁全层纤维组织增生、瘢痕形成，以致肠腔狭窄、梗阻。这种肠梗阻往往不能自行缓解，需行手术治疗。溃疡性结肠炎病人只有在并发癌时才可能引起肠梗阻。

4. 腹腔脓肿、肠外瘘或肠内瘘　这些都是克罗恩病的并发症，溃疡性结肠炎没有这种并发症。肠内瘘可发生在肠曲之间，也可发生在小肠与其他空腔脏器(如膀胱、子宫或阴道等)之间。

5. 肛管、肛周感染　见于累及结肠的克罗恩病，包括肛裂、肛旁脓肿和肛瘘等。

6. 肠道外并发症　溃疡性结肠炎和克罗恩病还可能发生肠道外的并发症。其原因尚不清楚，目前的解释是认为这两种疾病本身就是属于全身性疾病，并不仅局限于肠道。肠道外的其他部位所发生的病变实质上是整个疾病表现的一部分。这两种疾病的肠外并发症很相似，包括：①皮肤、黏膜病变：如结节性红斑、坏死性脓皮病等；②非化脓性关节炎：如膝及踝关节的亚急性非对称性关节炎，或强直性脊柱炎等；③眼结膜或巩膜炎症、虹膜睫状体炎、葡萄膜炎等；④脂肪肝、肝硬化、胆管周围炎、硬化性胆管炎、胆石症等；⑤慢性间质性肾炎、慢

性肾盂肾炎、肾结石等。这些肠外并发症所涉及的范围非常广，而且这些疾病可能先于肠道症状，使其诊断非常困难。因为上述不少疾病可能本身就是原发病，而非这两种疾病所致。这就需要对其病史做详细的调查，以排除法对其做出正确诊断。

(七)溃疡性结肠炎、克罗恩病的非手术治疗

大多数溃疡性结肠炎和克罗恩病是采用非手术治疗。当内科治疗无效，或发生严重的并发症时，才采用手术治疗。这两种病的非手术治疗方法基本相同，包括以下方面。

1. 饮食控制　给予易消化、低渣、刺激性小和营养丰富的食物，既利于满足机体代谢的需要，也可减轻病段肠道的负担。消化不良的食物进入回肠可成为抗原或半抗原刺激肠黏膜产生炎症反应。一般不主张饮服牛奶等乳制品。

2. 症状治疗　可减少需用激素量。抗痉挛剂、抗腹泻，常用于合并炎性肠病的结肠激惹症状。抗胆碱药物最好避免，尤其在中毒性的病例，因为可导致巨结肠。便次过多者可适当使用止泻药，如复方地芬诺酯、洛哌丁胺等。但如果大剂量用于急性溃疡性结肠炎病人，可能诱发中毒性巨结肠。强烈劝告克罗恩病患者不应该吸烟。

3. 抗炎症药物　常用药物是水杨酸偶氮磺胺吡啶(salicylazosulfapyridine，SASP)和5-氨基水杨酸(5-ASAP)，后者是前者的有效成分。该药是通过抑制前列腺素的合成，以减轻炎症反应。可用于慢性期和轻、中度活动期病人，一般3～4周可见效，需持续服用1～2年。此外，甲硝唑被认为兼有抗炎和免疫调节作用，也可采用。

4. 激素　可稳定溶酶体酶，减少毛细血管通透性，减轻局部炎症反应。主要适用于IBD的急性发作，尤其是中重度活动期病人。如出现激素抵抗或激素依赖者，则应用免疫调节剂或TNF单克隆抗体(infliximab)或手术。禁忌证为肠穿孔、腹膜炎、腹腔脓肿等。因为激素对维持缓解疗效差且副反应大，故不能用于维持治疗。

5. 免疫抑制剂　氨基水杨酸类制剂对激素诱导的缓解预防效果较差，推荐使用硫唑嘌呤或6-MP，维持时间1年，复发率为36%，同期安慰剂复发率为59%。也有报道用硫唑嘌呤或6-MP维持治疗4年，病人的依从性良好。系统激素治疗期间已加用免疫抑制剂者，更应继续使用该类药物维持治疗。

6. 输液和营养支持　IBD病变范围广泛，重症病人活动性发作，消化道症状严重，营养物质摄入减少而丢失增加，同时肠道需要休息。感染病人处于高分解状态，或已处于营养不良、慢性消耗或围手术期前后。因此，营养支持是IBD病人非常重要的治疗内容，它能起到阻止病情恶化，改善机体营养状况，为病损组织修复、争取手术成功赢得时间和提供可靠的物质保障。所以，IBD病人营养支持的作用可概括为：①控制或缓解活动期的急性炎症，改善症状；②治疗合并症，如急性肠梗阻或肠外瘘等；③改善营养状况，促进病人正常生长和发育；④围手术期支持，降低手术死亡率和术后并发症发生率，提高手术成功率；⑤维持病变广泛或短肠病人的营养状况。

(八)溃疡性结肠炎的手术治疗

少数溃疡性结肠炎病人需行手术治疗。其中需行急症手术的适应证是：①肠穿孔；②大量便血无法控制者；③暴发型溃疡性结肠炎，经内科治疗无效者，特别是已出现中毒性巨结

肠表现的病人。对已有或疑有癌病变的病人则应在条件许可时做手术治疗。对于慢性型经长期内科治疗无效者，或其肠外并发症病情加重者，也可酌情进行手术治疗。

溃疡性结肠炎的手术方式有下列几种：

1.结肠大部切除、回肠及乙状结肠造口术　是急症手术的最佳手术方式，既切除了穿孔或出血的主要病变肠段，又因不切除直肠而减轻了手术创伤，使病人能够耐受。由于腹内没有肠道吻合口，可避免术后发生吻合口瘘的危险。结肠大部切除后，全身中毒症状和大量便血均可很快得到缓解。对于一般情况差的病人，择期手术时也可采用这种术式。但由于所保留的直肠内仍有病变，因此术后可能还会经常有脓血便。另外，并发癌的可能性依然存在，而且肠外并发症也不易控制。

2.回肠断端造口及乙状结肠襻式造口术　此术式适用于中毒性巨结肠，但不能耐受结肠大部切除的病人。一般情况极差的重症病人，只能耐受这种术式。回肠断端造口的目的是阻断消化液进入结肠，减少刺激。乙状结肠造口则有利于结肠内容物的顺利排出，降低肠腔内压力，避免肠穿孔。术后可使全身毒性症状减轻，减少出血。但由于病段结肠未被切除，控制病情仍受限。

3.全结肠切除、回肠造口术　是最适宜的手术方式。其优势在于安全、术式相对简单，即使不是治愈性的手术，也切除了大部分病变组织，术后应用激素可减量，并发症的发生率和死亡率相对较低。由于术中保留了直肠，降低了对于危重病人来说可危及生命的骶前出血危险。不足之处在于病情稳定，病人营养状况良好的情况需行二期手术。

二期手术方式由直肠的病变和功能决定。若直肠活动性病变小，膨胀性好，可选择回肠-直肠吻合术；反之若直肠病变范围广泛，功能不佳，则需二期行直肠切除回肠贮袋肛门吻合术。

4.结肠大部切除、回肠直肠吻合术　当直肠病变较轻，病人又不愿接受回肠造口时，有时采用此术式。但由于小肠内容物继续经过直肠，会使直肠内原来比较轻的病变加重和发展。

5.全结肠切除、回肠肛管吻合术　在熟练掌握肠道管状吻合器的基础上，全结肠切除后应用吻合器做末段回肠-肛管吻合术已经并不困难。在保证肛门括约肌不受损的情况下，术后病人仍有较好的控制排便的功能。在术后近期，便次比较多，可酌情服用止泻药。经过半年左右的适应，便次就会明显减少，大便也逐渐成形。此时末段回肠会产生适应性改变，肠腔膨大形如直肠壶腹，发挥储存粪便的作用。

（九）克罗恩病的手术治疗

克罗恩病的手术适应证主要有：①并发肠梗阻；②慢性肠穿孔后形成腹腔内脓肿；③肠内瘘或肠外瘘；④诊断上难以排除癌症的可能；⑤严重的肠道外并发症，如关节病等。在克罗恩病的发展过程中，产生各种需外科处理的并发症的机会很多。有报道在明确诊断后的1年、5年和10年的手术率分别达到61％、77％和83％；第1次手术后5年、10年的再手术率分别为28％和36％。其中长段肠道病变者或伴有肛周病变者的术后复发率特别高。

克罗恩病以小肠、结直肠和肛周克罗恩病最为多见。

1.小肠克罗恩病　小肠一般不需要紧急手术治疗。即使出现并发症，如不全性肠梗阻，有症状的肠瘘和肠穿孔局部形成蜂窝织炎或脓肿，也可行择期手术。只有肠穿孔引起腹膜炎和消化道出血才是紧急手术的指征。

2. 小肠克罗恩病紧急手术的方式主要有两种，即切除术和旁路术。肠段切除术和肠吻合术是小肠克罗恩病的首选术式，其优势在于切除了活动性病灶，可以获得病理学的诊断，且术后复发率低。但是，克罗恩病行肠段切除的范围目前还有争议。一般认为，切除范围应根据术中探查肠管壁的厚度，在判断病变界限后，距病变区域 2cm 切除病变肠段；同时要兼顾保留足够的小肠，以免术后出现短肠综合征。

3. 新的观点认为，由于肠段切除术后克罗恩病复发率较高，病人有多次肠切除的潜在可能性，术中只应处理出现并发症的肠段，即出血或穿孔的肠段就已足够，对黏膜有病变的肠段进行吻合，研究表明这并不会增加瘘的可能，因此确定出血或穿孔的位置就更为重要。小肠穿孔可通过术中探查确定，而消化道出血应在术前应用小肠镜或选择性血管造影确定出血位置。需要注意的是，最易出现出血的位置是回肠末段，须行回结肠切除术。

4. 旁路术主要是胃空肠旁路术或回肠结肠旁路术，但实际应用较少。在以下几种情况下可考虑应用旁路术：①小肠克罗恩病伴有胃和十二指肠受累；②病人一般情况差，腹膜炎或腹腔内炎性粘连严重；③病人已行肠段切除术，估计再切除可能有短肠综合征的危险。

5. 结直肠克罗恩病　结直肠克罗恩病的紧急手术指征，包括严重的结肠炎伴脓毒症、中毒性巨结肠、消化道大出血、急性结肠梗阻或穿孔。结直肠克罗恩病的手术方式与 UC 相似，主要有三种方式，即结肠切除术联合回肠造口术，结肠切除术联合回肠直肠吻合术，单纯回肠造口术。

(1)结肠切除回肠造口术是首选术式，它切除了有病变的结肠，以 Hartmann 法闭合直肠断端避免了切除直肠带来的并发症；可转流粪便。最终可能需择期行回肠造口关闭，回直肠吻合术。

(2)结肠切除回肠直肠吻合术对病人的要求更高，需要有足够长度的小肠，正常的直肠黏膜和壶腹，且无活动性的肛周症状。但是该术式有发生吻合口瘘的危险。

(3)单纯回肠造口术适用于病情危重，一般情况差的病人。但是其只能起到改善症状的作用，必须再次手术处理结肠病变，因此该术式很少使用。在紧急手术下施行结直肠全切除永久性回肠造口术，并发症和病死率相当高，故一般不行此术式。

6. 肛周克罗恩病　以肛周表现为主的克罗恩病虽然也是外科治疗的指征，但是治疗目的是减少局部感染和疼痛，一般不行紧急手术。

（张建文）

五、肠结核

肠结核是结核杆菌侵犯肠管所引起的慢性感染，多继发于肠外结核，特别是开放性肺结核，且好发于回盲部。其临床表现以腹痛，大便习惯改变，腹部包块及发热、盗汗、消瘦等结核毒性反应，但缺乏特异的症状和体征。本病患者大多为青壮年。我国在 20 世纪由于重视了结核病防治工作，结核病的发病率曾有明显的下降，但到了 90 年代以后，由于耐药菌的产生，发病率有上升的趋势。

(一)病因与病理

原发性肠结核感染主要由于饮用被结核杆菌感染的牛奶所致,自牛奶灭菌后,发病率甚低,目前所见的结核病多数为继发性肠结核,病原菌多为人型结核杆菌,结核杆菌经胃肠道、血液或直接由邻近病灶蔓延至肠道。尸检结果显示70%结核病的病人伴有肠结核。肺结核是最常见的一个感染途径,开放性肺结核病人常因咽下含有结核杆菌的痰液而引起继发性肠结核。粟粒性结核的病人,结核菌经血液传播而引起全身性结核感染,肠结核就是其中之一。盆腔结核、肾结核等,也可以直接蔓延至肠道。

肠结核在病理形态上表现为溃疡型和增生型,或介于二者之间。

1.溃疡型　此型多见,好发于末端回肠。多同时伴有活动性肺结核,病变开始于肠壁的淋巴集结,形成含有上皮样组织和淋巴组织的结核结节。继而形成干酪样坏死和伴发闭塞性动脉内膜炎,影响邻近肠管血供造成黏膜水肿和局灶性坏死,坏死组织脱落形成大小不一的溃疡,修复过程中易造成肠管的环形瘢痕狭窄,其长径与肠管长轴垂直。溃疡常为多发,可聚集一处或分散在肠管不同部位,边缘不规则,底部为干酪样物质,其下为结核样肉芽组织,病变累及周围腹膜及肠系膜淋巴结,引起局限性腹膜炎及肠系膜淋巴结核,溃破后引起腹膜炎表现。溃疡愈合后形成的瘢痕可至肠管狭窄,其间有扩张之肠管,并可出现不完全性肠梗阻之表现。结核病变发展缓慢,受累肠段已与周围组织紧密粘连,因此,溃疡穿孔少见,穿孔后易形成腹腔脓肿或肠瘘。

2.增生型　此型多局限在回盲部,少数可侵及末端回肠或升结肠。在黏膜下形成结核样肉芽组织和纤维组织增生,镜检可见有上皮样组织增生,巨细胞形成和中心干酪样坏死。肠系膜淋巴结有网状细胞增生,钙化和假滤泡形成。黏膜隆起呈假性息肉样变,肠壁增厚和变硬及与周围组织粘连,易导致肠腔狭窄和梗阻。此类病变多见于原发性肠结核。

3.混合型　在某些病人,上述两型可同时存在,也叫溃疡增生型。

(二)临床表现

本病多见于20～40岁的中青年。病人多伴有结核病的全身表现:体弱,消瘦,盗汗,乏力,午后低热,纳差。增生型病人全身表现不明显。腹部症状与病变类型有关。

1.溃疡型　主要症状为慢性腹部隐痛或痉挛性绞痛,多位于右下腹及脐周,常在进食后加重,排气排便后减轻,腹泻便稀多见。偶有腹泻与便秘交替。侵及结肠者可有大便隐血实验阳性,但少见肉眼血便。腹部检查右下腹轻压痛,肠鸣音活跃,病变趋向愈合并有瘢痕形成时可有不完全肠梗阻表现,右下腹可扪及固定肿块。穿孔时可有腹部脓肿或肠外漏。表现为发热,腹痛加重,腹部明显压痛。

2.增生型　病变发展缓慢,病程长,早期腹部隐痛,其后由于不完全肠梗阻而表现为阵发性绞痛伴有呕吐。右下腹压痛常可触及固定质硬之包块。腹部可见肠型,肠鸣音亢进。

实验室检查:贫血,血沉增快,CA-125增高,结核菌素纯蛋白衍生物(PPD)实验阳性等。

影像学检查:胸部X线片可见肺内有活动性肺结核或陈旧性结核病灶,但在增生型肠结核不一定伴有肺结核。钡餐胃肠镜造影可见小肠运动加快,回盲部激惹征,有时可见持续肠痉挛,或出现跳跃征。在多发散病变可出现阶段性肠管扩张,钡剂排空后可见小肠分节现象，并呈雪花样分布。在增生型肠结核，回肠及升结肠近端有增生性狭窄和畸形或充盈缺损，黏膜皱襞紊乱，肠壁僵硬，结肠袋型消失。

(三)诊断标准

1. 多继发于肠外其他脏器结核，常发生于回肠、回盲部、升结肠等处。

2. 右下腹或脐周慢性疼痛。腹泻、便秘，或腹泻与便秘交替。有午后低热、盗汗、食欲不振、营养不良、消瘦等表现。合并肠梗阻时有痉挛性疼痛、呕吐。

3. 体格检查右下腹有压痛，或触及肿块。肠梗阻时可见肠型或蠕动波。

4. X线钡餐检查可见病变肠段激惹、充盈不佳或钡影跳跃等征象。黏膜皱襞粗乱，肠壁轮廓不规则呈锯齿状，或肠腔变窄、肠段收缩变形等。

5. 纤维结肠镜可发现肠段的病变，明确病变类型、部位及范围。黏膜活检有助确定诊断。

6. 血沉增快。

7. 粪便浓缩法可找到结核分枝杆菌，但需除外咽痰引起的假阳性。

8. 粪便滤液的聚合酶链反应检测结核菌核酸片段，阳性率较高但应除外污染而致假阳性。

9. 肠壁、肠系膜淋巴结取材活检找到结核菌，或取材培养结核菌阳性，或动物接种证实有结核菌生长可以确诊。病变病理检查证实有结核结节及干酪样病变可确诊。

具有上述“2”、“3”、“4”项阳性或“2”或“3”、“5”项阳性者也可确诊。

(四)鉴别诊断

溃疡型肠结核应与克罗恩病、溃疡性结肠炎、节段性肠炎、肠道恶性淋巴瘤鉴别。增生型肠结核应重点与盲肠癌鉴别，纤维结肠镜与活组织检查有助于鉴别。

(五)治疗

肠结核主要考虑内科治疗和支持治疗。对于有空洞或开放肺结核的患者，需经彻底治疗，待排菌停止，才能使肠道不再受到感染。肠结核的患者一般都有全身情况较差的表现，除急诊手术外，术前原则上应先进行一段时间的全身支持及抗结核治疗，围手术期处理重点是：①控制结核病变的活动，应用异烟肼，乙胺丁醇，利福平，链霉素等，并主张联合，应用。开始时为迅速控制病变的发展，可采用肠外给药的方法，除切开引流等方法外，一般都需要在治疗一段时间后手术，术后继续抗结核治疗。②肠穿孔形成脓肿及肠瘘；不能控制的肠道大出血。

手术方式：急性溃疡穿孔应根据病人全身情况及局部情况，进行病变肠切除术或腹腔引流术，但术后的并发症也将明显增高。慢性肠穿孔形成的局限性脓肿，由于周围组织粘连严重，宜行脓腔切开引流术，待病情好转，形成瘘管后再进一步处理。

1. 小肠结核应切除病变做端端吻合术，多发病变可分段切除，但应避免造成短肠综合征。

2. 回盲部结核应做右半结肠切除术回结肠端端吻合术，如粘连严重切除困难者，可在病变肠近侧切断回肠，远端封闭，近断端与横结肠做端侧吻合，待二期切除病变肠襻。

3.肠外瘘应根据病变部位，按一般治疗肠瘘的原则，维持水电解质平衡及营养状况，保护瘘口周围皮肤，待后期行肠段切除术。

（张建文）

六、关于肠外瘘防治中的几点体会

20世纪70年代初期，曾收治了一位小肠切除后吻合口瘘的病人，50余岁，男性，原切口中段裂开，不时流出黄色混浊肠内容物，周围皮肤糜烂，裂口处看不到瘘口，但见附近肠壁充血水肿，病人痛苦异常，精神软弱，消瘦，皮肤弹性差，不能进食，进食后腹壁裂口流液明显增加 。当时我们感到棘手之处为：①病人消耗很大，不能经口进食，当时无全面的静脉营养制剂，只能供给他水、电解质和葡萄糖，间而输些白蛋白，无法维持他的营养需求。②局部该如何处理？马上做手术，病史已20余天，一则病人可能难以耐受，另外腹腔广泛炎症、水肿和粘连，出血、创伤大，再修补或吻合失败的几率很高，甚至出现更多的创伤和瘘；不手术，如何进行有效的引流，控制腹腔和皮肤的感染，为后期手术创造腹部条件，当时未找到满意的方法。③局部处理不好，光靠抗生素，全身的感染中毒现象难以控制。请附近兄弟医院会诊，也无良策。无奈，只得转往一大城市条件较好的医院。遗憾的是该病人最终还是未获救。此后，对肠外瘘的防治，引起了我们的高度的关注，一直追踪着这方面有关问题的进展，不断进行探索，取得了一定的成效，并曾获省科技成果奖。现结合复习有关文献，将我们的体会介绍于下。

（一）肠外瘘的预防

【预防肠吻合口瘘的体会】

1.吻合部肠壁血运及柔韧度应较好。急症结肠切除时，因肠道准备不好、污染重，加上肠壁充血水肿明显，最好不要Ⅰ期吻合，否则易产生瘘。行左侧的结肠-结肠吻合时（不是指结-直肠低位吻合）不可将肠系膜下动脉主干离断结扎，以保证吻合部远段肠血运良好。

2.吻合部无张力。

3.吻合口远端无梗阻。

4.缝合线勿过粗，一般采用0/3～1号丝线或0/5～0/3的可吸收线。用丝线时主张间断内翻缝合，避免连续缝合。第二层（加固层）吻合的线结应与第一层交错。用管状吻合器吻合者，不放心时可再手工于浆肌层加固缝合一层。

5.必要时可用浆肌套或浆肌片包被加固吻合口。

6.引流管勿直接接触吻合部。

7.术前术后尽可能维持较好的营养状态，不能进食者行肠外营养维持。

【预防肠造瘘管旁漏的体会】

1.肠造瘘管最好包埋于肠壁内潜行3～5cm并与引出部壁腹膜固定。若置管部只行荷包式缝合，应行两层荷包内翻式缝合，并与引出部壁腹膜行较宽范围的固定缝合，否则管壁旁容易漏。

〔**病案举例**〕一位男性患者，35 岁，因车祸致腹部闭合伤十二指肠破裂，在当地医院做了十二指肠修补及空肠造瘘，系采用乳胶管置管造瘘，术后 5d 左右发现造瘘管旁有肠内容物溢出并有腹腔感染表现，后转来我院，经适当准备后再次手术证实十二指肠修补处愈合良好，而乳胶造瘘管处仅做了单荷包缝合，未潜行包埋于肠壁内一段距离，置管部肠壁未与引出部壁腹膜固定，造瘘管旁有肠液外溢。

2. 造瘘管拔除时间应＞15d，以待管周肉芽管道形成。

【警惕肠壁缝线旁瘘】

曾有一 8 个月男孩，因肠破裂做了肠修补术，术后 10d 腹壁切口溢肠内容物，再次手术进腹，发现原肠修补处有一浆肌层缝线跨距较大，且深达肠腔（穿透了黏膜），经牵扯造成缝线处瘘。因此，行肠壁浆肌层缝合时应避免跨距过大且穿透黏膜。

缝合腹壁切口时勿误缝至肠壁和深入肠腔。记得有一位 60 岁女性病人，于肠梗阻术后 15d 出现腹壁切口部漏肠液，经再次手术证实为缝腹膜时缝到了肠壁且深达肠腔。

另外，在结肠造瘘时，外露结肠壁与腹壁的固定缝合若缝至肠腔内，事后缝线周围感染，也易致缝线旁瘘。

【十二指肠残端瘘的预防】

1. 关闭十二指肠残端时应保持局部血运良好，缝线不宜过粗，缝合要牢靠，但也要避免缝合过密。避免在疤痕组织及病变组织上进行缝合。

2. 十二指肠溃疡估计胃窦难以切除、残端难以处理时，应改用 Bancroft 旷置术。行此术时应将幽门口处之黏膜牢靠缝闭，旷置部分无死腔。如系幽门部溃疡，该处无健康黏膜可资缝闭，则应置入十二指肠造瘘管，按不放心残端处理。

3. 残端处理不放心时，可做十二指肠置管造瘘，周围以网膜或已游离之圆韧带包绕加固，＞15d 估计管周肉芽管道形成，再酌情决定是否拔管。在十二指肠置管造瘘的同时，仍应在附近放置腹腔造瘘管。

〔**病案举例**〕有位男性病人，46 岁，农民，患幽门部溃疡（活检证实未恶变）住院后行胃大部切除手术，术中见幽门部与周围粘连紧密，故术者采用 Bancroft 旷置法处理残端，但因幽门部巨大溃疡无健康黏膜可加以缝闭，只做了窦部浆肌套的多层关闭，将胃管置入胃空肠吻合处的输入襻。术后第 5 天拔除胃管，嘱进流质饮食，但病人自行进食一大碗稀饭（约 500ml），后不久即突发上腹剧痛，出现明显腹膜炎体征。再次手术证实为十二指肠残端破裂，经残端置管造瘘，腹腔清洗引流，配合术后的抗炎、支持治疗等措施，后痊愈出院。

4. 避免十二指肠降部以远梗阻。注意，胃空肠吻合时输入襻过长易形成内疝，输入襻过短易向上牵扯呈锐角，均易造成十二指肠及空肠上段梗阻。结肠前胃空肠吻合一般认为输入襻长度以 12～15cm 较合适。

（二）肠外瘘的处理

【肠外瘘处理中的体会】

1. 肠外瘘处理中应针对的方面为　治疗腹腔感染及全身的炎症反应；营养支持；瘘口的处理。措施包括抗感染；营养支持及维持内环境稳定；维护重要器官的功能；有效的腹腔引流；瘘口的处理。

2. 如何使腹腔引流充分有效　①引流管径适当，不易堵塞；②引流管位置恰当，系接近瘘口处的低位；③避免被动引流和避免黏稠物或粪质沉渣堵塞，可采用带冲洗管的双腔或三腔负压引流管。如脓腔周围已粘连，也可从单腔管腹外部分的管壁剪小孔置入小管至肠瘘口附近，从小管冲洗从大管引流。

3. 瘘口的处置

(1)瘘口段肠曲外置的双口造瘘法：适合于肠曲游离可提出腹壁，但不宜立即行肠切除吻合者。从造口部近端引出之肠内容物如过多且稀薄，可用导管还流引入远端造口肠内。待病人一般情况恢复，营养状态好，炎症控制后择期关瘘。

(2)置管窦道化：此一方法适合于瘘口肠段粘连固定，炎症水肿明显，无法提出造瘘或切除吻合者。可取管径合适的胶管经肠壁瘘口置于肠内，在可能情况下用细可吸收缝线将管周荷包式缝紧(但应避免割裂肠壁)，目的是使以后能沿此管壁形成一长于3cm的肉芽管道。管周围再置负压引流管。应用期间，可使漏入腹腔内的肠内容物特别是沉渣样物减少。无法将管置入肠内时，也可仅于瘘口附近置一三套管，因带冲洗管，可防沉渣堵管。

(3)择期手术修补或肠部分切除吻合

条件：全身炎症反应得以控制；内环境稳定；营养状态好转可耐受手术；周围粘连可分离；远端肠无梗阻。

时间：多在瘘形成2周以内，纤维组织样粘连尚未完全形成之前；或3个月以后，粘连已大部吸收时。

肠壁缝合方式：主张采用间断内翻缝合，不主张用连续缝合法，因连续缝合法如一处松脱，则全线崩溃而再漏。采用合成的可吸收线较丝线好，组织反应少。

(4)已外置的肠襻上的小瘘口，如患者肠功能已恢复，远段肠无梗阻，肠壁水肿不严重，也可不用麻醉(肠壁对针刺、刀割不敏感)，试行修补，如果成功，酌情于情况稳定后内送关腹。

〔**病案举例**〕曾收治一嵌顿疝肠局部坏死穿孔的患者，初次手术行穿孔修补，因肠管严重水肿、腹内压高无法关腹，而做了临时倒关腹，将肠修补部位置于切口下。5d后，通过临时关腹的透明薄膜就可见原肠修补处有少量胆汁样肠内容物外溢，考虑肠瘘发生。经同家属充分沟通、征得同意后，于床旁无麻醉下行肠修补，观察约10d确认修补处肠壁愈合，遂再行腹壁切口二期缝合。

【十二指肠残端瘘的诊断和处理】

1. 诊断　十二指肠残端瘘在早期往往容易被忽视，常抱侥幸心理，持观望态度，以致不能及时处理。笔者认为根据下列几点即可做出诊断：

(1)有相关的手术史：即近期做过胃十二指肠方面的手术。

(2)有全身及腹腔的感染表现：如腹部尤其是上腹部出现腹胀腹痛及腹膜炎体征，也可无明显腹膜炎表现；术后短期再次出现发热，血象升高，抗菌药物不能控制等现象。

(3)影像学检查发现右膈肌抬高，膈下尤其是右侧肝上间隙有积液征象(积液不一定很多)，甚至右胸腔有积液、右下肺有轻微感染征象；肝区叩痛等。这些是最有力的依据，如果腹腔抽出或引流出黄色混浊样液体就更能支持诊断。

2. 治疗　十二指肠残端瘘一经确诊，漏出于腹腔之液体不能有效引出，或腹腔积液较多，且全身感染中毒现象明显，就应做好必要的准备，及时再次手术探查。一般从原切口进，仔细分离粘连，清除腹腔积液及污物；从残端瘘口处向十二指肠腔置入一 14～16 号多侧孔橡胶导尿管至降部中上段，适当缝合固定，管周以网膜或游离的圆韧带包绕，就近从腹壁戳孔将导管引出并固定好；残端周围及文氏孔附近，可酌情另放置引流管；残端瘘时瘘口不一定很明显，难以确定，但其附近常有少量坏死组织或肉芽组织及脓痂，如于十二指肠降部适当施加压力，则可见肠内容物从此处溢出，有助确认。伤口一律用可吸收线缝合，腹壁切口＋减张缝合，皮下放置引流管，按污染伤口及再次手术伤口处理。术后应继续抗感染，保持引流通畅，予肠道外营养及其他腹部手术后常规处理。直至腹腔引流管无引流物引出，影像学检查确认腹腔无何积液，感染得以控制，可酌情拔除腹腔引流管，而十二指肠造瘘管则应在 2 周以后确认其周围肉芽管道已形成、十二指肠远端无梗阻时方可酌情拔除。

在下列情况可严密观察进行保守治疗：①全身感染中毒症状不明显；②局部腹膜炎体征不明显，范围局限；③影像学检查腹腔无明显积液，且日渐减少。治疗措施包括：禁食，积极支持治疗；有效的抗炎治疗；有效的腹腔引流或影像学指导下穿刺抽液等。

（蒋啸云　罗一民　李志红）

七、结直肠癌的诊治

大肠癌包括结肠和直肠癌，是我国常见恶性肿瘤之一，其发病率呈上升趋势，尤其在经济发展较快的城市和地区。据上海市统计，大肠癌的发病率 2002 年以后已超越胃癌跃第二位，仅次于肺癌。而大肠癌中直肠癌的发病率保持不变，增加较多的是结肠癌（colon cancer），而且结肠癌的实际发病率已超过直肠癌，在结肠癌中右侧结肠癌的比例亦呈明显增长之势。从整个大肠而言癌肿的好发部位依次为直肠、乙状结肠、盲肠、升结肠、降结肠和横结肠。目前，直肠和乙状结肠加在一起仍占大肠癌的 60％以上，两性发病率相仿，中位发病年龄在 45～50 岁，30 岁以下的青年人占 11％～15％，40 岁以下则占 40％左右。

（一）大肠癌的致病因素

大肠癌发病原因尚未完全阐明，但与环境因素、肠道癌前的病变及基因变异等有关，但从临床防治的角度对前二者尤需注意。

【高脂肪、高蛋白、低纤维素饮食】

高脂饮食刺激胆汁大量分泌并进入肠道，胆汁酸的代谢产物（如石胆酸、去氧胆酸）和胆固醇的代谢产物（如类固醇、类固酮）均与致癌物质多环芳香烃的结构相似，可能致癌。人和实验动物的直肠癌者，粪便中胆汁酸和胆固醇的代谢产物含量均明显高于对照组和正常人。美国人（大肠癌发病率高）粪便中石胆酸、类固醇和类固酮的含量比日本人和中国人要高4～5倍。

高脂饮食，脂肪氧化过程中产生的自由基增加，对黏膜有致癌作用。

亚油酸增加，前列腺素合成增加，促进癌的发生。

高纤维素不但有促进肠内容物的传输和排出，还能稀释肠内致癌物的浓度，从而减少肠内致癌物质的停留时间和作用强度。

肠道内细菌特别是厌氧菌，对结直肠癌的发生具有极为重要的作用；而肠腔内脂肪多，厌氧菌增加。动物实验证明在鼠中以1,2二甲肼(DMH)诱发结肠癌的成功率为93%,但在无菌鼠中诱发结肠癌的成功率仅20%,由此可知肠道细菌在肠癌发生中的重要地位。结肠癌病人中不但厌氧菌量明显增加,且细菌的β-葡萄糖醛酸苷酶、7α-脱羟酶和胆固醇的脱氢酶活性均增高。这些酶在胆汁酸核的去饱和与多环芳香烃的形成过程中,以及胆固醇环的芳香化中都起极为重要的作用。经肝脏解毒失活的毒物包括致癌物质,以β-葡萄糖醛酸苷的形式经胆汁排泄至肠道,肠腔内的β-葡萄糖醛酸苷酶又将其激活使之起毒性作用;7α-脱氢酶则使胆汁酸变为脱氧胆酸起致癌作用。回肠中的厌氧菌量仅为乙状结肠的1/10 000。

【其他化学致癌物质】

亚硝胺是导致肠癌发生的最强烈致癌物质。亚硝酸盐与2级或3级胺在胃内酸性环境中可形成亚硝酸胺类化合物,如有细菌存在,即使在中性环境中亦能合成亚硝胺。亚硝酸盐和亚硝胺广泛存在于食物(如蔬菜)和唾液中,而2级或3级胺还存在于经亚硝酸盐类处理的肉类和鱼类(如咸肉、火腿、香肠、咸鱼及熏制品食物)中,也存在于某些药品(匹拉米酮、利眠宁、土霉素等)中。

油煎和烘烤的食品中蛋白质经高温热解后形成的甲基芳香胺可诱发结直肠癌。

肼类化合物尤以(DMH)是众所周知的致癌剂,如给大鼠每周皮下注射DMH 10mg/kg,20周后即可发结肠癌。而每20支香烟含DMH 3mg,另外香烟还含有苯并芘,这是另一种致癌物,故长期吸烟致癌的可能性不容忽视。

【缺钼和硒】

美国土壤中缺钼和硒最显著,其结直肠癌发病率也最高。河南林县食管癌高发的原因之一即为土壤缺钼。钼是植物硝酸还原酶的重要组成部分,土壤缺钼可导致硝酸盐在农作物内积聚,从而使食物中可形成亚硝胺的亚硝酸盐和硝酸盐显著增高。另外,钼是一种抗氧化剂,而硒是一种强抗氧化剂,缺乏钼和硒使阻止致癌物质的抗氧化剂减少。抗氧化剂其所以抗癌,是在于它能抑制过氧化反应。过氧化反应使致癌原黏附于细胞脱氧核糖核酸(DNA)上,引起DNA损害。

【癌前病变的存在】

腺瘤与癌肿的关系毋庸置疑。多数学者认为当结直肠腺瘤发展为癌肿时,平均约需时10年。直肠癌多由直肠腺瘤癌变而来,尤以绒毛状腺瘤癌变率高,而管状绒毛状和管状腺瘤次之;腺瘤越大癌变率越高,一般报道<1cm的癌变率为1.7%~2.6%,1~2cm为6.5%~24.3%,>2cm为12%~25%。无蒂宽基腺瘤性息肉容易癌变。

遗传性非息肉病性结直肠癌(HNPCC),占整个大肠癌发病率的5%左右,其特点是发病年龄早,平均44岁;脾曲以上近端结肠癌占70%;同时或异时性大肠癌多见。

家族性结肠息肉病(FAP)是一种常染色体显性遗传性疾病,其腺瘤性息肉的癌变高峰在45岁左右。

大肠炎症性疾病:①溃疡性结直肠炎,癌变率在1%~9%;病程越长癌变率越高,一般在发病10年后每10年增加10%~20%,病程达30年时癌变率可达40%。②血吸虫性结肠炎。③克罗恩病,少数患者可癌变,主要发生在增生狭窄及瘘管处。

(二)结肠直肠癌的诊断

【启动诊断的因素】

结直肠癌临床表现多无特征性，主要为肠腔破坏性病变表现、炎症性表现及恶性肿瘤的一般全身表现(如贫血、乏力、消瘦、食欲减退或发热等)，病期晚者可有梗阻性表现。故其诊断应为：

1. 警惕某些非特异性的表现　①原因不明的贫血、乏力、消瘦、食欲减退或发热；②出现便血或黏液血便；③排便习惯改变，便频或排便不尽感，出现低位肠梗阻或结肠梗阻表现；④沿结肠部位腹部隐痛不适；⑤发现沿结肠部位有肿块。右半结肠癌以①、⑤项较明显，左半结肠及直肠癌则以②、③项较明显。

既往史必须了解如下 4 个问题：①有无肠息肉和腺瘤病史；②有无溃疡性结肠炎及 Crohn 病史，有无血吸虫性结肠炎的病史；③既往有无结、直肠癌或其他肿瘤的病史；④有无恶性肿瘤及结、直肠癌家族史。

2. 对有可疑表现的病人应酌情做进一步检查，包括直肠指检、纤维结肠镜检、气钡双层对比灌肠造影摄片或其他影像学检查，以及肿瘤标志物检查等。需强调凡有直肠相关症状的病人必须进行直肠指检。约 80%的直肠癌可在直肠指诊时被发现。指诊可查出癌肿部位距肛缘的距离，癌肿的大小、范围、固定程度及与周围脏器的关系等。

〔**病案举例**〕他的痔疮为何做了手术症状无改善？患者男，56 岁，因间歇性便血、便次增多月余，肛镜检查发现有两个 1cm 直径大小的混合痔，入住某院肛肠科，后做了痔核的外剥内扎手术，术后患者觉得症状未改善且渐加剧。此时对其进行检查，发现原痔手术伤口情况良好，但指检及随后的结肠镜检，发现距肛门约 8cm 处之直肠前壁有一菜花状肿块，达肠壁周径的 1/3，病检证实为腺癌。后做了以经腹根治切除吻合为主的综合治疗。此例若于第一次就诊时就重视做直肠指检，当时即可发现此癌灶。此种对肛肠疾病不重视指检的例子还很多，值得警示。

在盆腔的影像学检查中 MRI 比 CT 可获得更多信息，它能提供肿瘤与周围脏器的关系，判断盆腔淋巴结情况，而且对病变的浸润深度做出准确的判断。肿瘤标志物无特异性，在与结、直肠癌相关的肿瘤标志物中，癌胚抗原(CEA)敏感性较高，与 CA19-9 和 CA242 联合检测可提高灵敏度。

辅助检查的目的：①定性诊断特别是结合病理检查；②确定是否存在结、直肠的多发良性或恶性病变(大肠同时性多原发肿瘤的几率是 5%～10%)；③对结、直肠癌的分期进行术前判断；④提供手术适应证或治疗方案的相关信息。

【确诊条件】

确诊靠体格检查(如直肠指检)、内镜检查及影像学等检查获取原发病灶符合诊断的资料＋病理活检。

(三)大肠癌的有关病理知识

【大肠癌形态学分类】

一般大肠癌可分三类:

1.隆起型　以右半结肠多见,肿瘤向腔内生长,呈球状、半球状、菜花状或盘状隆起,瘤体较大,脆而易出血,预后较好。

2.浸润型　常见于左半结肠癌肿,首先沿黏膜下在肠壁内呈浸润性生长,伴较多纤维组织反应,故较快引起肠腔狭窄,发展快,易导致急性梗阻,恶性度高,预后差。

3.溃疡型　以直肠多见。又可分为①局限溃疡型,溃疡呈碟形,边缘隆起外翻,癌肿向深层呈浸润性生长,恶性程度高;②浸润溃疡型,肿瘤向肠壁深层呈浸润性发展,与周围边界不清,中央坏死,形成底大的潜行溃疡,边缘黏膜呈斜坡状抬高,若取此处之活组织病检常可呈阴性,需加注意。

【大肠癌的组织学分类】

1.管状腺癌　癌组织呈腺管样或腺泡状结构,根椐其分化程度又可分高、中、低分化三种。

2.乳头状腺癌　癌细胞排列组成粗细不等的乳头状结构,癌细胞按其分化程度可高柱状、低柱状和介于两者之间的柱状。

3.黏液腺癌　其特点为癌组织中出现大量黏液,如为细胞外黏液(间质黏液)可表现为大片黏液湖形成,或呈囊腺癌结构,囊内充满黏液;如为细胞内黏液,状如印戒细胞,称印戒细胞癌,恶性度较细胞外黏液者更高。

4.未分化癌　细胞弥散成片状或团块状,不形成管状或其他组织结构,细胞核浆比例大,核异形明显。

5.腺鳞癌　是一种腺癌与鳞癌并存的肿瘤,腺癌部分细胞分化较好,鳞癌部分细胞分化多较差。主要见于直肠和肛管。

6.鳞状细胞癌　主要见于直肠和肛管。

【大肠癌的播散途径】

结直肠癌的播散途径有直接浸润、淋巴转移、血行播散、种植转移和少见的神经周围播散。

直接浸润时沿肠壁上下纵形扩散较慢,一般局限在5～8cm,很少超越8cm(直肠癌向远端浸润多<2cm);水平方向呈环状浸润,一般每浸润直肠周径1/4,约需半年,浸润一圈约历时2年;可向肠壁深层浸润,最后穿透肠壁侵入邻近结构、器官组织。

淋巴结的转移与癌的浸润程度有关,黏膜层中无淋巴管存在,黏膜下层有淋巴管分布,故癌侵入黏膜下层时即有发生淋巴转移的可能;淋巴转移一般是循站转移,少数可出现跳跃式转移。直肠癌淋巴结转移有上、中、下三个方向,向上主要沿直肠上动脉、肠系膜下动脉及腹主动脉周围淋巴结转移;向下的淋巴结转移机会较少,除非在淋巴液正常流向受阻时,可逆向转移至低于癌肿的淋巴结;直肠中、下段癌可向两侧经侧韧带内淋巴管转移到髂内淋巴结;位于齿状线以下的肿瘤,除了以上转移途径外,还可通过肛提肌及坐骨直肠窝淋巴管转移至腹股沟淋巴结。

血行播散主要通过门静脉首先转移到肝，以后可转移到肺、骨或脑等部位，也有极少数是通过椎静脉或髂静脉转移到肺、骨等部位的。

种植转移包括腹腔种植、吻合口或切口种植和肠腔种植，现认为癌细胞在健康无损的黏膜上也可种植，但黏膜有损伤时更易种植。

神经周围播散是肿瘤浸润到神经或神经鞘后，沿神经鞘蔓延，患者常有疼痛，提示预后不好。

【我国提出的大肠癌临床病理分期改良方案(1978)】

A 期：肿瘤局限于肠壁。

A_0　肿瘤局限在黏膜。

A_1　肿瘤侵及黏膜下。

A_2　肿瘤侵犯肌层。

B 期：肿瘤穿透肠壁，侵入邻近组织结构或器官，但能切除，且无淋巴结侵犯。

C 期：不论肿瘤局部浸润范围如何，已有淋巴结转移者。

C_1　肿瘤附近淋巴结有转移。

C_2　肠系膜上或下血管根部淋巴结有转移。

D 期：远处器官如肝、肺、骨、脑等发生转移；远处淋巴结如锁骨上淋巴结或主动脉旁淋巴结有转移；肿瘤广泛浸润邻近器官已无法全部切除或形成冰冻盆腔；腹膜有广泛播散者。

【大肠癌的国际 TNM 分期(AJCC 第七版，2010)】

T_X　原发肿瘤无法评估

T_0　无原发肿瘤证据

T_{is}　原位癌：仅限于上皮内或侵犯黏膜固有层

T_1　肿瘤侵犯黏膜下层

T_2　肿瘤侵犯固有肌层

T_3　肿瘤穿透固有肌层抵达结直肠旁组织

T_{4a}　肿瘤穿透腹膜脏层

T_{4b}　肿瘤直接侵犯或粘连于其他器官或结构

N_X　区域淋巴结无法评估

N_0　区域淋巴结无转移

N_1　1～3 枚区域淋巴结转移

N_{1a}　1 枚区域淋巴结转移

N_{1b}　2～3 枚区域淋巴结转移

N_{1c}　虽无区域淋巴结转移，但肿瘤沉积在浆膜下、系膜或者无腹膜覆盖的结直肠旁组织

N_2　4 枚或 4 枚以上区域淋巴结转移

N_{2a}　4～6 枚区域淋巴结转移

N_{2b}　7 枚或 7 枚以上区域淋巴结转移

M_X　远处转移无法评估

M_0　无远处转移

M_1 有远处转移

M_{1a} 转移局限在1个器官或部位(如肝、肺、卵巢、区域外淋巴结)

M_{1b} 转移超过1个器官或部位,或转移到腹膜

第7版AJCC肿瘤分期结直肠癌分期组合

0期 Tis N_0 M_0

Ⅰ期 T_1 N_0 M_0 T_2 N_0 M_0

ⅡA期 T_3 N_0 M_0

ⅡB期 T_{4a} N_0 M_0

ⅡC期 T_{4b} N_0 M_0

ⅢA期 $T_{1\sim2}$ N_1/N_{1c} M_0

ⅢB期 $T_{3\sim4a}$ N_1/N_{1c} M_0 $T_{2\sim3}$ N_{2a} M_0

ⅢC期 T_{4a} N_{2a} M_0 T_3-T_{4a} N_{2b} M_0

ⅣA期 任何T任何N M_{1a}

ⅣB期 任何T任何N M_{1b}

(四)结肠癌治疗的若干问题

【结肠癌的治疗原则】

仍为以手术为主的综合治疗。

1. 对于癌肿尚局限于肠壁内者,切除病变肠段及其淋巴引流区,可达根治目的。现多主张采取结肠癌完整结肠系膜切除(CME)。

2. 对癌肿已穿透肠壁或已伴区域淋巴结转移者,按照根治手术切除的要求和范围,有可能取得根治效果,但也有可能残留肉眼看不到的转移灶,况且术前要正确判断病变范围是很难的,故必须加强手术前后的综合治疗,并争取对转移灶行手术切除,以达到根治的要求。

3. 对原发肿瘤尚能切除,但已有远处转移的病例,首先应争取尽量切除原发肿瘤;如转移病变为单发,则视病人情况可一期或分期切除转移灶;如转移灶为多发,则应在切除原发肿瘤前后进行综合治疗,并争取再次手术时能尽量将转移灶切除。当前对肝转移的切除,在综合治疗的配合下趋向更为积极的态度。切除肝转移灶可获得38%的5年生存率。潜在可切除肝转移灶不选择术前适形放疗。

4. 对于无远处转移,肿瘤局部较为固定者,只要无重要结构或器官受累,仍应尽量争取切除原发肿瘤后进行综合治疗。因为肉眼鉴别炎性固定与癌性固定极为困难,常有把炎性浸润误认为癌性浸润的情况,故不应轻易放弃切除原发肿瘤的努力。

5. 对局部癌肿确已无法切除的病例,为防止梗阻或解除梗阻,首选内转流术;对无法做内转流术者,则可选做近端结肠的造口减压术。

6. 对不适于手术切除的多发性肝转移病例,可经胃右或胃网膜右动脉插管放置肝动脉注射泵,备术后经肝动脉化疗之用,同时进行全身化疗。

7. 结肠癌术中发现已穿透肠壁(浆膜)有邻近组织结构浸润或伴淋巴结肿大疑有转移的病例,在切除手术后腹腔内可留置化疗泵,备术后腹腔化疗之用。除非有术中放疗设备可考虑术中放疗外,不适宜进行手术前后的辅助放疗(因腹腔器官特别是小肠对射线太敏感,耐

受性差)。直肠癌虽可考虑放射治疗,但其引起的并发症较多,应加重视。

【2009 年 NCCN 结直肠癌临床实践指南更新内容】

强调转移灶手术以 RO 切除为目的;强调靶向药物与化疗联合治疗晚期病例;强调晚期病人应检测 k-ras 基因以及 k-ras 基因野生型是靶向治疗适应证。

外科手术部分无变更;强调辅助治疗病例应做错配修复缺失检测(deficient mismatchrepair,dMMR);转移性结肠癌新增 BRAF 基因检查;帕尼单抗作为全人源化的靶向药物,同样要选择检测 k-ras 基因,野生型病人才是药物使用的适应证;重申贝伐单抗、西妥昔单抗、伊立替康不适于辅助治疗(只限于解救)以及不推荐将 PET-CT 用于病情进展监测。2010 年 NCCN 直肠癌指南变更外科部分仅有经肛门手术限于 T_1 期,以及潜在可切除肝转移灶不选择术前适形放疗。

Ⅲ期病人行辅助化疗地位巩固　可切除结直肠癌以手术治疗为主,复发和转移病例化疗优先。尽管胃肠肿瘤化疗仅为中低度敏感,但是,MOSAIC 研究还是发现Ⅲ期病人 FOLFOX 较 5-FU/LV 有明显优势,6 年总存活率分别为 72.9%和 68.7%(P=0.023)。NSABP 研究也证实 FOLFOX 辅助化疗可以改善Ⅱ、Ⅲ期结肠癌 4 年无病存活率。一项涵括了 18 个研究,20898 例病例的荟萃分析证实了 FOLFOX 辅助化疗对Ⅲ期病人的价值。基于上述研究,2010 年版 NCCN 指南对Ⅲ期病人辅助化疗推荐方案调整为 FOLFOX 方案,证据等级为Ⅰ类证据。不能接受强方案化疗病人,考虑卡培他滨或 5-FU/LV 方案。

【结肠癌根治切除术的基本要求】

切除范围应包括病变肠段及其系膜和供应血管,以及引流淋巴区。对病变所在肠管而言,切除肿瘤远近端各 5~10cm 肠管已足够,无需切除过多的肠段,但为了清除系膜血管周围及根部的淋巴结,在结扎切断主要系膜血管后,其供应的肠段也就不得不随之切除。

通常认为外科手术能够治愈的Ⅰ、Ⅱ期结肠癌复发率为 40%,接受根治手术的Ⅲ期结肠癌复发率高达 70%,复发率如此之高,归因于 D2 手术大行其道,可见尚须进一步强调 D3 手术作为结肠癌常规手术的观点。Hohenberger 等根据胚胎解剖学基础,提出了结肠癌完整结肠系膜切除(complete mesoclic excision,CME)的观点,为进展期结肠癌的规范性手术带来了新理念,为结直肠外科医师的临床实践指明了方向。该术式可改善预后,降低局部复发率,并不增加术后并发症发生率。完整结肠系膜切除的手术要点主要包括:锐性分离脏层、壁层筋膜;中央血管根部结扎;确保合理淋巴结清扫范围。CME 锐性分离脏层筋膜与腹膜后筋膜(壁筋膜),旨在保证脏层筋膜完整,防止结肠系膜破裂,造成肿瘤播散。并且可以彻底暴露结肠供应血管的根部,做到中央结扎(高位结扎)。结肠癌可波及肠周 8cm 以内的淋巴结,并且可以沿动脉弓转移,直至肠系膜上动脉或肠系膜下动脉,通过 CME 可达到清扫最多淋巴结及淋巴管的目的。

淋巴结的切除应注意如下几点:①供应血管起始部位的淋巴结应进行病理检查;②手术切除范围以外的淋巴结如果可疑时,也应该切除检查;③残留阳性淋巴结则提示切除不完全;④至少要检出 12 个淋巴结;⑤即使是Ⅲ期病变,淋巴结的数目也与预后相关。

【梗阻性结肠癌手术处理可遵循的原则】

1. 右侧结肠癌并发急性梗阻时,应尽量争取做右半结肠切除一期吻合术。

2. 对右半结肠癌局部确已无法切除时,可选做末端回肠与横结肠侧侧吻合术-内转流术

(捷径手术)。

3. 盲肠造口术由于减压效果不佳,目前已基本废弃。

4. 左侧结肠癌引起的急性梗阻在条件许可时应尽量一期切除肿瘤,手术有三种选择:一是结肠次全切除,回肠-乙状结肠或回肠-直肠吻合术;二是左半结肠切除,一期吻合,近端结肠失功能性造口术,二期造口关闭;三是左半结肠切除,近远端结肠造口,或近端造口、远端关闭,二期吻合。

5. 对肿瘤已无法切除的左侧结肠癌,可选择做捷径手术或横结肠造口术。

【结肠癌穿孔的处理】

穿孔大多发生在急性梗阻后,少数亦可发生在癌肿穿透肠壁后溃破。不论穿孔机制属哪一种都是极其严重的临床情况,在处理上首先强调一旦明确诊断即应急诊手术,同时加强全身支持和抗生素治疗。手术原则为不论哪一类穿孔,都应争取一期切除癌肿;右侧结肠癌引起穿孔者可一期吻合;左侧结肠癌并发穿孔者切除后,宜近侧端造口。对癌肿溃破而不做切除的病例,结肠造口宜尽量选在肿瘤近端,并清除造口远端肠腔内粪质,以免术后粪质随肠蠕动不断进入腹腔。

【结肠癌的术中化疗】

术中化疗备受外科医生的重视,原因有 3 点:①结直肠癌最容易发生肝转移、腹腔种植和吻合口复发,这与术中微小病灶播散有关,如能在术中应用抗癌药物将微小病灶或脱落细胞杀灭,则可防止或减少术后转移和复发的发生。②术中化疗不会延迟手术安排,也不影响术后恢复。③术中化疗所花时间少,副反应小,因此,许多外科医生选择在术中施行辅助化疗。

术中化疗方法主要有肠腔化疗、腹腔化疗、门静脉灌注化疗。临床上常将上述 3 种术中化疗方法综合应用。中山大学肿瘤医院实施方案如下:结直肠癌剖腹探查证实可以根治性切除的,即结扎病变肠段,肠腔内灌注 5-FU 1000～1250mg,然后按常规手术切除和吻合肠管(或做人工肛门)后,即用大量消毒的清水分次冲洗,并用氮芥溶液浸泡腹腔(氮芥即开即用),5min 后吸净,然后从大网膜静脉注入 5-FU 250～500mg,随后即结扎该静脉。关腹前腹腔放置 5-FU 750～1000mg(加水 200ml)。术后 3 周再根据临床病理分期和复发危险因素,行放、化疗方案,此综合应用方案均在术中施行,简单易行,不需特殊设备,安全且无明显毒副反应。

(五)直肠癌治疗的若干问题

【无不良预后因素的 T_1/T_2 病变的治疗】

这里主为涉及到如何选择手术方式及辅助治疗问题。

1. 对于某些无不良预后因素的病例,局部切除可以达到与前切除相近的效果。不良预后因素是指如脉管癌栓、周围神经浸润、肿瘤>3cm、分化不良等。

2. 经肛门切除适用于距离肛缘<8cm,侵犯周径不超过 30%的病例。2010 年 NCCN 直肠癌指南变更规定经肛门手术限于 T_1 期。

3. 在系列研究中,T_2 期病变的局部复发率 25%,选择局部切除应该慎重。

4. 切缘阴性、无不良预后因素的 T_2 期病变,可以行经腹切除或局部切除后辅助化疗/放疗，全身化疗应该作为辅助治疗。

5. 不适于经肛门切除的病例，采用经腹切除。

6. 如果经肛门切除标本病理检查发现分化不良、切缘阳性或存在脉管癌栓，则应该进行经腹切除。

【直肠浸润癌的治疗原则】

1. 对于存在危险因素的 T_1～T_2 病变，肿瘤位于直肠中上段，可选择低位前切除。下段肿瘤选择腹会阴切除或结肠肛管吻合。

2. 淋巴结阴性的 T_1/T_2 病变经腹或经肛门切除，病理证实 T_1/T_2 病变者可不进行辅助治疗。

3. 淋巴结阴性的 T_3 病变（$pT_3N_0M_0$）或淋巴结阳性（pT_1～3 $N_{1\sim2}$ M_0）应该接受术后辅助化疗或放化疗。

【直肠癌的手术治疗】

1. 直肠浸润癌的手术方式　目前常用的为（低位）前切除术和腹会阴切除术，拖出手术在直肠癌的手术操作中基本已经废弃，凡是可以行拖出手术的病例，完全可以使用吻合器完成低位前切除术。

2. 直肠浸润癌的手术原则

(1)经肛门切除标准：①＜30％肠周径；②直径＜3cm；③切缘干净（＞3cm）；④活动，不固定；⑤距肛缘 8cm 内；⑥T_1 或 T_2（T_2 时应慎重，因有较高复发率）；⑦部分癌变的腺瘤（如果局部切除后提示浸润性肿瘤将需进行全面检查）；⑧无淋巴血管侵犯或神经周围侵犯；⑨分化良好（中至高分化）；⑩治疗前影像学检查无淋巴结转移的证椐。

(2)经腹切除（指腹会阴切除，或低位前切除并结肠肛管吻合，同时全直肠系膜切除）：总的原则要求是①手术医生应在治疗前行内镜检查；②切除原发病灶切缘足够；③清除引流区淋巴结；④尽可能重建消化道器官的完整性。

直肠全系膜切除在于：①降低周边切缘阳性率；②分离至距肿瘤下缘 4～5cm，以保证足够的直肠系膜切除；③全系膜游离以保证阴性远端切缘，以及足够直肠系膜切除。

淋巴结清扫要求：①尽可能在手术区外活检或清除临床上可疑的淋巴结；②当临床上没有可疑的淋巴结时不必做扩大切除；③至少送检 4 个淋巴结时才能诊断淋巴结阴性。

3. 转移灶治疗的观点　约 50％的结直肠癌最终会发生转移，不经治疗的肝转移癌患者中位生存时间为 5～9 个月。25％～30％的手术病例可以存活 5 年以上。手术是转移性大肠癌治疗的重要方法，对某些选择性病例，是惟一可能治愈的方法。结合术前或术后化疗，可以进一步延长生存时间或将不能切除的病灶变得可以切除。

转移灶切除可行性的判断标准如下：

肝转移：①病灶可以完全切除，而且能够保持较好的肝脏功能；②不应有无法切除的肝外病灶；③新辅助治疗后可以对原不能切除的患者再次评估是否能够切除；④肝切除术可用于可切除的结、直肠癌肝转移的治疗；⑤对于不能切除的患者需考虑手术联合消融治疗。

肺转移：①能否完全切除必须综合判断，术后应能保持较好的功能；②可切除的肺外转移灶不是手术的禁忌证；③原发病灶必须得到控制；④部分患者中可以考虑再次切除。

4. 全直肠系膜切除术（total mesorectal excision，TME）　近 20 年的临床实践证明，应

用 TME 对直肠中下段癌的治疗，可以有效地降低局部复发率至 3%～7%，并能提高长期生存率。

TME 的手术原则：①直视下在骶前间隙进行锐性分离；②保持盆筋膜脏层的完整、无破损；③肿瘤远端直肠系膜的切除不得少于 5cm。

评价 TME 手术效果的重要指标是检查直肠癌术后的环周切缘(circumferential resection margin，CRM)，是指将整个直肠肿瘤和直肠系膜沿冠状面连续切片，观察其整个环周切缘是否有肿瘤侵犯。

5. 保留肛门的因素　最重要的因素是肿瘤下缘与齿状线(国外)或与肛门缘(国内多数资料)的距离。

保留肛门的极限情况：切除的极限位点在齿状线以上 2～3cm。齿状线距离肛门缘 2cm。在手术操作中切断直肠侧韧带以后，可以将直肠由骶骨的屈曲状态伸直，直肠的长度可以延长 4～6cm。如此，在手术中肠管伸直以后，肿瘤下缘距肛门缘的长度极限为 8cm，以至在低位直肠癌进行保肛手术时肿瘤下缘距肛门缘的极限距离为 4～6cm。

肛门功能良好的必要条件：盆腔的自主神经保留良好；有一段完好的黏膜(感受器存在)；括约肌(效应器)没有受到破坏。20 世纪 70 年代以来的许多研究证实，在耻骨直肠肌与肛门括约肌内也有控制排便的感受器，而排便的直肠节制机能可由结肠节制机能逐渐代偿，即使切除全部直肠，经过一段时间的适应与调整，病人仍能维持基本正常的排便功能。临床实践也证实，行保留肛门括约肌手术的病人，一般术后初期都有程度不等的排便功能障碍，表现为排便时间延长、便频、残便感等，吻合口离肛门越近则越明显，但没有大便失禁，术后 1～3 个月，病人一般都能逐渐恢复正常的排便功能。前切除术后 3 个月，绝大多数病人都能恢复每日 1～2 次大便，肛门无液体漏出。

(六)直肠癌手术时如何合理分离解剖直肠周围

直肠癌手术的难点之一，是分离中对周围间隙的寻找必须准确，盆腔自主神经及重要血管在无肿瘤侵犯的情况下予以妥善保护，防止副损伤及并发症发生。

【弄清盆腔自主神经的走行和紧邻关系】

腹主动脉丛和腰交感神经纤维位腹主动脉前、肠系膜下动脉和直肠上动脉之后。

腹下神经丛和腹下神经：腹下神经丛位主动脉分叉处之下方，骶骨岬前方，腹后壁腹膜后方，腹膜下筋膜前方，直肠上动脉右侧，略呈三角形、片状、较硬韧，应于腹下神经丛前方仔细剥离直肠后间隙内的疏松结缔组织。腹下神经位髂总和髂内动脉之内侧，于腹膜返折下方直肠侧后方进入骨盆神经丛的后上角，其在进入骨盆神经丛的最后一段常与直肠固有筋膜相贴近，并发出一些小支进入直肠。

骨盆神经丛为一薄片状四方形网状结构，左右各一，前后长约 4cm，上下长约 3cm，位于腹膜返折稍下方，直肠两侧与髂内动脉之间。与直肠之间仅隔以直肠固有筋膜，相贴较近，其与盆侧壁之间则有一定距离，直肠中动脉从其中穿过。骨盆神经丛后缘接受传入神经，腹下神经(交感神经)进入其后上角，盆内脏神经(副交感神经)和骶内脏神经(交感神经)进入其后下角。骨盆神经丛前缘发出传出神经，混有交感和副交感神经纤维。支配直肠的传出神经自其前下角和下缘发出，分为两群进入直肠。支配排尿功能和性功能的传出神经自其前上角和前缘发出，向前经骶骨膀胱韧带或骶骨子宫韧带，于膀胱、前列腺或子宫颈、阴道两侧，形成膀胱神经丛、前列腺神经丛、子宫阴道神经丛等，支配这些器官。

【骶前间隙的寻找及分离】

向前上提起已离断的下段结肠，使疏松间隙拉开。沿乙状结肠垂直根系膜于主动脉及主动脉神经丛前方向下剥离。于腹主动脉分叉处下方即腹下神经丛下方切开腹膜下筋膜，显露左髂总静脉，沿此剥离层在两侧髂总动脉之间向下剥离，越过骶骨岬即进入直肠后间隙。两侧应保持在腹下神经前内面。分离应在直视下锐性法进行，避免伤及骶前筋膜及直肠系膜。两侧游离至髂内动脉水平时会感到有较强韧的组织，此即为侧韧带的后缘，直肠后方的游离在侧方即到此为止。向下游离的过程中于骶骨中央透过骶前筋膜可看到骶正中动静脉的走行。注意保持在骶前筋膜前方进行剥离，不要撕破骶前筋膜，以免造成大出血。向下游离达第 4 骶椎水平时即遇到较强韧的膜状的直肠骶骨筋膜（Waldeyer），此时应拉向前方，拉紧并充分显露出直肠骶骨筋膜，直视下距骶骨一定距离于直肠骶骨筋膜中央处用电刀或剪刀先切开一小口，再向两侧切开达侧韧带的后内缘。骶正中动静脉沿直肠骶骨筋膜进入直肠，切断后有时会有小出血，可用压迫止血，也可用长止血钳先钳夹后再切断。再向下，直肠后方的游离即可达到肛尾韧带上方的水平。

【直肠侧方的剥离】

先进行右侧。沿腹主动脉分叉处向右切开并剥离右髂总动脉血管鞘，剥离至裸出血管的外膜。继而向下切开并剥离右髂内动脉血管鞘。一般可在臀上动脉分支以下以粗丝线结扎髂内动脉，以减少术中出血。继续向下剥离髂内动脉血管鞘，依次可见到其发出的膀胱上动脉、闭孔动脉等分支。于腹膜返折下约 2cm 水平，髂内动脉与直肠侧壁之间出现较强韧的结缔组织，此即为直肠侧韧带，直肠侧方的剥离暂时到此为止。然后以同样方法进行直肠左侧的剥离。将剥下的血管鞘、脂肪、淋巴组织，都移至待被切除的直肠侧。

【直肠前间隙的分离】

两侧后腹膜切口的会师应在膀胱直肠窝底前方约 1cm 处，这样可使直肠前间隙的分离保持在 Denonvilliers 筋膜的前方。于 Denonvilliers 筋膜的前方以剪刀向前轻轻推开膀胱，向下即可显出输精管壶腹部和精囊，并可见到输尿管于精囊前方进入膀胱颈部。用长钝头剪刀或长止血钳夹棉球继续向下小心分离，并从中央向两侧分离至侧韧带前内缘，向下即可达前列腺后上方。剥离过程中只要层次正确，几乎不会有出血。在两侧，Denonvilliers 筋膜与前列腺包膜有粘连，其内有小血管，因而分离至外侧遇有索条状感觉时应以电刀或钳夹切断此粘连。在前列腺的中下部，Denonvilliers 筋膜与前列腺包膜相融合，如果强行分离会撕破前列腺包膜造成出血，因而直肠前方的剥离到此即可。腹膜返折以下的癌肿，如未从 Denonvilliers 筋膜前方剥离直肠前壁，当癌肿已侵犯直肠固有筋膜时，盆腔狭窄，剥离困难，很容易造成癌细胞在盆腔剥离面上的残留而造成复发并向吻合口浸润。

【膀胱直肠间隙的寻找】

直肠前间隙分离至前列腺上方后，切断 Denonvilliers 筋膜与前列腺包膜外侧之间的粘连，再向外分离即为充满脂肪组织的膀胱直肠间隙。此间隙的前内侧为前列腺，后内侧为直肠，前外侧为骶骨膀胱韧带与输尿管，后外侧为直肠侧韧带前缘。骶骨膀胱韧带内有膀胱下动脉、膀胱静脉丛及膀胱神经丛，不慎损伤后不但容易引起出血，而且还会影响术后排尿功能，因而要注意保护。以手指剥离膀胱直肠间隙内的脂肪，向下即可到达肛提肌上窝，向后即可到达直肠侧韧带前缘。

【如何游离侧韧带】

在上述间隙分离后，术者可在膀胱直肠窝内以食指从前面经侧韧带下缘穿至直肠侧后与拇指会合，判明侧韧带的情况后，再予逐次电切或钳夹结扎。处理时应将直肠牵向对侧。

（七）结直肠手术时愿提及的问题及教训

1. 结直肠手术，特别是在准备做破坏性大的手术时，一定要术前诊断清楚、指征明确并得到病人及家属的知情同意。直肠癌做 Miles 手术前一定要有病理检查结果证实。

〔病案举例〕 患者女性，45 岁，农民，因发现直肠下段肿块住入某院，经检查发现肿块为半球形直径约 4cm 大小，表面光滑，质中等，下缘距齿状线约 2cm，黏膜色泽正常。经管医生给病人做了 Miles 手术。术前术后均无病理检查结果。后经上级管理部门检查发现，给予了严肃的批评和处理。

2. 结直肠内容物细菌多，手术时应尽可能减少内容物和避免污染，故择期手术应适当做肠道准备；急症手术时应注意隔离保护，必要时可行符合要求的结肠灌洗。

符合要求的结肠灌洗，一般从回肠末端或从阑尾腔置管于右结肠腔供冲洗用，戳孔周围荷包法缝紧防漏液，回肠末端应暂时阻断，防冲洗液逆流。结肠切断处之近端肠腔内置入管径适宜的螺纹管，并将断端肠壁与螺纹管系紧固定，管远端接引流隔离装置，从冲洗管持续灌入 3%NaCl 温热溶液（<43℃10 000～20 000ml），直至冲洗液清亮、肠壁水肿基本消退、肠腔缩小到合适的程度即可。

3. 结肠相对而言血运较差，手术时应注意保持血供，重视边缘血管与主干的畅通；做肠切除吻合时，要注意肠壁健康情况，是否水肿明显、血运欠佳，是否远近口径相差悬殊，近端口径过大等。特别是左半结肠，在急症手术时，病人全身情况差，或（和）局部条件不好，难以耐受过多的为一期吻合所必需的操作，最好不要行一期吻合。否则后果差、并发症多，好心得不到好报。可先行结肠造瘘，或做 Hartmann 手术，以救命为主，解决当时的主要矛盾，其他问题留待以后进一步处理。如实在要做吻合，且病人情况允许，在现今小肠造口护理技术和设备已获改进的情况下，可于距回盲瓣 20～25cm 处做一预防性回肠造瘘，待吻合口愈合牢后再关瘘。

〔病案举例〕 患者女性，50 岁，因左结肠梗阻入住某院，经适当准备后做了剖腹探查，发现为左结肠近脾曲处肿块，近段结肠明显胀大约 10cm 直径大小，医生做了横结肠左段至降结肠稍下之乙状结肠处的肠段切除，且将肠系膜下动静脉主干结扎切断（这会使乙状结肠血运受损）；仅用 1000ml 生理盐水做了不规范的肠道灌洗，用 4 号丝线做了结肠端端吻合；术后出现肠吻合口瘘及腹腔感染，未及时再手术行腹腔清洗引流及近端结肠造瘘，致使病人严重感染、多器官功能衰竭死亡。显然，此病人属急症手术，病人的全身及局部情况及该院的技术条件均不宜做结肠一期吻合；可做 Hartmann 手术或单纯近段结肠造瘘，待病人情况好转后再做进一步处理。

4. 直肠良性狭窄不造成梗阻，不必急于手术切除，更不应做 Miles 手术，也不要在无法切除的病变肠段做肠吻合。对吻合不放心的病例，可做末段回肠或近段横结肠预防性造瘘。

〔**病案举例**〕　患者男性，56岁，系直肠中段和下段狭窄入住某院，经多次病理活检均报告为炎症，医生给他行剖腹探查，发现直肠及周围充血水肿，粘连明显，勉强做了狭窄段直肠切除，用吻合器行结直肠低位吻合，未做吻合口以近之预防性造瘘。术后出现吻合口漏，腹腔脓肿，不得不再次开腹行腹腔清洗引流及横结肠造瘘。

（蒋啸云　张建文）

八、胃肠道间质瘤

胃肠道间质瘤（gastrointestinal stromal tumor，GIST）是胃肠道间叶源性肿瘤（gastrointestinal mesenchymal tumor，GIMT）中最常见的一种，但仅占消化道恶性肿瘤的2.2%。组织学上富于梭形细胞、上皮样细胞，偶尔为多形性细胞；呈束状、弥漫状排列。免疫表型上表达c-kit基因蛋白产物（CD117），由突变的c-kit和PDGFR-α基因驱动。具有广谱的生物学行为，可能起源于幼稚间充质细胞向卡哈尔间质细胞（intestinal cell of Cajal，ICC）分化的未定型细胞。

（一）病理

1. 大体形态　根据肿瘤主体位置分为5型　①腔内型：肿瘤向腔内突出呈息肉状；②壁内型：主要在肌壁间呈膨胀性生长，占66%；③腔内外型（哑铃型）：由胃肠壁固有肌层同时向内外长；④腔外型：肿瘤向浆膜下生长，肿瘤主体位于腔外，占26%；⑤胃肠道外型：部分病例完全表现为肠系膜或者大网膜肿块。

肿瘤大小不一，相差悬殊，直径0.2～35cm（平均7.4cm）。肿瘤边界清楚，但无包膜。生物学行为趋良性者通常直径＜2cm，结节状，质坚实，切面灰白色，均匀一致。恶性肿瘤通常直径＞5cm，平均直径9.5cm，常浸润周围组织或形成粘连，黏膜溃疡形成，质地柔软，切面灰白、灰红或暗红，可见出血、坏死和囊性变。

2. 组织形态　肿瘤主要由梭形和上皮样细胞呈索状和弥漫性排列而成。瘤细胞呈梭形、圆形或多边形，胞浆淡嗜伊红或较透明，细胞边界不清。细胞核卵圆形或短梭形，染色质细致，核仁小或不明显。核分裂象多少不一，差异很大为（0～100个）/50HPF不等，偶尔达数百个。

依据梭形细胞和上皮样细胞的比例，可将GIST分为梭形细胞型（上皮样细胞＜10%）、上皮样细胞型（上皮样细胞＞50%）和混合型（上皮样细胞10%～50%）。其中梭形细胞型最常见，占70%，尤见于结直肠；上皮样细胞型占20%，主要见于胃；混合型占10%，主要见于胃和小肠。

3. 生物学行为　目前国内外学者一般主张以肿瘤的潜在恶性程度来评定GIST。

（1）通常认为恶性指标有 ①肿瘤具有浸润性，出现局部黏膜及肌层浸润和邻近器官的侵犯；②肿瘤出现远近脏器的转移。

（2）潜在恶性指标有 ①肿瘤体积，即胃间质瘤直径＞5.5cm，肠间质瘤直径＞4cm；②核分裂象，以高倍镜视野（HPF）观察，即胃间质瘤＞5个/50HPF，肠间质瘤≥1个/50HPF；③肿瘤出现坏死；④肿瘤细胞有明显异型性；⑤肿瘤细胞生长活跃，排列密集。

当肿瘤具备上述一项或一项以上恶性指标,或两项潜在恶性指标时,为恶性 GIST;仅有一项潜在恶性指标时为潜在恶性 GIST(或交界性 GIST);没有上述指标者,为良性 GIST。

(3)有学者提出如下 12 项形态学指标,对判断胃肠间质瘤的恶性程度及其对预后的影响有参考价值。包括:

肉眼播散指标:肝转移、腹腔播散;

镜下播散:淋巴结转移、血管浸润、脂肪浸润、黏膜浸润和神经浸润;

原位的形态学指标:肌层浸润、核分裂象≥10 个/50HPF、肿瘤性坏死、围绕血管呈簇状生长、明显异型。

无上述指标,非恶性。

≥1 项上述指标,恶性。

临床分期:

临床Ⅰ期　无肉眼播散:①低度恶性:具有 1～2 项指标。②中度恶性:具有 3～4 项指标。③高度恶性:具有 5～6 项指标。

临床Ⅱ期　有肉眼播散。恶性程度最高,5 年无瘤存活率和总存活率分别为 6%和 8%。

无上述形态学指标的 GIST 相当于无转移和播散潜能的原位肿瘤(包括良性和交界性)。在肿瘤无破裂等情况下,手术完整切除能达到治愈的效果,5 年无瘤存活率和总存活率分别为 99.3%和 100%。而 GIST 因具有浸润转移的潜能,在术前即可沿着组织间隙、神经束衣、血管、淋巴管以及假包膜逃逸原发部位,超出手术切除范围,手术后具有复发的潜能,5 年无瘤存活率和总存活率分别为 43.9%和 59.7%。临床Ⅰ期者,恶性指标数越多,恶性程度越高,5 年无瘤存活率和总存活率低度恶性分别为 70.4%、85.6%;中度恶性为 33.6%、58.9%;高度恶性为 7.0%、2.0%。

4. 免疫组织化学　GIST 暂定义为 KIT^{+} 肿瘤,典型的阳性反应为整个肿瘤的瘤细胞浆内呈弥漫强阳性,尤其是细胞膜和 Golgi 区,有时在上皮样细胞中阳性反应稍弱。一些抗体表达率为:

抗体	文献资料示表达率(%)
CD117	90～100
Nestin	88～100
CD34	60～70
α-SMA(平滑肌肌动蛋白)	30～40
S-100(一种酸性蛋白)	10
Desmin(结蛋白)	<5
MSA(肌特异性肌动蛋白)	—
PGP9.5	—

(二)临床表现

发病年龄多为 50～70 岁,发病高峰为 55～65 岁,40 岁以下少见。男女性别无明显差别。

部位:整个消化道均可发生,最常见于胃(占 60%～70%),依次为小肠(20%～30%),

结、直肠(18.1%),食管(1.4%)。胃肠道外间质瘤(extra—gastrointestinal stromal tumor,EGIST)可发生于腹腔软组织(网膜、肠系膜)和腹膜后,约占 GIST 的 3%~4%;位于网膜和肠系膜者多于腹膜后者。

症状、体征无特异性,表现为出血、肿块、腔道梗阻,恶性肿瘤的全身表现如体重减轻、发热等,偶尔可有腹腔播散和肝转移表现。

(三)诊断和鉴别诊断

几乎所有的 GIST 都表现为 CD117 的弥漫性强阳性,测定此为该肿瘤定义性特征之一。

平滑肌瘤　由分化比较好的平滑肌细胞组成,表达 α-SMA、MSA,不表达 CD117。与 GIST 相比,细胞稀少,发病年龄提前 10 岁。

消化道神经鞘瘤　境界清楚,切面像蛋黄,无栅栏状排列和出血、囊性变,表达 S-100 蛋白。

神经纤维瘤　多发生于黏膜下,往往有节细胞成分,表达 S-100 蛋白。

炎性纤维息肉　梭形细胞组成,可表达 CD34,间质中有嗜酸性粒细胞和淋巴细胞。

其他如恶性黑色素瘤、间皮瘤、肉瘤样癌及神经内分泌样癌等,主要通过免疫组化结果来排除。

(四)治疗

首选手术切除,对于术后切缘阳性的肿瘤或高度恶性者,应给予相应的辅助治疗;而对复发或转移者,甲磺酸伊马替尼是首选,根据具体情况采用并结合手术治疗。

手术治疗:完全切除是外科治疗的关键,此疾病具有很高的转移率和手术后复发率。手术规范合理是影响疗效的重要方面。切缘阴性的完整切除为外科治疗的标准。间质瘤是膨胀式生长,切缘不需要达到 5cm,一般认为切缘 2~3cm 已经足够。其转移方式与上皮来源的癌不同,以腹腔种植和血行转移为主,淋巴结转移发生率低于 10%,因此不主张进行淋巴结清扫。

无瘤操作是降低术后复发的重要环节,假包膜破裂不但可能导致出血,而且显著增加肿瘤种植转移的危险。最佳手术方式是包括肿瘤组织和周围部分正常组织在内的完整切除。扩大切除并不能提高生存率,只有当肿瘤侵犯邻近器官时,为防止种植播散和切缘阳性,可将邻近脏器一并切除。

对伊马替尼已达到最大收益或治疗无效时,建议采用手术治疗。手术可显著改善肝转移患者的预后,故只要有可能,应该手术切除转移灶。对于不适于外科手术切除的转移灶,可以行射频消融或动脉栓塞治疗。

伊马替尼推荐剂量标准是 400mg/d。初始剂量 400mg/d 即可,如果病情进展,可以通过增加剂量使一部分病人再次获益。通过伊马替尼新辅助治疗达到手术切除、延长生存期的目的。伊马替尼常见的不良反应是皮肤和消化道反应,最严重的副作用为出血,发生率约5%,对瘤体较大、囊内出血或黏膜破坏的病人,应注意防治出血。

对于高危病人,肿瘤直径>10cm、腹腔肿瘤破裂者,建议至少服用伊马替尼 400mg/d×1 年。

伊马替尼临床疗效与基因突变位点的关系：

基因突变	出现率(%)	伊马替尼有效率(%)
KIT 外显子 11 突变	70	85
KIT 外显子 9 突变	15	45
KIT 外显子 13 突变	＜5	个别有效
KIT 外显子 17 突变	＜5	个别有效
PDGFR-αD842V 突变	4	无效
PDGFR-α 其他突变	1	个别有效
非 KIT 或 PDGFRA 突变	5～10	极少

总之，对转移性 GIST 还应积极探索其他治疗方法。

(五)GIST 的预后

影响其预后的主要因素为肿瘤大小、肿瘤细胞核分裂象的多少及其有无肿瘤破裂。恶性胃间质瘤术后复发及转移发生率较高，术后应密切随访。

（蒋啸云）

九、关于急性阑尾炎诊治的几个问题

(一)恰如其分地理解临床症状体征所代表的病理意义

急性阑尾炎的症状体征具有综合诊断意义，但无单独的特异性，关键是要恰如其分地理解其病理意义，进行综合分析。

腹部有压痛、反跳痛和肌紧张，是腹膜炎体征，只能说明该区域有累及腹膜的炎症，但要定位于何种器官及何种原因，则需具体分析。当然，根据循证医学资料，位于该部位的器官中多见的容易出现炎症的器官要优先考虑。阑尾一般是位于右下腹的好发生炎症的器官，故常是典型阑尾炎的表现之一。仍应注意有无该部位其他器官如末段回肠、右侧泌尿系及妇科疾病的可能。

急性阑尾炎时的转位性右下腹痛，是由于位于右下腹部的阑尾炎症刺激达到较重程度时产生的近位牵涉痛，应与上腹腔空腔脏器穿孔时渗漏物顺右结肠旁沟流注至右下腹时的延展性右下腹痛相鉴别。后者起病急重，可有原发病的表现，腹膜炎体征仍以原发灶部位明显，可有腹腔积气或积液表现等可资鉴别。

结肠充气试验(Rovsing 征)是深压左下腹部降结肠处时，病人感到右下腹部痛，但位于右下腹的不单是阑尾，也可有末段回肠。作者曾遇到此体征阳性病例，术中发现是末段回肠克隆病急性发作。故不能以此作为急性阑尾炎的独有体征，应全面分析加以鉴别。

X 线立位腹部平片可判断含气盲肠的部位，可了解阑尾的大概位置；其充气程度明显或小肠有液气平面时，推测可能附近有炎性病灶(包括阑尾炎)。

腰大肌试验、闭孔内肌试验阳性，可分别反映该肌附近可能有炎性病灶，从而推测有可能是最多见的阑尾炎症。

(二)阑尾炎确定诊断的要求

应有符合阑尾炎表现的临床资料，特别是转移性右下腹痛或右下腹、阑尾部位压痛和白细胞升高等；还要能删除其他能导致该区域腹部炎症表现的疾病，如其他肠道疾病、胆囊疾病、右侧泌尿系疾病和妇产科疾病。B超有助于诊断，最终可由术中所见和病理检查证实。

(三)治疗中愿提到的问题

1.现多主张急性阑尾炎一经确诊，应积极做好进行手术治疗的准备。非手术治疗只适宜于下述情况：

(1)急性单纯性阑尾炎，或就诊时发病已超过72h，病情不严重，无穿孔腹膜炎表现，患者及家属拒绝手术。

(2)因延误诊断，发病已超过48h，已形成炎性包块，病变局限，病情已有改善，应采用非手术治疗，促进肿块吸收，再考虑择期切除阑尾，盲目手术会使炎症扩散。

(3)病人全身情况差，如合并严重心、肺功能障碍，或客观条件不允许等，可先行非手术治疗，待创造一定的条件允许手术时再考虑手术。

(4)急性阑尾炎的诊断未肯定，又无急症剖腹探查的指征，可等待观察先予非手术治疗。

2.已形成阑尾周围脓肿的病人，如全身感染中毒症状不严重，可予包括有效抗生素治疗的非手术治疗，大多可逐渐吸收消散，3～6个月后再择期行阑尾切除术。如感染中毒症状明显，或内科治疗无效，可行脓肿引流，待炎症消失后择期行阑尾切除术。

3.阑尾手术的切口一般选择在麦氏点附近，但术前除了确定阑尾炎的诊断外，一定要评估一下阑尾的可能位置，再决定切口的位置和高低。估计术中阑尾难暴露、难处理，或诊断方面尚不能排除其他情况，需延长切口时应选腹直肌旁或经腹直肌切口。

4.为减少腹壁切口感染，局部应注意如下几点

(1)术中注意隔离保护：特别注意避免或减少有炎症的阑尾、炎性渗液及肠内容物污染切口。术后酌情冲洗伤口。

(2)腹壁切口的缝合应不留死腔：尽量用可吸收线，减少丝线存留(尤其应避免连续缝合以致长段丝线存留)。这一点很重要，因阑尾炎手术切口属Ⅱ类切口，难以完全避免污染，伤口感染后伤口内存留的丝线，将使伤口牵延不愈。临床上过去常见到阑尾炎术后伤口感染经用消炎药和局部换药数月甚至数年不愈。但经去除伤口内存留之丝线及坏死组织，有效引流及换药后即可逐渐愈合。

(3)阑尾及腹腔感染严重，炎性渗液甚至脓液多，伤口污染未能避免时，最好在冲洗伤口后于切口皮下放置多孔引流管，5d后视引流液的多少及性质再酌情拔管。只要引流通畅，不必担心逆行感染。

5.阑尾炎手术时如何寻找阑尾

(1)根据腹部压痛最明显的部位及腹平片胀气盲肠所在部位估计阑尾的可能位置。

(2)估计阑尾属异位时可采用灵活性较大的探查切口。

(3)开腹后不能直接找到阑尾时，最可靠的办法是先找到盲肠，找准盲肠，再循结肠带寻找到阑尾根部。盲肠常位于右侧腹腔，色较白，有结肠带，如无粘连可提出切口外。其上续

的升结肠常与右侧腹膜相连。此时应注意勿将抵达右下腹的冗长的乙状结肠或横结肠误认为盲肠。

〔**病案举例一**〕应电话邀请,作者曾到某院手术室急会诊,说是做阑尾炎手术,找了3h未找到阑尾。当时我猜想可能是盲升结肠位置变异,上台后在正常位置顺利地先找到了盲肠,随即很容易地就找到了阑尾。

〔**病案举例二**〕一成人男性患者,术前诊断为急性阑尾炎,术中经麦氏切口探查,见切口下为有结肠带的肠曲,逐顺此肠曲往下寻找,直达肠曲无法上提时止,均未找到盲肠及阑尾,乃请上级医生到手术室指导。上级医生认为此可能是较长的乙状结肠,将其还纳后另从右侧腹腔找到回盲部、盲肠,并循盲肠往下顺利找到阑尾。

6. 阑尾周围粘连固定如何处理

(1)如为急性炎症,粘连为纤维素性粘连,易于分离,可沿阑尾及其系膜表面钝性分离。

(2)如炎症时间较长或慢性炎症反复急性发作,粘连组织化,钝性分离易造成损伤和出血,可改做逆行切除,先处理阑尾根部,再逐次向远端钳间分离并结扎。有可能时也可采取阑尾黏膜剥除术,即从阑尾根部浆肌层下将黏膜剥除,处理好残端即可。实在有困难时可考虑扩大切口,暴露好后进行处理。

7. 后位阑尾如何处理　后位阑尾多位于盲升结肠及回盲部后面。此时,应将切口适当扩大,在找到阑尾根部弄清阑尾的去向后,适当切开右结肠外侧之壁腹膜,将盲升结肠及回盲部翻向左上,即可暴露阑尾并方便处理。

(蒋啸云)

十、痔病和肛瘘

(一)痔病

【痔与痔病】

现代观点认为,痔是肛管黏膜肛垫,是指齿线上方宽约1.5cm的直肠柱区。该区呈环状增厚,借"Y"形沟分割为右前、右后及左侧三块,是正常解剖的一部分。目前多数学者认为痔不是病,只有当痔出现出血、脱垂或疼痛等表现时才称为病。Keighley称为痔病(hemorrhoidal disease),以示区别。后来从拉丁语Pila(球)的意思引申出Piles(痔)。但目前国内外均称痔病为痔,而无临床表现的正常肛垫(痔)则不属此范畴。根据此观点,内痔是下移的肛垫,而外痔则为肛门部位的皮肤皱襞发炎、肥大,结缔组织增生或血栓淤滞而形成。

【肛垫的结构和功能】

肛垫为一种类似于生殖系统的勃起组织,其作用类似于水龙头的垫圈,且有丰富神经感受装置,能辅助肛门括约达到精细的控便目的。

肛垫并非直肠黏膜下层的一般性增厚,它包含有与直肠不同的黏膜上皮、血管,(窦状静脉),以及纤维肌性组织(Treitz肌)。

肛垫黏膜呈紫红色,向上与直肠接壤处则变为粉红色。黏膜上皮为单层柱状上皮与复层鳞状上皮之间的移行上皮,细胞为柱状、立方状或低立方状。肛垫黏膜上皮代表了内、外胚层的分界,即肛膜的附着处,也是肛管与直肠的衔接地带。肛垫上皮内感觉神经末梢器极为丰富,这些神经是肛门反射中重要感受装置,并对直肠内容物的性质有精细的辨别能力。肛垫区感受器的面积虽小,但对大便临近肛门时能起到警报作用,故具有某种保护功能。

肛垫正常功能的维持,主要依赖于动静脉吻合管对肛垫血流量的正常调节、Treitz 肌对肛垫位置的固定。

肛垫黏膜下所包含的静脉丛和相应的动脉终末支之间存在着普遍的直接吻合,吻合部称为"窦状静脉"。此种丰富的血管形成丝球体样的结构,是肛垫独特的血管模式。近代研究资料证实,肛垫的动脉来自直肠下动脉和肛门动脉;直肠上动脉不参加。肛垫血管来自1 个方向汇集于此,全周分布均等,没有偏倚,未发现右前、右后及左侧三处的血管较别处特别密集现象。动静脉吻合是指小动脉和小静脉间的直接吻合管,血液可不经毛细血管从动脉流向静脉,此类血管可直行或呈球状或迂曲状。管壁构造很特殊:内皮细胞直接与变形的平滑肌细胞相接,外膜内有丰富神经纤维。正常情况下,肛垫内动静脉吻合的开放或闭合是交替进行的,每分钟开放 8~12 次,也有开放数天或关闭数天的。由于吻合管能自由开放,因而对肛垫区的温度与血量调节具有重大作用。由于动脉血直接流入静脉,可使肛垫静脉丛的静脉血动脉化,甚至静脉出现节律性搏动。

动静脉吻合是肛垫良好的血量节调器,肛垫供血量的多少与它的功能状态及内、外环境的刺激有密切关系。正常情况下,肛垫吻合管的血流量占直肠总血量的 20%,甚至可达50%。小儿因吻合管发育不良,直到青春期才发育完全,故小儿很少出现肛垫肥大。妊娠期雌激素水平升高,吻合管变粗,血流量增加,故孕妇痔的发生率很高。假如饮食不节、细菌感染、微量元素(锌)和碱性磷酸酶缺乏,以及某些神经体液因素,使动静脉吻合发生调节障碍,则肛垫将出现充血性肥大。若内括约肌张力过高,静脉回流受阻,充血现象加重。反复的慢性充血导致 Parks 韧带伸长和肥厚,并随即伴有 Treitz 肌断裂。若肛垫失去肌层的支持,即可发生间歇性脱垂,继而发生持续性脱垂即成痔。

Treitz 肌是介于肛门衬垫和肛管内括约肌之间的平滑肌,是肛垫的网络和支持结构,它有使排便结束后肛垫向上回缩的作用。如果 Treitz 肌断裂,支持组织松弛,肛垫即可出现回缩障碍,从原来固定于内括约肌的位置下移。促使肛垫下移的因素很多,除先天性 Treitz 肌发育不良的遗传因素外,如便秘、努责、久泻久痢、排便习惯不良及括约肌动力失常等,均可增大下推肛垫的垂直压力,使 Treitz 肌过度伸展、断裂,导致肛垫下移。必须指出的是,年龄因素不可忽视。20 世纪 60 年代已经阐明,肛细胞组织的纤维和细胞随年龄增长而逐渐退变,这是因为成胶质酶因年龄而变化,影响成胶质合成,并使自然成胶质退化之故。1984 年Hass 等指出,Treitz 肌退变大约始于 18~20 岁,随年龄增长而加重,变得扭曲、松弛、自然断裂、肛垫下移,痔的发生率随之增加。正常 Treitz 肌网络静脉丛对肛垫体积有约束作用,当其松弛后,静脉扩张、体积变大,用力排便时更易被挤出,导致血液瘀滞、血凝块形成,或黏膜肿胀、糜烂并伴出血,即出现痔的症状。

【痔的分类】

根据痔的所在部位不同分为三类:

1. 内痔　位于齿状线以上,由肛垫肥大、下移形成,表面由黏膜覆盖。常见于右前、右后、左正中三处,以出血和脱垂为主要表现。

2. 外痔　位于齿状线以下，表面由皮肤覆盖。常见的有血栓性外痔、结缔组织(皮垂)外痔、痔外静脉丛淤血、曲张形成的单纯性外痔及炎性外痔。外痔常有疼痛、异物感及肛门瘙痒不适。

3. 混合痔　在齿状线附近，由皮肤黏膜交界组织覆盖。由痔内、外痔静脉丛曲张并相互吻合贯通形成，具有内、外痔的共同特征。

【内痔的分期】

根据症状将内痔分为四期，有便血、无脱出者为Ⅰ期；有便血，伴脱出但可自行回纳者为Ⅱ期；排便、咳嗽、负重、行走等均致痔脱出，需用手托方能回纳者为Ⅲ期；内痔长期在肛门外，不能还纳或还纳后又立即脱出者为Ⅳ期。

【痔的治疗原则】

痔不会转变为其他恶性病变，偶有出血或脱垂，只需注意饮食，多吃蔬菜、多喝水，使大便松软、通畅，即可缓解。故目前对痔的治疗观点是：

1. 无症状的痔无需治疗　一切治疗的目的是消除症状，而不是消除痔体。故痔有出血、脱垂、嵌顿或血栓形成时才需治疗。一切没有症状的痔只需注意饮食，保持大便通畅，注意肛门清洁，防止并发出血、脱垂等的发生即可，勿需特殊治疗。

2. 痔的治疗是消除症状，而不是根除痔本身，通过对痔周围组织的纤维化，以达到固定肛垫于直肠肌壁的目的，防止痔出血、脱垂。这方面的治疗措施有注射、枯痔、激光、电疗、红外线凝固、冷冻、微波、套扎疗法等。

3. 严格掌握手术适应证　当保守治疗失败或Ⅲ、Ⅳ期内痔已失去其保留的意义，而且不再有可逆性时，选择手术切除是必要的，但轻易地将痔切除或大范围地切除是不可取的。同时痔有出血、脱垂，眼看着患者受痛苦不处理，这也是不符合医学伦理的。

痔的治疗方法繁多，适用于Ⅰ、Ⅱ期内痔的有药物治疗、胶圈套扎、硬化注射、红外线、电疗、冷冻、激光、双极热凝等，而Ⅲ、Ⅳ期内痔、外痔、混合痔的治疗主要以手术为主。这方面常用的方法为痔切除术及痔脱垂经吻合器直肠下端黏膜环切术，简称 PPH (procedure for prolapse and hemorrhoid)。以往，由 Whitehead 首创的环状痔切除术，由于切除了全部肛垫，因而是一种非生理性的、破坏性很大的手术，加之术后黏膜外翻、肛门狭窄、肛门失禁等并发症较多，故近年来应用逐渐减少。外剥内扎术适用于混合痔，即外痔剥离，内痔结扎。

【外痔的分类及处理】

外痔分以下三类：

1. 静脉曲张性外痔　也称单纯性外痔，由齿状线以下的外痔静脉丛扩张、迂曲形成。行走过久肛门可有下坠或异物感，有时有瘙痒，但无疼痛等其他症状。静脉曲张性外痔给予内痔的一般治疗即可，勿需手术等治疗。

2. 血栓性外痔　常见于便秘，排便用力过猛，咳嗽，过度疲劳，或局部静脉炎症，使肛缘静脉破裂，但也有无原因的自发性破裂。血液在肛缘皮下形成圆形或卵圆形血块，患者有突感肛门疼痛史，并出现肿块，行走不便。疼痛在 48h 内最剧烈，严重者坐卧不安。数日后疼痛渐减轻，5～7d 后肿块变软，逐渐消散，疼痛缓解。

治疗：发病 1～3d 内，若疼痛剧烈，肿块无变软、缩小，则应行手术治疗。反之若肿块缩小，疼痛轻微，则勿需手术治疗。手术方法：左侧卧位。局麻后消毒，以血栓为中心，做一放射状切口，用血管钳将血栓完整地取出，有时有多个血栓，应逐个取出，不能遗留血栓，以免术后疼痛、肿胀不能缓解。取尽血栓后，剪除切口边缘皮肤少许，以利引流，并可防止愈合后形成皮垂外痔。伤口内置凡士林纱布引流，包扎。

3. 结缔组织外痔　也称皮垂性外痔，痔内无静脉扩张。常由慢性炎症刺激引起，多是血栓性外痔及肛门手术后的后遗症。患者有时有肛门异物、下坠感，或瘙痒，如有炎症时则感疼痛。常有粪便擦不尽污染内裤。皮垂性外痔如伴有炎症反复发作，可行手术切除。但一般情况下勿需手术治疗，保持肛门部清洁，以免肛周瘙痒及感染。

【痔脱垂经吻合器直肠下端黏膜环切术(PPH)】

由 Longo 教授于 1998 年应用于临床，适用于Ⅲ-Ⅳ期环状内痔和以内痔脱垂为主的环状混合痔。

手术方法：取截石位或折刀位，扩肛至 3 指。置入肛管扩张器，取出内栓，将肛门镜缝扎器插入肛管扩张器内。于齿线上 3～4cm 处用 2-0 普乐林线或可吸收线行黏膜下环状荷包缝合。取出肛门镜缝扎器，将痔吻合器旋松到最大程度，经肛管扩张器将其头端伸入到荷包缝线以上，收紧荷包线并打结。对于巨大痔采用双荷包平行缝合，间距 0.5～1 cm。将缝线从吻合器侧孔引出。牵拉荷包线使脱垂的直肠黏膜进入吻合器套管，同时旋紧吻合器至安全刻度并击发。保持吻合器关闭状态 20 s，逆时针方向旋转 1 周，取出吻合器。通过半弧型肛镜检查吻合口，如有出血，予丝线缝合止血。该手术的关键点是：行黏膜下环状荷包缝合时　①避免刺破血管形成黏膜下血肿，影响手术效果；②位置的确定，过高则影响术后效果、过低则会导致肛门坠胀和疼痛。

【外剥内扎手术中愿提及的问题】

此手术是混合痔用得最多的手术，提出于下几点供参考。

1. 如何减少手术出血　肛门部血运丰富手术时出血较多。我们在切割时均用电刀，手术过程中及时用电凝止血，使术野清晰，出血少。因血运好，对创面愈合无大碍。

2. 如何减轻术后疼痛　肛门部皮肤神经丰富，痛觉非常敏感。在行外剥内扎术时，楔形皮瓣的切开应切至齿状线黏膜部，皮瓣下的曲张静脉应随皮瓣一起与外括约肌皮下环及术野中之内括约肌完全剥分开，这样，捆扎内痔部分后不会造成对痛觉神经的持续刺激。我们按此要求做的痔手术，术后病人均无明显疼痛，不需用止痛药。

3. 外痔剥分技巧　当楔形皮瓣的皮肤切开后应注意　①将切线两边做对抗牵引；②逐次将桥架于曲张静脉之上及静脉与括约肌间的纤维组织离断。我们习惯于用小弯血管钳由表层开始逐次夹住这些组织电灼后离断，直至外痔曲张静脉与其下肌肉组织完全分离。

4. 如何预防肛门狭窄　做痔切除术时，避免切的个数太多，以切除截石位 3、7、11 点处之母痔为主，需切除的痔与痔之间应留有 1～1.5cm 以上的正常皮肤和黏膜；尽量避免环形切除后吻合的术式，因这样伤口易感染崩开，事后形成环状疤痕致狭窄。另外，一个混合痔外剥内扎后，不可使肛门口过于缩窄或形成瓣状狭窄(肛门环不狭窄但肛门外口缩小致成一瓣膜状狭窄)。

(二)肛瘘

肛瘘(anal fistula)是肛管或直肠与肛周皮肤相通的感染性管道。绝大多数肛瘘是由于肛腺感染引起的肛旁脓肿继发而成,内口常位于齿状线附近,少数位于直肠,故有肛管直肠瘘之称。外口多位于肛周皮肤,少数位于臀部。管壁为增厚的纤维组织,管腔表面是肉芽组织,瘘管经久不愈,是常见的肛管直肠疾病,发病率仅次于痔。男性青壮年多见,可能与男性激素靶器官之一的皮脂腺分泌旺盛有关。其治疗方法以手术为主,各种外科及手术学著作中均有详述,这里仅提几点有关的体会。

1. 如何寻找肛瘘内口　有关的专著上提出过很多寻找内口的方法。我们认为,绝大多数的肛瘘内口为低位,常位于齿状线附近肛窦处。根据以下几点找到内口不难:①根据Goodsall定律确定内口的大概位置,即在臀部经过肛门中心划一条水平线,如瘘管外口位于此线的前方,则瘘管多呈放射状走行,其内外口直线相连;如外口在此线后方,则瘘管多呈弯曲状,其内口常位于肛门后方正中线附近。②以手触摸肛周可疑位置皮下有无硬条索,以了解瘘管的位置及走向。③瘘管长或弯曲,走向难于确定者,可用探针从外口插入瘘管内,边切开瘘管边探找,接近内口附近时,术者应以左手食指伸入肛门,用拇、食、中三指固定该处之硬条索,使内口易于探通。如为高位瘘,则另当别论。

2. 高位肛瘘的治疗对策　做肛瘘手术或其他肛门手术时,可切断部分括约肌,但不能把肛管环完全切断,否则就会致肛门失禁。如遇高位瘘,内瘘口位于肛管环以上,手术时的处理方法:①可先切开低位的皮肤、部分瘘管和部分括约肌,切除已切开部分的瘢痕组织,余下的部分采取挂线慢性切割的办法,使需切开部分边切边愈合,不致造成肛门失禁;②不得已时采用浮线引流的方法可控制病情,部分在适当时期去除浮线后可望愈合;③有些较高位的内瘘口,可能时从直肠腔内扎闭内口部的黏膜及黏膜下层,外部瘘道的瘢痕组织切除后,伤口敞开引流及换药,使肉芽组织从深部逐渐外长,可望愈合;④肛门直肠部的穿通性外伤(多为尖锐器物从肛周刺入)或直肠吻合口瘘至肛周脓肿等时,除保证臀部伤口引流通畅外,如保守治疗失败,则需经腹做瘘口以近之肠造瘘,待瘘口愈合后,再关闭肠造瘘口。

(唐清珠　顾成义　蒋啸云)

十一、腹壁肠造口康复护理

肠"造口"—— 顾名思义即人造的开口,是为解决病患无法由肛门正常排便而执行的一项手术,当肠子病变或先天结构异常,例如肠癌、先天性巨结肠症或无肛症等,通过手术将病变的肠段切除,将远段肠开口关闭,近段肠管拉出腹腔并将开口缝合于腹壁切口上以排泄粪便,取代原来肛门排泄粪便功能,此称为"造口"或"人工肛门"。因此肠造口并非一种疾病,它只是排放粪便的一个通道而已。

肠造口术是外科最常施行的手术之一,它是腹部外科急症临时性或某些疾病永久性的治疗措施,是挽救病人生命的需要。造口需暂时性或永久性的留置于身上,在患者暂时无法自行照顾的情况下,其家属必须学会照顾的技巧,才能避免此手术的各类并发症。并指导患者逐步学会自行照顾,以改善病人生活质量。

我国估计每年新增永久性肠造口病人10万例,目前累计约100万例。需要行肠造口手术的疾病有:低位直肠癌、肠外伤、肠坏死、肠梗阻、炎性肠病、吻合口瘘、家族性腺瘤性息肉病、膀胱肿瘤，以及小儿先天性肛门闭锁、巨结肠和其他先天畸形等。

(一)造口护理

【常见造口的特点】

1. 左侧结肠造口　此种造口主要保留了大部分的结肠，排出的粪便常为成形的，可用定时灌洗的方法，使其排便趋于正常。

2. 横结肠造口　肠阻塞时可做减压用，通常为暂时性，造口用来减轻肠道的损伤，并让它得到休息和愈合，当疾病治愈后，肠可重新连接起来，肠管回纳。这种造口可维持数月或数年，排出物为松软不成形的粪便。

3. 回肠造口　为小肠造口，一般位于右下腹，排出物为黏稠液体，内含多量消化液极易腐蚀造口周围皮肤，需长期使用人造皮肤及造口袋，以便保护皮肤及收集粪便。

【造口观察】

主为观察颜色、长度、大小、一般外观。

许多病人及他的家人不愿意去触碰造口，他们认为造口看上去很难受，害怕碰了会引起疼痛。这时我们要向他们解释：造口没有神经，因此不会引起疼痛，那些绷紧感及疼痛的原因其实是由造口周围的皮肤引起的。

1. 正常的造口　正常健康的造口呈深红色、潮湿状，并稳固地附着在造口周围的皮肤上，呈平坦或稍微凸起，其大小与形状可能会改变但不影响其功能。(图 3-16)

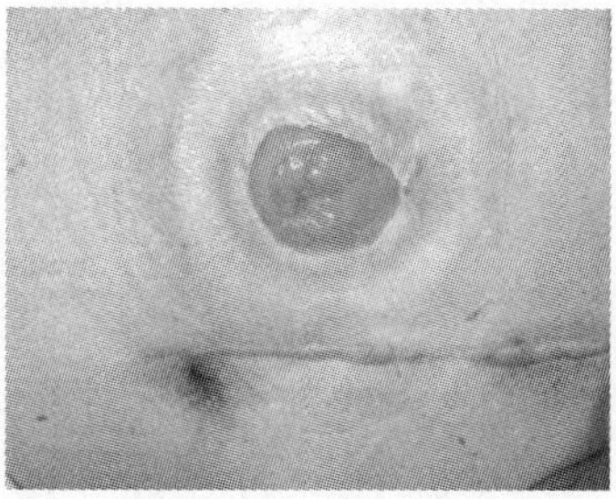

图 3-16

2. 异常的造口　若造口出现下列现象，表示造口有异样，应尽速寻找医护人员协助处理。

(1)颜色改变：造口颜色有变蓝或变黑的现象。

(2)水分丧失：造口外表有干燥或脱水的现象。

(3)出血：造口有大量出血的现象，且流入量为 1/3～1/2 便袋。

(4)皮肤感染或受损：造口附近皮肤有粪便外漏或引起过敏反应而造成感染或受损问题。

(5)疼痛：患者有腹痛或腹部绞痛的症状。

(6)排出量减少：造口排出物有容量或次数减少的现象。

【造口术后护理】

1. 指导患者造口袋的清洁、更换、造口用品及附件产品的选择等(图 3-17)。

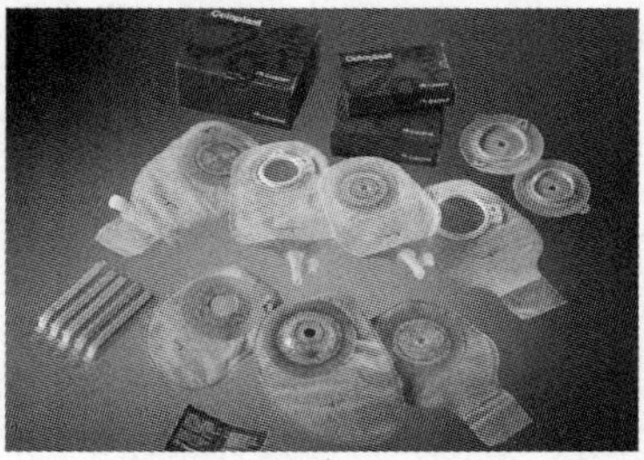

图 3-17

肠造口护理操作流程

- **准备**
  - 操作者准备：着装规范、洗手、戴口罩
  - 环境准备：调节室温、遮挡病人
  - 评估：患者病情、自理能力、视力、双手的灵活性、合作程度、心理反应、解释、问二便
  - 用物准备：治疗车、造口护理包1个、手套1双、测量尺1把、弯剪1把、合适的造口袋1个、造口护肤粉1瓶或溃疡粉1支、100ml 0.9%NS 1瓶、必要时备屏风、启瓶器1个、棉签
- **换造口袋**
  - 查对患者，协助取舒适体位
  - 取下原来的底板，取回原来的夹子
  - 暴露造口周围皮肤，并彻底擦干
  - 暴露造口直径和形状
  - 剪孔：据造口大小形状对底板进行剪孔，并抹平边缘使之光滑
  - 粘贴造口袋：撕去粘胶保护纸，将一件式或两件式造口袋底盘紧密贴在造口周围皮肤上，排气并关闭造口袋排放口
- **交代注意事项**
  - 交代注意事项
- **整理**
  - 床单位
  - 患者取舒适体位
  - 整理用物、分类放置
  - 洗手
  - 记录

备注

1. 首先保证造口周围皮肤的干爽，将皮肤撑平再粘贴造口袋
2. 粘完再按压数分钟以加强黏附力
3. 粘贴时取卧位或立位，保持腹部皮肤的平整
4. 合适的粘贴时间为5～7天后更换新袋

术后造口护理的程序及内容

时　间	指导内容
术后第 0～2d	1. 由护士观察和评估造口及造口周围皮肤情况 2. 为患者清洗粘贴造口袋 3. 指导患者家属观看换袋过程
术后第 3～4d	1. 指导患者家属观看换袋过程 2. 鼓励患者观看和触摸自己的造口 3. 如患者精神好，可鼓励患者参与换袋
术后第 5～8d	1. 指导患者参与换袋过程，指导患者如何清洗和测量造口大小 2. 详细介绍拆除造口底板、裁剪和粘贴造口袋的技巧和注意事项 3. 向患者介绍造口袋的种类、特性、价格，指导患者试用合适和喜爱的造口袋 4. 拆除造口缝线和襻式造口的支架管
术后第 9～10d	1. 评估患者的换袋技能，并给予纠正 2. 为患者选择造口用品提供专业意见，指导患者如何储存造口用品和清洗两件式造口袋

2. 造口者的生活指导

(1)饮食指导。

(2)日常生活指导:包括衣着、沐浴、锻炼和运动、性生活、社交活动、工作、旅行等。

3. 康复期肠造口护理

(1)电话回访:定期对出院后造口者进行电话回访或家庭访问。

(2)造口者联谊活动:出院前向造口者介绍造口联谊会,定期组织造口者联谊活动。

(3)开设造口门诊:对出院后造口者进行造口复诊、咨询、健康教育、预防及治疗造口并发症。

【造口患者的皮肤护理】

由于造口处持续不断的有肠内容物或尿液排出,尤其是回肠造口者和尿路造口者如不注意护理,易致皮肤浸渍,出现红肿、疼痛、溃疡等皮肤损伤,因而应注意皮肤的清洁和干燥,更换用品时,应清洁造口四周的皮肤,并擦干四周的水分,由于碱性肥皂或消毒液易至皮肤干燥,导致皮肤损害,故应注意避免使用这些用品,而选用中性温和的清洗剂。由于现代造口用品的不断进步及各种预防措施的采用,严重的皮肤损害已较为少见,如仍出现红肿、溃疡等皮肤问题,则可能是由于以下原因。

1. 袋口过大使造口周围皮肤失去保护,长期与排泄物接触,皮肤因而受损,故应小心地测量造口,根据造口大小和形状,剪切粘贴,使之大小适中,造口边缘与用品开口之间保持3mm左右的空隙。应注意开口不能太小,否则将压迫造口,影响造口的血液供应,易出现造口坏死。

2. 用品更换太快、太密或不小心撕离,导致皮肤撕坏,所以更换时要小心慢慢地撕离,避免刺激皮肤,同时应选用对皮肤有保护作用的粘贴。

3. 用品的使用不正确或造口部位欠佳,导致用品的粘贴出现褶皱,排泄物由造口流出而刺激皮肤,故应使产品粘贴在皮肤上紧密而平整。

4. 对该用品有过敏反应,如属此种情况应立即停止使用,另选合适用品,应注意的是某些食物和药物也会出现过敏性红疹,但这种红疹不限于造口四周的皮肤。

【小儿造口护理的若干问题】

在孩子无法自行照顾的情况下,父母亲必须学会照顾的技巧,才能避免此手术的并发症或皮肤溃疡所导致的败血症。虽然小儿的造口护理与成人大同小异,但也有其独特性,因而我们要教导其父母亲正确执行小儿造口护理。

1. 注意清洁卫生　当便袋1/2或1/3满时就应排掉,因为便袋如果太满很容易引起开口及渗漏,皮肤会因此受到刺激,而造口便袋在每次引流完毕,需以卫生纸擦拭或清水清洗再轻拍使其干燥即可。

2. 选择合适的造口袋及人工保护皮　大部分的造口是圆的,且突出于皮肤上的1～2cm,但术后4～6周,甚至1年,造口可能会皱缩,改变形状。所以每次更换便袋时都要测量造口大小,再贴上大小适当的造口袋及人工保护皮。而现在的造口用具日新月异,可按照个人的需求选用适合的产品,增加便利及舒适性。

3. 更换造口袋之方法

(1)准备好用品后并洗手。需准备的用物有:造口袋或尿袋、造口封口夹、造口测量尺、人工皮、剪刀、小毛巾、纱布、小棉枝、温水。

(2)铺小毛巾于造口下,以维护床单的清洁。

(3)撕去旧的造口袋及人工皮。

(4)以棉枝或纱布蘸温水清洗造口处及其周围之皮肤。

(5)持剪刀于造口袋背面贴纸处中间,依小于造口尺寸 0.2～0.3cm 大小剪下一个洞。

(6)若因宝宝较小无合适的造口袋,可依上述方法将人工皮中间剪下一个洞,再以小儿蓄尿袋代替造口袋。

(7)撕去人工皮上之贴纸,将之对准造口贴上。人工皮开口应对应于腹壁开口紧密贴合。

(8)再将造口袋上之贴纸撕去,将之对准造口紧密贴上。宝宝的造口袋应朝向身体放置;而较大的小孩则朝向腿部放置。注意!贴前应将造口袋中的空气排出,并于造口袋尾端以夹子夹住,再紧密贴上以防排泄物渗漏的现象。

(9)协助患童整理衣物,并采取舒适姿势。

(10)整理用物并洗手。

3.小儿造口的居家注意事项

(1)饮食:新生儿的饮食不需做改变,而较大的患童若有回肠造口且食用一般饮食,则应鼓励他充分咀嚼食物,以预防造口处阻塞。

(2)穿着:衣服以柔软、舒适、宽松为原则,避免过于紧绷的衣服。

(3)沐浴:当手术的伤口已拆线,伤口完全愈合后,便可以沐浴,沐浴时可贴着造口袋,也可将造口袋除去,水分不会由造口进入身体内,故不用担心。

(4)定期返诊:出院后请与医护人员密切联系,按时返诊,因返诊可以帮助解决在家里所遇到的问题。

(二)造口及周围的并发症与处理

【造口部常见并发症及处理】

早期并发症:造口出血、造口缺血、皮肤黏膜分离。

后期并发症:造口狭窄,造口回缩、黏膜移位,肉芽肿,癌肿转移,黏膜瘘管,造口脱垂,造口旁疝。

1.出血

造口黏膜表面出血:黏膜有小出血点

肠腔内出血:血或血块从肠腔内流出。

早期原因:手术时止血不足,多数是肠造口黏膜与皮肤连接处的毛细血管及小静脉出血、系膜小动脉未结扎或结扎线脱落,病人凝血功能障碍等。

后期原因:造口用品使用不当,造口护理方法不当,肿瘤变化或门脉高压。

处理:①密切观察,用棉球或纱布稍加压迫即可止血;②若出血较多较频,可用1%肾上腺素溶液浸湿的纱布压迫;③更多的出血则可能需要拆开1～2针黏膜皮肤缝线,找寻出血点加以钳扎,彻底止血;④检查血液凝血功能;⑤选择适当的造口用品;⑥指导病人正确的护理方法;⑦肠腔内出血:报告外科医生,治疗原发病。

2.缺血 严重的早期并发症,往往发生在术后24~48h,造口颜色变暗,严重者可转为黑色。若只是黏膜缺血,缺血部分会自动脱离,若是全层肠壁缺血,则需手术切除。

早期原因:手术时损伤结肠边缘动脉,提出肠管时牵拉张力过大、扭曲及压迫肠系膜血管导致血管供血不足,造口腹壁开口太小或缝合过紧过密,影响肠壁血供。

后期原因:是造口底板裁剪过小或坚硬、造口脱垂经常摩擦。

处理:①去除及避免一切可能加重造口缺血坏死的因素;②评估造口的活力,密切观察、及时报告;③用透明造口袋方便观察;④底板要比造口大,防止紧压造口;⑤严重者需手术治疗。缺血会引致皮肤黏膜分离,形成二期愈合,故会有疤痕形成,日后造口可能会有回缩及狭窄。

3.皮肤黏膜分离

原因:组织愈合不良、营养不良、造口张力过大、血液循环差、造口形成时皮肤开口过大、手术缝合不恰当(缝的太少),病人对缝线敏感或吸收不好。

处理:①预防 手术前改善病者营养状况。②若表浅者可用护肤粉、防漏膏保护分离部分。③若分离范围大及深,可用生理盐水清洗后予海藻类敷料、亲水性敷料等填塞,用防水性敷料或防漏膏保护分离部分,再贴造口袋。

4.狭窄 狭窄发生率为18.5%。表现为:造口皮肤开口细小,难于看见黏膜;或造口皮肤开口正常,但指诊时手指难于进入,肠管周围组织紧缩。

原因:造口周边愈合不良(造口血液循环不良,造口黏膜皮肤缝线感染),筋膜或皮肤瘢痕组织收缩;手术时皮肤开口太小,手术时腹壁内肌肉层开口太小;克隆病复发,肿瘤压迫肠管。

处理:①泌尿造口,可能需要放入自留导尿管;②降结肠或乙状结肠造口:留意是否有便秘,粪块阻塞造口;③情况不很严重者指导扩肛:用小指带上指套涂润滑剂轻轻进入造口,停留3~5min,每日扩肛一次,需要长期进行,但要小心不可再损伤造口;④教育病者观察是否有肠梗阻的症状:如停止排便排气、恶心、急性腹痛等,若情况严重,需要外科手术治疗。

5.回缩

原因:外科手术肠游离不充分,产生牵拉力;肠系膜过短;襻状造口的支架过早除去;病者术后体重急剧增加,造口周边缝线固定不足或缝线过早脱落,造口周边愈合不良,引致瘢痕组织形成。

处理:凸面护肤胶(猪油膏)可用于非严重的病例;皮肤有损伤者,可用护肤粉或无痛护肤膜;乙状结肠造口而皮肤有持续性损伤,可考虑用结肠灌洗法;减轻体重;严重的病例可能需要手术治疗。

6.脱垂 发生率为8.5%,表现为肠管由造口内向外翻出来,可有数厘米至10~20cm,可能引起水肿、出血、溃疡或缺血而坏死。

原因:肠管固定于腹壁不足,腹壁肌层开口过大,腹压增加,腹部肌肉软弱,定位不好。

处理:选用一件式开口的造口袋,尺寸要恰当,减少换袋次数。选用较软的护肤胶和透明的造口袋,指导将脱垂的部分从造口推回腹内。观察肠梗阻、肠坏死的症状,酌情做相应处理。做好心理上的支持。

7. 黏膜移位

原因:在造口手术时，将造口缝于表皮（epidermis)。用较坚硬及尺寸过小护肤胶，经常压迫造口边缘，造成损伤，黏膜由损伤部位向外扩展。

处理:指导病者撕离造口袋及清洁造口时要轻柔，避免再损伤造口。重新量度造口外形及尺寸,选择合适的造口物品。护肤粉可用于较细小黏膜,严重者可能需要用海藻敷料。

8. 肉芽肿　通常发生于黏膜与皮肤接触处,为良性组织,可以是1～2粒或围绕造口边缘。

原因:大部分由于缝线引起,也可能由于坚硬造口物品(如护肤胶)刺激造口边缘所致。

处理:检查造口周围是否有缝线仍未脱落。指导患者正确测量造口尺寸,避免底板经常摩擦造口边缘引起肉芽增生。小的肉芽肿用硝酸银点灼,一般3～5d/次,大的用线结扎使之脱落。

9. 肿瘤转移　由于肿瘤转移至造口或周围皮肤,造口可能会有出血，溃疡或硬块形成会引致阻塞、造口或肠管狭窄。

处理:①用较软护肤胶块，防止损伤及易于黏贴;②若造口出血，则需按压或用止血敷料;③造口袋要防止气味外泄;④减少换袋次数，避免损伤流血;⑤放疗，使肿瘤缩小;⑥若严重阻塞，可能需要手术开一个新的造口。

10. 黏膜瘘管

原因:硬质造口器材压迫造口处;肠壁浆肌层的缝线已穿过黏膜深达肠腔,缝线感染化脓。

处理:选择合适的造口用品;评估病人使用造口袋的方法;外科手术 。

【造口周围并发症】

1. 过敏性皮炎　粘贴部位或整个造口袋有模板样的印记。

原因:底板的防敏感胶纸,底板的护肤胶 ,造口袋的材料,含酒精成分的造口用品,如防漏膏、保护膜等所致。

处理:①询问过敏史,若过敏严重及原因不明,可能需做贴皮试验(patch test),将不同品种造口袋的猪油膏剪一小块贴在对侧腹部做好标记,看对哪种过敏,就不要使用这个品种,更换另一类造口袋;②涂类固醇药物;③严重者要由皮肤科医生诊治;④对所有产品过敏,如果适合灌洗,则可采用灌洗。

2. 刺激性(接触性)皮炎　由于排泄物持续刺激皮肤引起表皮脱落所致。

原因: 贴袋的技巧不当;造口袋使用时间太长;造口袋更换太频繁;造口位置差;回肠造口没有形成一个适当的突起,造口回缩;体形改变。

处理:选择合适的造口用品;指导正确换袋技巧;用护肤粉或吸收性敷料于严重损伤部位;避免刺激性用品。

3. 造口旁疝　发生率为30%～50%。

原因:位置问题,造口位于腹直肌外;筋膜切口过大;腹部肌肉软弱，例如年老或过胖人士；腹部造口周围经过多次手术，腹壁薄弱；持续性腹压增加（例如慢性咳嗽、便秘）；营养过剩。

处理：①术后6～8周应避免提举重物，体力劳动的工作者应佩戴造口腹带；②重新选择合适的造口袋，如用较软护肤胶；③重新指导病者换袋技巧，如需要用镜帮助；④观察是否有肠梗阻症状；⑤停止结肠灌洗；⑥减轻腹压，例如慢性便秘，要用药物治疗，咳嗽时应用手压束造口部分，使腹压减少；⑦减轻体重；⑧情况较轻，可佩戴特制的造口腹带扶托；⑨严重病例，需要外科手术治疗，但效果不佳。

4. 增生　增生持续性表皮上层水化，表皮细胞水化破裂引致其下细胞受浸润，过程不断重复引致皮肤变为不规则突出于皮肤表面数毫米，表现为色素沉着，呈深棕色、灰黑色或灰白色，有时会很痛楚及损伤后会渗血。

原因：皮肤长期暴露于排泄物，造口袋尺寸不合适，排泄物渗漏。

处理：评估病者换袋技巧；袋口尺寸是否正确；评估其他引致渗漏原因；增生部位可尝试用凸面护肤胶将之压平；损伤部位可用护肤粉；若增生严重影响造口袋黏贴及持续有痛楚，可能需要手术治疗。

5. 感染：主要为毛囊炎，细菌感染。

原因：去除造口周围皮肤毛发的方法不当，剃毛太频密，除去造口袋时不小心。

处理：指导病人使用电动剃须刀，毛发太长应先剪短；撕脱造口袋时应小心；除去脓疮；严重者需要抗生素粉剂治疗。

6. 脐周静脉曲张　表现为造口周围皮肤呈紫蓝色。

原因：因肝脏疾病而引起门静脉压升高。

处理：脱去造口袋及清洗造口时动作要轻；避免硬底板；减少更换底板次数；轻微出血，按压出血点或硝酸银点灼，出血严重则要结扎或将造口移位。

【泌尿造口的并发症】

1. 尿酸结晶　可分为造口结晶和造口周围皮肤结晶，表现为白色粉末状晶体黏附在造口或周围皮肤，多由于受感染或碱性尿液形成，由于摩擦故容易引致造口渗血。

原因：由于细菌将尿素转变为晶体及黏附在造口或周围皮肤。

处理：用5%醋酸（1∶3）或1/3浓度白醋清洗；大剂量维生素C（每天4 g），使小便呈酸性；

增加水分，每天2L；造口袋要有防倒流瓣设计，晚间要接驳床边袋。

2. 尿路感染

尿路感染的先兆：尿色变深和混浊，尿的气味大，背痛，发热，食欲下降，恶心，呕吐等。

预防措施：每天饮足量的水，饮果汁是最好的办法，饮水量1500～2000ml/d以稀释尿液。使用防逆流的造口袋，晚上使用床边引流袋，1/3满时排放尿液。

附:造口并发症图片(图 3-18)

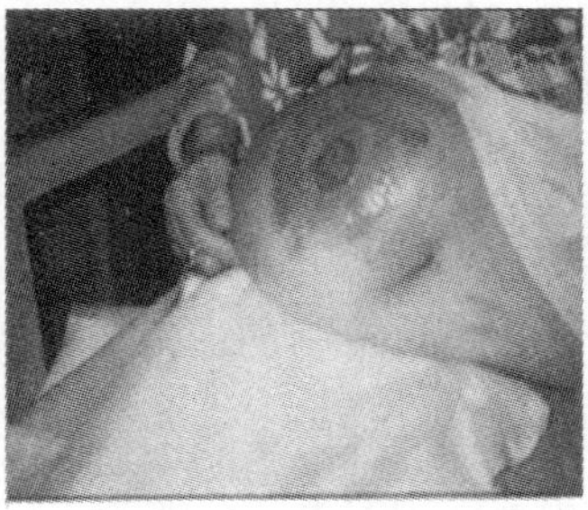

机械性损伤

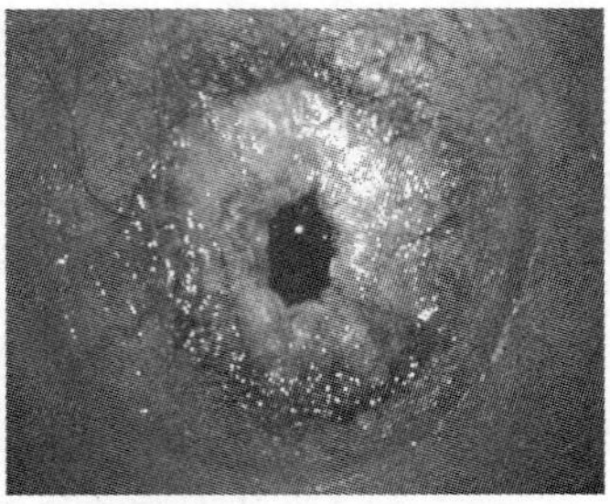

尿酸结晶

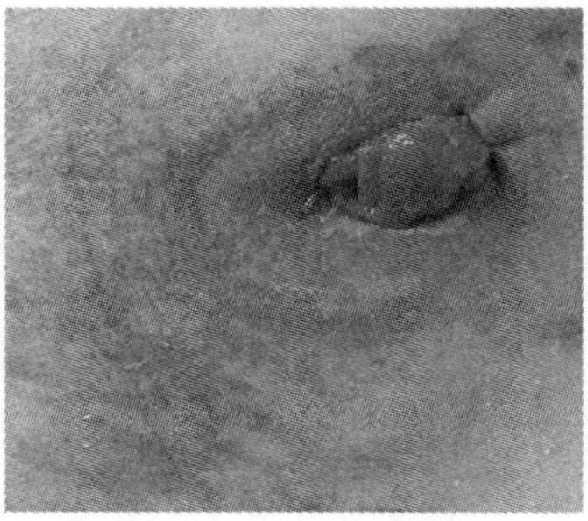

粪水样皮炎

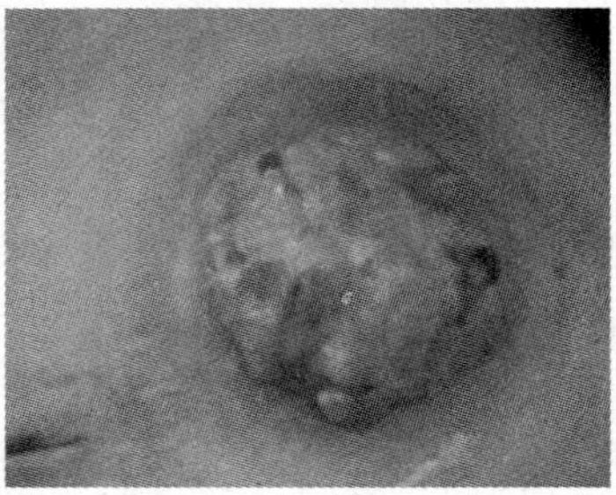

造口出血

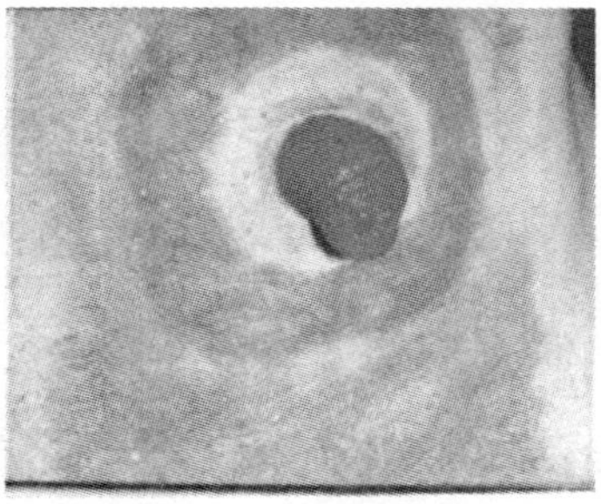

过敏性皮炎

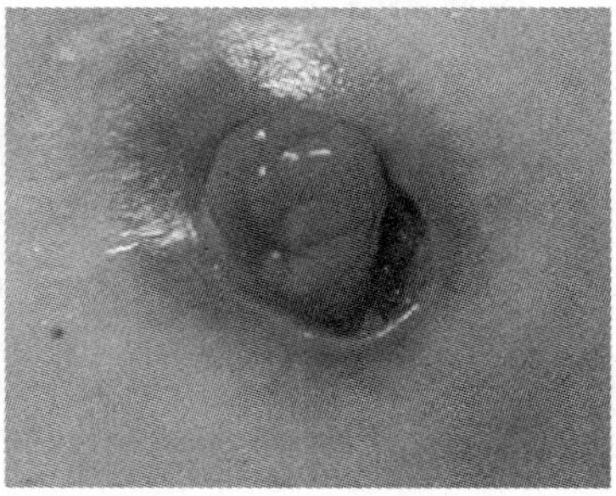

造口黏膜与皮肤分离

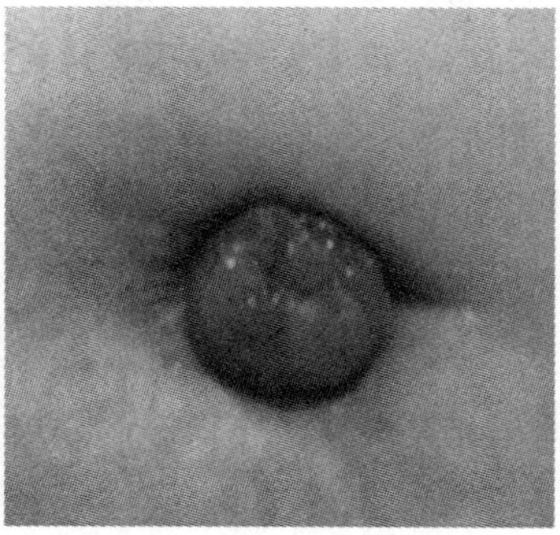

造口凹陷

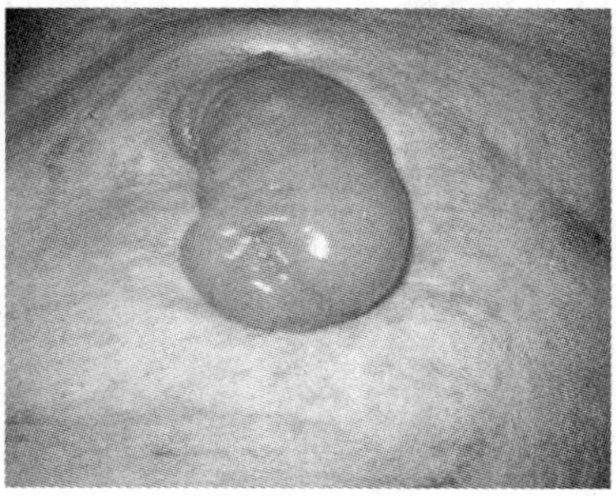

造口脱垂

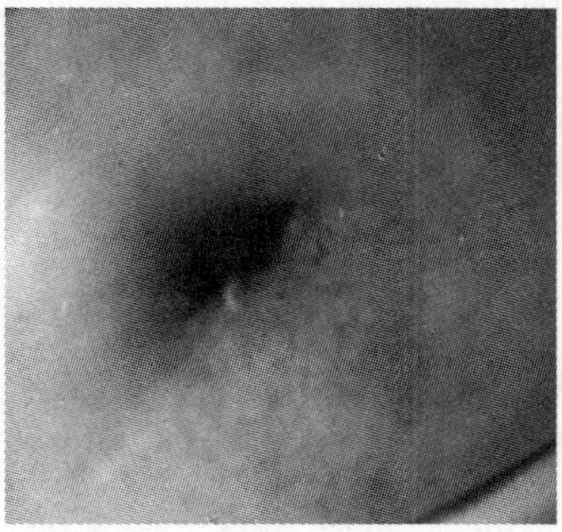

造口回缩

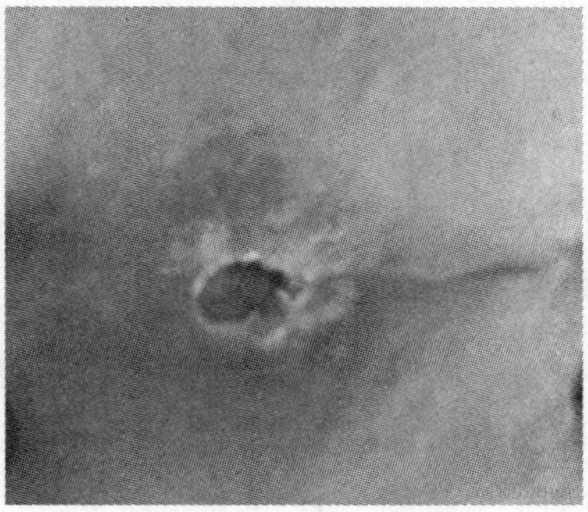

肉芽增生

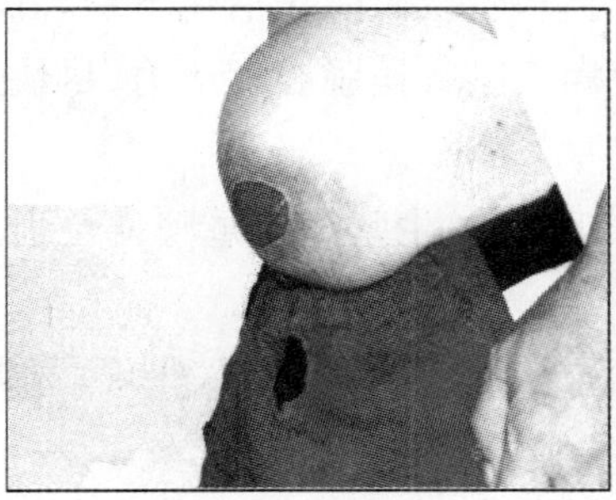

造口旁疝

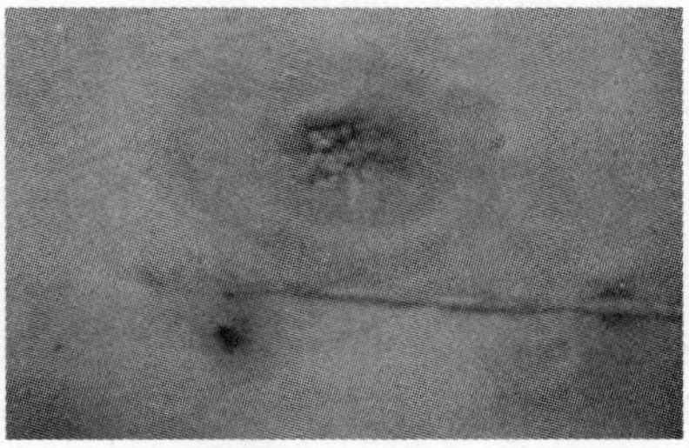

造口狭窄

图 3-18

(三)肠造口病人日常护理中的若干问题

1.扩肛护理方法　人工肛门开放 1 周后，应开始扩肛，以松弛肛周肌肉，保持人工肛门通畅，避免因腹肌收缩及肠管回缩引起肛门狭窄，致排便困难。其方法为：戴手套用食指伸入肛门内 4cm 左右，1～2min/次，1 次/d，插入手指时，切勿粗暴或过深，防止肠穿孔；扩肛时，可张口呵气，防止增加腹压。达到食指和中指两指同时可进入宽松为止，防止造口狭窄。大便干燥易发生肠梗阻。

2.粪嵌塞　是最常见的并发症。结肠造口手术后排粪反射尚未建立，排粪机能未完全恢复，加上饮食不适当，未下床活动，有时粪便不能完全排出，结肠内存积粪便，如蓄积多日，可发生粪嵌塞。为防此情况发生，可于手术后口服液体石蜡，不吃粗糙含纤维多的食物，适当灌洗和注入油剂。如排粪不畅，或每次只排出少量粪块，或数日未排粪，应及时灌洗，防止发生粪嵌塞。此时不应用剧烈泻药，不应用可待因或吗啡类药物止痛。如粪嵌塞出现肠梗阻症状，用温盐水做结肠灌洗，每日 1 次，有时需连续数日，使积存的粪块逐渐排出，同时口服液体石蜡或麻仁滋脾丸使粪便滑润稀软，排出通畅。

3.造口出血　造口表面有很多毛细血管，倘若在常规的清洁工作中过度用力，一不小心会使毛细血管受损，而引致轻微出血。这时应避免刺激造口，用清洁湿纸巾盖上造口，并用指头轻按一会儿，出血便会停止。下次清洗时，只要小心轻手一点，这种情况便可避免。如果有血从造口内部流出，而造口又有不寻常表现时，则需找医生检查。

4.局部(盆腔)放射性治疗对肠造口的影响　部分肠造口术后还要接受盆腔局部放射性治疗，在这种情况下可能会出现放射性肠炎，表现为顽固性的水样腹泻，给造口护理增添很多麻烦。所以放射治疗期间要加倍小心造口的护理，以免导致造口并发症，如造口周围皮肤溃疡，造口肠段黏膜炎症等。

5.造口用品的选择　要选择对自己皮肤不过敏的造口用品。一个自己适应好的用品对造口人的心理健康恢复，起到至关重要的作用。肠造口患者，术后在饮食方面因顾虑排便不敢吃东西，这样，虚弱的身体得不到恢复。不吃是不对的，应少吃多餐。需要做放、化疗的患者，更应加强营养的补充，迎接放、化疗。这时，造口护理用品的选择十分重要。最后强调的是要生活、饮食有规律，注意饮食卫生，不吃生、冷、坚硬食物，防止消化不良和腹泻，养成定时排便的习惯。当然，家人的支持非常重要，可使病人早日摆脱心理压力，尽快适应身体的变化，重新树立生活的自信心。

6.造口术后能饮酒吗？　少量的酒精是可以接受的，生啤和贮藏啤就会引起排气现象及带来稀便。

7.什么食物会引起稀便？　绿豆、菠菜、含高度香料的食物(花椒、八角、蒜头)、咖喱、未熟的水果、啤酒等都会引起稀粪现象。

8.什么食物容易产气？　椰菜类、洋葱、豆类、萝卜、胡瓜、啤酒等会带来大量的气体冲积。

9.什么食物会产生臭味？　引起恶臭味的食物包括芝士、鸡蛋、鱼、洋葱、椰菜、维生素B族等。

10.什么食物可减少粪臭？　可以多喝红莓汁(酸梅汁)、脱脂奶或酸奶。

11.造口术后能洗澡和游泳吗？　当然可以！有了造口，并不代表从此会剥夺了你的洗澡和游泳乐趣。无论你洗澡和游泳都绝对没问题。带上洗浴罩，好好享受一下，也不会有水分流入体内，不用担心。排出的粪便存贮袋，可随时倒掉。

12.造口后的穿着应注意些什么？　基本上任何类型的服饰你都可以穿着，只要注意一点，避免过紧窄的衣服，以免造口受压。下身穿着，最好是带吊带的背带，更换便袋时裤子不容易脱落，换便袋更加方便。

(四)“造口人”应该怎样选择饮食

消化系统的疾患不同程度地影响病人的营养与代谢，这是因为维持人体所需的营养素以食物形式通过胃肠道消化和吸收，当这个系统功能降低时，必定会影响人体的正常机能和生理状况。

【造口人的饮食原则及饮食选择】

有些病人认为限制食物的摄入可以减少造口排出物的量，或减少生活中所带来的不便。但相反，这往往会导致更多的问题产生，过分地限制食物的摄入，会使身体的恢复(特别是肿瘤病人)减慢，使机体处于不良的状态。因此，一般来说，根据患者的喜爱，应注意以下原则进行选择。

1. 摄入的食物要多样化，饮食应均衡 通常这种造口者不需要做任何忌口，或应用特殊类型的饮食，要均衡饮食。因此，均衡的饮食应作为首要原则。如何在平常的饮食中获得均衡的膳食和合理的营养？要做到这一点，就要注意选择食物应多样化，从中摄取多种营养。

人类的食物是多种多样的。各种食物所含的营养成分不完全相同。除母乳外，任何单一种天然的食物都不能提供人体所需的全部营养素。均衡的膳食必须由多种食物组成，才能满足人体各种营养需要，多种食物应包括以下五大类：

第一类为谷类和薯类：谷类包括米、面、杂粮；薯类包括马铃薯、甘薯、木薯等，主要提供碳水化合物、蛋白质、膳食纤维及B族维生素。

第二类为动物性肉类食物：包括肉、禽、鱼、奶、蛋等，主要提供蛋白质、脂肪、矿物质、维生素A和B族维生素。

第三类为豆类及其制品：包括大豆及其他干豆类，主要提供蛋白质、脂肪、膳食纤维、矿物质和B族维生素。

第四类为蔬菜水果类：包括鲜豆、根茎、叶菜、茄果等，主要提供膳食纤维、矿物质、维生素C和胡萝卜素。

第五类为纯热能食物：包括动植物油、淀粉、食用糖，主要提供能量。植物油还可以提供维生素E和必需脂肪酸。

2. 正常的餐次 特别是处于恢复期或康复期的造口人，完全可以按正常人的餐次进餐，不需要额外的加餐。

3. 摄取足量的膳食纤维 充足的膳食纤维摄入对改善造口病人的肠道功能有重要的意义，它可以调整胃肠的功能，减少便秘或腹泻的发生。

4. 饮食水分要充足 充足的水分可以软化大便，防止便秘的发生；特别对于回肠和升结肠造口的病人，充足的水分可以弥补病人水分丢失的状况。

5. 限制有酒精性饮料，特别是生啤和贮藏啤会引起排气现象及带来稀便。

6. 避免脂肪含量高的食物 脂肪量高的食品可引起腹泻，饮食中应注意。

7. 当造口病人有腹部症状和体征时，在进餐时可暂时避免食用引起该症状和体征的食物。

容易导致胃肠胀气的食物：如椰菜类、整豆类食品，番薯、洋葱、坚果类、黄瓜、含碳酸盐的饮料、啤酒、牛奶、蘑菇、豌豆、苏打和辛辣食物等。容易引起排泄物有臭味的食物：洋葱、鱼类、蛋类、大蒜、豆类、芝士和辣的食物；易导致腹泻的食物：如咖喱、椰子奶、油炸食物、绿豆、菠菜、含高浓度香料的食物(花椒、八角、蒜头等)、含酒精的饮料、牛奶或冰冻饮料等。容易导致造口阻塞的食物：如高纤维、种子类食物及玉米、芹菜、白菜、干果、果皮和烧烤等食物。

能缓解便秘的食物：增加液体的摄入、食用新鲜水果、蔬菜、高纤维食物和全谷类食物。

可引起稀便的食物：绿豆、菠菜、含高度香料的食物(花椒、八角、蒜头)、咖喱、未熟的水果、啤酒等都会引起稀粪现象。

引起恶臭味的食物包括芝士、鸡蛋、鱼、洋葱、椰菜、维生素 B 族等。

可减少粪便恶臭的食物：可以多喝红莓汁（酸梅汁）、脱脂奶或酸奶。

总的来说，造口人的饮食不需严格限制，因为并非这些食物对每个人都产生同样的问题。但在尝试某种新食物时，最好不要一次吃过多，如没有不良反应，下一次才可多些，病人可以逐一对喜欢的食品进行尝试后确定。如果病人怀疑有引起问题的食物，可将其分成小部分，从小量开始，逐渐增多各类型的食物。

【各类型造口人的饮食特点和原则】

1. 回肠造口　应多增加水分的摄入，防止脱水。小肠不会像结肠那样吸收大量的水分，这意味着机体会很快的丢失液体，并且出现脱水的情况，要防止这个问题，应该每天饮用充足（约 1500ml）的液体，例如水、汤或果汁。食物应充分咀嚼，以帮助消化。避免进食太快而吞入空气，合上嘴巴咀嚼食物，避免一次进食太多食物，定时定量进食。避免高纤维的食物。

2. 结肠造口　摄入食物多样化，饮食应均衡；使用足量的膳食纤维；引用充足的水分；避免脂肪含量高的食物。

3. 泌尿造口　如果尿路造口术包括了一段小肠，尿液会变成黏液状。平时饮食要增加液体的摄入以维持健康的肾脏，能降低感染的危险性，稀释尿液可以减轻尿液对出口皮肤的损伤；应适量喝水或果汁，每天的饮水量 1500～2000ml。平时要常吃新鲜蔬菜及水果；不需要忌口，饮食应均衡。

疑难造口并伤口处理（图 3-19，图 3-20）。

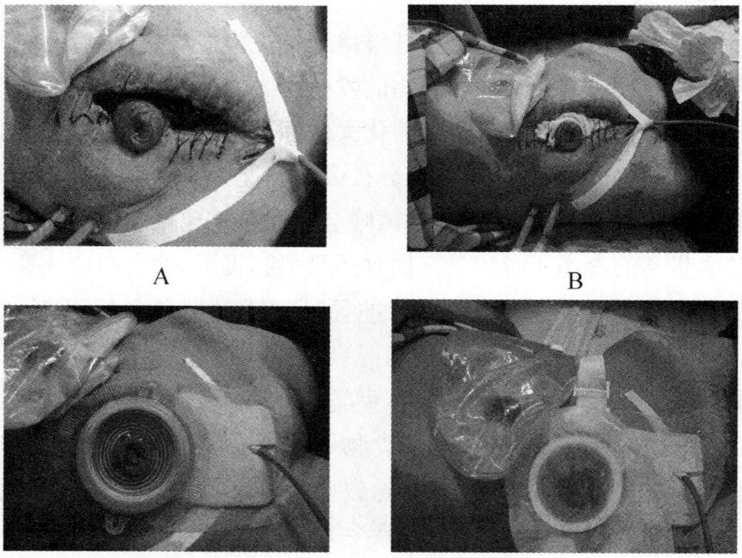

A　B　C　D

图 3-19　小肠分离造口并伤口处理

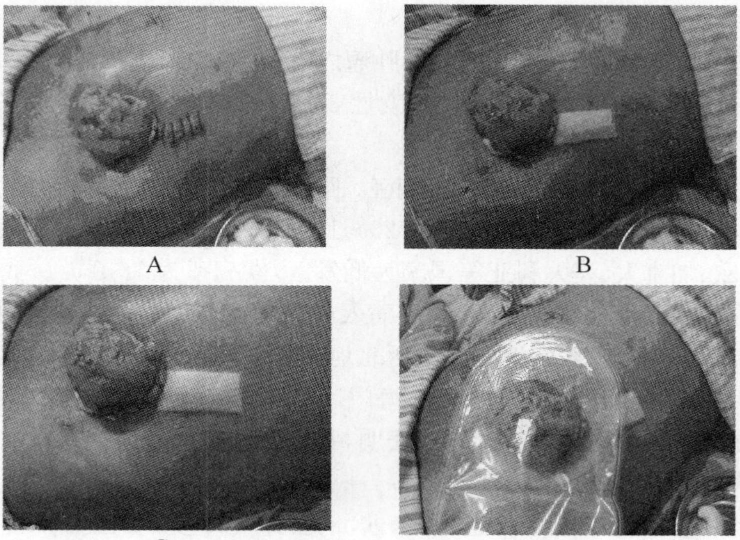

图 3-20　造口位于伤口端

（李小芳）

第五节　肝胆胰脾疾病的诊治

一、原发性肝癌

原发性肝癌(primary liver cancer,PLC)是指肝脏和肝内胆管原发性恶性肿瘤,包括源于上皮组织的肝细胞癌、胆管细胞癌、混合型癌、肝母细胞瘤及源于间叶组织的血管内皮细胞肉瘤、急性淋巴瘤、纤维肉瘤、黏液肉瘤等。原发性肝癌中又以原发性肝细胞癌最为常见。原发性肝癌是世界范围内最常见的 10 种恶性肿瘤之一。我国每年死于肝癌者超过 11 万人,占全世界肝癌死亡人数的 45%。我国男性肝癌的发病率和死亡率在多数地区的肿瘤中列前三位,女性肝癌死亡率也列前三位。随着诊疗技术的发展、诊治的及时,使肝癌的预后较过去有了明显的提高。

(一)原发性肝癌的诊断

【诊断要点】

1. 参考发病情况　继发性肝恶性肿瘤与原发性肝恶性肿瘤之比,国内为(2～4)∶1,而西方国家为 20∶1 以上。

原发性肝癌 90%以上为肝细胞癌(hepatocellular carcinoma,HCC)。上皮来源的原发肿瘤中,纤维板层型肝癌是惟一有良好预后的类型;此类肿瘤多发生于年轻女性,与肝硬化无关,多数单发;组织学特点:被板层纤维分隔的嗜酸性多边形细胞。不足 3%的原发肝恶性肿瘤来自于间质细胞,包括肉瘤、血管肉瘤、上皮样肿瘤和血管内皮瘤。肝母细胞瘤是发生于儿童的罕见肿瘤，发病率约1/10万。

肝癌是世界范围内最常见的10种恶性肿瘤之一，在各种肿瘤致死原因中，肝癌在男性列第7位，女性列第9位。男性发病率高于女性3～5倍。不同人种的发病率为亚洲人＞黑人＞白人。

其发病有显著的地区分布差异性，东南亚、西太平洋地区，非洲撒哈拉沙漠以南的东、南，及中非国家，是肝癌的高发区，发病率为20～150/10万；日本、法国和意大利等属中发地区；而英、美、北欧、加拿大、澳大利亚等国家为低发区，发病率为5/10万。我国大陆和台湾省都是高发地区，1985年全球31.5万肝癌病人中有13.8万发生在我国大陆，占43.7%。在我国大陆，沿海高于内地，东南地区高于西北地区，沿海岛屿和江河海口又高于沿海其他地区。我国著名的肝癌高发区有江苏启东、海门，上海崇明，广西扶绥，浙江温州，广东顺德，福建莆田等地区。卫生部新近公布的资料表明，我国肝癌发病率和死亡率在多数地区各种肿瘤中，男性及女性均列前三位。

越是高发地区患者的中位年龄越低，如非洲为30～40岁，我国为40～50岁，美国为55～65岁。我国广西扶绥(高发区)为42.5岁，而低发区甘肃省为55岁。高发区男女性别比可达8∶1，而低发区则为2∶1。

现在我国肝癌总体的术后5年生存率达到30%～40%，小肝癌术后5年生存率达60%～70%。

2.关注与致病因素有关的史料　其病因及确切分子机制不完全清楚，目前认为其发病是多因素、多步骤的复杂过程，受环境和遗传双重因素影响。流行病学及实验研究资料已表明，肝炎病毒，尤其是乙型肝炎病毒(HBV)和丙型肝炎病毒(HCV)感染，黄曲霉素，饮水污染，酒精，肝硬化，性激素，亚硝胺类物质，微量元素等都与肝癌发病相关。在我国，HBV感染是肝癌发病的主要致癌因素，黄曲霉素和饮水污染则可能是最重要的促癌因素。四氢化吡咯生物碱、鞣酸、黄樟油和苏铁苷也被认为是HCC发生的危险因素。两种代谢性疾病患者是HCC的高危人群：血色素沉着症和和遗传性酪氨酸血症。患有其他代谢性疾病的人，包括Wilson病、α_1-抗胰蛋白酶缺乏症、迟发性皮肤卟啉血症、瓜氨酸血症、乳清酸尿症，均是发生HCC的高危因素。

肝癌与乙型肝炎和丙型肝炎的关系：我国东方肝胆外科医院经手术切除和病理证实的5524例肝癌患者中，HBsAg的阳性率为68.6%，台湾省肝癌人群HBsAg的阳性率高达80%，抗-HBc阳性率达95%。美国肝癌患者中抗-HBc阳性率为24%，是对照组的6倍；英国的肝癌患者中HBsAg阳性率为25%，也显著高于正常人群1%的阳性率。西方国家和日本的肝癌患者中，HCV的流行率更高，达50%以上，而我国仅7%左右。

病毒致癌机制可为：病毒DNA整合入肝细胞基因组后可激活一系列癌基因，已发现HBV的X蛋白与其他HBV编码蛋白(如前S蛋白)起着更为重要的作用。HBV持续感染引起的炎症、坏死及再生本身可能使某些癌基因激活，并改变肝细胞遗传的稳定性，导致细胞突变概率增加。HBV感染也可使一些抑癌基因失活，导致肝细胞的细胞周期失控，使其向"永生化"方向发展，并使其对化学致癌物质敏感性增高。

一般认为循慢性肝炎→肝硬化→肝癌这是一演化过程，但在塞内加尔大约有62%的肝细胞癌病人无明显肝硬化，但HBsAg阳性，即当肝炎病毒感染宿主细胞后，以基因整合形式为主，不造成肝细胞坏死和再生，在短时间内直接致癌。

黄曲霉素：已检测发现食物中黄曲霉素 B_1 含量及人尿内黄曲霉素代谢物的排出量，与肝癌的死亡率相关。黄曲霉素经消化道吸收后迅速到达肝脏，很快转化为具有活性的代谢物质，据认为是一种环氧化物，可与 DNA 分子的鸟嘌呤碱基在 N_7 位共价键结合，干扰 DNA 正常转录。

黄曲霉素与 HBV 有协同致癌作用，动物实验证实 HBV 与黄曲霉素共同作用时肝癌发生率达 52.9%，而单独黄曲霉素作用时为 12.5%，单独 HBV 作用时为 11.1%，对照组为 0%。在 HBV-DNA 整合的肝细胞中，可以发现黄曲霉素堆积。用探针标记技术已检测到肝癌组织中的黄曲霉素 DNA 加成物。HBV-DNA 整合以及黄曲霉素与 DNA 的加成，可能是肝细胞癌变的始动因子和促进因子。黄曲霉素可能导致肝细胞中 p53 特征性突变，即 p53Ser249Arg 突变，这种突变使 p53 失去促凋亡活性，发生突变的细胞失去“自稳”。

污染水：20 世纪 70 年代初，我国肝癌高发区的流行病学调查就已发现水质的污染与肝癌发病相关。近年来结合实验研究证实，在富营养化的水质中存在微囊藻类毒素是肝癌的一种致病因子，其确切机制仍在进一步研究之中。

环境因素是外因，机体本身的缺陷（如免疫状态低下、神经体液与代谢的紊乱、遗传以及其他足以导致机体内环境不平衡的因素）是内因，内因协同外来促癌因素而致癌。

3. 症状　早期症状不明显，但发展迅速，出现典型症状时常已较晚。

肝区疼痛：是最常见和主要的症状。疼痛多为持续性隐痛、胀痛或刺痛，以夜间或劳累后加重。可呈渐进性加剧，经休息或治疗不好转。疼痛系因癌肿迅速增长使肝被膜紧张所致。其部位因病变部位而异，病变位于右肝，可表现为右上腹和右季肋部疼痛，位于左肝则常表现为胃痛，位于膈顶部则疼痛可放射至肩胛或腰背部。肝癌结节破裂可突然发生剧烈腹痛并伴腹膜刺激征和休克。

消化道症状：如食欲减退、腹胀、恶心、呕吐、腹泻等，无特异性，但当出现持续性消化道症状，同时肝脏进行性肿大，又不能以其他肝病解释时，应警惕肝癌的可能。肝癌病人的腹泻一般不伴腹痛，常为食后即腹泻，排出不消化食物残渣，常无脓血，抗炎药物难以控制。轻度腹泻一般为肝硬化引起胃肠道淤血，消化不良所致。如为重度腹泻，每日排便 10 次以上，病人疲劳不堪，严重时伴有水、电解质平衡失调，则可能为门静脉主干癌栓栓塞。

乏力、消瘦：早期不明显。晚期则呈恶病质。

发热：多为 38℃以下的低热，个别高达 39℃以上，常为巨大肝癌，同时伴有白细胞的显著升高。发热呈弛张型，其特点是用抗生素往往无效，而用吲哚美辛口服或肛塞后可退热。发热的原因不完全清楚，可能与癌组织出血、坏死，毒素吸收或癌肿压迫胆管发生胆管炎有关。

旁癌综合征：肝细胞癌能产生多种多样的旁癌征象，主要表现为内分泌或免疫系统功能异常，这类病人往往在其他疾病的检查时发现肝癌的存在。常见的旁癌综合征有：低血糖、红细胞增多症、高血钙和高胆固醇血症；罕见的有：皮肤卟啉病、女性化、类癌综合征、肥大性骨关节病、高血压、甲状腺功能亢进和皮肌炎等。

其他症状：发生肝外转移时可出现相应部位的症状，如肺转移，病人可表现为呼吸困难、咳嗽和咯血；另外，右膈肌（左侧罕见）明显抬高和大量的胸水渗出，也可引起呼吸困难和干咳等一系列呼吸系统病变的临床表现。当肝癌侵犯肝静脉引起肝静脉内癌栓，可延伸至下腔静脉，甚至右心房、右心室引起肺栓塞猝死。

4.体征

肝脏肿大：常见于中、晚期，约占90%。肝呈不对称性肿大，表面有明显结节，质硬而有压痛，可随呼吸上下移动。如肿块位于右肝顶部，可见右膈抬高，有时可使膈肌固定或运动受限，甚至可出现胸水。因常伴肝硬化，故脾大亦甚为常见。

黄疸：常见有以下三种情况：①肝癌常有严重的肝硬化基础，肝功能失代偿引起的肝细胞性黄疸；②若肝癌较大，或呈弥漫型，非癌肝实质可伴或不伴有肝硬化，但其质和量已不能有效代偿肝功能，也呈肝细胞性黄疸；③肿瘤直接压迫或侵犯主要胆管形成癌栓，或肝门处转移淋巴结压迫肝外胆管，引起梗阻性黄疸。若癌肿破入肝内较大胆管，可引起胆道出血、胆绞痛、发热、黄疸等。

腹水：呈草黄色或血性。主要为肝硬化或门静脉癌栓引起的门脉高压症所致，也可因腹膜浸润，肝静脉或腔静脉癌栓形成，以及肿块压迫门静脉主干等引起。

此外，尚可有肝硬化及肝外转移的相应体征。

5.并发症　常见的有上消化道出血、肝癌破裂(发生率为8%～14.5%)肝肾衰竭等。

6.有关癌标志物有重要诊断价值

(1)甲胎蛋白(AFP)：是当前诊断肝癌最重要的血清标志物，对肝细胞癌有相对的专一性。单项AFP指标诊断肝细胞癌的标准是≥400μg/L，持续1个月，或AFP≥200μg/L持续2个月以上，并能排除妊娠、活动性肝病、生殖腺胚胎性肿瘤者即可做出诊断。若AFP≥400μg/L，即使ALT稍高，仍以肝癌的可能性大。在AFP低浓度阳性的病人，原发性肝癌AFP异质体多为阳性。CEA阳性者，强烈提示占位病灶的转移性质，特别是来自胃肠道的肿瘤。

(2)甲胎蛋白异质体：主要用于AFP升高病人的鉴别诊断。由于引起AFP升高的除肝癌外，尚有其他一些疾病，如肝炎和肝硬化、胃肠道肿瘤、生殖系统肿瘤等，甲胎蛋白异质体检测的意义在于可将AFP升高的疾病进行进一步的鉴别诊断。应用小扁豆凝集素亲和交叉免疫电泳自显影检测肝癌病人的血清AFP异质体，其阳性率可达84%，对AFP＜400μg/L的肝癌，临床Ⅰ期以及小肝癌的阳性率分别为79.5%、74.1%和71.4%。若同时检测AFP和AFP异质体，则可使肝癌的阳性率提高至92%，从而提高了肝癌的早期诊断率。

(3)其他肝癌血清标志物：主要用于AFP阴性肝癌的诊断。

异常凝血酶原(DCP)　不同于正常凝血酶原，在于其氨基酸特定位置上的亮氨酸残基未经羧基化。肝合成凝血酶原无活性前体，经维生素K，γ羧化为活性形式，肝癌时，肝癌细胞的微粒体内维生素K依赖性羧化体系功能障碍，羧化酶活力下降，导致谷氨酸羧化不全，从而形成异常凝血酶原。正常人＜50ng/ml，≥250ng/ml为阳性。肝癌中DCP阳性率可达60%～70%，有较高特异性。DCP在低发区与AFP联合应用，可提高AFP阴性或低AFP肝癌的检出率。

γ-谷氨酰转肽酶同工酶Ⅱ(γ-GTⅡ)　阳性率可达55%～85%，为小肝癌和AFP阴性肝癌的有用指标，对临床疑似肝癌患者γ-GTⅡ与AFP互补可提高诊断率。

AFU(2-L-岩藻糖苷酶)　AFU属溶酶体酶，参与糖类物质的分解代谢。多个报道表明，AFU敏感性可达75%～80%，特异性可达90%～93%，AFP阴性肝癌检出率达80%左右，具有一定的应用价值。

目前临床上一般应用AFP、AFP异质体和其他标志物的联合诊断,可较大程度提供肝癌诊断的血清学依据。

7.影像学检查可提供肝占位灶的特点

超声显像:可显示肿瘤的大小、形态、部位以及肝静脉或门静脉有无癌栓等,其诊断符合率可达84.1%。肝癌在超声图像上可分为强回声、等回声、低回声和混合回声。结节型肝癌常呈圆形或不规则圆形,肿瘤周围有声晕(低回声环),多表现为低回声或等回声。巨块型肝癌多由数个结节融合,边缘可辨认或模糊不清,形态多不规则。弥漫型肝癌呈密集的粗颗粒状的中小光点与强回声条索,其间散在多个细小的低回声结节。在B超下,出现下列超声所见时,应高度怀疑为恶性肿瘤:①有子灶出现;②门静脉主干或分支、肝静脉或下腔静脉、胆管内有栓子;③伴有肝硬化的征象。B超有助于发现早期肝癌,其分辨率低限为1cm;也多应用于术中。

CT扫描:CT具有较高的分辨率,为肝癌定性和定位诊断的常规检测技术,诊断符合率可达90%以上,可检出1.0cm左右的早期肝癌。能显示肿瘤的位置、数目、大小及与周围脏器和重要血管的关系,对判断能否手术切除很有价值。平扫下肝癌多为低密度占位,边缘有清晰或模糊的不同表现,部分有晕圈征,大肝癌中常有坏死、液化。通常肝细胞癌增强后呈“快进快出”表现,即动脉期见瘤内造影剂充盈,门静脉期见瘤内造影剂迅速消退,病灶密度低于或等于同层正常肝实质。应用CT+肝动脉造影,即先在肝动脉内注入碘化油(lipiodol)后再行CT检查,有时能显示2mm小肝癌,大大提高了小肝癌的检出率。借助计算机技术可行CT图像上血管的三维重建,进一步明确肿瘤与肝内大血管的关系,利于手术施行。

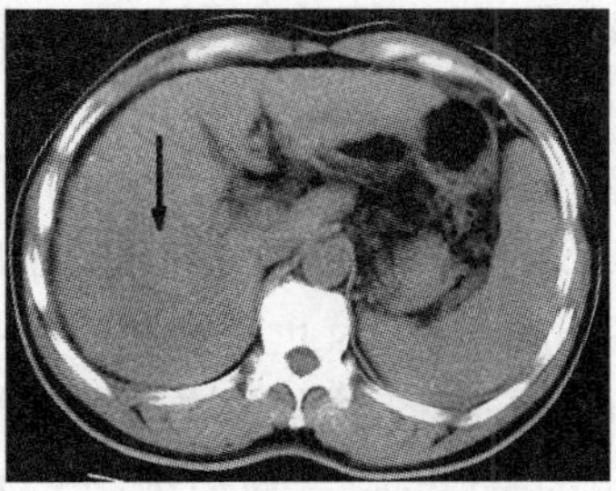

图3-21 肝平扫见右肝叶低密度占位

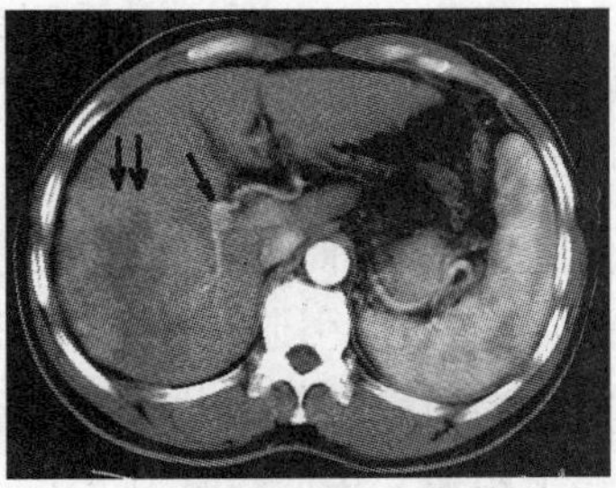

图3-22 肝动脉期见肝动脉及瘤内造影剂充盈

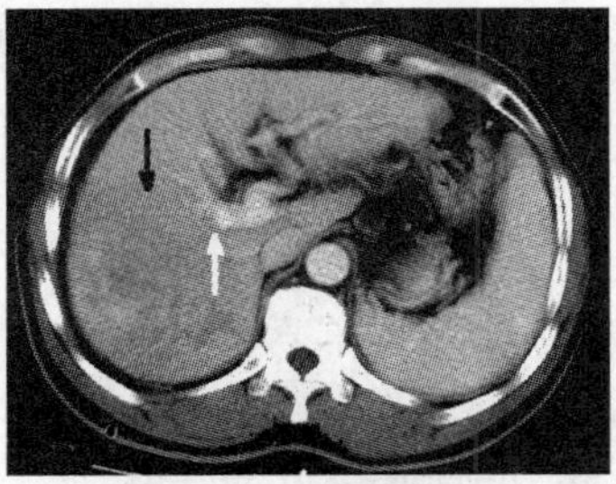

图3-23 门静脉期见瘤内造影剂迅速消退,病灶密度低于或等于同层正常肝实质,门静脉期右后支癌栓(白箭头)

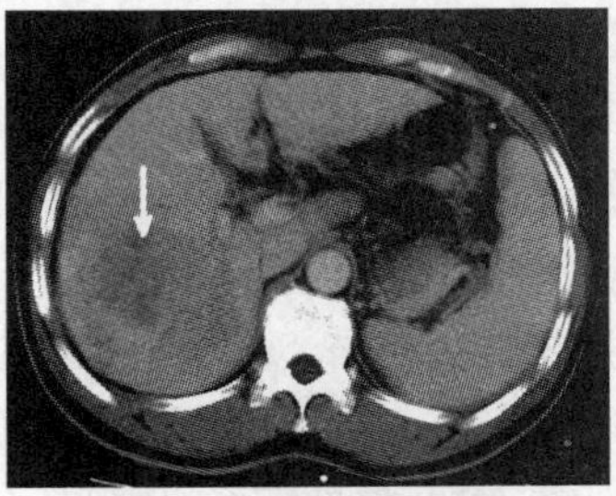

图3-24 平衡期造影剂消退,病灶密度低于同层正常肝实质

磁共振成像(MRI):其优点有①能获得横断面、冠状面和矢状面三种图像;②对软组织的分辨能力优于CT;③无放射性损害;④对良、恶性肝内占位尤其在肝癌与肝血管瘤的鉴别方面优于CT;⑤无需增强即可显示门静脉和肝静脉的分支,有癌栓时 T_1 加权像呈中等信号而 T_2 加权像呈高信号强度。据报道MRI对>2cm肝癌检出率为97.5%,而<2cm者为33.3%。通常肝癌结节在 T_1 加权像呈低信号强度,在 T_2 加权像示高信号强度。但也有不少癌结节在 T_1 示等信号强度,少数呈高信号强度。肝癌有包膜者在 T_1 加权像示肿瘤周围有一低信号强度环,而血管瘤、继发性肝癌则无此现象。增强扫描后MRI的分辨能力增强。随着新型MRI增强剂如超顺磁氧化铁等的应用,MRI显示出较CT更优越的早期肝癌鉴别诊断能力,可检出直径在1cm乃至更小的微小肝癌。

磁共振血管成像(magnetic resonance angiography,MRA):可无创伤性地清晰显示肝内血管状况,利于肝脏手术的安全实施。磁共振胆管成像(magnetic resonance cholangiopancreatography,MRCP)已成为肝、胆、胰疾病较常规采用的影像诊断技术。

肝血管造影:现多采用肝动脉造影以诊断肝癌,对小肝癌的定位诊断是目前各种影像学检查中最敏感者。其阳性符合率可达90%以上,小肝癌的阳性率也可达80%左右。特别是超选择性肝动脉造影、滴注法肝血管造影、数字减影肝血管造影(DSA)或肝动脉造影后CT扫描(CTA),可进一步提高小肝癌的诊断率,能检出的最小肿瘤仅0.5cm。肝癌肝动脉造影主要特征是显示增生的肿瘤血管团,肿瘤染色,阴影缺损,动脉变形、移位、扩张以及动静脉瘘等。对于AFP持续升高,排除了肝炎、肝硬化或消化道肿瘤等因素,而又经其他影像学检查未发现肝脏明确病灶者,应考虑行肝动脉造影,一旦造影发现病灶,如病情允许可直接进行化疗栓塞治疗。本法有一定痛苦,有时可能出现并发症。肝肾功能不全,有出血倾向或碘过敏者不宜行此检查。对少血供肝癌或肝动脉解剖变异者,有时可造成漏诊或误诊(尤以左外叶的癌肿)。

正电子发射断层显像(positron emission tomography,PET):在疾病的早期,往往先有代谢方面的变化,进而再逐渐发展到病理解剖的变化,PET则可在发病早期,即在病理变化出现之前,根据疾病引起的局部组织代谢的改变发现疾病的存在,因此在肿瘤诊断中的应用逐渐增多。葡萄糖高代谢状态是所有恶性肿瘤的生化特征,肿瘤增生加快与葡萄糖分解代谢加速呈正相关。用同位素标记的多种化合物,最常用的是 ^{18}F-脱氧葡萄糖(^{18}FDG),它与天然葡萄糖一样可为细胞利用,但由于 ^{18}FDG的分子结构与天然葡萄糖有差异,不能和葡萄糖一样被完全代谢而滞留于细胞内,在肿瘤细胞内放射性浓度不断增加,经放射显影扫描、计算机图像重建而获得断层显像。在肝癌诊断方面,PET有助于良、恶性肝脏占位病变的鉴别诊断,特别是在判断治疗后肝内有无癌组织残留,有无复发及肝外转移等方面有重要价值。但现费用昂贵。

放射性核素扫描:对肝癌诊断的阳性符合率为85%~90%。不易显示直径<3cm的肿瘤。假阳性率为9.7%,假阴性率为5.1%。改进后的技术如动态显像和放射性核素断层扫描(ECT)等,对肝癌的定位诊断符合率可达90%~95%,也是鉴别肝实质性占位与肝海绵状血管瘤的有效方法。用对肿瘤具有靶向性的抗体结合核素后进行靶向性扫描(称阳性扫描),也可用于诊断。如 ^{131}I标记AFP单克隆抗体扫描诊断肝癌。

X线检查:可有周围器官受压推挤征象,食管静脉曲张、肝或肺转移征象。

8. 其他检查

腹腔探查：腹腔镜检查，不适于肝内小肝癌。剖腹探查，适于经各种检查仍不能排除肝癌的诊断，而又有切除可能，且病人情况许可时，以及时探查、治疗。所见肿块常为不规则结节状，质硬，边界常不清等。

【诊断标准】

1. 全国肝癌防治研究协作会议于1977年12月在上海制定的诊断标准

(1)病理诊断：肝内或肝外病理学检查证实为原发性肝癌。

(2)临床诊断

1)AFP>400μg/L，能排除活动性肝病、妊娠、生殖系胚胎源性肿瘤及转移性肝癌，并能触及坚硬及有肿块的肝脏或影像学检查具有肝癌特征的占位性病变者。

2)AFP≤400μg/L，有两种影像学检查具有肝癌特征性占位性病变，或者有两种肝癌标志物(甲胎蛋白异质体、异常凝血酶原、γ-谷氨酰转肽同工酶Ⅱ及α-L-岩藻糖苷酶等)阳性及一种影像学检查具有肝癌特征性病变者。

3)有肝癌的临床表现并有肯定的肝外转移灶(包括肉眼可见的血性腹水或其中发现癌细胞)，并能排除转移性肝癌者。

2. 卫生部医政司制定的诊断标准

(1)病理诊断

1)肝组织学检查证实为原发性肝癌。

2)肝外组织的组织学检查证实为肝细胞癌。

(2)临床诊断

1)如无其他肝癌证据，AFP对流法阳性或放射免疫法≥400ng/ml，持续4周以上，并能排除妊娠、活动性肝病、生殖腺胚胎源性肿瘤及转移性肝癌者。

2)影像学检查有明确肝内实质性占位病变，能排除肝血管瘤和转移性肝癌，并具有下列条件之一者：①AFP≥200ng/ml；②典型的原发性肝癌影像学表现；③无黄疸而AKP或γ-GT明显增高；④远处有明确的转移性病灶或有血性腹水，或在腹水中找到癌细胞；⑤明确的乙型肝炎标志阳性的肝硬化。

【肝癌诊断中的几个难点】

1. 如何早期诊断　早期常无症状和体征，或临床表现缺乏特异性，因此必须加强肝癌的筛查工作，将“高危人群”的定期体检作为筛查的手段，可达到事半功倍的效果。肝癌“高危人群”指的是男性，40岁以上，有肝炎病史或肝硬化者。另一个原则是全面，即诊断中不仅包括定性诊断，即回答是不是肝癌问题，还包括定位诊断，即了解肝癌的位置、大小、有无转移灶，以及肝内外主要血管和胆管的解剖关系等，前者确立肝癌的诊断，后者对治疗方法的选择有重大指导价值。

肝癌高危人群，虽无临床症状或特异性临床表现，也应定期做AFP、B超等检测，可能发现较早期的肝癌。凡中年以上，特别是有肝病史的男性病人，如有原因不明的肝区疼痛、上腹饱胀、食欲减退、乏力、消瘦、不明原因的低热、进行性肝大者，应提高警惕，进行严密观察和深入检查。如进行性肝大，触诊时扪到肝区有肿块或结节，质硬有压痛，则诊断易成立。

2. AFP 增高找不到原发灶如何诊断

如何除外肝外 AFP 升高：AFP 检测的缺陷，其一是一些肝炎、肝硬化病人有时也可出现 AFP 低浓度阳性，对这类病人可通过动态观察 AFP 水平和肝功能变化进行分析，或通过甲胎蛋白异质体的检测，多能做出可靠判断。

AFP 持续阳性（可＞400μg/L 或≤400μg/L），但 B 超、CT 或 MRI 不能发现肝占位的情况甚为多见。此类病人一般有三种诊断措施，一是在保肝治疗的基础上动态观察 AFP 和 B 超的变化；二是行肝动脉造影，如发现微小占位可直接实施治疗；三是疑肝外源性 AFP 升高，可做相应检查，部分术后 AFP 上升的病人行放射性核素扫描或 PET 检查可发现肝外转移灶。

3. 如何确定 AFP 不高的肝癌　有 30%～40%的肝癌病人 AFP 为阴性，需辅以血清酶学或其他方法才能做出诊断。

其他肝癌血清标志物：主要用于 AFP 阴性肝癌的诊断。国内外报道用 γ-谷氨酰转肽酶同工酶（γ-GT-Ⅱ）、5-核苷酸磷酸二酯酶同工酶 V（5′-NPDaseV）、α_1 抗胰蛋白酶（A1AT）、醛缩酶同工酶（ALD-A）、异常凝血酶原（APT）、α-L-岩藻糖苷酶（AFU）和酸性同工铁蛋白诊断肝癌，其阳性率分别可达 89%、83%、66.2%、71.15%、69.4%、81.2%和72.1%；对 AFP 阴性的肝癌病人阳性率分别可达 84%、79.2%、69.23%、65.5%、76.1%和 72%。目前临床上一般应用 AFP、AFP 异质体和其他标志物的联合诊断，可较大程度提供肝癌诊断的血清学依据。

AFP 阴性但肝脏占位者是鉴别诊断方面的一个难题，尤其是较微小占位。可先行 MRI 或 CT 扫描，尤其是动态增强的 MRI 检查具有相当高的敏感性，同时检测肝癌的其他标志物，结合肝病背景，部分病人能确诊。不能确诊者，可做 B 超动态观察或肝动脉造影，还不能确诊者可考虑行穿刺活检或剖腹探查。考虑到微小占位肝穿刺的阳性率稍低，也可在细针穿刺后注入无水酒精，B 超显像如见酒精在局部均匀弥散呈圆月样高回声区，并较长时间潴留，为小肝癌征象；如弥散不均匀，呈分支状或迅速消失，多为肝硬化结节、血管瘤或局部脂肪浸润。第二军医大学东方肝胆医院曾报道 556 例小肝癌根据上述经验行肝癌诊断，临床诊断与病理诊断符合率 98.5%，手术切除率为 92.6%。

【诊断肝癌时的注意事项】

肝癌的诊断应兼顾定性和定位诊断两个方面，结合个体状况，合理选用所需检查方法，原则是敏感、低创和经济。为此，必须将各种诊断方法综合应用并分步骤进行。应注意以下几点：

1. 对象应包括有临床表现者，肝癌手术史者，以及高危人群，重视后者的筛查可发现早期肝癌。

2. B 超和 AFP 检测是第一线的筛查工具，部分病人如 AFP＞400μg/L，B 超发现肝脏占位灶即可确立诊断。

3. 重视肝病背景，慢性肝炎和肝硬化基础之上出现肝脏的微小占位即应警惕肝癌的可能。

4. 重视对常见肝脏良性或恶性肿瘤的鉴别，最常见者为肝脏海绵状血管瘤、肝囊肿、转移性肝癌，以及目前发现逐渐增多的肝脏局部脂肪浸润。

【肝癌的鉴别诊断】

1. 继发性肝癌　肝为转移性癌肿好发器官。其肝癌病情发展较缓慢，AFP检测一般为阴性，多无肝炎病史或肝硬化表现。超声表现出“靶征”或“牛眼征”。除肝脏病变症状、体征和影像学表现外，多有原发病灶的相应表现，因此，检查肝脏以外器官有无原发癌肿是鉴别诊断的主要方法。少数病人肝脏呈现较典型的肝肿瘤临床表现和继发性肝癌的影像学特征，但原发病灶隐匿，经多种检查难以被发现，此种情况下宜先针对肝脏病变进行治疗，在治疗过程中密切观察。必要时可行正电子发射断层显像(PET)检查。

2. 肝硬化　通常其病史较长，多有肝炎病史，病人经休息后症状可缓解；早期肝稍大，后期可缩小变硬；有肝硬化体征表现，如脾大、食管胃底静脉曲张、蜘蛛痣、肝掌等；AFP为阴性或低浓度阳性，放射性核素肝扫描、B超检查、肝动脉造影或CT检查等均有助于鉴别诊断。但如遇硬化的肝脏有超声可显示的<1cm结节，伴AFP阴性或低浓度阳性时，常是鉴别诊断的一个难题，客观上部分病人的肝硬化结节本身处在向癌变的动态演进过程中。对AFP低浓度阳性者应密切观察AFP的动态变化和AFP与肝功能的关系(肝硬化引起的AFP升高，多有肝功能改变)，并做AFP异质体检查。影像学检查方法中B超动态观察有助于AFP阳性或阴性小肝癌与肝硬化结节的鉴别，MRI动态增强扫描对两者具有较高的鉴别能力，必要时做肝动脉造影和造影后CT扫描(CTA)，通过上述方法的合理使用，可做出鉴别诊断。

3. 肝脓肿　一般可根据病史，B超检查发现液性暗区，肝穿刺吸出脓液等能最后确诊。但目前对疑有肝脓肿者，广谱抗生素的应用较早较广，因此部分肝脓肿并不按照常见的病理过程发展，在B超、CT、MRI等影像学检查上仅体现为实质性肿块者较常见，尤其是慢性细菌性肝脓肿的表现甚不典型，易致误诊。特别需要警惕的是肝癌并发癌灶中心坏死液化感染化脓时而漏诊肝癌诊断。我们曾有此教训，如一例肝脓肿术后病灶不愈合，反而增大，再次手术病检诊断为肝癌。鉴别诊断时AFP等标记物检测，影像学检查如CT、MRI等均有帮助，如仍不能明确鉴别者，应在足量、广谱抗生素正规应用的前提下，B超动态观察肝脏肿块的变化。如肿块不缩小或者反而增大，就做肝穿刺活检或剖腹探查。

4. 肝棘球蚴病　多见于牧区，有牛、羊、犬等接触史，病史较长，病人全身情况好，常不伴肝硬化，卡索尼(Casoni)试验和补体结合试验常为阳性，B超检查为液性暗区，AFP阴性等，均有助于鉴别，但肝多房棘球蚴病(泡型包虫病)有时与AFP阴性的肝癌病人不易鉴别，过去常需病理检查才能确诊。不过此类病人有发热、黄疸等表现，结合病史和CT、MRI等影像学检查，对鉴别诊断有一定帮助。

5. 肝脏良性肿瘤　通常病情发展慢，病程长，病人全身情况好，多不伴有肝硬化，AFP阴性。肝海绵状血管瘤、肝腺瘤、局灶性结节增生、肝脂肪瘤、肝错构瘤等在MRI、CT上多数有特征性表现，目前诊断多不困难。肝海绵状血管瘤B超下表现为强回声多见，边缘不整，边界清晰，其间可有网眼状或蜂窝状低回声区；CT平扫为低密度病灶，边界清晰，注入造影剂后可见低密度区呈周边增强，并逐渐扩大向中央延伸，5～15min后延迟扫描，病灶部分或完全呈等密度改变；MRI检查T_1加权像上为略低信号，T_2加权像上表现为较高的均匀高信号，增强扫描的特征与CT相似。

6. 邻近肝区的肝外肿瘤　一般鉴别无困难，但有时对巨大肝区肿瘤来源于肝脏或腹膜后，肝脏和邻近脏器如胆囊、结肠等均有肿瘤，此时原发灶的定位偶有鉴别诊断方面的困难，需穿刺活检或剖腹探查。

(二)肝癌的病理

【肝癌的病理形态】

1. 巨块型　常为单发，也可由多个结节汇集而成一大块，有时其邻近有小的散在癌结节。癌直径一般在10cm以上，有假包膜形成，中心区因供血不足，易发生坏死、出血，甚至发生肝癌破裂和腹腔内出血等并发症。此型一般较少伴有肝硬化或硬化程度较轻，手术切除率较高。

2. 结节型　较多见，可为单个或多个大小不等结节散在肝内，与周围组织分界不清，多个癌结节的形成可能是癌细胞经门静脉播散或癌组织多中心发生的结果，此型多伴有肝硬化，恶性程度很高。

3. 弥漫型　少见，结节一般都很小，大小相差不多，呈灰白色，布散全肝，伴有肝硬化，有时与肝硬化结节很难区别，病情发展快，预后极差。

4. 小癌型　近年来将直径小于3cm的小肝癌另分为小癌型，其病理特点是：①包膜多完整；②癌栓发生较少；③合并肝硬化程度较轻；④癌细胞分化较好，恶性程度较低；⑤癌周淋巴细胞浸润较多；⑥病人免疫状态好；⑦单结节(单中心发生)者占59.7%～71.7%。分子病理学的研究证实，肿瘤直径为3cm时是其恶性生物学特性的转折点，3cm以下的肝癌呈膨胀性生长，侵袭性生长的特点尚不显著；3cm以上肝癌易发生浸润性生长和血管内侵犯。因此，小于3cm的肝癌不仅手术切除率高，病人预后也较好。

【肝癌的组织学分型】

1. 肝细胞癌　最多见(根据国内有病理组织分类的1128例资料，肝细胞癌为1032例，占91.5%；胆管细胞癌62例，占5.5%；混合型肝癌34例，占3.0%)。癌细胞仍多少保留肝细胞形态特点，呈多边形，核大而核仁明显，胞质丰富呈颗粒状，在分化较高的癌细胞，胞质中可见到胆汁小滴；癌细胞排列成巢状或索状，以巢状多见；癌巢间有丰富血窦，癌细胞有向血窦内生长的趋势，故易发生肝内播散。根椐癌细胞的分化程度，可分为四级：Ⅰ级为高度分化，Ⅱ、Ⅲ级为中度分化，Ⅳ级为低度分化，一般以中度分化多见。

2. 胆管细胞癌　癌细胞多呈立方形或长柱状，胞质透明，嗜碱性，核圆形或椭圆形，染色深，核仁和巨细胞少见；癌细胞排列成腺腔，类似胆管，但腺腔内不分泌胆汁，而分泌黏液；在腺腔周围为纤维组织所包绕，在纤维组织中无毛细血管，癌细胞内不含胆色素，也很少或根本不含糖原，这些都是与肝细胞癌不同之处。

3. 混合型肝癌　少见。其特点是癌块内含有肝细胞和胆管细胞，两种癌细胞成分有时彼此分隔，有时混杂，界限不清。

此外，也有学者将肝母细胞瘤和纤维板层肝癌归类于肝癌，前者多见于儿童，后者为发生于肝细胞纤维板层的特殊类型肝癌，均较少见，且预后相对较好。

肝癌多发生肝内转移，在其发展过程中很容易侵犯门静脉分支，形成门静脉癌栓，引起肝内播散；也可以通过血液和淋巴途径向肝外转移到肺、骨、肾、脑等，以肺转移多见；也可以直接侵犯胆囊、结肠、胃、胰腺等周围脏器，以及膈肌、胸腔等周围结构，或癌细胞脱落植入腹腔，发生腹膜癌瘤及血性腹水，腹水中可找到癌细胞。尚有少数情况发生医源性种植转移。

【肝癌的临床分期和分型】

1. 上海市肝癌协作组为便于制订治疗方案，了解预后以及对比疗效，将肝癌分为三型三期。

(1)三型：①单纯型，病情发生较慢，临床无明显肝硬化表现，肝功能检查基本正常；②硬化型，有明显临床肝硬化表现，或肝功能异常；③炎症型，病情发展较快，有癌性发热或肝功能明显损害。

(2)三期：①Ⅰ期，无明显肝癌症状和体征，或手术发现单个结节直径＜5cm；②Ⅱ期，症状轻微，一般情况尚好，临床估计或手术发现癌肿局限于一叶(Ⅱ甲)，或局限于半肝(Ⅱ乙)；③Ⅲ期，有恶病质、黄疸、腹水、肝外转移之一者，或临床估计、手术发现癌肿已超过半肝者。

2. 国际上采用 TNM 分期，此分期是建立在病理检查基础上，对评价疗效、推测预后都很有价值。肝癌的 TNM 分期标准如下。

T_1：孤立的肿瘤，最大直径＜2cm，无血管侵犯。

T_2：孤立的肿瘤，最大直径＜2cm，伴血管侵犯；或多发肿瘤，最大直径在 2cm 以下，局限于一叶。

T_3：孤立的肿瘤，最大直径＞2cm 伴血管侵犯；或多发性肿瘤，最大直径＞2cm，局限于一叶。

T_4：多发性肿瘤，超过一叶或半肝；或肿瘤伴门静脉、肝静脉一级分支的侵犯。

N_0：无淋巴结侵犯。

N_1：有淋巴结侵犯。

M_0：无远处转移。

M_1：有远处转移。

分期

Ⅰ期	$T_1N_0M_0$
Ⅱ期	$T_2N_0M_0$
ⅢA 期	$T_3N_0M_0$
ⅢB 期	$T_{1\sim3}N_1M_0$
ⅣA 期	T_4，任何 N，M_0
ⅣB 期	任何 T 和 N，M_1

目前国内小肝癌的标准为直径≤3cm(分子病理学研究证实，肝癌直径为 3cm 时是其出现侵袭性生长的转折点)。

(三)肝癌的治疗与预后

目前肝癌治疗的主要途径为以外科治疗为主的综合治疗。

【肝切除术】

1. 肝癌肝切除术的适应证　①病人全身情况良好，无严重心、肺、肾等重要脏器的器质性病变；②肝功能正常或基本正常，无黄疸、腹水；③肿瘤局限于肝的一叶或半肝，或肿瘤侵犯肝脏三个叶但余肝无明显肝硬化；无远处脏器广泛转移；肝瘤未严重侵犯第一、第二、第三肝门。

2. 下述情况不宜剖腹探查　①肝癌已有远处广泛转移；②病变为弥漫型，或肝癌已超过肝的两个叶以上伴有明显肝硬化，或第一、第二、第三肝门已受严重侵犯；③合并严重肝硬化或肝功能处于失代偿状态，出现黄疸、腹水或恶病质；④伴有明显的心、肺、肾等器质性疾病，不能耐受手术；⑤伴有严重出血倾向，凝血酶原时间低于50%，经用维生素K治疗不能纠正等。

3. 我国创始的非规则性肝切除术（局部根治性肝切除术）　其依据在于：①我国肝癌90%合并有慢性肝炎和肝硬化，规则性切除尤其是半肝以上的切除，由于切除的肝实质过多，会造成术后肝功能代偿不足，并发症和手术死亡增多；②肝癌的发生有单中心和多中心两种模式，以后者为多，这是肝癌复发的基础；肝癌往往早期出现门静脉转移，这是转移的基础，大量切除肝实质并不能显著预防肝癌的复发和转移；③肝癌的部位往往并不局限于肝的某一叶或某一段，骑跨于肝叶、肝段之间的肝癌较多见，因此，具体实施的肝切除术，多数不能严格按照肝叶、肝段进行；④肝癌多发者也甚多见，分布于几个叶或几个段，整块的规则性肝切除也会造成术后肝功能代偿的不足；⑤解剖学的研究发现，肝内肝动脉、门静脉和肝静脉各自有充分的侧支循环，不规则肝切除并不会造成残留肝明显的肝组织缺血或坏死。

在下列情况下宜选择非规则性肝切除术：①小肝癌伴有慢性活动性肝炎，比较严重的肝硬化导致肝脏代偿功能有所下降时；②肿瘤骑跨于两个或多个肝叶或肝段，或多发性肿瘤散在于肝脏的各个叶或段；③肿瘤紧贴下腔静脉或第一肝门部位，即使规则性切除仍无法保证肿瘤周边各个部位有足够切缘距离；④肿瘤呈浸润性生长，边界不清，无法确定肝脏某一平面为合适的相对“根治性”切面；⑤门静脉内已出现影像学或肉眼可辨别的癌栓；⑥复发性肝癌，残留体积较小，已难实现规则性切除者。

4. 累及下腔静脉肝癌其切除的可行性是指　①病人具备肝切除术的普遍性指征（如前所述）；②肿瘤具备安全切除的可能，累及下腔静脉肝癌其切除可能性需通过反复的影像学资料分析，术者同B超专科医生共同超声图像分析讨论等获得；③术者及助手具备施行这类手术的技术和经验，尤其是对术中大出血具有熟练的处理技术。施此手术的必要性是指：预计手术可能取得较好的疗效，一般而言此类肿瘤须有比较完整的包膜，无影像学或肉眼可辨的癌栓及子灶，可较完整切除，否则以选择其他方法为宜。

5. 肝癌癌栓的处理　以门静脉癌栓多见，约65%以上的肝癌伴有各级门静脉分支的癌栓，其中1/3在CT、MRI和B超等影像学检查中可以发现，并在术中可以得到证实。取栓处理对提高手术疗效有益。对门静脉分叉部、门静脉主干及肠系膜上静脉的癌栓的处理方法：尽量使肝切面接近肝门部以暴露癌栓侵及的粗大门静脉干，完成肝切除并行创面妥善止血后，暂不放松肝门阻断，将门静脉干残端敞开，可见部分门静脉癌栓流出。沿残端伸入卵圆钳或长弯血管钳，暂时放松肝门阻断，术者用手指轻轻顶压门静脉干，可将癌栓整块或绝大部分摘出，遇癌栓紧贴黏附于静脉壁时，可用刮匙轻柔刮除癌栓，再换细吸引器将残存癌栓吸出。胆道癌栓虽较少见，但引起的梗塞性黄疸危害更大，应予取出。

6. 肝癌肝切除合并其他脏器手术　主要为肿瘤侵犯或转移至其他脏器，或者肝癌合并门静脉高压，尤其是伴有严重脾功能亢进和食管胃底静脉曲张。联合手术的适应证为：①肝癌可得到相对根治性切除，周围脏器有可切除的肿瘤侵犯，或远处转移灶如肺的孤立性转移结节；②肝癌无法行根治性切除，但周围脏器的侵犯易出现并发症，如胃潴留、结肠梗阻、梗阻性黄疸等；③病人全身情况良好，无重要脏器器质性病变，且可耐受多个脏器手术创伤者。

肝癌肝切除合并脾切除和食管胃底曲张的处理是最多见的联合手术，其适应证为：①肝癌可切除（不规则性切除）；②有脾大脾功能亢进的依据；③病人有食管胃底静脉破裂出血史，可胃镜检查发现有严重静脉曲张，呈红色征；④肝脏功能处于 Child B 级以上。

7.肝癌的二期切除　多为肿瘤巨大，且已浸润下腔静脉等大血管或肝门；肿瘤巨大，如肝切除量大，残肝体积小，难以肝功能代偿；肿瘤的主灶虽能切除，但余肝有散在子灶，以及肝硬化严重等。这些情况，可先经综合治疗，使肿瘤体积缩小，肿瘤与重要解剖结构之间出现可切除的间隙，或存在的子灶得到有效的治疗后再行切除。目前比较明确能使肿瘤缩小的非外科方法主要为经导管动脉栓塞化疗（transcatheter hepatic arterial chemoembolization，TACE），其他如导向治疗、放疗、射频消融（radiofrequency ablation，RFA）、冷冻等方法亦有报道。这些方法的合理综合、序贯应用，可使二期切除率达到 11%～20%，二期切除后 5 年生存率可达 50%～65%。目前对肝癌二期切除的观点为：①二期切除仅适用于确实无法切除的肝癌，否则应首选一期切除，术后再视手术和病理状况选择抗复发措施；②TACE 后肿瘤缩小的病例应不失时机行手术切除，以免残留的癌细胞扩散和转移；③提高二期切除率的关键在于为不能切除的肝癌选择个体化的、有效的综合治疗措施。

8.肝癌复发的预防和治疗　肝癌切除术后的 5 年复发率在 60%以上。目前的预防措施主要是术后综合治疗，包括术中精细操作以免医源性扩散、术中化疗、术后 TACE、小剂量化疗结合免疫治疗等，其确切价值尚待进一步证实。预测肝癌术后复发的手段主要基于病理和影像学资料，如肿瘤包膜不完整、门静脉癌栓、肝内存在子灶或多发性肿瘤等，都是肝癌术后早期复发的高危因素。术后患者应每 3 个月复查 1 次，最有效和最经济的复查手段是 AFP 和 B 超。对 AFP 阳性肝癌术后转阴后重新、持续性升高，应确立为复发或转移。复发后对有手术条件者应首先积极选择再手术切除，东方肝胆外科医院 200 余例复发再手术的临床资料表明，再切除后 5 年生存率可达 46.6%，即使行 3 次切除后，5 年生存率仍可达25.0%。对微小孤立性复发灶，尤其是病灶在肝内的位置深在，伴有较严重肝硬化者，可行瘤内无水酒精注射、射频消融、微波等治疗，亦可取得良好的疗效，多发性复发病灶则首选 TACE。

【肝切除时常用的入肝血流阻断法】

肝切除时减少失血是非常重要的，特别是要根据病人情况、手术的要求和当时的技术条件等，选择恰当的肝血流阻断方法，既要止血效果好，又对保留肝的缺血损伤少，还要便于施行。下列几种常用入肝血流阻断的方法可供选用。

1.规则性第一肝门解剖法　规则性第一肝门解剖法是指在第一肝门处游离出左或右门静脉、肝动脉及肝管的分支，根据切除的肝叶给予相应的结扎。解剖第一肝门时，首先处理肝动脉，因为肝动脉的分叉较低，管壁较厚，且有明显的搏动，比较容易解剖、游离和结扎，但要注意肝动脉的变异情况，以免损伤保留肝段的动脉血供。右肝叶切除时，右门静脉支的解剖，应从第一肝门横沟的右侧首先解剖右肝管，因为右门静脉位于右肝管的后方。左叶切除时，左门静脉支的解剖，可以在肝门横沟左侧解剖肝门，因左门静脉的主干或左门静脉的矢状部横行于此，但左肝外叶切除时不可在此结扎血管，以防引起左肝内叶的缺血坏死。特别值得注意的是门静脉在第一肝门处的分叉部位比肝动脉的分叉部位要高，有时可能深入到肝实质内。而且分叉情况的变异也很大，虽然大多数是分左右门静脉两支，但有时也可见到 4～6 个支，直接进入不同的肝段。解剖第一肝门结扎相应的入肝血管常用于左半肝或右半肝切除。此法不适于有严重肝硬化的病人，因门脉高压症可致第一肝门处的血管分支增加，分离第一肝门可引起严重出血。解剖第一肝门一般先阻断不切断，观察肝脏颜色的变化是否为要切除的肝段。为防滑脱，保留段血管断端应予缝扎。

2.基于肝脏 Glissonian 解剖特点的肝蒂阻断技术　在肝门部解剖门静脉和肝动脉时有可能因血管的变异而失败，也可能因出血而中途停止。为避免以上情况，另一种方法是在肝门处切开肝实质，在肝内解剖肝段的肝蒂并给予结扎。经研究发现，肝包膜在肝门部包绕肝蒂并随肝蒂内翻形成一个结缔组织鞘，这个鞘在肝门血管的分叉水平以上增厚形成肝门板，再随肝蒂向肝内延续形成肝内的 Glissonian 鞘，包绕各肝段的肝蒂。在肝门处，只要打开肝被膜，将肝门板向下后牵拉后，很容易发现肝内各段的肝蒂走行，在此处结扎相应肝蒂后，对应肝段入肝血流可以完全阻断，而对于其他肝段则不会造成任何影响。解剖肝蒂的主要技术要点是肝门板的向下后方牵拉，必须打开肝被膜进入到肝实质内后才可以游离相应肝段的肝蒂。肝内肝蒂结扎的具体步骤：在肝门的前方，方叶的后缘，从胆囊窝至肝圆韧带切开肝被膜，向上分离肝包膜和肝实质，至肝门板，使之游离并降低，再于其上方进一步向肝实质内沿 Glissonian 鞘分离，待确定所要切除的肝段的肝蒂后，以血管钳或手指阻断之，观察肝脏发生缺血性颜色改变的部分是否和切除的肝段一致，如果无误，可结扎、钳夹此肝蒂。

基于肝脏 Glissonian 解剖特点的肝蒂阻断技术的应用是规则性肝切除的主要有效方法，近年来逐渐得到肝胆外科医师的认可。在肝十二指肠韧带内，肝动脉、肝门静脉、胆管是分别走行，在进入肝门以后，该三条管道完全被一层纤维组织鞘所包括形成一条管道，然后变细逐渐分出到各个肝段的分支。肝实质实际上是由多个锥形的单体组成的，每一个单体都有一个来自肝门方向的蒂，理论上每一个锥形单体都可以独立切除，一般而言，每一个肝段是由 6～8 个锥形单体组成的，因此，不是每一个肝段的肝蒂都只有一个，可以有不同分叉形式，因此，在游离肝段肝蒂的时候需要灵活掌握离断的范围。一般情况下，肝右后叶（Ⅵ、Ⅶ段），右前叶（Ⅴ，Ⅷ段）和左内叶＋左外叶（Ⅳ、Ⅱ、Ⅲ段）分别占据肝脏 30％左右体积，该三叶的肝蒂比较固定，容易在肝门处解剖清楚，可以分别予以结扎阻断。尾状叶约占 10％的体积，缺乏独立的肝蒂，其血液供应和胆管引流主要是肝左蒂，其静脉回流则主要通过肝短静脉直接回到下腔静脉。

理论上，所有肝段的肝蒂均可分别游离结扎，特别是左肝各段肝蒂位置均较表浅，比较容易，对于右肝各段肝蒂在肝脏组织部分切开后亦可完成。在阻断肝蒂后，相应肝段颜色变暗，在肝脏表面很容易辨别清楚，沿变色边缘离断肝实质，出血很少，同时，由于肝段之间少有管道走行，因此，发生胆漏的机会大大降低，只要在离断肝实质过程中注意到段间走行的肝静脉及其分支，就可以做到真正规则性肝切除。只要方法、游离路径正确，几乎所有患者的所有肝段的肝蒂均可以做到从肝门方向单独游离结扎。对于肝右各段肝蒂，有时会在进入到肝实质较深的部位才开始分叉进入各肝段，这时，需要用电刀沿与相应肝段肝蒂平行方向切开少许肝组织以方便显露，一般情况下需要切开的肝组织长度不会超过 1．5cm。

在游离各肝段肝蒂过程中需要注意以下几个问题。

（1）在切开肝被膜游离过程中，会发生少量出血，来自于肝蒂发出的营养肝门周围肝组织的细小血管，多数情况下可以通过电凝或压迫止血。但是，有时会碰到由肝门板处发出进入Ⅵ段或尾状叶的较粗的管道，为防止手术后胆漏，则需要缝扎。

(2)由于 Glissonian 鞘内包含肝动脉、肝门静脉和胆管三根管道，因此，单纯结扎一道有时会结扎不紧或容易脱落，除可以造成出血外，也是手术后胆漏的主要原因之一。特别是对于肝叶的肝蒂，往往需要结扎两道，或者结扎＋缝扎处理。也有国外文献报道用直线切割闭合器完成肝蒂的处理，效果可靠；但是，费用会相应增加。

(3)如果拟切除的肝段（主要是Ⅴ、Ⅷ和Ⅵ、Ⅶ肝段）肝蒂不容易单独游离，或分支较多难以确定走向，也可以先临时阻断右前、右后等两个肝段共同的肝蒂，在完成肿物所在肝段切除后，再松开共同阻断的肝蒂，这样既可以在没有入肝血流的情况下切除肝段，又可以保留相对多的肝组织，减少切除体积，对大部分肝脏，由于没有血流阻断的问题，避免了不必要的缺血损伤。由于没有入肝血流，因此，离断一个肝段的肝实质多数情况下会在 1h 以内完成，不会对共同阻断而没有切除的肝组织造成严重后果。

也可用 B 超探明供应要切除肝段的门静脉分支，选定门静脉分支的阻断点，然后选择从肝表面到达阻断点的最短径路，此路径能够避开肝内的其他管道。在此径路的肝包膜的起始点处用电凝器充分烧灼，再用直止血钳分离肝实质，向预定阻断点开辟出一条宽约 1cm 的通路，直达要阻断的门静脉的前壁，经此通路插入一把特制的手术钳（Surgiclip；United-states Surgical Co，Norwalk，Conn），在预定阻断点上安放一夹子，夹紧后阻断该支门静脉。在 B 超引导下，穿刺这已阻断的门静脉支的远段，注入足够的靛胭脂，直到肝脏表面的颜色变深为止。

对于解剖性（规则性）肝叶或段切除手术而言，由于肝叶间或段间没有肝动脉和肝门静脉走行，加之在肝实质离断前已先行将相应拟切除肝段或叶的入肝血流阻断，因此，离断肝实质时，出血不多，普通电刀在切割肝实质的同时也能起到有效的止血作用。

3. 切除肝叶之肝动脉断扎及门静脉主干阻断法　解剖第一肝门结扎相应肝叶的血管，是最理想的切除肝脏的方法，但大多数情况下解剖第一肝门的困难是难以克服的，有时甚至在解剖第一肝门时就可因大出血而引起手术失败。常温下完全阻断入肝血流的方法虽然比较简单易行，但受到时间的限制。为了解决这些矛盾，先解剖比较表浅的肝固有动脉，由此找到左右肝动脉的分支，根据肝脏的切除范围暂时阻断或一次性结扎切断相应切除肝叶的动脉。然后避开肝固有动脉，再将肝十二指肠韧带（包括门静脉的主干和胆总管）用导尿管或其他止血带阻断。这样在手术的全过程中可使保留肝脏得到肝动脉的血供，要切除肝段处于无血供状态，而门静脉的阻断时间可不受肝硬化的影响一直阻断到肝实质完全离断。虽然门静脉阻断的时间比较长，但因保留肝段有肝动脉的血供，一般术后不发生肝功能衰竭。动物试验证实，此法阻断 60min，术中术后检查肝功能基本正常。

4. 右半肝血流阻断法　显露肝十二指肠韧带，沿肝总管向肝门部解剖，充分暴露左右肝管汇合部，于其上方将肝被膜用尖刀片切一小孔，稍向右侧切开，然后轻轻插入直角钳，入肝实质后，在 Glissonian 鞘外再轻轻钝性分离，于无阻力的情况下向肝十二指肠韧带的后方深入，如有阻力可能是遇到门静脉到尾状叶分支，应稍微移动直角钳的方向，再继续深入并于门静脉分叉部与尾叶交界处的右侧穿出，带入 8 号导尿管，将此管缩紧，即可阻断右半肝的入肝血流。

5. 左半肝血流阻断法　切断肝圆韧带，用血管钳夹住肝圆韧带近肝端，将肝脏向上提起，充分显露肝门。在肝圆韧带的基底部将其表面腹膜及脂肪组织纵形切开，钝性分离脂肪组织，即可显露门静脉左支的角部，向上继续纵行剪开肝圆韧带并分离脂肪组织，即可显露出门静脉左支的矢状部、囊部及其左右侧分支。继续沿肝横裂解剖则可显露出肝动脉左支，通常可见肝中动脉在横部与角部交叉处跨过门静脉。以8号导尿管穿过门静脉左支横部及左肝动脉，紧缩后即可阻断左半肝的入肝血流。

6.全部入肝血流阻断法　入肝血流完全阻断（Pringle法）（第一肝门阻断法）的操作方法简单，仅从网膜孔穿过一根10～12号的导尿管，将肝十二指肠韧带完全包绕在内，然后用一段较硬的约2cm长橡皮管将导尿管两臂套入，推移橡皮管并逐渐拉紧导尿管，用止血钳夹持导尿管，即可阻断入肝血流。也有将导尿管尽量扭紧后用血管钳钳夹导尿管扭结根部的操作。两种方法相比，前者类似一钳夹法，比后者操作快，损伤小。阻断方式有：一次性阻断入肝血流（长时间阻断入肝血流）和间歇性阻断入肝血流（限时性阻断入肝血流）。有文献报道前者阻断的最长时间达60min，后者一般阻断时间限制在15～20min之内，间歇5～10min再次阻断，有文献报道最多阻断次数为3～4次。目前常温下阻断入肝血流的方法比较安全可靠，因此可应用于各种肝脏手术。但对网膜孔封闭的病人，如解剖游离肝十二指肠韧带困难，不宜强求应用此种方法。

【肝癌的姑息性外科治疗】

包括姑息性肿瘤切除和非肿瘤切除性外科手术两部分。姑息性外科治疗常适用于：①术前判断有肝切除术指征，但术中发现肿瘤无法切除的病人；②术前判断肿瘤无法切除，但缺乏介入治疗的条件，病人肝脏代偿功能良好，无黄疸、腹水、白/球蛋白比例倒置和远处转移；③出现危及生命的并发症如肝癌破裂出血，经保守治疗无法控制者。此多为被动性而非主动性肝癌治疗选择。

1.姑息性肿瘤切除　因创伤较大，残余肿瘤生长更加活跃，以及有导致肿瘤种植、转移之虞，多不主张施行。术中应注意：①因创面存在肿瘤组织中，组织松软易溃破，难以止血，此类创面宜对拢缝合，或填入游离大网膜后再对拢缝合，较为安全；②手术野应用消毒蒸馏水反复冲洗，减少腹腔内和切口的肿瘤种植转移。

2.肝动脉结扎术　结扎肝动脉后肿瘤的血供减少90%以上，而正常肝组织的血供大部分来自门静脉，不致引起严重的肝功能损害。此手术分单纯肝动脉结扎、全肝去动脉和间隙性肝动脉阻断术。肝动脉结扎术的禁忌证：①门脉主干癌栓阻塞未经手术清除者；②肝功能失代偿者，已出现黄疸或腹水；③肿瘤过大，已超过肝体积的70%；④其他主要脏器存在严重器质性疾患。

3.肝动脉栓塞化疗　是指术中肝动脉内置管，术后反复经导管进行化疗药物灌注和栓塞。其适应证和禁忌证基本同肝动脉结扎术，但最为适宜者为：①肝内散在性癌灶；②肿瘤姑息性切除的合并手术；③肿瘤根治性切除后的预防复发措施。术后首次化疗应在肝功能基本恢复后进行，多于术后1周至半个月开始，可采用2～3种化疗药物联合应用，连续化疗3～7d，化疗结束后根据透视下肿瘤大小、肝内碘油沉积量注入5～20ml碘油。需注意有无胃肠道血管内的碘油反流，避免胃肠道的大面积血管栓塞。1～2个月后可重复治疗，但应根椐病人的全身状况、肝功能、白细胞水平、肿瘤情况及时调整化疗方案。

4.术中冷冻或热凝治疗　适于术中发现的不能切除的肝癌，尤其是肿瘤并不巨大，但部位紧贴肝内主要管道者，也可作为姑息性切除的补充治疗。据报道235例肝癌行术中冷冻治疗,5年生存率可达39%。此法在减轻肿瘤负荷方面与姑息性切除相仿,但创伤更小,尤其冷冻或热凝处理后可能释放肿瘤抗原,对机体抗肿瘤免疫应答能力的提高可能有益,疗效明显优于姑息性切除。

【肝癌肝移植】

使部分病人达到了根治,但总体疗效较差,主要为移植后复发。

【介入治疗】

经导管动脉栓塞化疗(transcatheter hepatic arterial chemoembolization,TACE)的适应证:肿瘤巨大可多发不能手术切除者,肝脏代偿功能良好,无其他重要脏器的器质性病变。门静脉分支癌栓也不是绝对禁忌证。禁忌证:已出现肝功能不全,如肝细胞性黄疸,中、大量腹水,以及其他重要脏器有器质性病变者。由于TACE可导致肝功能损害,肝脏与周围组织粘连严重,肝脏水肿易使术中出血,明显增加手术操作困难,术后恢复时间延长,尤其是可能增加肝癌肺转移的机会,因此对能手术切除的肝癌多不主张在术前行TACE。而术后TACE已被多数学者认同,对延缓早期肝癌的复发可能有效。

超声介入治疗包括经皮无水酒精注射,经皮射频消融、微波、激光、高功率超声聚焦等的热凝,氩氦刀冷冻等,均安全、有效,但均难彻底,易复发。

【生物治疗】

取得一定进展,正深入研究中。

【中医中药治疗】

对控制肿瘤生长,改善症状,提高机体免疫力方面都起到了一定的作用。一是以单药成药为主,二是以辨证施治为主,临床上应用最多的是后者。

【放射治疗】

现认为其对肝癌有一定疗效,可以起到使部分肿块缩小,症状缓解并延长患者生命的作用,适宜于全身情况尚好,肝功能良好,肿块较局限而又不能手术切除,或肝切除后肝创面有残癌或手术切除后又复发者。但对伴有明显肝硬化或肝功能严重损害,有明显黄疸、腹水以及远处转移者不宜放射治疗。目前通常主张采用较小剂量、较长疗程和累积总剂量足够大以提高疗效和减少不良反应。术中经肝动脉内注入Y球形微粒,起到内照射治疗作用,对缩小肿块、缓解症状和延长生命有一定意义,少数患者经治疗肿瘤缩小而获二期切除。

【化学治疗】

主要用于全身情况和肝功能尚好的患者,一般宜选择弥漫型肝癌,而对合并有黄疸、腹水等明显肝功能损害或全身情况极度衰竭者,化疗有害无益,对巨块型肝癌化疗更难以奏效。

单独全身用化疗药物对肝癌的效果很差,1年生存率仅5.4%。

目前认为术前化疗会降低机体抵抗力,又延迟手术时间,不利于手术进行。

为防治可能因操作而引起的癌细胞扩散,可在手术结束时经大网膜血管注射丝裂霉素或其他化疗药物。

术后化疗对控制复发的确切作用尚未得到证实,有报道术后口服卡莫氟、叠加氟以及卡培他滨等有一定疗效,但对肝功能的损害比较明显,伴有肝硬化的肝癌病人往往难以坚持长疗程的化学治疗。

【肝癌治疗方案的选择】

选择治疗方案时应注意的问题:①围绕肝癌的手术切除。因肝癌切除术仍是目前最有效、最具可行性的治疗手段,其他治疗应着眼于为手术创造条件,或预防复发;②保护肝脏的代偿功能。在拥有众多治疗方法的现在,良好的肝脏代偿功能是病人长期生存的关键因素,因此,在各种治疗方法的组合应用时既要重视疗效的叠加,更应避免创伤的积累,不适当的乃至过度的治疗其后果适得其反;③注重肝癌治疗的整体性和个体化:在初次治疗开始前应根据病人个体情况对治疗方案有较为合理的预案,然后在实施过程中进行必要的调整,建立优化的治疗方案。

治疗方案的选择取决于下列因素:①不同病期;②肝功能代偿能力和合并有肝硬化的程度;③肿瘤的大小、生长部位、分布状况、浸润范围;④门静脉、腔静脉、胆管内有无癌栓;⑤病人的全身状况。在考虑上述因素的基础上,一般应先将肝癌分为可切除性和不可切除性两类,分别进行外科综合治疗和非外科综合治疗。

现已形成的几种成功的综合治疗模式:①难初始切除之巨大肝癌,经综合治疗后的二期切除。目前报道能使巨大肝癌缩小的治疗方法主要包括 TACE、肝动脉结扎或加栓塞,以及 B 超引导下的瘤内药物或放射性同位素注射;导向治疗和超分割治疗也有少数报道。②根治性切除后的抗复发综合治疗:能起到不同程度抗复发作用的主要为小剂量化疗+细胞因子的免化治疗、TACE、口服化疗以及生物治疗等。③复发肝癌的外科综合治疗:再手术、超声介入治疗和 TACE 等相结合的复发肝癌综合治疗。④小肝癌的微创治疗:早期切除仍应提倡,但对肝硬化重、肝癌小但位于肝实质隐匿部位者,B 超介入和 TACE 相结合可取得较好的疗效。

【预后】

一般症状出现至死亡时间平均为 3～6 个月,少数病例在出现症状后不到 3 个月死亡。据国内一组经病理证实而未经手术切除的亚临床肝癌的观察,自癌变至出现低浓度 AFP 而确立亚临床肝癌(早期)诊断约需 10 个月;自亚临床期至出现临床症状(中期)约需 8 个月;自有临床症状至黄疸、腹水或远处转移或恶病质(晚期)约 4 个月;自晚期至死亡约 2 个月。其自然病程至少为 24 个月。

肝切除术可显著改善其预后,目前报道外科疗效较好的其总体 5 年生存率可达 50%左右,复发后可行再手术切除,二次手术 5 年生存率可达 19.65%,而第三次手术后则达 25.0%。约 1/5 的巨大肿瘤经综合治疗缩小后可行二期手术切除,其 5 年生存率可达 60%以上。

对于小肝癌合并严重肝硬化,肝移植的疗效比较确切,国外报道总的 5 年生存率为 36%,其中Ⅰ～Ⅲ期患者 5 年生存率为 52.1%,而Ⅳ期则降至 11%。

各类肝癌 TACE 后 5 年生存率为 7%左右。

＜3cm 和 3～5cm 肝癌经皮酒精局部注射(PEI)治疗后的 3 年生存率分别为 81%和48.9%。

肝癌发现时能行肝切除者不足 20%,绝大部分中晚期肝癌尚缺乏有效治疗措施;肝癌复发率高,总的 5 年复发率＞60%,目前尚无显著有效的抗复发的手段,因此,肝癌的总体疗效尚不十分理想。

疗效评价标准：以标明病型病期的治疗后1、3、5、10年生存率评价疗效（可注明带瘤、不带瘤、恢复劳动等）。

（蒋啸云　吴新军）

二、肝外伤

肝外伤占腹部脏器损伤的15%～20%，肝外伤死亡率与合并伤、尤其是大血管伤有密切关系。单纯性肝外伤死亡率约为9%，其中刺伤为3%，火器伤为18%，交通事故钝性伤为30%；合并多个脏器损伤和复杂性肝外伤的死亡率可高达50%。

（一）肝外伤的主要危害

1. 出血　休克。
2. 胆汁溢漏　胆汁性腹膜炎、腹腔感染。
3. 并发其他脏器（特别是空腔脏）损伤。

（二）致伤方式

1. 刀枪锐器直接损伤，多为开放伤。
2. 肝区暴力+肋骨骨折，常为直接暴力钝性伤。
3. 一种罕见的肝损伤机制　高处坠下，纵向着地，间接暴力传导致伤（肝附着缘上牵，肝游离缘下煽）。

作者20世纪70年代初期曾遇一肝外伤病例：患者男性，32岁，农民。驾驶一手扶拖拉机，不小心，车撞于一高出地面约30cm的大树桩上，由于车的突然碰撞、震荡将其抛入上空而后双脚着地，并未跌倒，亦未受外物的撞击，但顿时感上腹疼痛，随即步行来医院看病。当时血压正常，心率约90次/min，无肋骨骨折征象，上腹肌稍紧张，压痛、反跳痛轻微，肝区有叩痛。限于当时无完备的影像学检查设备，决定留院观察。但约1h后，病人出现早期休克表现，腹穿抽出不凝固的血，经必要的准备后，决定手术探查。术中所见为右肝前外下，叶间裂处整齐裂开，长约15cm，深约5cm。予仔细止血后将裂口适当缝拢，清理腹腔、放置引流管后关腹。术后恢复顺利出院。

此病例的肝破裂并无直接外伤史，分析其受伤机制可能为：拖拉机强烈震动将其抛入上空及落地时，患者受力上传使有韧带附着的肝后上部猛烈上牵，而游离的右肝前下部因下落时的惯性则猛烈下煽，且肝叶间裂处交织的管道较少，易于裂开。因此，在接诊病人及询问病史时，应注意有无遭受此种间接暴力情况，以提高警惕避免延误。

（三）肝损伤分级

分级在于了解伤情的严重程度，而其严重程度主要取决于伤及肝内及肝周重要管道的情况。

根据损伤的部位及深度将肝损伤分为三型：

周围型（Ⅰ区带损伤）：深度不超过3cm，伤情多不严重。

中间型（Ⅱ区带损伤）：涉及肝动脉、门静脉及胆管的二级或三级分支，经仔细止血和彻底清创处理，通常可获顺利恢复。

中央型（Ⅲ区带损伤）：包括有肝动脉、门静脉、肝总管或其一级分支伤，常有较多肝组织失活。肝静脉损伤亦属Ⅲ区带损伤，伤情严重，临床处理较复杂困难。

黄志强提出的肝外伤分级：

Ⅰ级：裂伤深度不超过3cm；

Ⅱ级：伤及肝动脉、门静脉、肝胆管的2～3级分支；

Ⅲ级或中央区伤：伤及肝动脉、门静脉、肝总管或其一级分支合并伤。

美国创伤外科学会提出的肝脏损伤分级（1994年修正版）：

分级	伤情	
Ⅰ级	血肿	包膜下，<10%面积裂伤包膜破裂，实质裂伤深度<1cm
Ⅱ级	血肿	包膜下，10%～50%表面积，肝实质内直径小于10cm
	裂伤	包膜破裂，实质裂伤深度1～3cm、长度<10cm
Ⅲ级	血肿	包膜下血肿>50%表面积，或实质内血肿>10cm或血肿继续扩大
	裂伤	深度>3cm
Ⅳ级	裂伤	肝实质破裂达1个肝叶25%～75%；或1～3个Couinaud肝段受累
Ⅴ级	裂伤	肝实质破裂大于1个肝叶的75%；或1个肝叶内有3个Couinaud肝段受累
	血管伤	近肝静脉损伤（如肝后下腔静脉、肝静脉主支）
Ⅵ级	血管伤	肝撕脱

Ⅰ级和Ⅱ级的肝损伤若为多发性，其损伤程度则增加一级。

（四）诊断

1. 对疑有肝外伤的病人，临床诊断要求回答以下问题：①是否有肝外伤或腹腔内其他实质脏器伤；②腹腔内出血状况，是否出血已经停止或仍在出血；③肝外伤的大致分级；④有无其他合并伤，特别是腹腔内空腔脏器伤；⑤血流动力学情况和生命体征是否稳定。

2. 如何确定有无肝损伤可从以下几方面着手：

（1）了解有关的病史，其中特别是受伤的时间、方式、部位、暴力种类和大小，经过何种救治或检查等。这对诊断有帮助。

（2）全身可有失血性休克表现。

（3）肝区可能有伤痕，或肋骨骨折的表现；肝区有疼痛、压痛及叩痛；可有腹膜炎及腹腔积血、积液表现（腹穿或腹腔灌洗有血性液体，有重要诊断价值）。

腹腔穿刺或腹腔灌洗术，在腹腔内出血诊断上的准确率达到90%～98%，但其阳性结果太敏感，若根椐腹腔穿刺试验阳性便施行剖腹探查，发现往往为脏器表浅伤且大部出血已停止，有高达约67%的病人并不需要剖腹探查术。

（4）酌情进行B超或CT检查，可了解肝、脾、肾等脏器有无损伤，损伤部位及程度。

3. 术前如何确定肝损伤的程度

(1)腹腔出血的速度和量以及循环稳定性最能直接反映肝损伤的严重程度。①轻度低血容量休克,此时血容量减少不足20%(800～1200ml)。表现为平卧位血压仍在正常范围低值,但四肢发凉,面色苍白,血液再灌注延迟,口干,出汗,脉率加快,脉压缩小,皮下静脉塌陷,中心静脉压开始下降。②中度休克,血容量减少20%～40%,失血1200～1700ml,表现为收缩压下降至60～75mmHg,中心静脉压显著下降,尿量少,四肢发冷,肢端发绀,烦躁不安或淡漠,脉搏细速。③重度休克,血容量减少40%以上,失血量1700～2000ml以上,表现为收缩压下降至60mmHg以下,中心静脉压极度下降或为零,面色极度苍白,口唇及肢端明显发绀,四肢冰冷,表情极度淡漠,尿量显著下降,心电图可显示心肌缺血的表现,如病理性Q波和ST-T段压低。

根椐受伤至就诊的时间及此前输入液体量,结合就诊时估计的失血量,可大概推断出血的速度。

(2)B超和CT检查了解受伤的部位、范围、深度及腹腔积液量等,可推断出受伤的程度。部位趋于中央带或大血管,且范围广泛,或腹腔积血多,其损伤程度较重。

(五)治疗

1. 手术治疗

(1)指征：　肝脏火器伤和累及空腔脏器的非火器伤都应手术治疗。

生命体征经液体复苏仍不稳定或需大量输血(>2000ml)后才能维持血压者,说明继续有活动性出血,应尽早剖腹手术。

(2)手术的原则是彻底查明伤情、确切止血、防止胆瘘、清除失活的肝组织、处理合并伤和充分引流。

(3)选择切口应能充分显露损伤部位。如明确仅有肝损伤者可采用右肋缘下切口;不能明确者,仍应经正中切口开腹,必要时可迅速向各方向延长。

(4)探查:首先应根椐积血特别是有血块的部位寻找损伤部位,清除积血和血块后,依肉眼所见了解伤在肝的何处,属周围带、中间带还是中央带,有无活动性出血。如肝裂伤延向肝后区接近下腔静脉处,尤其是有血肿或活动性静脉出血时,应考虑到肝静脉损伤。此时,宜先向后压迫肝脏抵住后腹壁暂时控制出血,再决定下一步处理方案。如不具备处理肝静脉损伤的条件,应先用纱布填塞止血,关腹后转上级医院处理。此外,探查可按如下三步骤进行:①压迫肝损伤处,看是否能控制出血,如可以,则在该处做进一步处理和止血;②上法不能控制出血,可能系有肝动脉、门静脉及肝胆管的2～3级分支损伤,则应控制阻断第一肝门后进行处理;③如上述方法均不能控制出血,或搬动肝脏时出血加剧,应想到合并有肝静脉主干或肝后下腔静脉破裂可能,应先用纱垫填塞、压迫暂时止血或减少出血,容准备妥后进一步处理。

(5)肝外伤手术止血方法

缝合法:适浅表裂伤,应不留死腔。

肝清创切除:清除失活组织后止血。

肝切除,死亡率高达52.5%,不常用,不得已为之(大块毁损、暴露和修补肝后下腔所需等)。

肝切开暴露深部活动性出血加以止血。

肝动脉结扎(HAL)和肝动脉栓塞(HAE)。

填塞法　①指征:凝血机能障碍,肝创面广泛渗血不止,各种止血方法无效;广泛肝损伤.一般止血方法无效;广泛被膜下血肿有继续扩大趋势;出血不能控制需转院等。②禁忌:肝后腔静脉及主肝静脉破裂及肾功能损害者。③方法:填塞前应先用大网膜或塑料膜铺垫,防拔出时粘连出血,铺垫膜从前腹壁切口或肋缘下另戳口引出;填塞的材料应记数或将其相互连结以防拔除时残留。填塞压力不可过大,以防腹内高压。一般在术后3～5d开始分次轻柔地拔出,2～3周取完。

并发症:再出血;腹内血肿;感染;腔静脉受压(腹内压>20～25mmHg)。

(6)肝门部血管损伤的处理

门静脉损伤的处理:尽量修补或吻合,否则需做门腔静脉吻合术。

肝动脉损伤的处理:争取修补吻合或血管移植,损伤严重也可结扎。

(7)肝静脉和肝后下腔静脉破裂的处理:这类损伤罕见,处理上最为棘手,死亡率高达80%,严重的威胁来自难控制的大出血和可能发生的空气或肝碎片栓塞。方法为:①全肝血流阻断下修补;②腔内分流管下修补;③直接修补法:指捏法广泛分离开肝组织,暴露破损处进行修补。

(8)胆管损伤的处理

大胆管:修补或吻合,T管支撑引流;

肝外胆管:修补或行胆肠吻合;

肝内胆管:修补+肝外胆道引流(小于5mm肝外胆管可行胆囊置管引流,以免胆管狭窄)。

(9)肝创面的处理

肝包膜下血肿的处理:小血肿可不处理;张力高的大血肿应将包膜打开,清除血肿,放置引流;肝表面有活动性出血者做"8"字缝合直接止血。

肝实质裂伤:酌情清除失活组织及血块并止血,缝合创面应不留死腔。深伤口必要时放置引流。出血已停止的整齐戳伤或表浅挫裂伤不必缝合,适当引流即可,有的甚至不需引流。锐器或低速子弹造成的隧道样贯通伤,出血已停止者,也只需在伤道入口和出口处放置引流。不整齐和创面大的挫裂伤,清除失活组织和缝扎创面上破裂的血管和胆管后,有时已不可能对拢缝合,可敞开创面,放置双套管负压引流。

病例一　男性,10岁,因车祸致胸腹部外伤1h入院,CT片示肝后叶破裂,受伤后5h行破裂肝切除修补、腹腔引流术,术中见出血量约150ml,在右肝膈面第Ⅴ与Ⅵ、Ⅶ段下部分交界方向有一长约10cm长的裂口,在第Ⅵ、第Ⅶ段交界方向一横形裂口,长约5cm,裂口中央深约5cm,在肝下缘侧第Ⅳ、第Ⅶ段之间几乎断裂,裂口距离第一、第二肝门3～4cm远,裂口边缘不规则,第Ⅶ段下部分显半游离状,创面少量渗血,予以切除碎裂的第Ⅶ段部分肝组织,在右膈下放置腹腔引流管一根外引流。如CT图所示:

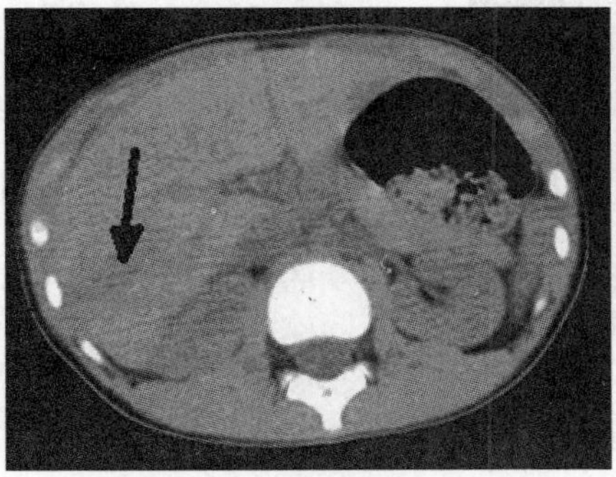

图 3-25　受伤后 1h CT 平扫

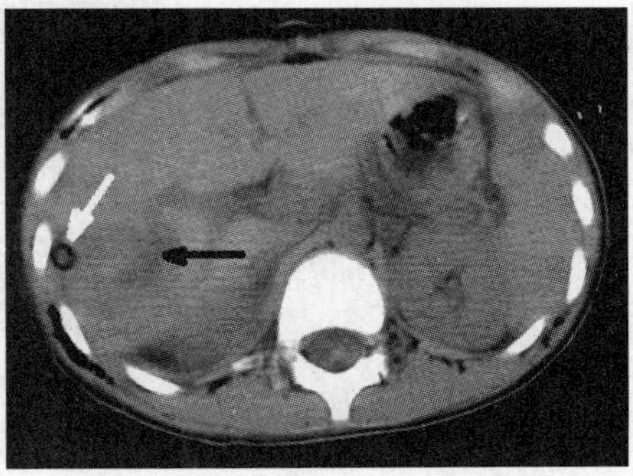

图 3-26　4d 后 CT 平扫复查

黑箭头示肝裂伤口，白箭头示腹腔引流管

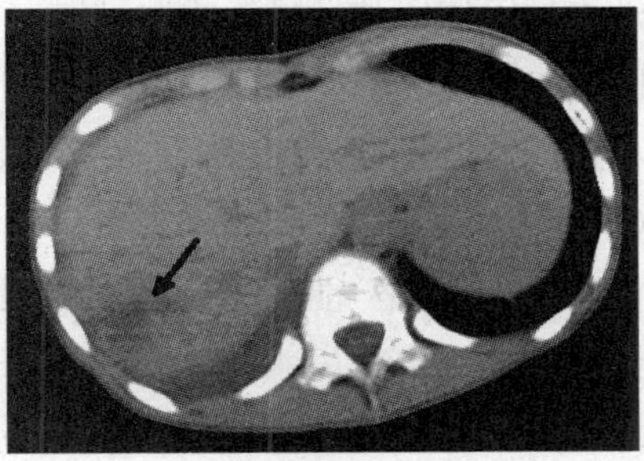

图 3-27　术后 15d 拔管后 CT 复查

病例二　男性，41 岁，因矿车撞伤胸腹部 5h 入院，CT 片示肝后叶破裂，入院半小时后行破裂肝切除修补、腹腔引流术，术中见出血量约 4000ml，右肝后叶及部分前叶碎裂，切除碎裂的肝组织，残肝断面的管状组织予以结扎。肝动脉破裂大出血，用 4-0 Prolene 血管无损伤缝线连续缝合修补裂口止血。创面仍有中量渗血，用夹纱垫加压填塞在右膈下右肝创面之间止血，右膈下放置腹腔引流管二根外引流。术后第 16 天行开腹纱布取出术。如 CT 图所示：

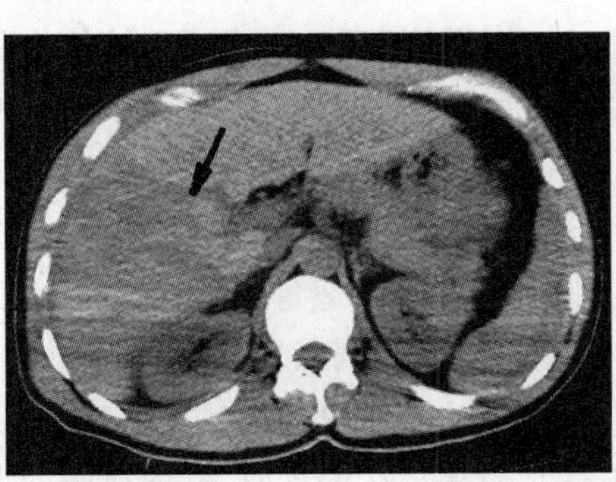

图 3-28　受伤后 5h CT 平扫，右半肝脏大片低密度影

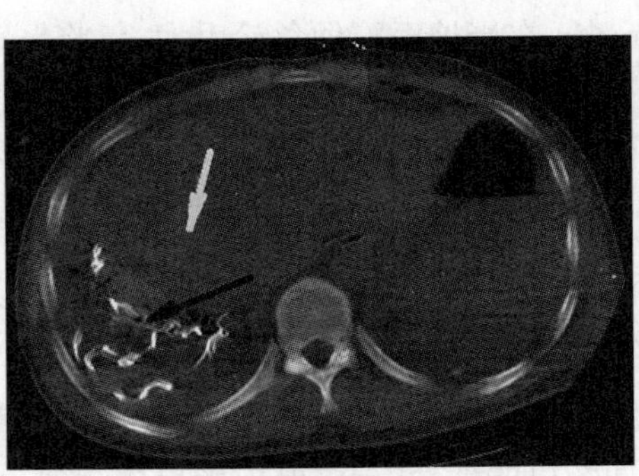

图 3-29　术后 2d 后 CT 平扫复查

黑箭头示肝创面填塞的纱布区，内含不透 X 线的布条；白箭头示肝内血肿及破裂肝组织

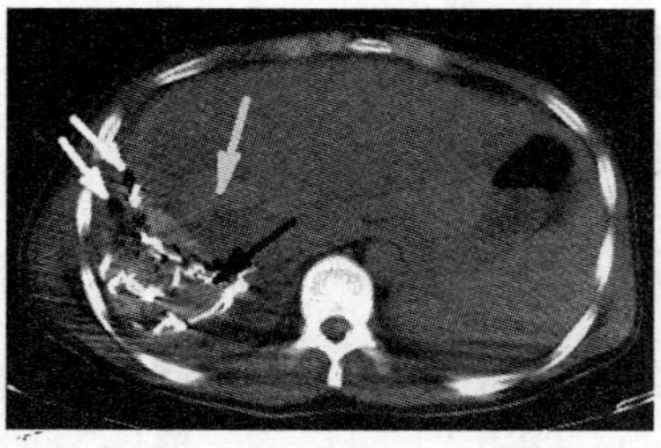

图 3-30 术后 7d CT 复查

双白箭头示腹腔引流管，单白箭头示肝内血肿及碎裂肝组织

2. 肝外伤的非手术治疗

依据：2/3 已出血停止；右肝破裂或劈裂可自行止血（解剖关系）；3 周后肝创面愈合强度超过正常肝；现影像学能动态监测，成功率达 70%～98.5%。

措施包括卧床休息、控制饮食、镇痛、应用抗生素等。

存在问题：①可能遗漏其他内脏伤（肠管伤占 5%）；②并发出血率 2.8%～3.5%；③胆汁潴留和腹内脓肿 0.5%～26%。

需具备的条件：①入院时病人神志清楚，能正确回答医生提出的问题和配合进行体格检查；②血流动力学稳定，收缩压在 90mmHg 以上，脉率低于 100 次/min；③无腹膜刺激征象，腹腔积血较少；④B 超或 CT 示破裂为Ⅰ～Ⅲ级，Ⅳ级和Ⅴ级的严重肝损伤经重复 CT 检查确认创伤已稳定或好转，腹腔积血量未增加；⑤无需剖腹探查其他内脏伤的指征。

(六)肝破裂手术治疗愿提及的问题

应明确肝破裂的处理目的是在尽可能保留有生机的肝脏组织的前提下主要是止住血；另外是处理好较大的胆管，防止胆瘘；以及处理并存的其他腹内损伤。而不是只求缝好肝表面裂口不管深部是否止住了血。

肝破裂处理不当病案举例：患儿男性，5 岁，因车祸致肝中叶深部裂伤，而表面伤口仅 5cm 长，在当地医院做急诊手术，仅将肝表面裂口缝合，周围放置引流。术后引流管中每天引出血液较多，术后第三天第二次开腹探查，除肝中叶较肿大、肝表面附着薄层血凝块外，未见明显活动性出血，乃关腹。事后引流管仍有较多血引出，急请上级医院会诊。第三次进腹腔后，清理了肝周血块，剪开原肝表面缝线，从原伤口深处清除积血块约 100 余克，适当扩大表面切口，仔细缝扎伤口内出血点，放置多孔乳胶引流管一根，填塞适量带蒂大网膜，将肝伤口松松缝合固定两针，周围放置引流管。术后未再见明显出血，顺利恢复出院。

类似情况并不少见。如另一例 15 岁男孩，右肝破裂深达实质内，两次手术均只做了肝表面伤口的缝合，未做肝内破损处止血，请上级医院会诊行第三次手术时，肝内血肿的血块达儿头大小。

（蒋啸云　吴新军）

三、肝内胆管结石

（一）发病率

肝内胆管结石是原发性胆管结石的一部分，是位于肝管分叉以上的结石。在临床上肝胆管结石占原发性胆管结石的13.7%～50.0%；但在尸检时，38.0%～82.3%的原发性胆管结石病人肝内胆管含有结石，肝内胆管结石平均约占全部胆石病例的16%。早期的肝内胆管结石以位于左外上、右后下段肝胆管较常见。

（二）分型

肝内胆管结石的分布虽无一定的规律，但往往是从属于以下的三种类型或混合型。

1. 弥漫型　结石可自肝外胆管向上堆积，直至充满整个肝内胆管系统。

2. 散在型　少数的结石散布于肝胆管的某些分支内，特别常见于两个肝内胆管的汇合处之上，该处管腔较为膨大，结石可能存留于该部不易下降。

3. 区域型　常发生于有结石梗阻或肝胆管狭窄的基础上，引流该部分肝组织的肝胆管属支均充满结石，因而结石分布的范围可呈肝叶、肝段或半肝的区域性分布。结石容易发生于有解剖学变异而胆汁引流不畅的肝内胆管，例如右后肝管。

（三）病理

基本病理改变是肝内胆管的炎症及结石梗阻，含结石的肝胆管呈扩张，管壁增厚，纤维组织增生，有慢性炎性细胞浸润。

较大的胆管壁内平滑肌、弹力纤维、腺体一般减少，每见管壁弹力纤维断裂、肉芽组织形成和溃疡修复等现象。

与胆管伴行的门静脉支，常呈受压、扭曲、闭塞、管腔变窄，门静脉血流量大为减少，门管区内门静脉支与肝动脉支所占的面积比例大为减少。

与胆管伴行的肝动脉支呈代偿性增大，数目增多，胆管周围血管丛增生，但表现有增生性血管炎，内膜增厚，管腔变狭窄，其结果是结石部肝组织的血流减少，以门静脉血流减少最为显著，以致后期时肝脏的颜色变浅，呈灰色，与正常的肝叶组织间有明显的分界线。

肝内胆管结石的另一显著改变是胆管周围纤维增生，汇管区纤维增生，甚至形成纤维束伸至肝实质内。

合并胆管炎性脓肿、胆管溃疡、肝胆管狭窄、肝实质萎缩在肝内胆管结石时均甚常见。

（四）表现和诊断

肝内胆管结石常有肝区、胸背部深在而持续性的疼痛，影响睡眠，易致使用麻醉药成瘾。

可以发生急性梗阻性化脓性胆管炎表现，晚期可发生败血症、休克。

肝胆管脓肿可穿破至膈下，形成一胆瘘，或穿破至肺，形成肝胆管支气管瘘。

慢性期可有血清碱性磷酸酶、谷氨酰转肽酶升高和不规则的血清转氨酶升高。

B型超声扫描和CT对结石的诊断和定位均有帮助。经皮肝穿刺胆管造影(PTC)、MRCP能提供较满意的有助于诊断的照片。

总之,胆道炎症或梗阻等临床表现可供诊断胆道结石的参考,但常是引发临床急救处理的依据。确诊肝内胆管结石主要靠影像学检查或术中发现。

(五)治疗

仍是胆道外科中的难题。治疗原则应为彻底清除结石、去除病灶、通畅引流。手术治疗方法包括胆管探查取石、胆肠内引流术、肝叶切除术等,常是根据病变的性质联合使用。从以往的经验和国内大系列的病例报告,以肝叶切除术为主的治疗效果最佳,远期结果达到优、良者可在90%以上,结石和胆管狭窄复发率较低,且可防结石部胆管癌变。手术后经引流管窦道胆道镜取石,应是肝内胆管结石外科治疗的一个组成部分。治疗应争取早期处理,避免当病情发展至晚期才被迫施行手术。

(蒋啸云)

四、急性梗阻性化脓性胆管炎(重症急性胆管炎)

急性梗阻性化脓性胆管炎(acute obstructive suppurative cholangitis,AOSC),是急性化脓性胆管炎的严重阶段,1983年中华外科学会在重庆召开的胆石研究会议上,将其定名为重症急性胆管炎(acute cholangitis of severe type,ACST),二者代表相同的意义。多发生于有较完全的胆道梗阻和较严重的胆道感染,特别是当同时有厌氧菌的混合感染时;亦常发生于全身抵抗力降低的病人如老年、肿瘤晚期的病人。恶性胆道梗阻的内引流及经皮插管外引流术,因导致胆道感染,若引流不畅,常发生急性化脓性胆管炎。急性梗阻性化脓性胆管炎亦可发生于主要肝胆管的梗阻及感染,此时常称之为急性梗阻性化脓性肝胆管炎(acute obstructive suppurative cholangitis,AOSHC)。

(一)病因

致梗阻和感染的因素:结石,胆道蛔虫,胆管炎性狭窄,胆管癌,肝内外胆管均有梗阻只解决了肝外梗阻而忽略了肝内胆管的梗阻。

其细菌种类与一般胆道感染相同,主要为革兰阴性细菌,如大肠杆菌、变形杆菌、绿脓杆菌等,其中以大肠杆菌最多见。胆汁培养的阳性率为95%～100%。厌氧性细菌感染较多见,胆汁的厌氧菌培养阳性率可达80%以上。当有厌氧菌及需氧菌混合感染时,其临床过程加重。厌氧菌中以类杆菌属多见。胆道内经常带有大量细菌,故易发展成为重症的急性胆管炎。原发性胆管结石病人,择期手术时胆汁细菌培养的结果,均显示胆汁中的细菌计数超过100×10^6/L,曾经做过胆道手术的病人情况亦相同。

(二)病理

急性梗阻性化脓性胆管炎的基本病理改变,是胆道的梗阻及感染。有梗阻及感染的大体及镜下的改变:胆总管常呈显著扩大、壁厚、黏膜充血、水肿,黏膜上常有多数性溃疡;胆管内压升高,装满臭味的脓性胆汁;肝脏呈充血、肿大,镜下见肝细胞肿胀、胞浆疏松不均,肝细胞索紊乱,肝窦扩张,胆管壁及周围有中性多核白细胞及淋巴细胞浸润,胆汁淤滞;较晚期者有大片的肝细胞坏死以及多发性肝脓肿。病人临床上一些表现与大片的肝细胞坏死有关。

晚期病人,由于胆管梗阻内压升高胆小管溃破,含大量游离胆红素颗粒的胆汁可经坏死的肝细胞而进入肝窦,形成胆小管-肝静脉或门静脉分支瘘,含胆红素颗粒的混合性血栓(胆沙性血栓)可见于肝中央静脉、小叶旁静脉、肝静脉及其分支,并可经下腔静脉进入肺循环,发生肺动、静脉内的胆沙性血栓栓塞,造成局灶性肺梗死。

严重的急性梗阻性化脓性胆管炎的死亡原因,多与大量的细菌及细菌毒素从胆汁进入血循环有关。此类病人做血培养时多有与胆汁中相一致的细菌生长。细菌入血与胆道内高压有关。当胆道内的压力稍微超出肝胆汁的分泌压力时,胆道的内容物便可通过毛细胆管与肝脏血窦间的沟通逆流至血循环内(梗阻近端的胆管压力超过 30mmHg,即可逆流入血)。用放射性标记的细菌注入胆道后,当压力稍微超过肝胆汁的分泌压力时,细菌便可在循环中出现,而血液内的细菌量与注射的细菌量成比例。

(三)临床表现

1. 主要为胆道梗阻、感染的局部及全身表现。常有上腹痛、寒战、高热、黄疸、低血压,甚者更可以有发绀、昏迷乃至死亡。

腹痛的性质因病变不同而异,胆总管结石、胆道蛔虫多为剧烈的绞痛;肝管狭窄、胆道肿瘤梗阻等则可能为右上腹、肝区的剧烈胀痛。

黄疸随病程的长短和胆道梗阻的部位而异:病程长者,多有明显的黄疸;黄疸来源于胆管的梗阻及肝细胞的急性损害,病程短者,黄疸可能较轻或暂未出现;由于一侧肝胆管阻塞引起的急性梗阻性化脓性肝胆管炎,可能不表现黄疸或黄疸较轻。约 20%的病人可无明显的黄疸。

高热亦常是此症的特点,体温一般在 39℃以上,甚或达到 40～41℃,每天可能有不止一次的寒战和弛张高热。

低血压是一个重要表现,多发生于病程的晚期,在腹痛、寒热以后出现,但病情严重者亦可在发病数小时后出现。出现低血压之前,病人常有烦躁不安、脉搏增快、呼吸迫促,有时血压可一度略呈升高,随后很快地下降,严重者出现中毒性休克,脉搏弱而快,神志恍惚,烦躁不安,继之可发生发绀、昏迷,严重者可在数小时内死亡。

2. 右上腹及剑突下区有明显压痛、肌肉紧张,梗阻以上肝脏肿大、肝脏压痛及叩击痛。胆总管梗阻者胆囊可肿大。

3. 实验室检查白细胞计数常高于 $20\times10^9/L$,部分病人血培养有细菌生长,肝功能常呈损害,尿中常有蛋白及颗粒管型。尚可有酸中毒及低钾血症等。

影像学检查可发现胆道梗阻的病灶及部位。

(四)确诊的条件

必须具备胆道梗阻的证据+胆道严重感染的表现。

(五)分级

华西医科大学根据对1635例急性梗阻性化脓性胆管炎的分析,将病情分成四级:

Ⅰ级:单纯AOSC。

Ⅱ级:感染性休克。

Ⅲ级:肝脓肿。

Ⅳ级:多器官功能障碍综合征。

(六)治疗

此病紧急危重,严重威胁病人生命。解除胆道梗阻是救治病人,促使病情向好的方面转化的基本措施,应依具体情况因势利导,积极抢救。对发生中毒性休克者,应抗休克、抗感染及全身支持治疗。全身治疗的目的是改善病人的情况,并为手术治疗作准备。

部分病人经紧急处理后,若病情在数小时内趋于稳定、血压保持平稳、腹痛减轻、体温下降、病人安静、全身情况好转者,一般可于度过急性期之后再择期施行手术。

若经过紧急处理在数小时内未能稳定,血压仍不能维持,腹痛症状不减或再有发冷发热、白细胞计数甚高者,则应积极地进行急症手术。因为当有胆管梗阻、胆管内积脓等情况下,一般性处理多不能达到预期的效果,过分延长非手术治疗的时间,反而加重肝实质的损害,加重感染及休克对全身的不良影响,增加发生急性肾功能不全的机会。掌握手术治疗的时机对降低手术死亡率有很重要的关系。在发病24h内手术者,死亡率最低,若在发病后72h以上因出现严重并发症被迫手术者,则死亡率剧增。致死的原因常是休克不可逆转、全身感染、肾功能不全、多发性肝脓肿、肝衰竭、多器官衰竭。

手术治疗的目的应解除梗阻和引流胆道,手术应简单有效。常用的手术方式是切开胆总管探查并放置T形管引流。手术时必须注意解除引流口以上的胆管梗阻和狭窄,故手术当时引流口上方胆管应有胆汁流出。若病变属于肝胆管及胆总管下端的双重梗阻,则胆道引流管的一臂必须放置于肝管梗阻处的上方,手术才能达到目的。手术后需维持全身治疗,待病情平稳后,再做逆行胆道造影,根据发现做进一步处理的准备。

低位胆道梗阻、重度阻塞性黄疸、由肿瘤所引起的AOSC,可行PTCD、经纤维十二指肠镜胆管置管引流;当有胆囊肿大时亦可做胆囊穿刺置管,但其效果不如胆管引流的作用来得直接。嵌顿于胆总管下端开口处结石所致者,可经纤维十二指肠镜切开Oddi括约肌以解除梗阻。

AOSC死亡率一般在25%左右,早期诊断和采取必要的手术处理的情况下,死亡率有所降低。引起死亡的最常见原因是由于胆道感染所致的多系统器官衰竭(MSOF),器官衰竭发生频率的顺序为:肝、肾、肺、胃肠道、心血管、凝血系统、中枢神经系统,而死亡率高低与受累器官数成正比。最重要的预防措施是及时掌握手术引流胆道的时机,避免过多地依赖抗生素或过分的延误。

(蒋啸云)

五、胆囊息肉样病变

(一)分类及特点

良性胆囊黏膜息肉样病变包括以下情况：

1.胆固醇性息肉　最为常见，可能是胆囊胆固醇沉着症的一种，本身并不是真正的肿瘤，体积常较小，直径<1cm，并有蒂(结集的胆固醇晶体有细蒂与黏膜相连接)，常为多发性。镜下可见：息肉具有结缔组织蒂、微血管、分支的绒毛样凸起；有密集的泡沫状巨噬细胞与胆囊胆固醇沉着症时所见者相同。此息肉脱落至胆囊内是否成为胆囊结石的核心值得关注，如经 Oddi 括约肌排出时可引起胆绞痛和急性胰腺炎。

2.炎症性息肉　可单发或多发，直径常<1cm，常合并有慢性胆囊炎及胆囊结石。

3.腺瘤性息肉　胆囊的腺瘤性息肉(adenomatous polyp)可呈乳头状或非乳头状，属于真性的肿瘤，可单发或多发，直径为 0.5～2cm，有时可更大，充满胆囊腔。此种息肉可合并慢性胆囊炎及胆囊结石，并一直认为是潜在的恶性变，发展成为乳头状腺癌。乳头状瘤可发生出血、坏死，有时脱落至胆囊腔内。

4.腺肌增生或腺肌瘤　属于胆囊的增生性改变，可呈弥漫性可局限性改变，其特点是过度增生的胆囊黏膜上皮向增厚的肌层陷入，造成局部狭窄，或在胆囊的顶部有局限性的充盈缺损，可有造影剂进入其中央，犹如脐状。

一般认为直径在 0.5cm 以内的胆囊息肉常为良性病变，在 1.0cm 以上者，则可能为腺瘤样息肉或有恶性改变。综合国内 7 所医院的胆囊息肉行胆囊切除术 241 例，其中 175 例(72.6%)为非肿瘤性，包括胆固醇性息肉、炎性息肉、腺肌瘤、黏膜增生等；66 例(27.4%)为肿瘤性，包括非乳头状腺瘤、乳头状腺瘤、腺瘤恶变、腺癌。全组术前 B 超诊断为胆囊息肉样变施行手术者，恶性病变的发生率为 5.4%；但在肿瘤性病例的 66 例中，恶性病变的发生率为 19.7%。因此，提高对胆囊息肉样病变的鉴别诊断很有必要。

确诊需根据影像学检查所发现的胆囊内肿物的特点及病理检查结果。

(二)治疗

当胆囊息肉伴有临床症状、胆囊结石、直径≥10mm、无蒂、在观察中体积增大者，应行胆囊切除术；对于直径≤5mm 的病变而无临床症状者，可追踪观察。

(蒋啸云)

六、胆囊癌

(一)流行病学与病因

胆囊是肝外胆道癌的好发部位。胆囊癌虽不常见，但临床上的治疗效果很差。

胆囊癌多发生于 50 岁以上的中老年人，女性多于男性，女与男发病率之比为 3∶1。可能与胆囊结石的发生率有一定的关系，85%以上的病人合并有胆囊结石。结石与胆囊癌的病因学之间的关系尚不很明确，可能由于结石的长期刺激及胆囊黏膜的慢性炎症改变，或胆汁中的致癌物质（如胆蒽和甲基胆蒽）作用的结果。

（二）病理

胆囊癌可来自腺瘤癌变；腺肌瘤亦偶可发生癌变，但为数尚少。胆囊癌多发生于胆囊体或胆囊底部，偶亦见于胆囊颈；多为腺癌，可分为浸润型和乳头状型两类。浸润型时胆囊壁呈弥漫性增厚，有的在胆囊腔内充满黏液；乳头状癌分局部型和弥漫型，常见于胆囊底部，肿瘤呈绒毛状或菜花样包块，可阻塞胆囊的出口，肿瘤可发生出血及坏死，胆囊腔扩大，临床上可误诊为胆囊积液。

胆囊癌的预后与病期的关系密切，Nevin（1976）将胆囊癌的发展分成五期：

Ⅰ期：黏膜层内原位癌；

Ⅱ期：侵入黏膜和肌层；

Ⅲ期：侵犯胆囊壁全层；

Ⅳ期：侵犯胆囊壁全层和胆囊淋巴结；

Ⅴ期：侵犯或转移至肝及其他部位。

（三）诊断要点

1. 临床表现　无典型的、特异性的临床症状。常为术中偶然发现。

合并有胆囊结石的胆囊癌病人，常表现为有长时间的胆石症病史，病程往往在5年以上，说明胆石发生在癌变之前；不合并胆囊结石的胆囊癌病人，病程多较短，常有半年左右。

晚期胆囊癌的主要症状是右上腹痛、黄疸、右上腹部硬块、体重下降。黄疸主要发生于有肝十二指肠韧带处淋巴结转移及肝外胆管受阻塞的病人，说明肿瘤已达后期或无法手术根治；但是有时因合并胆总管内结石梗阻，虽在癌症早期，也可出现黄疸。胆囊癌直接扩散侵犯幽门部或十二指肠时，可引起胃幽门梗阻。

胆囊癌的转移早而广泛，最常见的是引起肝外胆管梗阻、进行性肝衰竭、肝肾综合征；首发于肝床面的胆囊癌，较早侵犯肝脏，形成一肝内占位性病变而无黄疸。肝脏的广泛转移是常见的。

2. 影像学表现

X线检查：胆囊癌侵犯胆管，PTC出现胆管不规则狭窄、充盈缺损及胆道梗阻。动脉造影，进展期胆囊癌可显示胆囊动脉增粗，受压移位，血管受侵不规则、狭窄，甚至闭塞。肿瘤内可见肿瘤血管和肿瘤染色。

超声检查：B超发现胆囊黏膜的隆起性病变，可获早期诊断。B超下胆囊癌分为小结节型、蕈伞型、厚壁型、混合型、实块型。小结节型表现为突入胆囊腔内的大小为1～1.2cm的乳头状等回声肿块，基底宽，表面不光滑；蕈伞型表现为宽基底，边缘不整的增生性肿块突入胆囊腔；厚壁型表现胆囊壁局限或弥漫性的不均匀性增厚，表面欠光滑；混合型多见，表现蕈伞型和厚壁型的声像图；实块型表现胆囊增大，胆囊腔被肿瘤所闭塞，呈弱回声或粗而不均回声的实性肿块。肿瘤容易累及肝脏，出现胆囊周围的异常回声。

CT 检查:胆囊增大或缩小,肿瘤表现三种类型:胆囊壁增厚型,胆囊壁呈不规则或结节状增厚;腔内型,胆囊腔单发或多发乳头状肿块,肿块基底部胆囊壁增厚;肿块型,胆囊腔全部被肿瘤所占据,形成软组织肿块,周围肝实质出现低密度带。对比增强,肿瘤及其局部胆囊壁明显强化。同时可见胆管受压、不规则狭窄和上部扩张。往往伴有胆囊结石。

MRI 检查:与 CT 表现相似,表现胆囊壁增厚,胆囊内实质性肿块。T_2WI 肿块周围的肝实质可形成不规则高信号带,提示肿瘤侵犯肝脏。同时显示淋巴结转移和胆道扩张。

(四)鉴别诊断

超声和 CT 为目前胆囊癌最常用的影像学检查方法,MRI 及 MRCP 可从多方位显示肿块。这些检查显示胆囊壁不规则增厚、胆囊腔内大小不等的肿块,诊断大多不难。动脉造影比较少用。已经波及周围肝实质的肿块型胆囊癌,易与肝癌混淆。但胆囊癌引起的胆道侵犯,扩张比较明显。相反,肝癌引起的胆管侵犯胆道扩张较轻,同时容易发生门静脉侵犯和癌栓。胆囊壁增厚的胆囊癌还需与胆囊炎鉴别,胆囊壁明显不规则增厚,对比增强 CT 明显增强,明显的胆道扩张,周围肝实质侵犯和肝内转移则支持胆囊癌诊断。最后诊断需由病理检查确定。

(五)治疗

根据手术时的发现　①75%的病人于手术时便发现已超出了可能切除的范围;②20%的病人肿瘤已转移至邻近肝组织或肝十二指肠韧带上的淋巴结;③10%的病人肿瘤仍局限于胆囊,如果此时行胆囊切除术,可望延长病人的生命,或在极少数情况下,可能有 5 年以上的治愈。文献上报道的极少数的手术后长期生存的病例多属于第三类。第二类病人,可行胆囊连同肝脏的楔形切除及肝十二指肠韧带的淋巴结清扫或联合胰十二指肠切除;以往曾有采用连同胆囊的肝右叶切除术,但术后并未有存活 5 年以上的病例。对于晚期的病人,扩大手术切除的范围是无益的,姑息性的手术方法是通过切开胆总管,将 T 形管的一臂放置于梗阻部位以上,以解除黄疸及瘙痒。晚期病人,亦可通过经皮肝穿刺胆管置管引流(PTCD)而不必剖腹手术。

(蒋啸云)

七、胆管癌

胆管癌(cholangiocarcinoma)一般是指原发于自左右肝管至胆总管下端的肝外胆管癌,不包括肝内的胆管细胞癌、胆囊癌和壶腹部癌。根据肿瘤生长的位置,胆管癌又分上段胆管癌、中段胆管癌、下段胆管癌。三者在临床病理、手术治疗方法、预后上均有一定差别。

1.发病情况　根据西方文献的记载,胆管癌在常规尸检时的发现率为 0.01%～0.46%,胆管癌在胆道手术中的发现率平均为 0.29%～0.73%。但是,胆管癌的发病率在日本及我国均较高。第三军医大学第一附属医 1975—1985 年 10 年间共手术治疗胆管癌 82 例,占同期胆道手术 3 626 例的 2.26%。

根据对全国 826 例胆管癌手术病例的调查,肿瘤在胆管的分布为:

胆管上段癌为 482 例，占 58.4%；

胆管中段癌为 187 例，占 22.6%；

胆管下段癌为 157 例，占 19.0%。

2.临床表现　胆管癌的表现为原发病灶的表现及继发出现的胆道慢性梗阻表现等。继发的表现，因病变的性质、部位和程度的不同而异；原发病灶的表现主要从影像学检查反映出来。以下分别叙述影像学上的表现：

X 线检查：PTC 和 ERCP 均可直接显示胆管癌的部位和范围。浸润型可见胆管狭窄，狭窄范围较短，境界清楚，边缘不规整。如为结节型和乳头型，则胆管内显示表面不光整的充盈缺损，胆管阻塞以上的肝内外胆管明显扩张，呈“软藤征”。

超声检查：结节型和乳头型可发现扩张的胆管远端有边缘不整的软组织肿块，突入胆管内或阻塞了胆管，肿块呈强回声，无声影，与胆管壁分界不清。脂餐后扫查，肿块大小、位置、形态不变。浸润型表现扩张的胆管远端突然中断、狭窄或闭塞。

CT 检查：肝内外胆管不同程度扩张，一般扩张都比较明显。肿瘤发生于上段胆管，可见肝门部软组织肿块；中、下段胆管癌可见胆囊增大和上段胆总管扩张，扩张的胆管于肿瘤部位突然变小或中断，末端可见局部胆管壁增厚或形成软组织肿块，对比增强明显强化。有时可有肝门部等处淋巴结转移。

MRI 检查：普通扫描表现与 CT 相似，胆管扩张表现 T_1WI 低信号；T_2WI 明显高信号。肿瘤表现为 T_1WI 低信号；T_2WI 不均匀高信号的软组织肿块。MRCP 在显示胆管扩张方面与 PTC 相同，同时显示胆管内不规则软组织肿块，胆管不规则狭窄或阻塞。

胆管癌的 CT、MRCP 和超声检查都比较容易显示胆管扩张，在扩张的胆管远端发现胆管突然中断、不规则的胆管狭窄或发现胆管内软组织肿块、胆管壁增厚等征象，结合临床表现可做出诊断。鉴别诊断主要排除引起胆道梗阻的胆管结石和胆管炎。于扩张胆总管末端见到阳性结石影则支持胆管结石诊断；长范围的胆管鼠尾状狭窄，末端既不显示结石影，也不显示软组织肿块，则一般为慢性胆管炎。

(一)胆管上段癌

胆管上段癌(proximal bile duct cancer)亦称肝门部胆管癌(hilar bile duct cancer)，或 Klatskin 瘤，占全部胆管癌的 58.0%～60%，占全身恶性肿瘤的 2%。美国癌症联合会的定义是“累及胆囊管开口以上的 1/3 的肝外胆管并常扩展至胆管汇合和一侧或双侧肝管的癌”。

【病理】

肝门部胆管癌根据其病理学特点分为：①乳头状腺癌，主要向胆管腔内生长，不向胆管周围浸润，不侵犯血管和神经周围淋巴间隙，若能早期手术切除，效果良好，但临床少见；②结节状胆管癌，生长缓慢，分化良好，早期手术切除效果亦较好，但临床上少见；③硬化型胆管癌，有向胆管外侵犯和侵犯神经周围淋巴间隙的倾向，故手术切除后容易局部复发，此类癌最常见；④弥漫型胆管腺癌，向胆管上、下方向广泛扩展，发展快，一般难有手术切除的机会。

炎症性的肝胆管狭窄在手术时不易与硬化性胆管癌区别，二者均为局限性狭窄；且由于梗阻、炎症、结石等关系，二者均可能有黏膜面的充血、水肿、溃疡形成；但是癌变的狭窄在胆管壁上浸润的范围较广，表面不光滑，质地略硬，有时可沿肝管向肝实质深处浸润，呈硬索状。不过单纯依靠临床上的判别常是很困难的，必须做冰冻组织切片检查；有时，甚至冰冻切片检查亦难于做出鉴别，或做出了错误的诊断。

部分的肝胆管癌是发生在肝胆管结石的基础上，此类病人常有 10 年以上的胆道病史。通过对肝胆管结石时切除的肝叶标本观察，发现肝内胆管结石的长期刺激及继发感染，造成胆管黏膜糜烂或溃疡，引起胆管上皮细胞的再生、增殖，少数导致化生，表现胆管上皮细胞分化功能开始紊乱。增生的上皮细胞有可能为胆管癌的前期病变；有肝内胆管结石引起胆管癌的病例中，在癌旁也可见到此种不典型增生，有的与癌有移行现象。因此，长期的肝胆管结石有可能导致肝胆癌的改变，甚至发生于肝内胆管结石已经清除之后，但此时无例外地有慢性胆管炎和胆汁停滞。

【改良 Bismuth-Corlette 分型】

Ⅰ型：肿瘤位于肝总管分叉，肿瘤上端局限在肝总管，左右肝管间相通。

Ⅱ型：肿瘤占据肝管汇合部，累及左右肝管，左右肝管间不相通，但未累及二级胆管。

Ⅲ型：肿瘤侵犯一侧肝内一、二级胆管，累及右侧二级肝管者为Ⅲa，累及左侧二级肝管者为Ⅲb。

Ⅳ型：肿瘤侵犯左右肝管，累及双侧二级胆管，或呈多灶性病变。

【Blumgart T 分期】

综合考虑胆管、血管受肿瘤侵犯状况和肝叶萎缩情况。

T_1肿瘤侵犯肝管汇合部和(或)一侧肝管，无门静脉侵犯或肝萎缩。

T_2同侧肝萎缩，无门静脉侵犯。

T_3同侧门静脉支侵犯，伴或不伴肝萎缩，无门静脉主干侵犯。

T_4肿瘤侵犯双侧二级肝管或门静脉主干受累。

【国际癌症联盟的 TNM 分期(UICC,2002)】

T　原发肿瘤情况

T_{is}　原位癌；

T_1　肿瘤局限在胆管壁内；

T_2　肿瘤穿透胆管壁侵及胆管周围组织；

T_3　肿瘤侵及肝、胆囊、病变同侧门静脉或肝动脉主要分支；

T_4　肿瘤侵犯门静脉主干或其双侧分支、肝固有动脉或其他邻近器官(结肠、胃十二指肠)。

N　局部淋巴结受累情况

N_0　无淋巴结转移

N_1　局部淋巴结转移

M　远处转移情况

M_0　无远处转移

M_1　有远处转移。

分期：

0 期　T_{is}　N_0　M_0；

Ⅰa 期　T_1　N_0　M_0；

Ⅰb 期　T_2　N_0　M_0；

Ⅱa 期　T_3　N_0　M_0；

Ⅱb 期　T_1　T_2　T_3　N_1　M_0；

Ⅲ期　T_4　任何 N　M_0；

Ⅳ期　任何 T　任何 N　M_1。

【诊断】

1. 主要诊断依据

(1)进行性加重的无痛性梗阻性黄疸；

(2)影像学上表现：肝内胆管扩张；肝外胆管不扩张；胆囊萎陷；肝门部肿块。

2. 术前影像学检查　对肝门部胆管癌的术前影像学检查主要包括以下几方面的内容：①肿瘤的生长部位、胆管近端和远端受累的范围；②肿瘤对门静脉和肝动脉的侵犯；③肝脏的情况，包括有无肝叶萎缩及有无伴随的肝硬化等肝脏疾病；④有无淋巴结转移；⑤有无肿瘤的远处转移。

超声检查是诊断肝门胆管癌的首选方法，此方法具有简便、无创和可以重复检查等特点。有经验的超声医师可以较准确判断肿瘤的位置、大小及左右肝管是否相通，诊断肝门部胆管癌的准确性可以高达 94%，多普勒超声还可以较准确地发现肿瘤对门静脉的侵犯，敏感性为 93 %，特异性达到 99 %。但超声对判断肿瘤沿胆管管壁的扩展及向肝内的扩展范围的准确性欠佳。

MRCP 可以清楚地显示肿瘤的大小、部位及浸润范围，并可以显示梗阻部位远近端胆管的情况，诊断符合率可达 90%以上。

CT 可以较清楚地显示肿瘤的大小、位置及与尾状叶等邻近组织的关系，显示肝叶的形态变化。螺旋 CT 可以较清楚地显示门静脉和肝动脉的受累情况。Lee 等报道螺旋 CT 对肿瘤累及肝动脉判断的敏感性为 86%，特异性为 97%。CT 诊断门静脉受累的敏感性和特异性分别为 77%和 93%。由此可见 CT 对于肿瘤对周围血管，特别是肝动脉受累的判断上有较大的优势。

有报道，内镜超声对淋巴结转移诊断的准确性可达 53%～64%，但是这一方法的敏感性高，而特异性较差。CT 对肝十二指肠韧带淋巴结转移判断的准确性可达 84%，但对于肝十二指肠韧带以外淋巴结转移诊断的准确性仅为 50%。肿瘤在腹腔内的播散转移是术前诊断中最难以发现的，目前还没有较准确的影像学方法可以发现肿瘤在腹膜上的种植转移。因此，腹腔镜检查依旧是发现腹膜种植转移最准确的方法，但此方法在术前的应用还较少。

3. 术前不可切除性的判断

(1)术前影像学检查有如下病变情况，可以在术前判断肿瘤无法根治切除：①双侧二级胆管同时受累；②病变对侧门静脉或肝动脉受累；③一侧肝萎缩合并对侧门静脉、肝动脉或二级胆管受累；④肝内有多灶性转移灶；⑤存在肝外远处转移。

(2)患者存在肝硬化、门静脉高压等严重伴随疾病，无法耐受大型根治性手术的患者，也可以在术前判断肿瘤无法根治性切除。

最直接而可靠的诊断方法是行 PTC,此等病人的肝内胆管扩张,PTC 的成功率很高,但由于肿瘤向肝内胆管扩展,造影常只能显示一肝叶或肝段的胆管,如果穿刺后未能立即施行手术或血清胆红素在 171μmol/L(10mg%)以上者,应行 PTCD 以暂时引流胆管,以避免发生胆汁性腹膜炎,此举尚可改善黄疸。

对于需要进一步了解胆管下端的病人,可以做 ERCP,但应注意避免诱发胆道感染。

4. 诊断中的警示

(1)值得注意的是当肿瘤来源于一侧的肝管,早期尚未引起梗阻性黄疸时,在影像学检查下,可以发现一侧的肝内胆管扩张,应给予高度的注意。

(2)应注意与以下疾病鉴别:①胆囊癌肝门部转移;②肝十二指肠韧带淋巴结转移癌;③肝细胞癌胆管内癌栓;④肝内胆管细胞性肝癌。

(3)鉴别时还应注意以下几种情况

1)临床上最难与肝门部胆管癌区别者是发生在胆管分叉部的原发性狭窄性胆管炎,此种情况较少见,但具备肝门部胆管癌所有的临床特征,甚至在手术时若未经病理切片仍难判别。

2)来源于左、右肝管汇合部和肝总管上端的癌早期出现梗阻性黄疸及肝大,对称;但是当肿瘤来源于一侧肝管时,早期可不出现黄疸,直至肿瘤延伸至肝总管或对侧肝管时,才出现明显的阻塞性黄疸。

3)少数病人原患有肝胆管结石或以往有多次胆道手术病史。肝胆管结石合并肝胆管癌的病例,临床上多具有一些共同的特点:①胆道结石症状或反复的胆道手术病史;②左或右肝管狭窄,狭窄处上方有大量的肝内胆管结石,甚至有肝实质萎缩;③肝胆管狭窄的症状比过去更为严重,虽经手术仍难以纠正。此等病人常表现为频繁的发作,常合并有胆管积脓,甚至由胆管源性肝脓肿穿破形成膈下脓肿,以至久不愈合的胆汁外瘘等。

【治疗】

手术切除可以明显地延长胆管上段癌的生存时间和提高病人的生存质量。对于晚期不能切除者,可以放置 U 形管外引流,或做肝内胆管肠道吻合术,手术后可兼用放射治疗。上段胆管癌的乳头状癌、硬化性癌、高分化腺癌的生长比较缓慢,远处转移并不多见;若肿瘤位于肝管分叉部,可早期出现黄疸,早期切除肝管分叉部的癌,或获一定的远期效果。未行手术切除治疗时,病人多死于长期的胆管梗阻及其并发症而并非死于肿瘤的扩散或转移。以前此类病人的手术切除率只占手术探查数的 10%,后由于诊疗技术的提高手术切除率一般在 50%以上,手术死亡率在 5%以下,但真正达到根治性切除者少,术后复发率较高。20 世纪 90 年代以来,进一步扩大了切除癌变的范围,采用联合大范围肝切除的根治切除方法降低切缘的癌残留率,同时采用术前胆管引流及患侧门静脉栓塞等术前准备,使剩余肝脏的体积增大、功能改善,从而使根治切除率明显上升,长期生存率升高,而术后肝衰竭等严重并发症的发生率降低。

根据 Bismuth-Corlette 分型的不同类型可采取不同的策略:对Ⅰ型肿瘤且无血管侵犯者适合局部肿瘤切除,同时行肝门部、肝外胆管血管骨骼化切除,区域淋巴脂肪组织的清扫。Ⅱ型肿瘤常需切除部分肝组织以显露正常的左右肝管,整形后行高位肝管空肠 Roux-en-Y 吻合。Ⅲa 型、Ⅲb 型肿瘤应考虑联合左或右半肝切除。对Ⅳ型,常无法根治切除。

T 分期能预测隐性转移概率，预判可切除性，评估是否需行联合肝叶或血管切除、估计生存期。T_1 期肿瘤往往能行手术切除，T_2、T_3 期多需同时行半肝切除，T_4 期基本无手术根治性切除的机会。

关于术前减黄问题，现普遍的观点是不推荐作为常规，有下列情况者除外：①黄疸严重，黄疸历时较长(>4 周)；②凝血功能异常；③合并严重营养不良，一般情况差的病人；④肝功能差，白蛋白和前白蛋白水平低下；⑤需行半肝切除者。减黄方法可采用经皮穿刺肝胆管引流术(PTCD)，引流拟保留肝叶的主要胆管分支及感染肝段、叶的胆管分支，也可以采用 ERCP 行胆管引流。

对一些不宜行手术探查的晚期病例，可行经皮肝穿刺胆管置管术。此方法包括如下步骤：①用细针作 PTC，或通过其他影像学方法，了解肝内胆管扩张情况和选择合适的肝内胆管。②随即在电视或 B 超引导下，将一外有薄塑料套管的 18 号穿刺针穿入所选择的胆管，并将塑料套管留置于肝管内。③通过套管放入一导芯，将其通过狭窄部至胆总管而进入十二指肠，然后再沿导芯推进一有多个侧孔的塑料导管进入十二指肠，拔除导芯后，胆汁便可通过导管流入十二指肠，可起到较好的减除症状的作用。但此法不宜用于有出血倾向、未经控制的严重感染、终末期的病人、肝门部以上的肝内胆管阻塞、多数性狭窄、胆总管因肿瘤生长已完全闭塞等情况。手术前后应辅以广谱抗生素治疗。

(二)中段胆管癌

中段胆管癌一般较早出现黄疸，胆囊被阻塞，胆囊积液，胆囊的体积可以缩小或增大，但其张力一般较下段胆管癌或壶腹部癌者低。早期的中段胆管癌的手术切除率较高，晚期时，由于癌肿侵犯邻近组织、门静脉、肝动脉等难于做到根治性切除。

(三)下段胆管癌

下段胆管癌是指位于胆囊管与胆总管汇合处以下的肿瘤，约占胆管癌的 20%。

1. 临床症状　主要是进行性加重的无痛性阻塞性黄疸、瘙痒、体重下降、胆囊肿大、肝肿大。腹痛和急性胆管炎症状少见。临床上难于与胰头癌或壶腹周围癌鉴别。

超声显像检查可显示肿大膨胀的胆囊及部分肝外胆管扩张，但对肿瘤的显示一般并不满意；CT 及 MRCP 检查可能较好地显示肿瘤以及扩张的胆总管与胰腺的关系。ERCP 可显示十二指肠主乳头的状况及肿瘤部位，并可吸采样品做脱落细胞检查。PTC 除了能显示肿瘤的部位之外，如果病人的血清胆红素达 171～342μmol/L(10～20mg%)或更高的水平时，可做插管引流减轻黄疸，以减少手术后的并发症。

2. 治疗　下段胆管癌的外科治疗与壶腹部癌相同，胰十二指肠切除术的效果也较满意，手术后的 5 年生存率为 20%～35%。下段胆管癌有在黏膜下沿胆总管向上浸润的特点，因此，手术时应将切断的胆管断端做病理切片检查，以免遗留病灶。

姑息性手术治疗，包括阻塞部以上的胆管肠道吻合术。晚期病人可行经皮肝穿刺插管引流胆汁至十二指肠，或经纤维胆道镜做胆总管逆行插管至阻塞部以上，维持胆汁的流通。

(蒋啸云)

八、胆道手术中的体会拾零

(一) 胆囊切除术时愿提及的问题

胆囊切除时如何分离胆囊床？无论是采用顺行法或逆行法切胆囊，分离胆囊床时均应将胆囊适当牵引，以止血钳尖顺胆囊壁探寻并轻轻分离其间的间隙，遇桥架组织予以离断，桥架的血管依管径的大小酌情采取电灼或结扎。如粘连紧密可用钳尖或钝剪尖顺囊壁刮扫，遇阻挡的桥架组织，用钳尖小口小口地夹住电灼离断，较大的血管予以结扎。如胆囊壁与胆囊床已成组织融合无法分离时(但应排除恶变可能)，可切除其余囊壁，留下部分无法分离的囊壁，用电刀破坏其黏膜，右肝下置管引流。无论残留的胆囊壁是否与胆囊管相通，均应按要求将胆囊管于距胆总管 0.3～0.5cm(＜1cm)处结扎或缝扎。

为尽量避免胆囊管残留过长，应尽可能将胆囊管分离至与胆总管汇合处，有困难无法分离时，可将胆囊管用小探针轻轻试探，或将能剖开的胆囊管尽量剖开，于距与胆总管汇合处以远的符合结扎要求的部位加以缝扎。远端暴露的黏膜用石炭酸或电凝加以破坏。

(二)肝门胆管狭小切开后的处理

肝门部胆管较小，如需切开探查，再缝合时会狭窄怎么办？此时可利用肝圆韧带剖开扩大成形。故我们主张，在剖腹时应尽量保持肝圆韧带的长度，勿随便截短甚至切除。

(三)左肝管Ⅱ级分支狭窄的处理

左肝Ⅱ级分支开口的良性狭窄，如继续向左切开时会将左门静脉膝状部切断，应如何切开整形？我们的做法是在切开左肝管横部后，可先切除肝舌叶胆管表面之肝组织，探清舌叶肝管开口，然后继续向右上切开狭窄部及舌叶肝管开口部，将切开之舌叶肝管下缘与其下的左肝管横部上缘缝合，即可将Ⅱ级分支开口扩大到理想的要求；然后将圆韧带剖开拉下与已切开的左肝管及胆总管扩大成形。

(四)输尿管镜可酌情用于较难取出的胆道结石

我们体会是在无胆道镜及其取石设备时，可用输尿管镜取，虽然它是硬质的，但有一定的弹性，在肝外胆管切开暴露充分的情况下，基本可伸向各叶段胆管及胆总管下段直至十二指肠，而且用于处理结石的手段比较多，可钳夹、可碎石、可冲洗。但先决条件是操作者的技术必须熟练规范，须在看清管腔延伸段后进镜，以防损伤。

(五)胆肠吻合时防止肠内容物反流的较可靠方法

我们的实践证明，胆肠 Roux-en-Y 吻合时，胆肠吻合口至 Y 型吻合口的距离应达 50～60cm。其他各种抗反流措施的长期效果均不可靠。

(六)如何预防胆总管下段结石残留

如果胆总管下段结石造成完全梗阻，探子或导管不能通过，大多能引起术者的注意，但有时一个不太大的结石与管壁之一侧粘连，探子和导管均能通过，易使术者疏忽致结石残留。因此，在胆总管下段即使能通过探子或导管的情况下仍不可掉以轻心，应沿探子或导管周围仔细触摸，了解有无残石硬结，必要时做 Kocher 切口，前后触摸胆总管下段周围。条件许可时，用胆道镜或输尿管镜经胆总管切口窥视检查。

〔病案举例〕 患者男性，46 岁，干部，因肝外胆管多发结石住院，做了胆总管切开取石，术中用 16 号导尿管能顺利通过胆总管下段进入十二指肠，即认为已无结石。术后拔“T”管前行胆道造影，发现胆总管下段有一附壁结石，经多次胆道冲洗后造影才发现肝内外胆管内无负影（当时无胆道镜设备）。

(七)单纯胆总管下段结石如何避免手术扑空

单纯胆总管下段结石可掉入十二指肠，手术时就无法找到结石，等于手术扑空。为防止此种情况出现，术前可再做影像学检查，了解胆总管下段是否仍有结石及有无肝内外胆管扩张和胆囊胀大，若无结石继续存在的迹象，则可暂缓手术，进一步观察后再酌定。若仍发现有结石征象，则应向患者及其家属讲清，术中因麻醉后括约肌松弛等原因，有可能结石掉入肠内找不到，以免他们不理解甚至引起纠纷。

【病案列举】 病例 1：女性，62 岁，农妇，因反复上腹痛伴发热 7 月余入住某院，检查巩膜轻度黄染，剑下及右上腹压痛，轻微反跳痛；B 超示肝外胆管直径约 1.2cm 大小，胆囊稍大，壁稍毛糙，胆总管下段可见一 7mm 左右大小的强光团伴声影，诊断为胆总管下段结石并胆道感染，予抗炎治疗，并做适当术前准备，但术前未再做影像学复查，亦未说明结石可能掉入肠腔以至术中找不到。3 日后行开腹探查，见胆囊轻度慢性炎症，肝外胆管及胆囊均无明显扩大，肝内外胆管均未发现结石，做了胆囊切除及“T”管引流。术后虽恢复顺利，但患者家属坚持要见证取出的结石，引起纠纷，要求赔偿。

病例 2：女性，80 岁，因反复右上腹痛年余，再发腹痛并发热 2 天入某中医院，入院检查体温达 38.9℃，巩膜轻度黄染，右上腹及剑下压痛，轻微反跳痛，CT 和 B 超均提示肝外胆管扩张，直径＞1.2cm，下段有结石征象。经保守治疗 1 天，似无明显好转。次日因考虑患者年纪大、手术风险大，故请上级医院会诊。会诊时，发热、腹痛等症状已不明显，仅上腹有轻微压痛。经再复查 CT 和 B 超，肝内外胆道均未发现结石，胆管无扩张。决定继续保守治疗，严密观察。后症状消失，一般情况好转出院。病人及家属非常感谢。

(八)如何预防胆道“T”管造影后发热

“T”管拔除时间至少在半个月以上，管腔内被污染的可能性很大。造影时除应严格遵守无菌操作规程外，还应避免管腔内污染物逆流入胆道内。措施是在造影前于距皮肤较近处夹住“T”管，将络合碘或其他消毒液灌注于“T”管腔内消毒后去除此消毒液再造影；或于该夹闭部以下靠近腹壁处穿刺注入造影剂。起初我们未采用此措施，每次造影后病人均要发热 1～2d。自采取此措施后未再发现发热。

（蒋啸云）

九、急性胰腺炎

急性胰腺炎(acute pancreatitis)是一个常见的外科急腹症,轻型易于治疗,重型病情凶险,病死率高,是目前外科急腹症中最棘手的疾病之一。然而近30年来,经过国内外学者的共同努力,认识逐渐加深,疗效已有显著提高。

(一)病因和发病机制

【早期始动病因】

保持酶原的不活化形式是胰腺维持正常功能的关键。正常状态下,胰腺细胞中的大部分消化酶均以未活化的形式存在,这些酶原存在于腺泡细胞的酶原颗粒中。胰蛋白酶原在微碱性条件下可以自动激活,而酶原颗粒中pH呈弱酸性,可以维持胰蛋白酶原稳定。正常情况下,在胰腺实质与胰管之间,胰管和十二指肠之间,以及胰管中的胰液分泌与胆道中的胆汁分泌之间均存在压力梯度,不会发生反流。Oddi括约肌和胰管括约肌均可防止反流。任何原因造成酶原不适时的提前激活就是发生急性胰腺炎的始动因素。

1.导致胰酶异常激活的因素

(1)胆汁反流:约有78%的正常人群,胰管与胆管在进入十二指肠降段之前,先形成一共同通道。若共同通道远端阻塞,胆汁可反流入胰管。因感染胆汁中的细菌能使胆汁中的结合胆汁酸变成游离胆汁酸,后者对胰腺有很强的损伤作用,并可激活胰酶中的磷脂酶原A,产生活化的磷脂酶A。它作用于胆汁中的卵磷脂,产生有细胞毒性的溶血卵磷脂,引起胰腺组织的坏死。被激活的磷脂酶A除了有上述的局部致病作用外,对全身还有破坏作用,如破坏肺泡表面的卵磷脂,使肺泡表面张力下降,产生急性呼吸窘迫综合征,同时还可使组胺释放,产生循环衰竭。

导致共同通道远端阻塞的原因有结石、十二指肠乳头炎症性痉挛或狭窄,这些均可致急性胰腺炎。

(2)十二指肠液返流:实验研究表明,十二指肠内压力升高时,十二指肠内容物可返流入胰管引起胰腺炎。十二指肠内容物中含有肠激酶以及已被激活的各种胰酶、胆汁酸和乳化的脂肪,可能还有细菌。十二指肠液返流进入胰管以后,所有蛋白水解酶及磷脂酶A均逐一被激活,引起胰腺自身消化、呼吸窘迫和循环衰竭。

导致十二指肠内压力增高和十二指肠液返流的情况有,十二指肠乳头邻近部位的病变,如穿透性十二指肠溃疡、乳头周围的十二指肠憩室、先天性环状胰腺、十二指肠炎性狭窄、胰腺钩突部肿瘤以及胃次全切除术后输入肠襻郁滞症等。

2.酒精中毒因素 西方国家男性多见,机制不清楚,大致为:

(1)刺激作用:大量酒精→胰液分泌↑→胰管内压力↑、胰液酶含量↑胰液中高浓度蛋白形成栓子堵塞小胰管。

大量饮酒→Oddi括约肌痉挛和胰管梗阻→胰小管破裂,胰液进入胰腺组织间隙→胰蛋白酶原被胶原酶激活为胰蛋白酶→胰蛋白酶又激活磷脂酶A、弹力蛋白酶、糜蛋白酶以及胰血管舒张素→一系列酶性损害及胰腺自我消化。

(2)酒精对胰腺的直接损伤作用:乙醇能使胰腺腺泡细胞内线粒体肿胀和失去内膜,腺泡和胰小管上皮变性破坏,并导致蛋白质合成能力减弱。长期的渐进性的胰腺器质性破坏,加上前述胰腺分泌增加和胰管压力增高机制,就进一步说明了长期酗酒的人更易发生急性胰腺炎的道理。

3.高脂血症　机制可能是甘油三酯在胰酶的作用下生成的游离脂肪酸,对腺泡的直接损伤作用所致。另高脂血症致血黏度升高也可能加重胰腺病变和其他脏器功能损害。

4.其他　尚包括暴饮暴食、创伤(手术、外伤)因素,感染(流行性腮腺炎、败血症等)因素,与妊娠、高血钙等有关的内分泌和代谢因素,与利尿剂及避孕药等有关的药物因素,以及精神因素等。

【后期病情加重因素】

1.血液循环因素　胰腺微循环障碍的机制可能为①损伤病因的直接作用,②胰酶的活化,③全身炎症反应和④缺血再灌注损伤等。

2.白细胞过度激活和全身性炎症反应　急性胰腺炎启动病因→单核巨噬细胞合成和释放多种细胞因子(TNF-α、IL-1、IL-6 等)→粒细胞活化(与内皮细胞黏附,向病灶趋化,吞噬异物及坏死组织残片,吞噬颗粒在溶酶体酶的作用下消化降解),吞噬囊泡形成前即有大量溶酶体酶和炎性介质释放→细胞间质→加重毛细血管、血管内皮和腺泡损伤。过度的炎症反应和炎性细胞因子大量释放还加重全身组织器官的损害,引起多脏器功能障碍综合征。

3.感染　继发感染都是混合感染,致病菌多为寄居在宿主肠道内的革兰阴性杆菌、厌氧菌和真菌。细菌移位机制为肠黏膜缺血缺氧及肠黏膜绒毛的营养状态急骤下降等,致肠黏膜屏障破坏,异常通透性增加。

(二)诊断

【诊断依据】

1.病史及体征　诱因可有可无;起病急;腹痛剧烈呈持续性,部位与胰胆有关;腹胀多见而严重,极少数的老年病人只有腹胀没有腹痛。恶心、呕吐早而频,吐后腹痛不缓解。可有腹膜炎表现,但无胃肠穿孔体征。胆源性者有胆道梗阻或感染表现,左侧胸腔往往有反应性渗出液,部分病例可出现格雷·特纳(Grey-Turner)征(腰部水肿,皮肤呈片状青紫色改变)、卡伦(Cullen)征(脐周皮肤呈青紫色改变)。

2.实验室检查所示

(1)血清淀粉酶在发病 2～6h 后开始升高,24h 达高峰,可持续 4～5d。尿淀粉酶在发病 24h 后开始上升,其下降缓慢,可持续 1～2 周。对诊断急性胰腺炎而言,Somogyi 法最少要在 500u 以上才有价值(正常值 150u);Winslow 法至少要在 250u 以上才有诊断价值(正常值为 8～32u)。血清淀粉酶持续升高,提示有胰腺假性囊肿、胰周蜂窝织炎或脓肿等合并症出现,或急性炎症仍在继续。血淀粉酶升高的程度和胰腺病变的严重程度并不成正比。一部分病人在化验前仅有短暂的血淀粉酶升高,就诊时降至正常。原因是:①血淀粉酶不高亦可提示胰腺广泛坏死;②慢性胰腺疾病急性发作时,不能释放足够的淀粉酶入血;③高脂血症引起的急性胰腺炎血淀粉酶多正常,可能与这些患者血液中的淀粉酶活性抑制物有关。单独尿淀粉酶升高不能肯定为急性胰腺炎,其他疾病时也可合并尿淀粉酶升高;反之,尿淀粉酶正常亦不能排除急性胰腺炎的诊断。

(2)肾淀粉酶清除率测定可提高急性胰腺炎诊断的准确性，方法为尿淀粉酶/血淀粉酶×血肌酐/尿肌酐×100＝淀粉酶肌酐清除率之比。正常情况下此比值为1%～4%，比值超过6%提示急性胰腺炎的可能。然而急性胰腺炎时比值亦可正常，一些疾病(如肾功能不全、消化性溃疡穿孔、胰腺癌、烧伤、糖尿病酮症酸中毒等)也可使比值增高，故有假阳性。淀粉酶肌酐清除率比值虽可提高敏感性，但并非绝对特异性。

(3)血脂肪酶测定：血脂肪酶仅来源于胰腺，故较淀粉酶更为准确，发病72h开始升高，近年来采用光密度比浊法，可在3h内测出结果。但消化性溃疡穿孔、急性胆囊炎、小肠缺血性疾病也有升高。

(4)乳糜状血清为急性胰腺炎的特异性指标之一。血液中三酰甘油超过5.65mmol/L(正常值为0.57～1.7 mmol/L)时，血清即呈乳糜状。遗传性高三酰甘油血症性胰腺炎或酒精性胰腺炎时血淀粉酶往往正常，但可观察到乳糜状血清，有助于诊断。

(5)血钙的降低发生在发病的第2～3天以后，若血钙水平明显降低，低于2.0mmol/L(8mg/dl)常预示病情严重。

(6)血糖早期可轻度升高(应激致肾上腺皮质激素、胰高糖素分泌增加)，后期则为胰岛细胞破坏，胰岛素不足所致。若在长期禁食状态下，血糖仍超过11.0mmol/L(200mg/dl)则反应胰腺广泛坏死，预后不良。

(7)PaO_2下降到60mmHg以下，则应考虑成人呼吸窘迫综合征(ARDS)的可能。

3.B超显示胰腺弥漫肿大，轮廓线呈弧状膨出　水肿病变时，胰内为均匀的低回声分布，有出血坏死时，可出现粗大的强回声。但B超最怕气体干扰，对水肿性胰腺炎、假性囊肿形成的诊断有帮助，但对坏死性胰腺炎、胰腺脓肿的诊断价值较差。胰腺脓肿的内容物大部为感染的坏死组织及稠厚的灰黑色的脓液，B型超声影像不易分辨。

4.腹部X线片检查　胰腺渗出可导致邻近肠襻的限局性麻痹，十二指肠曲和近侧空肠可见积气肠襻，还可见结肠截断征(colon cut-off sign)，即结肠膨胀至横结肠，而结肠脾曲及远程结肠无气体。其他尚可发现胆囊结石影，腹膜后水肿致使腰大肌边缘消失等。

胸部X线片可观察到胰腺炎症波及到胸部的一些表现，如右侧横膈上升、胸腔积液、左下肺肺不张等，如怀疑有急性呼吸窘迫综合征时，可发现云雾状阴影。

5.CT检查　急性水肿性胰腺炎时，见胰腺弥漫性增大，密度不均，边界变模糊。出血坏死性胰腺炎则在肿大的胰腺内出现皂泡状的密度减低区，此密度减低区与周围胰腺实质的对比在增强后更为明显。胃后胰前的小网膜囊内、脾胰肾间隙、肾前后间隙等部位可见胰外侵犯。坏死性胰腺炎在术前只有增强CT扫描才能做出肯定的诊断。

6.腹腔诊断性穿刺　可抽出血性腹水，测定穿刺液的淀粉酶或脂肪酶浓度较其血浓度更具敏感性，一些患者血淀粉酶或脂肪酶正常而腹腔液的淀粉酶与脂肪酶升高明显。

7.尽管胰腺坏死感染并无特异的临床表现，往往与胰腺炎的炎症反应难以区分，但临床上除了发热和白细胞增加以外，多种征象可以提示SAP病人可能合并有严重感染(脓毒症)，应高度警惕。

(1)临床状况显著恶化：体温短时间内明显升高；气促＞30次/min；意识状态改变；明显水肿或液体正平衡＞20ml/kg超过24h；血糖显著增高等。

(2)血流动力学发生变化：低血压(收缩压<90mmHg；平均动脉压<60mmHg，或成人收缩压下降>40mmHg，或按年龄下降>2 标准差)；混合静脉血氧饱和度下降；心排血指数下降。

(3)突然发生的器官功能障碍：低氧血症(PaO_2/FiO_2<300)；急性少尿[尿量<0.5ml/(kg·h)至少 2h]；肌酐增加≥5mg/L；凝血异常(INR>1.5 或 IPTT>60s)；腹胀(无肠鸣音)；血小板减少症；高胆红素血症等。

(4)出现组织低灌注征象：四肢冰凉；高乳酸血症；毛细血管再充盈时间延长或皮肤出现花斑。一旦 SAP 病人出现以上征象，虽一时难以明确感染部位，但提示病人可能存在严重感染或感染性休克。

【确诊条件】

临床症状、体征符合，且具备下列条件之一以上者，可确诊。

1. 血、尿淀粉酶明显增高(Somogyi 法最少要在 500u 以上；Winslow 法至少要在 250u 以上)。

2. 肾淀粉酶清除率测定，比值超过 6%(正常情况下此比值为 1%～4%)，能排除肾功能不全、消化性溃疡穿孔、胰腺癌、烧伤、糖尿病酮症酸中毒等情况者。

3. 血脂肪酶测定值增高，且可排除消化性溃疡穿孔、急性胆囊炎、小肠缺血性疾病者。

4. 腹腔诊断性穿刺可抽出血性腹水，测定穿刺液的淀粉酶或脂肪酶浓度明显增高。

5. B 超、CT 等影像学检查符合急性胰腺炎表现。

【诊断要求】

1. 是否胰腺炎　何种病因所致胰腺炎(胆源性、高脂血症性、或其他性)。

2. 胰腺病变的程度，有无胰腺坏死感染。

3. 身体状况　①内环境及各系统健康状况；②心、脑、肺、肝、肾等重要器官功能状态。

4. 有无其他疾病(伴发病)。

(三)国内外有关学术组织或学术会议提出的分类及诊断标准

【分类或分级标准】

(一)目前国际上最认可的是亚特兰大分类标准，1992 年 9 月，40 名各国专家聚会亚特兰大，在急性胰腺炎(acute pancreatitis)国际专题讨论会上制定了下列急性胰腺炎临床分类的标准。

1. 急性胰腺炎

(1)胰腺的急性炎症过程，并涉及各种局部组织或远处器官系统。

(2)其临床特点为起病急，伴上腹痛和不同程度的腹部体征，并常有呕吐、发热、心动过速。

(3)白细胞增多和血尿淀粉酶升高。

(4)病理发现有镜下的间质水肿和脂肪坏死至肉眼的胰腺和胰周坏死和出血。

2. 重症急性胰腺炎

(1)急性胰腺炎伴有器官衰竭和(或)局部并发症。

(2)Ranson 评分≥3，APACHE Ⅱ≥8 分。

(3)器官衰竭有休克(收缩压<90mmHg),肺功能不全(PaO_2<60mmHg),肾功能衰竭(肌酐>177μmol/L),胃肠出血<500ml/24h),DIC(血小板≤10 000/mm^3(10×10^9/L),纤维蛋白原<1.0g/L,纤维蛋白分解产物<80μg/ml),严重代谢紊乱(血钙1.87mmol/L)。

(4)局部并发症有坏死、脓肿或假性囊肿。

3.轻度急性胰腺炎

(1)伴有轻度器官功能不良。

(2)无上述严重急性胰腺炎的临床表现。

(3)对合适的补液反应良好。

(4)如48~72h内未见好转,应考虑并发症的可能。

(5)CT增强扫描显示胰实质正常。

(6)病理变化以水肿为主,偶见实质和胰周脂肪坏死。

4.急性体液积聚

(1)发生在急性胰腺炎的早期。

(2)位于或邻近胰腺,缺乏肉芽或纤维组织壁。

(3)发生率占30%~50%,其中半数自行消散。

(4)体检不易发现,多由影像学确诊。

5.胰腺坏死

(1)弥漫性或局灶性胰实质无生机,多伴胰周脂肪坏死。

(2)临床表现严重。

(3)CT增强扫描提示,坏死区密度低于50Hounsfidd单位,坏死范围一般位于胰组织外周。

(4)临床上应区分无菌性和感染性坏死,前者可不用手术治疗,而后者病情严重,必须手术引流。两者的区别可根据经皮穿刺抽吸组织培养的结果。

6.急性假性囊肿

(1)与上述急性胰积液相同,但有囊壁。

(2)一般在急性胰腺炎发病后4周或更长期间后形成。

(3)偶可扪及肿块。

(4)主要由影像学检查检出。如B超和CT。

(5)慢性假性囊肿多继发于慢性胰腺炎。

(6)如存有脓液,则称为胰腺脓肿。

7.胰腺脓肿

(1)指邻近胰腺的包裹性积脓,含少量或无胰腺坏死。

(2)多是急性胰腺炎或胰腺创伤的后果。

(3)临床表现主要为感染,常发生在急性胰腺炎起病后4周。

(4)存有脓液,培养阳性。

(5)如有较多坏死组织,则称为胰腺感染性坏死,其临床表现也不相同。

(6)胰腺手术后形成的脓肿应命名为手术后脓肿。

与会者认为下列名称缺乏定义,建议不再应用。

(1)蜂窝织炎性胰腺炎含义不清,因可包括水肿或坏死、无菌或感染。

(2)感染性假性囊肿不能区别急性液体积聚、假性囊肿和细菌污染。

(3)出血性胰腺炎属形态学名称,常是胰腺坏死同义词,但组织坏死不一定都伴有出血。

(4)持续性急性胰腺炎临床病程延长,经近代新型诊断技术如CT增强扫描、细针穿刺抽吸微生物学检查等可分别查明系胰腺坏死、急性假性囊肿等所致。

与会者专家提议在目前尚无较满意的急性胰腺炎临床分类系统的情况下,采用这一分类法,以资统一,也便于国际上资料对比。

(二)中华医学会外科学会胰腺学组急性胰腺炎的临床诊断及分级标准(1996年第二次方案)

1. 急性胰腺炎

(1)定义:急性胰腺炎是胰腺的急性炎症过程,在不同病理阶段,可不同程度地波及邻近组织和其他脏器系统。

(2)临床表现:通常呈急性起病,表现为上腹疼痛,伴有不同程度的腹膜炎体征。常有呕吐、腹胀、发热、心率加快、血白细胞计数上升、血或尿淀粉酶升高。

(3)病理特点:病变程度不等,从显微镜下所见的间质水肿和脂肪坏死,到肉眼可见的胰腺实质或胰周坏死和出血。

2. 轻型急性胰腺炎

(1)定义:轻型急性胰腺炎仅引起极轻微的脏器功能紊乱,临床恢复顺利,没有明显腹膜炎体征及严重代谢紊乱等重症急性胰腺炎的临床表现。

(2)临床表现:轻型急性胰腺炎对及时的液体治疗反应良好,临床体征和实验室检查迅速恢复正常,经48～72h的治疗后情况不改善或出现腹腔内渗液者,应及时注意有局部并发症的可能。

(3)病理特点:肉眼和显微镜下的病理表现为间质水肿,少数情况下,显微镜下也可见胰腺实质坏死,可伴有或不伴有胰周脂肪坏死。

3. 重症急性胰腺炎

(1)定义:重症急性胰腺炎指急性胰腺炎伴有脏器功能障碍,或出现坏死、脓肿或假性囊肿等局部并发症者,或两者兼有。

(2)临床表现:重症急性胰腺炎的腹部体征包括明显的压痛、反跳痛、肌紧张、腹胀、肠鸣音减弱或消失。可有腹部包块,偶见胁腹部瘀斑征(Grey-Turner)或脐周瘀斑征(Cullen)。可并发一个或多个脏器功能障碍,也可伴有严重代谢紊乱,包括低钙血症,血钙低于1.87mmol/L(7.5mg/dl)。局部并发症有坏死、脓肿和假性囊肿。重症急性胰腺炎的A-PACHEⅡ评分在8分或8分以上,Balthazar CT分级系统在Ⅱ级或Ⅱ级以上,并按有无脏器功能障碍分为Ⅰ级或Ⅱ级,无脏器功能障碍者为Ⅰ级,伴脏器功能障碍者为Ⅱ级。

(3)病理特点:绝大多数情况下,重症急性胰腺炎是胰腺坏死的临床表现,但在少数情况下间质(水肿)性胰腺炎也可表现为重症胰腺炎。

4. 急性液体积聚

(1)定义:急性液体积聚是指发生于胰腺炎病程的早期,位于胰腺内或胰周,无囊壁包裹的液体积聚。

(2)临床表现:急性液体积聚常见于重症胰腺炎患者,发生于30%~50%的病例。通常靠影像学检查发现,很少可通过体格检查发现。影像学上为无明显囊壁包裹的急性积液。急性液体积聚多会自行吸收,少数可发展为急性假性囊肿或胰腺脓肿。

(3)病理特点:急性液体积聚缺乏肉芽或纤维组织囊壁的特点,可与假性囊肿或胰腺脓肿鉴别,其内可有或无细菌存在。

5.胰腺坏死

(1)定义:胰腺坏死是指胰腺实质的弥漫性或局灶性坏死,伴有胰周脂肪坏死。胰腺坏死根据感染与否又分为感染性胰腺坏死和无菌性胰腺坏死。

(2)临床表现:增强CT是目前诊断胰腺坏死的最佳方法。在静脉注射增强剂后,坏死区的增强密度不超过50Hu(正常增强为50~150Hu)。CT显示的胰周密度不均是胰周存在脂肪坏死,积液及出血的综合表现。

(3)病理特点:肉眼观察,可见局灶或弥漫的胰腺实质坏死和胰周脂肪坏死。脂肪坏死可表浅而散在,亦可深在而融合。可有胰腺或胰周不同程度的出血。显微镜下间质见广泛的脂肪坏死伴有血管损伤和坏死,病变波及腺泡细胞、胰岛细胞和胰管系统。坏死多限于胰腺浅表部位,而核心部位较少累及。

6.急性胰腺假性囊肿

(1)定义:急性胰腺假性囊肿是指在急性胰腺炎后形成的有纤维组织或肉芽组织囊壁包裹的胰液积聚。

(2)临床表现:急性胰腺炎患者的假性囊肿少数可通过触诊发现,多数通过影像学检查确定诊断。常呈圆形或椭圆形,囊壁清晰。

(3)病理特点:囊壁清晰是区别于急性液体积聚的特点。假性囊肿的囊液通常富含胰酶,呈无菌性。常在发病后4周或4周以上出现,有囊壁包裹。早于4周缺乏囊壁的液体积聚属于急性液体积聚。

7.胰腺脓肿

(1)定义:胰腺脓肿是指发生于急性胰腺炎或外伤的胰腺或胰腺周围的包裹性积脓,含少量或不含胰腺坏死组织。

(2)临床表现:感染征象是其最常见的临床表现。它发生于重症胰腺炎的后期,常在发病后4周或4周以后。

(3)病理特点:有脓液存在,细菌或真菌培养阳性,含极少或不含胰腺坏死组织,这是区别于感染性坏死的特点。胰腺脓肿多数情况下是由局灶性坏死液化,继发感染而形成的。

(三)中华医学会外科学分会胰腺外科学组2006年重症急性胰腺炎诊治指南

1.重症急性胰腺炎严重度分级

(1)重症急性胰腺炎无脏器功能障碍者为Ⅰ级。

(2)伴有脏器功能障碍者为Ⅱ级。

(3)其中72h内经充分的液体复苏,仍出现脏器功能障碍的Ⅱ级重症急性胰腺炎患者属于暴发性急性胰腺炎。(中华医学会外科学分会胰腺外科学组2006年重症急性胰腺炎诊治指南将重症急性胰腺炎严重度分级)。

2.脏器功能衰竭的判断标准

心血管：低血压，心率≤54 次/min，或>130 次/min，MAP≤6.5kPa（49mmHg）。

肺：呼吸困难，R>35 次/min，PaO_2<8.0kPa(60mmHg)。

肾：尿量<480ml/24h（20ml/h），Cr≥177μmol/L(2mg/dl)。

肝：血胆红素≥34μmol/L（2mg/dl），ALT 达正常值的 2 倍。

脑：神志模糊、谵妄、昏迷。

胃肠：肠麻痹、呕血或黑便，估计出血量在 1000ml 以上，胃镜见黏膜糜烂、溃疡。

凝血系统：DIC 或凝血酶原时间(PT)>16s，白陶土部分凝血活酶时间(KPTT)>45s，血小板≤80×10^9/L，纤维蛋白原>1.5～2.0g/L。

3. 重症急性胰腺炎病程分期　全病程大体可以分为三期，但不是所有病人都有三期病程，有的只有第一期，有的有两期，有的有三期。

(1)急性反应期：自发病至 2 周左右，常可有休克、呼衰、肾衰、脑病等主要并发症。

(2)全身感染期：2 周～2 个月左右，以全身细菌感染、深部真菌感染(后期)或双重感染为其主要临床表现。

(3)残余感染期：时间为 2～3 个月以后，主要临床表现为全身营养不良，存在后腹膜或腹腔内残腔，常常引流不畅，窦道经久不愈，伴有消化道瘘。

4. 局部并发症

(1)急性液体积聚：发生于胰腺炎病程的早期，位于胰腺内或胰周，无囊壁包裹的液体积聚。通常靠影像学检查发现。影像学上为无明显囊壁包裹的急性液体积聚。急性液体积聚多会自行吸收，少数可发展为急性假性囊肿或胰腺脓肿。

(2)胰腺及胰周组织坏死：指胰腺实质的弥漫性或局灶性坏死，伴有胰周脂肪坏死。胰腺坏死根据感染与否又分为感染性胰腺坏死和无菌性胰腺坏死。增强 CT 是目前诊断胰腺坏死的最佳方法。在静脉注射增强剂后，坏死区的增强密度不超过 50 Hu(正常区的增强为 50～150 Hu)。

(3)包裹性坏死感染：主要表现为不同程度的发热、虚弱、胃肠功能障碍、分解代谢和脏器功能受累，多无腹膜刺激征，有时可以触及上腹部或腰胁部包块，部分病例症状和体征较隐匿，CT 扫描主要表现为胰腺或胰周包裹性低密度病灶。

(4)急性胰腺假性囊肿：指急性胰腺炎后形成的有纤维组织或肉芽囊壁包裹的胰液积聚。急性胰腺炎患者的假性囊肿少数可通过触诊发现，多数通过影像学检查确定诊断。常呈圆形或椭圆形，囊壁清晰。

(5)胰腺脓肿：发生于急性胰腺炎胰腺周围的包裹性积脓，含少量或不含胰腺坏死组织。感染征象是其最常见的临床表现。它发生于重症胰腺炎的后期，常在发病后 4 周或 4 周以后。有脓液存在，细菌或真菌培养阳性，含极少或不含胰腺坏死组织，这是区别于感染性坏死的特点。胰腺脓肿多数情况下是由局灶性坏死液化继发感染而形成的。

【急性胰腺炎诊断标准】

中华医学会消化病学分会胰腺疾病学组 2007 年的《中国急性胰腺炎诊治指南(草案)》

1. 急性胰腺炎

(1)临床上表现为急性、持续性腹痛(偶无腹痛)。

(2)血清淀粉酶活性增高≥正常值上限 3 倍。血清标志物：推荐使用 C 反应蛋白

(CRP)，发病 72h 后 CRP＞150 mg/L 提示胰腺组织坏死。

(3)影像学提示胰腺有或无形态改变，排除其他疾病者。

(4)可有或无其他器官功能障碍。

(5)少数病例血清淀粉酶活性正常或轻度增高。

2. 轻症急性胰腺炎

(1)具备 AP 的临床表现和生化改变。

(2)无器官功能障碍或局部并发症，对液体补充治疗反应良好。

(3)Ranson 评分＜3，或 APACHEⅡ评分＜8，或 CT 分级为 A、B、C。

3. 重症急性胰腺炎

(1)具备 AP 的临床表现和生化改变。

(2)且具下列之一者：局部并发症(胰腺坏死，假性囊肿，胰腺脓肿)；器官衰竭。

(3)Ranson 评分≥3；APACHEⅡ评分≥8；CT 分级为 D、E。

(4)扫描作为诊断 AP 的标准影像学方法。必要时行增强 CT 或动态增强 CT 检查。

(5)CT 根据炎症的严重程度分级为 A～E 级。

A 级：正常胰腺。

B 级：胰腺实质改变，包括局部或弥漫的腺体增大。

C 级：胰腺实质及周围炎症改变，胰周轻度渗出。

D 级：除 C 级外，胰周渗出显著，胰腺实质内或胰周单个液体积聚。

E 级：广泛的胰腺内、外积液，包括胰腺和脂肪坏死，胰腺脓肿。

4. 暴发性急性胰腺炎 重症急性胰腺炎患者发病后 72h 内出现下列之一者：

肾衰竭(血清肌酐＞176.8μmol/L)、呼吸衰竭(PaO_2≤60 mmHg)、休克(收缩压≤80 mmHg，持续 15min)、凝血功能障碍[凝血酶原时间＜70%和(或)部分凝血活酶时间＞45 s]、败血症(体温＞38.5℃、白细胞＞16.0×10^9/L、剩余碱≤4 mmol/L，持续 48h，血/抽取物细菌培养阳性)、全身炎症反应综合征(体温＞38.5℃，白细胞＞12.0×10^9/L，剩余碱≤2.5 mmol/L，持续 48h，血/抽取物细菌培养阴性)。

中华医学会外科学分会胰腺外科学组 2006 年《重症急性胰腺炎诊治指南》中制定的“重症急性胰腺炎诊断标准”

1. 临床诊断急性胰腺炎伴有脏器功能障碍，或出现坏死、脓肿或假性囊肿等局部并发症者，或两者兼有。

2. 腹部体征包括明显的压痛、反跳痛、肌紧张、腹胀、肠鸣音减弱或消失。可以有腹部包块，偶见腰胁部皮下瘀斑征(Grey-Turner 征)和脐周皮下瘀斑征(Cullen 征)。

3. 可以并发一个或多个脏器功能障碍。

4. 也可伴有严重的代谢功能紊乱，包括低钙血症，血钙低于 1.87 mmol/L(7.5 mg/dl)。

5. 增强 CT 为诊断胰腺坏死的最有效方法，B 超及腹腔穿刺对诊断有一定帮助。

6. APACHE Ⅱ评分在 8 分或 8 分以上。Balthazar CT 分级系统在Ⅱ级或Ⅱ级以上。

7. 在重症急性胰腺炎患者中，凡在起病 72h 内经充分的液体复苏，仍出现脏器功能障碍者属暴发性急性胰腺炎。

(四)急性胰腺炎的治疗

【治疗原则】

治疗中以明确目的最为重要,根据目的然后采取各种有效措施(包括非手术治疗和手术治疗)。

1. 对因治疗

(1)去除胰胆梗阻(如解除胆道炎症结石及其他原因所致之梗阻),降低高血脂。

(2)抑制胰液及其他消化液的分泌(如禁食,胃肠减压,应用生长抑素、颠茄、莨菪碱类药物)。抑制胰酶、保护胰腺组织细胞(如应用乌斯他丁、抑肽酶激素等)。

(3)去除已排泌至血内及体腔内之促炎因子等细胞毒素(如血滤、血透、腹腔灌洗等)。

(4)疏通胰腺微循环(如输注万汶、低分子右旋糖酐、丹参等)。

2. 支持治疗

(1)维持内环境稳定。

(2)维护各重要器官功能。

(3)营养支持(尽早恢复肠内营养)。

3. 抗菌消炎。

4. 经内科保守治疗无效,有手术指征者,应及时进行针对性的手术。

【处理措施】

1. 重视向病人及家属说明病情,着重说明此病变化多端,可简单可复杂。复杂起来病情重病程长并发症多,死亡率高;禁食时间长,所用药品昂贵,花钱多等。要下病重甚至病危通知书。如这些情况说得不太清楚,弦绷得不紧,遇病情突然变化、加重,恢复不满意出现并发症及花钱多等情况,易酿成纠纷。

2. 禁食,留置胃管。

3. 监测生命体征。

4. 了解内环境及各系统、各重要器官功能情况(包括水电解质、酸碱平衡、肝肾心肺功能等检查)。

5. 胃管灌注 25%～50%硫酸镁液或生大黄水,以利胆及减轻腹胀。

6. 应用能透血胰屏障的有效抗生素。

7. 应用抑泌药及解痉药,如生长抑素、抑肽酶、乌司他丁、山莨菪碱、东莨菪碱、颠茄类等。

8. 应用疏通微循环及扩血管的药,如万汶、低分子右旋糖酐、丹参、低分子肝素等。

9. 引流已渗泌之毒素(腹腔灌洗)。

10. 过滤血中之毒素(血滤、血透)。

11. 营养支持(早期肠外营养,病情稳定好转后过渡到肠内营养),保持水电解质平衡。

12. 维护重要器官功能,必要时上呼吸机。可酌情静滴高渗钠溶液(最好是 7.5%的浓度,用量每公斤体重 2～4ml,半小时内滴完),以减轻组织间隙水肿、改善循环和脏器功能。

13. 胆源性胰腺炎应酌情处理胆道疾病。胆道无梗阻的胰腺炎,若胰腺炎不需手术,则胆道需做的手术可择期于出院前进行;胆道有梗阻并以胆道为主的类型,应急诊手术解除胆道梗阻，顺便探查胰腺，做小网膜腔灌洗引流；临床以胰腺炎为主者，根据胰腺病变的需要进行处理，如需手术，同时处理胆道病变。

高脂血症性胰腺炎应降低甘油三酯，应用低分子肝素和胰岛素等。

14. 上述措施无效，有手术指征者行手术治疗（详见后）。

注：其中腹腔灌洗、上呼吸机、血滤或血透、手术，这四项只在必要时才用。

【手术指征及手术目的】

总的考虑是存在有非手术治疗不能去除的促使疾病加剧的因素，甚至可能出现严重后果的情况，而采取适当的手术措施有可能改变此情况者，应酌情施行恰当的手术治疗。

1. 胆源性胰腺炎，胆道有梗阻并以胆道为主的类型，应急诊手术解除胆道梗阻，顺便探查胰腺，做小网膜腔灌洗引流。

2. 非胆源性重症胰腺炎，及胆源性胰腺炎临床症状以胰腺为主者，虽经上述保守治疗，但治疗中出现感染者应转手术治疗，以清除感染灶和引流。胆源性胰腺炎者，在处理胰腺病变后，同时要处理胆道病变，探查胆总管，并做胆道引流。

3. 非胆源性重症胰腺炎，及胆源性胰腺炎临床症状以胰腺为主者，疾病发展迅猛，非手术治疗无效，腹胀及腹膜刺激症状严重，生命体征不稳，在72h左右很快出现多器官功能不全者，应及时进行腹腔和腹膜后减压引流。兼有胆道病者，同时简要处理胆道并引流。

4. 急性反应期之后进入感染期，胰周及腹腔有明确坏死感染灶，应在加强非手术治疗的同时行坏死组织清除术和局部灌洗引流。对于坏死广泛，无法一次达到彻底清除坏死组织和满意引流效果者，仍需选择切口部分敞开，用油纱布将胃和结肠分别保护在切口的上下缘，创口用多根多孔引流管充填引流。术后通过持续灌洗和冲洗达到有效引流和去除脱落坏死组织的目的。

5. 腹腔包裹性积液，经非手术治疗不吸收，出现消化道压迫症状或感染症状应行手术治疗。

6. 胰腺假性囊肿　大于6cm，出现症状、体积增大或继发感染，则需要行手术引流；囊肿经过3个月仍不吸收者，需做内引流术。

7. 胰腺及胰外侵犯区经临床及CT证实有脓肿形成者，应立即做手术引流。

（蒋啸云）

十、胰腺癌的诊治

胰腺癌是一种较常见的恶性肿瘤，其发病率占全身恶性能肿瘤的1%～2%，近年来国内外发病率均有明显增加的趋势，在美国是排名第四的恶性肿瘤。国内大城市的发病率大约在5/10万～10/10万。男性多见，40岁以上好发，发生于胰头部为多，占70%～80%，少数可为多中心癌肿。恶性程度高，不易早期发现，切除率低和预后差为本病的特点。可切除病人5年生存率不到5%，居恶性肿瘤死亡原因的第四位。中位生存时间6～10个月。

(一)胰腺癌的诊断

【致病危险因素】

尽管影响很小,但是胰腺癌的发病确实与吸烟有关。研究显示,吸烟者 K-ras 突变频率较不吸烟者高。

目前认为大约有 35%的胰腺癌可归因于饮食因素。膳食脂肪在实验研究中被证实与胰腺癌的发病相关,其他一些饮食因素并不明确。流行病学调查显示胰腺癌的发病率与饮食中动物脂肪有关,高甘油三酯和(或)高胆固醇、低纤维素饮食似可促进或影响胰腺癌的发生。当人体摄入高胆固醇饮食后,部分胆固醇在体内转变为环氧化物,后者可诱发胰腺癌。此外摄入高脂饮食后可促进胃泌素、胰泌素、胆泌素、胆囊收缩素、胰酶泌素等大量释放,这些胃肠道激素为强烈的胰腺增殖性刺激剂,可使胰管上皮增生、间变和促进细胞更新,并增加胰腺组织对致癌物质的易感性。某些亚硝胺类化合物可能具有胰腺器官致癌特异性。

糖尿病、饮酒、慢性胰腺炎与胰腺癌之间的关系存在争论。越来越多的证据显示,血糖升高是胰腺癌的结果。慢性胰腺炎长期以来被认为是胰腺癌的危险因素,但是有研究显示,慢性胰腺炎患者胰腺癌的发病实际上与饮酒、吸烟和病例选择偏倚有关。真正的家族性胰腺癌非常罕见,但是大约 5%的病人具有遗传倾向。

常见危险因素与胰腺癌的关系:

吸烟:N-亚硝胺可能增加 1.5~2.0 倍的危险,30%以上的胰腺癌与此有关。

饮食因素:脂肪和肉类增加危险,蔬菜降低危险。咖啡因和酒精的影响存在争议。

糖尿病:长期的 1 型糖尿病。

慢性胰腺炎:5%的病例与之有关。

消化性溃疡手术治疗:与血清胃泌素水平增加有关。

【病理】

90%以上的胰腺癌是导管腺癌,系从导管的立方上皮细胞发生而来,特点为长成致密的纤维性硬癌或硬纤维癌,肿瘤硬实,浸润性强而没有明显的界限。只有 1%~2%腺泡细胞腺癌,其余的可以是其他多种组织学类型。胰腺癌 75%发生在胰头,15%在胰体,10%在胰尾。很容易侵及附近器官和组织而发生相应的临床症状。其局部扩散主要累及腹膜后组织、肝脏和腹膜,远处转移可至肺、肝和骨骼。

大约 80%的胰头癌具有黄疸,除了直接累及胆管下端外,尚可通过胰内淋巴管转移至胆管周围,造成"围管浸润"现象。此现象是胰腺癌的一种生物学行为特点,胰头癌常早期侵犯总胆管,即使直径小于 2cm 的病灶离胆管有相当距离,亦可有明确的围管浸润,这非直接累及而为转移性浸润,是通过胰内淋巴管扩散而至,这可能是胰腺癌预后不好的重要原因。90%的病人具有不同程度的神经周围浸润。50%可累及门静脉和肠系膜上静脉,甚至导致血栓形成。胰体尾癌可侵犯脾静脉,造成血栓形成和区域性门脉高压。晚期病人可侵犯肠系膜上动脉、脾动脉、横结肠、胃、肾和左肾上腺。胰腺癌多中心起源比较少见,少数可沿胰管扩散。最常见转移方式是局部淋巴转移和肝转移,早期淋巴结转移多见于胰十二指肠后淋巴结和胰腺上缘淋巴结。

基因的异常改变包括 K-ras 原癌基因以及抑癌基因 p53(60%)、p16(80%)和 SMAD4

(50%)突变。

Hermreck 等(1974)将胰腺癌分为四期:

Ⅰ期,肿瘤仅位于胰腺内;

Ⅱ期,肿瘤已浸润及周围组织(如十二指肠、门静脉、肠系膜血管等);

Ⅲ期,肿瘤已转移到局部淋巴结;

Ⅳ期,伴远处转移或腹腔种植。

手术后病理分期(AJCC/UICC 分期,2002)

原发肿瘤

T_X 原发肿瘤无法评价

T_0 没有原发肿瘤的证据

T_{is} 原位癌

T_1 肿瘤局限于胰腺,直径≤2cm

T_2 肿瘤局限于胰腺,直径>2cm

T_3 肿瘤直接扩散到以下部位:十二指肠、胆总管、胰腺周围组织

T_4 肿瘤直接扩散到以下部位:胃、脾、结肠、相邻大血管

区域淋巴结

N_x 淋巴结状况无法评价

N_0 无区域淋巴结转移

N_1 区域淋巴结转移

pN_{1a} 单个区域淋巴结转移

pN_{1b} 多个区域淋巴结转移

远处转移

M_x 无法确定

M_0 无远处转移

M_1 远处转移

分期

0期	T_{is}	N_0	M_0
ⅠA期	T_1	N_0	M_0
ⅠB期	T_2	N_0	M_0
ⅡA期	T_3	N_0	M_0
ⅡB期	T_1	N_1	M_0
	T_2	N_1	M_0
	T_3	N_1	M_0
Ⅲ期	T_4	任何N	M_0
Ⅳ期	任何T	任何N	M_1

NCCN(National Comprehensive Cancer Network)指南 :将胰头癌分类为“可切除”(resec table)、“可能切除”(borderline resectable)、“不可切除”(unresectable) 。

“可切除”内涵为无远位转移;腹腔干及肠系膜上动脉周围脂肪间隙境界清晰;肝门静脉

及肠系膜上静脉境界清晰。

“可能切除”内涵为一侧或两侧肠系膜上或肝门静脉受累狭窄；肿瘤紧贴肠系膜上动脉，但<180°；肿瘤紧贴或包绕肝动脉，但可切除重建；肠系膜上静脉节段性受累梗阻，但可切除重建。NCCN 的上述定义主要源于患者的影像学表现，主要内容是基于血管是否受累及、是否可切除重建。

“不可切除”内涵为存在远位转移；肠系膜上动脉为肿瘤包裹>180°，腹腔干受累；肠系膜上静脉或肝门静脉梗阻，不可切除重建；腹主动脉浸润或包裹。NCCN 指南有几点共识可供参考。R_1 或 R_2 切除无益于改善患者预后，故主动性姑息性切除应予避免；如切除范围以外存在淋巴结转移，应视为不可切除；扩大淋巴结清扫虽未增加并发症发生率及手术死亡率，但未能改善患者预后，故不应成为胰十二指肠切除的常规步骤；对“可能切除的胰腺癌”病人建议行新辅助放化疗，以提高其 Ro 切除率。基于以上共识及为数不多的几项前瞻性研究结果，以日本胰腺协会淋巴结分组 2003 年版为基础，建议胰十二指肠切除应行第二站淋巴结清扫，即淋巴清扫范围应包括胰周、肝十二指肠韧带、肝动脉周围、肠系膜血管右侧的淋巴组织。

【诊断线索及依据】

1. 病史和体征　胰腺癌早期无特异性症状。黄疸可早期出现，但不是早期症状。早期即可有消瘦、乏力，体重明显下降是其突出特点。局部症状依病灶部位而异，晚期疼痛剧烈。有人统计，无痛性黄疸、体重减轻和背痛可见于 70%～90%病人；食欲不振可见于 60%的病例。体查：黄疸（85%），恶病质（70%），肝肿大（60%），腹部触及胆囊（Courvoisier 征占 40%）。少见的体征有 Trousseau 征（游走性血栓性静脉炎），左锁骨上淋巴结肿大，脾静脉血栓，胃底静脉曲张。

40 岁以上病例，有下述表现而无明显其他原因者应想到胰腺癌的可能性：上腹不适或隐痛、食欲减退和体重下降等。有胰腺癌家族史、慢性胰腺炎、突发性糖尿病等病史者也应视为高危人群，需进一步检查。

2. 基因的异常改变　包括 K-ras 原癌基因以及抑癌基因 p53（60%）、p16（80%）和 SMAD4（50%）突变。

3. 胰头癌可有梗阻性黄疸，血清碱性磷酸酶、转氨酶升高。无黄疸的胰体尾癌可见转肽酶升高，而转氨酶相对正常。癌抗原物质如癌胚抗原（CEA）、CA199、CA50、CA242，还有胰胚抗原（POA）、CA195、胰腺癌相关抗原（PCAA）、胰腺癌特异抗原（PaA）、SPAN-1、Dupan-2和白细胞黏附抑制试验（LAIT）、K-ras 突变的检测等，其中以 CA19-9 的阳性率较高，但均不具备特异性。联合检测有助于早期诊断，评价治疗效果，监测肿瘤复发和转移。

4. B 超可早期发现胆道系统扩张，包括胆囊胀大，也可发现胰管扩张。对小于 2cm 胰癌的诊断率为 21%～64.5%。可发现直径在 2cm 以上的肿瘤。内镜超声（EUS）方法使隐匿于胰头和胰尾的小胰癌得以发现。

5. CT 是疑为胰癌病人的首选诊断工具，其诊断准确度可达 80%以上，可发现胰胆道扩张和直径 1cm 以上的胰腺任何部位的肿瘤，且可发现腹膜后淋巴结转移、肝内转移，观察有无腹膜后癌肿浸润。薄层动态 CT 和多排螺旋 CT 可大大提高诊断率，通过后期图像处理即可发现肿瘤，且可进行可切除性的评估。

6.磁共振成像(MRI)与磁共振胆管成像(MRCP)　MRI对明确病灶边缘,是否侵犯血管及观察胰周和淋巴方面优于CT。MRCP是无创胰胆管显像技术,能反映胰胆管系统的全貌,明确胆管梗阻的部位和病因诊断的准确率在90%～100%。

7.逆行胰胆管造影(ERCP)　是胰腺癌诊断最有价值的检查方法,胰癌时的主要表现为主胰管及其主要分支的狭窄、扩张、阻塞、扭曲、充盈缺损、不规则囊性扩张,以及造影剂胰管外渗出,排空延迟和不显影等。双管征即胆管、胰管均有狭窄,且两管的距离因癌肿浸润收缩而拉近,是胰头癌在ERCP检查中的特征性征象。由于80%以上的胰腺癌起源于导管上皮,故根据上述变化进行胰腺癌早期诊断非常敏感,可达90%～100%,甚至小于1cm的微小胰癌亦可发现。尚可利用ERCP收集纯胰液,刷取脱落细胞行细胞学检查、癌基因突变及肿瘤标志物检测,能显著提高早期胰腺癌检出率。ERCP-CT技术,即ERCP后,立即行螺旋CT检查,对图像进行三维重建,显示胰管能力优于单一行ERCP。

8.其他诊断手段尚有经皮、经肝的胆道置管引流(PTCD),经口胰管镜(peroral pancreatoscopy,POPS)和胰管内超声(intraductal endoscopic ultrasonograph,IDUS),正电子发射断层扫描(positron emission tomogaphy,PET),选择性动脉造影(SAG),胰腺放射性核素扫描,经皮细针穿刺诊断胰腺癌等,可酌情选用。

腹腔镜可能是一个重要的分期和诊断方法,可以分辨腹腔内种植和转移。

术前临床诊断为胰腺癌者,术后病理证实30%为胰腺炎。术前诊断为胰腺炎者,16%为胰腺癌。

【启动早期诊断的因素】

由于胰腺位置深在,早期缺乏特异性症状,一旦出现明显症状如梗阻性黄疸、腰背部疼痛时,肿瘤多已浸润出胰腺实质甚至胰腺包膜,直径多>2cm,半数已伴淋巴结转移,因而早期诊断至关重要。

因此,对好发人群(年龄40岁以上,有胰癌家族史,有慢性胰腺炎、突发性糖尿病史者)及有早期非特异性的表现(精神、食欲下降,乏力,体重明显下降)者应提高警惕。

对于中年以上患者有以下表现时,须考虑有本病的可能性:①体重减轻且近期有不明原因的上腹痛;②上腹痛向背部放射,患者采取弯腰屈体姿势以求缓解;③进行性加重的黄疸伴有上腹钝痛;④近期发生腰背部疼痛,同时出现多发性静脉血栓形成或血栓性静脉炎;⑤近期发生糖尿病,伴有上腹不适和体重减轻。

出现上述情况,均应做进一步检查。

Moosa认为胰腺癌的诊断应具备以下几点:

1.40岁以上,数月至半年来呈上腹部持续性隐痛不适。

2.40岁以上,既不肥胖,又无家庭史,而突然发生胰腺炎和糖尿病者。

3.间歇性上腹部和(或)腰背部隐痛不适,胃肠道钡餐检查无异常,初步排除胃肠道或肝胆疾病者。

4.原因不明的消瘦,体重减轻超过10%,或呈阻塞性黄疸者,应怀疑有本病的可能,并应及早剖腹检查,以期早期诊断。部分患者在早期可出现抑郁、忧虑等症状。

【确定诊断的条件】

在临床症状、体征符合的情况下,必须有胰腺原发病灶的证据,包括原发病灶的部位、特征及病灶所致的继发表现，如胆胰管梗阻表现或病灶周围受侵犯及扩散转移的表现等，这些常需通过影像学检查来发现。

有能支持病变性质的资料，如肿瘤标志物检查结果，病灶转移侵犯的表现，原发灶或转移灶的病理检查结果等。

(二)胰腺癌的治疗与预后

胰腺癌一经确诊，经全面检查若无禁忌证，应首选手术治疗。能切除者应尽量切除肿瘤及相关淋巴结，不能切除者则可行姑息性手术治疗。术后结合病人情况还需施行化疗、放疗及免疫治疗等。

【NCCN 标准】

1. 手术切除的原则

(1)手术前应该对疾病进行充分的影像学检查，评价疾病分期。

(2)手术应该在有经验的医疗中心或由有经验的医生进行。

(3)内镜超声检查(EUS)可作为 CT 的补充。EUS 指导下的穿刺活检可能优于 CT 引导下的细针抽吸(FNA)。

(4)腹腔镜下进行诊断性分期，排除影像学无法显示的转移(特别是体尾部病变)。可在有条件的医疗机构常规应用，或某些具有播散危险的病人选择性应用，例如 CA19-9 显著升高、大肿瘤。

2. 手术切除标准的定义

(1)可切除肿瘤：没有远处转移；腹腔动脉和肠系膜上动脉周围的脂肪层清晰；未侵犯肠系膜上静脉/门静脉。

(2)可切除的局部进展期病变：①头部，肠系膜上静脉/门静脉被侵犯；肿瘤与肠系膜上动脉粘连；包绕胃十二指肠动脉直到起始部；结肠或系膜侵犯。②尾部，肾上腺、结肠或系膜、肾脏被侵犯；手术前胰腺周围淋巴结活检阳性。

(3)不能切除：①头部，远处转移(包括腹腔动脉和(或)腹主动脉旁)；包绕 SMA、腹腔干；SMV、门静脉栓塞；腹主动脉、下腔静脉被侵犯或被包绕；侵犯横结肠系膜以下肠系膜上静脉。②体部，远处转移(包括腹腔动脉和(或)腹主动脉旁)；包绕 SMA、腹腔干；SMV、门静脉栓塞；腹主动脉被侵犯或被包绕。③尾部，远处转移(包括腹腔动脉和(或)腹主动脉旁)；包绕 SMA、腹腔干；侵犯肋骨、椎体。

凡是手术病人，不论是胆道减压还是切除手术，都需进行腹腔神经的预防性阻断。

【目前关于胰头癌根治术合理切除范围的意见】

1. 肝总管中部以下的胆道及周围淋巴结。
2. 肝总动脉和腹腔动脉旁淋巴结。
3. 远端 1/2 胃十二指肠和 10cm 空肠。
4. 胰头颈部，在门静脉左侧 1.5cm 处切断胰腺。
5. 肠系膜上动脉右侧的软组织。
6. 肠系膜及肠系膜根部的淋巴结。
7. 下腔静脉及部分腹主动脉前的腹膜及软组织，如肿瘤仅局部浸润门静脉，可切除部分门静脉。

【术前及术中的判断】

术前应采用影像学检查判断肿瘤的可切除性，以避免不必要的术前准备和手术探查。术中采用细针穿刺细胞学检查和切端组织冰冻切片检查，以确定切除是否足够，必要时可及时加以适当扩大手术是有可能改进预后的一项措施。也有学者提出，如胰头部占位明确，可直接行胰十二指肠切除术，不需有病理学诊断结果。

【当前对治疗中一些问题的看法】

1. 术前 PTCD 减黄治疗现有争论。分期手术基本不需要，均可一期手术完成胰十二指肠切除术。多数学者皆主张，将血清胆红素在 225μmol/L 以上者作为进行 PTCD 的指征。内镜下放置胆管十二指肠支架管内引流既起减黄作用，又能解决肠道胆盐缺乏所致内毒素血症问题。

2. 90%的胰头癌病人需要姑息手术以解除黄疸和十二指肠梗阻，缓解腹痛和腰背部疼痛。目前多主张采用胆管空肠 Roux-en-Y 吻合术解除胆道梗阻，同时附加胃空肠吻合术，以解除或预防十二指肠梗阻。

3. 保留幽门手术是可行的，但并非可以达到所期望的目标。

4. 消化道重建各种吻合方式都曾经被研究，端端、端侧、导管-黏膜吻合都被证实是安全有效的。尽管没有证据显示哪一种吻合方式更好，仔细注意血液供应可以降低吻合口问题的发生率。没有证据支持胰管内支撑可以降低漏的发生率。胰漏的发生率是相似的，为6%～16%。但也有学者认为胰液是胰瘘的根本原因，没有胰液也就没有胰瘘，因此通过内引流或外引流术将胰液引至远离吻合口的部位，利于吻合口的愈合，且引流管起支撑作用，便于充分引流，起着胰管内减压作用，是预防胰瘘的好方法。安德林癌症中心和 Lohns Hopkins 医院的两项随机对照研究显示，生长抑素并不能降低吻合口漏的发生。

5. 20 世纪 90 年代，有几个研究报道门静脉切除的病例，手术死亡率 0～16%，3 年生存率为 12%～23%，中位生存时间为 5～14 个月。有人认为这种手术方式还是应该慎重，仅仅适合于某些选择性病例。

6. 静脉血栓仍然是手术的禁忌证。静脉切除提高了切除率，但真正收益是非常有限的，对照比较的研究显示结果差别不大。

7. 目前的资料并未证实进行区域淋巴结清除可获得任何生存优势。除了临床研究外，扩大淋巴结清除适用于大肿瘤或再次手术的病人。

8. 虽然胰腺癌本身对化疗并不敏感，但胰腺癌切除术后多主张采用化疗，以 5-氟尿嘧啶和丝裂霉素为主，辅以其他抗癌药物，剂量和疗程尚缺乏定规。新药健泽(氟胞苷)比5-氟尿嘧啶毒性小而效果好。目前多主张联合化疗和局部灌注给药。不少学者主张以化疗为基础联合放疗，可收到一定效果。

9. 除了手术之外，放疗也是胰腺癌治疗的选择方法，放疗可分为辅助放疗和根治性放疗。

(1)辅助放疗：在手术切除后进行。①不论切缘和淋巴结状态，与 5-FU 联用可增加疗效；②照射野基于手术前 CT 或手术中标志；③照射野应该包括原发肿瘤的部位和区域淋巴结；④可以用 CT 模拟和三维治疗系统；⑤照射剂量为 45～54Gy。

(2)根治性放疗:①与5-FU联用;②照射野基于手术前CT或手术中标志;③照射野应该包括原发肿瘤的部位和区域淋巴结;④可以用CT模拟和三维治疗系统;⑤照射剂量为50～60Gy。

【预后】

胰腺癌由于转移早、发现晚、手术切除率低、手术后远期疗效不满意,术后5年生存率不足20%。可切除病人5年生存率不到5%,居恶性肿瘤死亡原因的第四位。中位生存时间6～10个月(有报道可切除病例的中位生存期15～19个月)。最重要的预后因素包括肿瘤大小、分级、分期和切缘情况。改进预后的关键是早期诊断和综合治疗。

(蒋啸云)

十一、胰腺囊性疾病

胰腺囊性疾病诊治的首要问题,是先要辨别是囊性肿瘤还是非肿瘤性囊肿,因前者应手术切除,不宜行囊肿-空肠内引流术,后者则可酌情行内外引流术,不一定要行囊肿切除。囊性肿瘤,一般没有从小渐进性增大历史、急慢性胰腺炎病史或外伤史,影像学检查有其特征,如可有囊壁密度不均匀甚至有壁结节、囊壁钙化、增强扫描不规则强化等表现,仔细分析当可鉴别。另外,在囊性肿瘤中,应注意鉴别良恶性,以便能根据不同性质给予正确的治疗。

〔病案举例1〕 一男性患者52岁,农民。因发现上腹部肿大月余住某医院,B超发现为上腹腔巨大囊性肿物,既往无明显腹痛史,诊断为胰腺囊肿,乃行剖腹探查,并拟行囊肿空肠Roux-en-Y手术,切开囊壁后发现囊壁不规则增厚,均在1cm以上的厚度,其内为黏液状物,内壁呈不规则结节状,切缘渗血不止。当即请上级医院会诊。经进一步探查,发现肿块约16cm直径大小,边界不清,侵犯胃体后壁。考虑为胰腺恶性囊性肿瘤(癌),但患者一般情况尚好,内环境尚稳定,各重要器官功能基本正常,无奈之下,做了胃、脾、胰体尾整块切除,及消化道重建。术后病人顺利恢复出院,病检为囊腺癌。

〔病案举例2〕 李某男性,68岁。因左上腹包块1月余入院。外院CT平扫示:胰尾巨大囊性包块,诊断为胰腺假性囊肿。患者既往无外伤及急性胰腺炎病史。入院后未做进一步的有关检查鉴别就决定行手术治疗。术中探查见胰尾有一约8cm直径大小的囊性包块,囊液淡黄清亮,胰腺其他部位无充血水肿,质地无异常。术中诊断同术前。切除部分囊壁送病检,行囊肿空肠R-Y吻合术。术后病理切片示:胰腺囊腺癌。教训:①未仔细分析病史,患者既往无外伤及急性胰腺炎病史,无胰腺假性囊肿发生基础,只凭CT诊断意见;②术前未做CT增强扫描、肿瘤标志物检测等有关检查,并认真进行分析鉴别;③术中未做冰冻切片检查证实就做了囊肿空肠R-Y吻合。

兹将常见胰腺囊性疾病列述如下。

(一)先天性胰腺真性囊肿

先天性胰腺真性囊肿(congenital pancreatic true cyst),临床罕见,属胰腺外分泌腺的先天性畸形病变,有囊性纤维病、多发性囊肿病、肠重复畸形(肠源性囊肿)、胰内胆总管囊肿和孤立囊肿等类型。在诊断时要与囊腺瘤和囊腺癌鉴别,由于囊腺瘤有丰富的血管,增强CT

和血管造影有助于鉴别。

胰腺囊性纤维病是儿童胰腺功能不足的常见原因，胰腺的病理变化特征包括胰腺慢性纤维化，胰腺实质的缺失以及充满浓缩分泌液的多个囊腔。在胰腺的外分泌功能尚存时，可表现为复发性胰腺炎，但是一般不需要手术治疗。

胰腺先天性多发性囊肿常与肾、肝、肺以及中枢神经系统囊肿并发，通常不需要外科治疗。

胰腺肠源性囊肿十分少见，这种囊肿有平滑肌和上皮内衬，常需要手术切除。

孤立性囊肿是胰管发育异常的结果，在器官发生期间胰管内皮细胞形成孤立的巢，积存液体，可能压迫十二指肠、胃或胆总管，治疗通常需要手术切除。

对位于胰头部的囊肿如果排除囊性肿瘤，也可以做内引流术。

(二)后天性胰腺真性囊肿

后天性胰腺真性囊肿(postnatal pancreatic ture cyst)属于潴留性囊肿，囊肿衬有上皮，多由于胰管的阻塞导致远侧胰管或腺泡发生囊性扩张和胰液潴留而形成。

诊断主要根据病史、消化道症状和影像学检查，如B超、CT、ERCP和MRCP均有助于诊断。

在处理上要查明引起胰管梗阻的原发性疾病，以便做出相应的针对性处理。

慢性胰腺炎可以继发潴留性囊肿，也可以继发假性囊肿，这二者术前常常难于鉴别，好在处理原则基本一致。

胰腺潴留性囊肿(pancreatic retention cyst)一般以手术治疗为主，手术包括两部分，一是针对囊肿的处理，可以在排除囊性肿瘤后做内引流术；再者是胰管梗阻病因的治疗，胰管结石要取除，肿瘤须切除。

(三)胰腺囊性肿瘤

虽然少见，但是近年有发现增多的趋势，由于其治疗的原则与其他胰腺囊肿性疾病不同，因此在鉴别诊断方面有特殊意义。

【分类】

胰腺囊性肿瘤通常分为浆液性囊腺瘤和黏液性囊性肿瘤。

1.浆液性囊腺瘤(serous adenoma)

(1)为最常见的胰腺囊性肿瘤，起源于胰腺腺泡细胞，囊液清亮稀薄含丰富的糖原，囊壁光滑，由扁平或立方上皮细胞组成，无恶变倾向。

(2)病灶多为单发，偶有多发。囊肿通常被正常组织包绕，虽无完整包膜，但分界基本清晰。肿块呈圆形或椭圆形，表面呈结节状或分叶状。切面上有些瘤体由无数小囊组成，有些囊腔相对大些，还有些瘤体小囊大囊混杂。

(3)通常浆液性囊腺瘤CT平扫肿块呈圆形或分叶状，与周围胰腺组织分界清晰，密度从水样到肌肉样不等，有时可见囊壁钙化，增强后肿块边界较清楚，强化不规则。

2.黏液性囊腺瘤(mucinous cystadenoma)

(1)女性多见。

(2)可为单腔,更多的是多腔性病变,边缘光滑伴 乳头状突起。上皮细胞为柱状上皮或杯状细胞上皮,通常排列成乳头状,多数黏液性囊腺瘤可发展为囊腺癌。

(3)黏液性囊性肿瘤,CT平扫肿块呈圆形或椭圆形,接近水密度,肿块轮廓清晰无分叶,局限性突出胰腺表面或被胰腺组织包绕。有时可见囊壁不规则钙化。肿块虽然很大,但血管侵犯不明显,仅见推移改变,瘤体多数为大单囊,少数由几个大囊组合而成,囊壁密度不均。

3. 黏液性囊腺癌(mucinous cystadenocarcinoma)

(1)女性多见。

(2)起源于胰腺大导管上皮,囊性肿块一般很大,呈多囊性,内有大量黏液。组织检查,囊肿以异常的柱状细胞上皮为内衬,能产生黏液和乳头状表现为其特点。

(3)CT见囊壁密度不均,发现壁结节提示为囊腺癌的可能性大,增强后囊壁和壁结节轻度强化。

ERCP可以帮助明确囊肿与主胰管的关系,胰腺囊性肿瘤常可以显示胰管受压,一般与主胰管不沟通。

【临床表现】

1. 上腹部疼痛。
2. 腹部肿块。
3. 压迫症状。
4. 其他　累及胰腺内分泌功能,并发糖尿病,囊肿本身可能继发囊内出血、感染和破裂,而引起失血性休克和急性弥漫性腹膜炎。

【治疗】

治疗以切除为主。囊腺癌对放疗和化疗不敏感,需要采用根治性切除术。由于囊腺癌的恶性程度一般较实体癌为低,切除手术后长期生存率较高,达到50%左右。位于胰腺体尾部的肿瘤,行肿瘤、胰体尾脾切除术,如果胃或结肠等周围脏器受累,应当一并切除;位于胰头的肿瘤应当行胰十二指肠切除术;病变累及全胰或胰腺多发性病变者,可考虑行全胰切除。术后需要定期随访,对复发的病例应当争取再次手术。对于晚期无法切除的病例,针对胆道或消化道梗阻,可以采用相应的转流手术。

(四)胰腺假性囊肿

【诊断要点】

1. 病变特征　是继发于急性、慢性胰腺炎或胰腺损伤后的并发症。因囊壁没有上皮细胞覆盖,故称假性囊肿。囊肿形成时间一般在疾病发生后2周以上,囊壁成熟则需4～6周或更长,达3个月之久。囊液中淀粉酶含量一般很高。
2. 病史特点　可有急性、慢性胰腺炎或胰腺损伤的历史。
3. 临床表现特点

(1)囊内高压症状:表现为上腹胀满感、持续性疼痛,可涉及季肋、腰背部。

(2)囊肿压迫症状:压迫胃及十二指肠引起胃排空功能障碍。位于胰头部的假性囊肿可压迫胆总管下,出现黄疸。

(3)感染症状：囊内的感染可引起发热、疼痛和包块胀大。

(4)消耗性症状：急、慢性炎症所致的消耗可使病人明显消瘦、体重下降等。

(5)并发症表现：假性囊肿有时破裂引起急性弥漫性腹膜炎，或者引起胰源性腹水；有时侵蚀血管引起囊内大出血，囊内出血偶有经胰管进入消化道。

(6)胰腺部囊性肿块的可能体征及影像学表现。

【治疗】

囊肿壁未成熟，无感染，囊肿较小，增大不迅速，可观察，可望吸收消散。

囊壁已成熟(4～12 周)，随访观察不吸收则需手术治疗，如不及时手术可发生囊内出血、破裂、感染等并发症。最佳方法是待 6 周后，囊壁达一定厚度行囊肿-空肠 Roux-en-Y 吻合术，失功能肠襻至少长 30cm。

（蒋啸云　郭　义）

十二、胰十二指肠切除术中某些问题的处置体会

【术中主要探查】

除了一般性的腹腔探查，主要是了解肿块的大小、范围、性质；侵犯程度，是否可切除，特别是肠系膜上静脉、门静脉是否被侵犯；腔静脉、腹主动脉是否被侵犯。

(一)胰十二指肠切除术中如何先了解病变的性质

如肿块较大，周边器官明显受累，则恶性肿瘤之诊断基本成立。

如发现有受累肿大之淋巴结，切取送冷冻切片检查，有助于明确诊断。

有时对位于胰头之病变性质，诊断甚为困难。其一，如肿物较小，深埋于胰头内或位于壶腹内触摸不清；其二，慢性胰腺炎和胆总管下端结石有时与胰腺癌鉴别不易。因慢性胰腺炎误诊为恶性肿瘤而行胰十二指肠切除或恶性肿瘤误诊为炎症或结石而将肿瘤漏诊的情况，在文献中不乏记载。如肿物位于胰腺表面，可以切取组织块送病理检查。如肿块深在，切取过深时有可能招致出血或胰管损伤，在可能不行根治性切除的慢性胰腺炎病例，将招致不必要之麻烦。目前多主张在术中以细针反复多点穿刺可疑肿块，行细胞学检查，以期术中明确病变性质。但此方法仍有 10%结果不能肯定。阴性结果时，不能否定恶性病变存在，此时需术者结合临床症状、体征，正确的术中探查和判断，这是防止发生错误及意外的关键。

肿块如位于十二指肠内或壶腹部，应剖开十二指肠，采取标本送检。

当胰头癌的诊断明确后，能否顺利进行根治术，主要决定于肿瘤与周围大血管是否被侵及和受累的程度，因此必须按顺序进行探查。先常规的腹腔脏器探查，再探查肿瘤的大小、部位、肝门、腹腔动脉周围及肠系膜根部淋巴结的情况。方法是：①打开十二指肠侧腹膜，分离胰头后侧与下腔静脉，直至腹主动脉前，探明腹腔动脉及肠系膜上动脉根部是否有肿瘤浸润；②解剖肝总动脉，除外有肿瘤浸润；③胰颈下缘分离肠系膜上静脉，特别是了解肿瘤与门静脉后右侧壁的粘连情况。如血管壁已被浸润，则注意其浸润范围，如范围不长于 3cm，又能分离出 2cm 以上的无分叉的肠系膜上静脉，这就可保证当需要切除部分门前静脉时，可以作血管对端吻合或肠腔转流手术。因此，如果符合上述条件时即可以进行切除术。

(二)如何顺利经大网膜进入网膜囊进行探查

既要拉展大网膜,又要拉展横结肠系膜,使二者之间的间隙得以拉开,直接分离大网膜之薄弱处进入网膜囊;如网膜与其后面有粘连,或过于肥胖难以进入网膜囊,则可用手指或长弯拉钩从小网膜处分开进入网膜囊至大网膜后,导引切开大网膜后进行探查。

(三)如何寻找肠系膜上静脉

1. 暴露好网膜囊腔　充分横断大网膜后,用两位助手分别将胃和大网膜上叶拉向上,及将横结肠及其系膜牵向下,使网膜囊后部充分暴露。

2. 找到胰钩突脐眼,肠系膜上静脉常从此穿于胰颈后。

3. 或沿结肠中静脉上寻其汇入处即达肠系膜上静脉。

4. 或于胰腺下缘触摸肠系膜下动脉的搏动处,其右侧即为肠系膜上静脉。

(四)如何分离探查胰颈后门静脉和肠系膜上静脉

有两种方法。一种是于肝十二指肠韧带内分离胆总管及肝动脉,并结扎离断胃右动脉及胃十二指肠动脉后,再分离暴露门静脉前面,顺此于胰颈后小心向下分离;另一种方法是于胰颈下缘顺肠系膜上静脉小心向上分离。在分离肠系膜上静脉时,应先于胰下缘横行切开后腹膜,逐一结扎切断附近汇入肠系膜上静脉的小血管支,上抬胰颈,轻稳沿肠系膜上静脉前面钝性分离。

(五)如何较顺利地清除 7、8、9 组淋巴结

1. 在进腹腔后探查时,以 Kocher 手法将横结肠与十二指肠、胰头部完全游离,向内于腹膜后,上至肝下,后至腹主动脉前内侧均予以游离。

2. 应将肝总动脉、肝固有动脉鞘打开(避免损伤血管外膜),将胃右动脉、胃十二指肠动脉离断,将肝总动脉及肝固有动脉牵开,即可于腹膜后已分离的平面前,和已游离的血管之外较顺利地清除这几组淋巴结。

(六)如何暴露探查门静脉及清除肝十二指肠韧带之脂肪、神经及淋巴组织

将肝动脉游离牵开后即可暴露门静脉。如再将肝总管游离,即可沿门静脉周围清除肝十二指肠韧带内之脂肪、神经和淋巴组织。从胆囊底部游离胆囊后暂不断胆囊管留作牵引,有助于对肝外胆管的分离。

(七)如何减少出血并较顺利地分离胰钩突

离断钩突总的原则是:①应在钩突前后均暴露较好的情况下进行;②对胰头癌病人应争取将钩突(包括肠系膜下动脉右侧上部外面的纤维组织鞘)切除,但忌损伤血管外膜;③门静脉及肠系膜上动脉与钩突间的血管支应分别逐一进行分离结扎,采取先易后难的顺序,好处理之处先处理,忌动、静脉一起大束离断的方法。

钩突系膜血管支,均从门静脉和肠系膜上静脉之右及后侧通过,可选用下述方法分离

钩突。

1.右前路法 待门静脉和肠系膜上静脉与胰头之间的小血管支离断后,将此静脉向左牵开,或将肠系膜上动脉稍向右牵,以暴露和分离钩突系膜。分离门静脉和肠系膜上静脉与胰头之间的小血管支极易出血,可小心分离引细丝线(或用带线细圆针绕缝血管)结扎后再切断;如小血管支与门静脉汇合部出血,可用0/4的无损伤血管缝合针线,缝系少许门静脉外膜后结扎。

2.右后、前路结合法 将胰头十二指肠上提并向左上翻转,从后面明视下逐渐分离至接近肠系膜下动脉处,先触摸通向钩突下部的动脉支的搏动,并将其离断或阻断后,再将胰头十二指肠向右回翻,进一步分离钩突。此法实际上是通过牵引翻转胰头十二指肠,先将肠系膜上静脉和门静脉向左推牵,将肠系膜上动脉向右牵,使胰十二指肠下动脉向钩突的分支易于从后面触摸、寻找并加以离断,使复位后钩突的分离变得容易。

3.左前路法 将肠系膜上静脉轻轻向右拉开,暴露肠系膜上动脉渐次小心分离钩突。

上述方法应根据每个病人的术中实际情况及术者的习惯选用。分离钩突系膜时,如有可能应先打开肠系膜上动脉外之右侧纤维鞘后进行操作。

(八)如何切除动脉周围神经丛

切除动脉周围神经丛的正确方法是:先锐性、纵行切开包裹在动脉周围的神经丛,直达动脉壁,然后沿着动脉外膜与神经丛之间的疏松层面锐性切除神经丛。

(九)腹主动脉周围淋巴结廓清的标准范围

腹主动脉周围淋巴结廓清的标准范围是:上起腹腔干上缘,下至肠系膜下动脉根部下缘,深达左、右肾静脉后方。不需合并门静脉切除时,可分别悬吊门静脉主干和肠系膜上静脉,然后仔细地逐一结扎切断汇入门静脉主干或肠系膜上静脉右侧壁的数支细小静脉分支。从胰头及钩突上游离出门静脉主干或肠系膜上静脉,向左牵开,即可显露出与肠系膜上动脉相连接的胰头神经丛。然后以同样的方法,切除肠系膜上动脉右侧周围神经丛、廓清肠系膜上动脉周围淋巴结,这样便整块切除了病灶,整个后腹膜术野中只剩动脉和门静脉系统静脉。

(十)如何预防胰瘘

无论是胰肠端端套入式吻合还是端侧吻合,只要吻合部血运好、吻合确实符合要求,再加上采取减少吻合部腔内压力的措施,如胰管和肝管内置管引流,减少吻合部的张力,一般均不致漏。其他加固吻合的方法可酌情参考选用。

为加固胰空肠端端吻合,我们曾采用吻合部空肠前后壁双线汇合式半荷包缝合固定法:即吻合前于空肠后壁距切缘1.5~2cm处以7号丝线(或0~1号可吸收线)做一浆肌层半荷包缝合,两头留线;胰空肠套入吻合完成后,于空肠前壁相应部位再用7号丝线(或0~1号可吸收线)做一浆肌层半荷包缝合;前后荷包缝线于两端汇合适当收紧打结并缝合固定于胰腺上下缘的适当部位。这样会使吻合更牢固。

(十一)胰恶性肿瘤行胰十二指肠切除术较合理的步骤

在合理的前提下，手术步骤可能因每个人的习惯而有所不同。所谓合理是指符合恶性肿瘤手术原则，能最大限度地有利于手术顺利进行和防止不必要的损伤。此处只是笔者的习惯，且会因术中的具体情况而有所变更。

1. 探查了解能否行根治性切除　包括一般性探查，及了解肠系膜上静脉和门静脉是否被侵犯。如不影响手术，则进一步作 Kocher 切口，探查胰头后及腔静脉、腹主动脉是否受侵犯，如无侵犯则进行下一步。

2. 在完成肝动脉游离的基础上(包括离断胃右动脉及胃十二指肠动脉，暴露肝左动脉)，轻轻提起肝动脉，进行肝动脉及腹腔动脉周围淋巴结的清扫。

3. 从底部开始游离胆囊，暂不断胆囊管，向前下牵拉胆囊，确认并游离肝总管后切断肝总管，处理好两断端。

4. 清楚暴露并适当游离门静脉，沿门静脉外全周性切断肝十二指肠韧带内的脂肪、淋巴组织及神经，近肝断端予结扎以防淋巴渗漏。远断端分离至胰头十二指肠，以便一起整块切除。

5. 断胃　何时断胃主要取决于是否影响手术进程中的显露，不影响暴露则可不必急于断胃，以免增加污染之可能。

6. 在分离妥胰颈后面、门静脉前间隙的基础上，于门静脉之左侧断胰。断胰前应于远断端上、下缘各缝合一针以止血和便于牵引。胰管切断处应距远断端 3～5mm，并以细丝线缝合标志。以大小合适的硅胶管(置入端 3cm 内剪侧孔)，置入 3～5cm 后与管壁以细丝线固定，远端长度估计能过胆肠吻合口以远即可。注意妥善保护，以免脱出。

7. 游离空肠起始段并于屈氏韧带下 10～20cm 处切断空肠，妥善处理两断端，近端从肠系膜上血管后送入结肠系膜以上。进一步游离十二指肠 3、4 段(也可只游离暂时不断空肠，待处理完钩突后再断)。

8. 酌情采用适当的方法处理胰头后及钩突(见前述)。

9. 将已断之远段空肠，于结肠后用术者熟悉和习惯的方法进行胰肠吻合，但应注意在后壁吻合后将胰管内所置管送入空肠拟行胆肠吻合处以远。

10. 于距胰肠吻合口 8～10cm 之空肠段行胆肠端侧吻合。吻合完后壁可置 T 管于肝总管并将一短臂送入空肠。

11. 于距胆肠吻合口 45～50cm 处结肠前行胃空肠端侧吻合。注意留置空肠营养管，并注意将系膜裂孔缝闭。

12. 放置引流管，清理腹腔及关腹。

(蒋啸云)

十三、继发性脾功能亢进的外科治疗

脾功能亢进(hepersplenism)是一种综合征，临床表现为脾大(splenomegaly)、外周血一种或多种血细胞减少和骨髓增生现象；脾切除后可使血象正常或接近正常，症状缓解。有关脾功能亢进引起血细胞减少的机制，目前主要有四种学说：①脾脏对血细胞阻留和吞噬功能的增强，而骨髓造血细胞的增生则是大量血细胞被破坏后的代偿性表现；②脾脏产生骨髓抑制体液因子过多，抑制了骨髓造血细胞的成熟及血细胞的释放；③自体免疫学说：脾脏内的淋巴-网状细胞由于某些因素的影响，发生了异常的免疫性变化，产生了自身抗体，具有破坏自身细胞的作用；而脾脏又是破坏和吞噬红细胞的场所，致使一种或多种血细胞减少；④稀释学说：当脾肿大时，全身血浆容量增加，导致血液稀释而表现为血细胞减少。但这些学说均尚无定论。

原发性脾功能亢进是属于找不到特殊原因即原因不明的脾功能亢进，临床上少见。多见的是在不同类型原发疾病基础上并发的脾功能亢进（继发性）。按不同病因归列如下。

（一）血液系疾病

脾切除术主要是解除表现为脾功能亢进所致的血细胞减少，缓解某些贫血，消除巨脾或脾梗死等引起的机械压迫和疼痛症状，而并不能从本质上改变血细胞或免疫反应异常等病因，故其手术适应证有高度的选择性。

【先天性溶血性贫血】

由于红细胞的先天性缺陷，使其生存期缩短，破坏速度增快，超过了骨髓造血补偿的能力而引起贫血。

1.遗传性球形红细胞增多症　临床表现是贫血、黄疸和脾肿大。脾切除是本病最有效的治疗方法，可获明显疗效，手术后黄疸和贫血在短期内很快消失，贫血可得到完全、持久的纠正。鉴于胆石症并发率高，脾切除术前应做B超检查，如有胆囊结石存在，条件允许，可考虑一并行胆囊切除术。由于幼儿脾切除后易发生感染，一般4岁以下儿童不宜行脾切除术。

2.遗传性椭圆形细胞增多症　为少见疾病。多数病人无溶血情况，症状也不明显。少数有溶血性贫血和黄疸者，可施行脾切除，对消除贫血和黄疸有效，但血液中椭圆形细胞依然增多。一般4岁以下儿童不宜行脾切除。

3.丙酮酸激酶缺乏　我国有少数病例报告。此病主要由于红细胞内缺乏丙酮酸激酶，红细胞内糖酵解减慢，使三磷酸腺苷的产生降低，缩短了红细胞的生存期。在新生儿期即出现症状，黄疸和贫血都较重。常伴脾肿大。脾切除虽不能纠正贫血，但有助于减少输血量。胆石症是常见并发症。如条件允许而需手术治疗时，可考虑与脾切除一并进行。

4.镰形细胞性贫血　主要发生于热带非洲和美洲的黑种人。这种镰形细胞容易附聚形成栓塞，常可引起脾梗死。临床表现为慢性溶血性贫血，可伴黄疸和肝脾肿大；由于血管栓塞可多次发生急性腹痛，以及骨与关节疼痛、血尿、下肢溃疡和各种神经系统症状等。部分病人有脾肿大和脾功能亢进，或早期即发生溶血危象。脾切除可解除脾肿大、脾功能亢进、脾梗死，减少输血量。部分病人症状可得到改善。

5.珠蛋白生成障碍性贫血　原称地中海贫血，我国广东、广西、四川亦多见，长江以南各省、区有散发，北方少见。多见于儿童。重型者出现黄疸，发育迟缓，精神萎靡，肝脾肿大，颅骨增厚，额部、顶部隆起，颧骨高耸，易患感染，下肢可能出现溃疡。血液检查为小红细胞、低血红蛋白性贫血，红细胞呈环形或靶形，红细胞的渗透性、脆性降低，血清胆红素轻度升高。约25%病人伴有胆石症。脾切除主要是减少红细胞在脾脏中的破坏，延长红细胞的生存期，对减轻溶血和减少输血量有帮助。一般适应于贫血严重需长期反复输血,或巨脾并有脾功能亢进的重型病人。但多数主张在4岁以后手术为宜。根椐国内资料,血红蛋白H病脾切除疗效优于β珠蛋白生成障碍性贫血。

6.红细胞生成性血卟啉病　是一种严重的罕见病,多为5岁以下儿童。主要是由于红细胞中的卟啉合成障碍,导致溶血。临床上主要表现是由于光感过敏,引起红斑、大疱性皮炎等皮肤损害,脾切除对减轻溶血和降低光感过敏可有良效。

【自体免疫性溶血性贫血】

因为免疫功能紊乱产生某种抗体吸附于红细胞表面的抗原上或激活补体促使红细胞过早地破坏而发生溶血性贫血。本病按病因可分为原发性和继发性;后者如继发于感染、骨髓增殖性疾病、恶性肿瘤及某些药物引起。按血清学特点又可分温抗体型和冷抗体型,以温抗体型为多见。

临床上除溶血的一般特征外,表现多样,有急性型和慢性型两种。大部分病人有慢性贫血及脾肿大,抗人球蛋白试验直接反应阳性;贫血较重者多有轻至中度黄疸;但最轻者也可无贫血或任何症状。急性型多见于小儿,有突然寒热、头痛、腹痛、腰背酸痛、呕吐、黄疸、血红蛋白尿等。

治疗以输血、应用糖皮质激素和免疫抑制剂为主,约80%病人可获得缓解。继发型者尚需去除病因。脾切除对温抗体型有效。当激素、免疫抑制剂治疗无效或必须长期应用较大剂量才能控制溶血,或为应用糖皮质激素禁忌者,可施行脾切除;原发性病例有效率50%～60%,继发性者仅约30%可获缓解。

【血小板减少性紫癜】

1.特发性血小板减少性紫癜　亦称免疫性血小板减少性紫癜,是一种由于血小板减少而引起全身出血性疾病。特征是外周血小板减少,血小板寿命缩短,骨髓中巨核细胞增多。目前多认为本病与免疫有关。有人将病人的血浆输给健康人,可使受血浆者的血小板减少,甚至发生紫癜;如将健康人的血小板输给病人,输入的血小板也迅速被破坏。现已知这种抗体是一种7Sγ-球蛋白,属IgG。病人脾脏是产生血小板抗体的主要部位,脾脏对血小板的破坏也起重要作用。以^{51}Cr标记的血小板注入病人体内,发现大多数血小板在脾脏内阻留,其次在肝脏。当病人行脾切除后,血小板计数可迅速上升。

该病临床上可分为急性和慢性两型:急性型多见于儿童,常在发病前有感染病史。起病急骤,全身皮肤出现瘀斑,牙龈、口腔、鼻腔黏膜出血,胃肠道和泌尿系也可出血,严重者可发生颅内出血。血小板显著减少。常在发病数周内得到缓解,少数可迁延半年左右,亦有发展为慢性者。慢性型较常见,以青年女性为多。起病缓慢,出血症状一般较轻,主要为持续或反复发作的皮肤瘀点或局限于某个部位出血,如鼻衄;女性病人也可以月经过多为症状。

实验室检查:血小板计数常在$50\times10^9/L$以下,急性型可低于$20\times10^9/L$,出血时间延长,血块收缩不良,但凝血象检查正常。骨髓中巨核细胞数量增多或正常。少数病人可有脾大。

治疗:本病在出血明显时,应输给免疫球蛋白、血小板浓缩液,并应用糖皮质激素,可控制出血。

脾切除适用于下述情况:①严重出血不能控制,危及生命,特别是有发生颅内出血可能者；②经糖皮质激素治疗6个月以上无效；或治疗后缓解期较短，仍多次反复发作者；③大剂量激素治疗虽能暂时缓解症状，但鉴于激素治疗的副作用，而剂量又不能减少者；④激素应用禁忌者。脾切除后80%病人获得满意效果，出血迅速停止，血小板计数在几天内迅速上升。有人认为对下述情况脾切除效果较好：①骨髓巨核细胞增生显著；②对糖皮质激素有近期疗效而脾脏轻度肿大者；③输入经放射性核素标记血小板后，体表扫描，脾与肝的阻留比值增高者；④年轻患者；⑤病期限短者；⑥脾切除术后血小板早期回升，且回升幅度高（$>500\times10^9/L$）者。

2.血栓性血小板减少性紫癜　罕见。病理形态为动脉终末支及毛细血管内有透明的嗜酸性栓塞物。目前认为可能是由于自身免疫引起，临床表现为皮肤、黏膜出血，溶血性贫血，发热，并可出现神经症状和肾功能不良。病情急起者，呈进行性恶化，可于数周内死亡。

单纯应用糖皮质激素或单纯行脾切除，均可使少数病人获得缓解；而联合应用糖皮质激素和脾切除术治疗，可提高疗效。

【原发性脾原性中性粒细胞减少症和全血细胞减少症】

原因不明，是一个综合征，或称原发性脾功能亢进。主要表现为单纯性中性粒细胞减少或全血细胞减少，骨髓正常或增生。临床上大都为慢性病程，除苍白、乏力外，可有发热、反复感染、出血性紫癜和左上腹痛等。脾脏都增大。

脾切除有时有良好疗效。

【白血病】

1.慢性粒细胞白血病　下述情况，若全身情况允许，可考虑脾切除术：如伴脾功能亢进、血小板明显减少，巨脾引起的明显症状或因脾梗死引起脾区剧痛。但脾切除不能延缓其加速期及急变时间，不能延长病人总的生存时间，故现已极少使用。

2.慢性淋巴细胞白血病　脾切除主要适用于并发自身免疫溶血性贫血或血小板减少，脾脏肿大较显著，而采用糖皮质激素治疗效果不明显者。脾切除后血红蛋白和血小板计数常能上升。有报道严重贫血及血小板减少的病人，行脾切除者其生存率较单用氟达拉滨（fludarabine）而不做脾切除者佳。

3.毛细胞白血病：是一种少见的慢性白血病。有明显脾大，在脾、骨髓、淋巴结中有白细胞增生，此种白细胞边缘不整齐，呈伪足或细毛状突起。大多数病人全血细胞减少。本病化疗和放疗无显著效果。目前公认嘌呤类似物如2′-氯脱氧腺苷（2-chlorodeoxyadenosine，2′CDA）、2′-脱氧可福霉素（2′-deoxycoformycin，DCF）和α-干扰素是最有效的药物，也可用瘤可宁。但当全血细胞减少，反复出血或由于粒细胞减少反复出现感染，以及巨脾等时，均为脾切除的适应证。脾切除可使血象迅速改善，生存期明显延长，故仍有主张行脾切除作为治疗。

【恶性淋巴瘤】

是一组源于淋巴组织恶性增生的实体瘤。分为霍奇金病和非霍奇金淋巴瘤两大类。前者特征为无痛性淋巴结肿大；发热、消瘦、贫血、乏力等全身症状；可有脾大。后者无痛性浅表淋巴结肿大多呈双侧性和多发性，全身症状相对较少，脾脏受侵犯机会较高，病情进展较快。

霍奇金病组织学类型和病理分期的确定，对决定治疗方案和其预后有密切关系，而临床分期往往不够确切。例如本病体检脾大者并不常见，而病理检查50%已有病变。故主张行诊断性剖腹探查和脾切除分期，以制订针对性的治疗方案。此外，脾切除还可使病人全身症状如发热、乏力等获得缓解，并可解决脾功能亢进，提高血象，增强对放疗和化疗的耐受性。近年来由于诊断和治疗手段的发展(如CT、淋巴管造影、^{18}F-FDG PET、腹腔镜外科、放疗联合化疗及骨髓移植等)，剖腹探查及脾切除术进行分期的指征逐渐减少。但由于早期病人常仅需放射治疗，因而对临床分期早期(ⅠA或ⅡA)病人，仍有选择性的应用于确定其腹部病变的病理分期。

非霍奇金淋巴瘤临床表现较复杂，病情进展较快，且其侵犯结外器官又无规律性，临床分期也远不如霍奇金病重要，且剖腹探查术后并发症高，对仅有腹腔内淋巴肿大诊断有困难者，有时需做腹腔镜检查，甚至行剖腹探查＋脾切除术。脾切除术适用于原发并局限于脾脏的非霍奇金淋巴瘤，或症状明显的巨脾、脾功能亢进的病人，低度恶性者效果较好。

【骨髓纤维化】

是一种原始间叶组织增殖性病变，与真性红细胞增多症和慢性粒细胞性白血病有密切关系，三者可以相互转化。此病的特征是全身骨髓有弥漫性纤维组织增生，常伴有髓外造血，主要在脾脏，其次在肝、淋巴结等。多见于40岁以上，起病缓慢。主要表现有贫血、脾大，还有发热、骨骼疼痛和出血。血象检查除贫血外，外周血中有少数幼红细胞；成熟红细胞大小不等，有畸形；白细胞计数略高，其碱性磷酸酶活性增高；血小板波动较大，早期可增多，减少者为30%～50%。诊断如有困难可做肝、脾穿刺，如发现有造血现象，有助于诊断。目前，脾切除用于治疗本病的指征为：①巨脾或脾梗死引起的压迫或疼痛症状；②可能由于脾功能亢进而引起的显著贫血或血小板减少，使用糖皮质激素等治疗和增加输血量和输血次数，不能收效；③无效控制的溶血现象；④并发食管曲张静脉破裂出血。切脾后有使肝脏迅速增大或血小板急骤增多，以及导致血栓形成的可能，故应审慎。

(二)感染性疾病

1.急性感染　如脓毒症、伤寒、传染性单核细胞增多症、亚急性细菌性心内膜炎等，可伴有循环中红细胞的破坏，因此，单核巨噬细胞系统相应地增强其作用以及炎症反应等，可引起脾肿大和脾功能亢进。但当急性感染经治疗控制后，继发性脾功能亢进可获得解除。除非因发生自发性脾破裂、脾脓肿等以外，无需施行脾切除。

慢性感染如反复发病的疟疾、黑热病、结核病等，可伴有单核巨噬细胞系统增生，脾肿大和脾功能亢进等。如有明显的脾功能亢进现象，可施行脾切除。

2.人类免疫缺陷病毒(HIV)感染　可伴发血小板减少，它属于人类免疫缺陷病毒感染的一种并发症，原因不清，与典型的免疫性血小板减少性紫癜十分相似，但发生致死性出血的较少见。对糖皮质激素持续治疗无效或因长期服用引起副作用者，有主张行脾切除。多数病人术后血小板迅速上升，临床出血症状消失。有报告淋巴细胞及CD_4^+亚群计数增加，但CD_4^+、/CD_8^+比率无改变，对HIV感染和AIDS病情的进展未见明显影响。认为脾切除治疗HIV感染伴免疫性血小板减少性紫癜是安全、有效的。

(三)充血性脾大

充血性脾大和脾功能亢进都是由于门静脉高压所引起，国内多见为肝炎后肝硬化和血吸虫病肝硬化所致。可施行脾切除或降低门静脉压力的各种分流术进行治疗。脾切除术既解除了脾大,又可纠正脾功能亢进。

(四)类脂质沉积病

本病是一类遗传性代谢疾病,都是脂类代谢障碍。与外科有关的疾病是脑苷脂网状内皮细胞病(Gaucher 病),由于在单核巨噬细胞系统积蓄大量大分子的脑苷脂和神经磷脂,引起脾大和脾功能亢进。多见于幼儿,慢性病例可见于青年或中年。脾大和脾功能亢进明显者,可行脾切除,对症状改善有帮助。有作者观察到手术后脾外器官内的戈谢细胞明显增多,故主张行部分脾切除治疗。

(五)风湿性疾病

有两种病与脾切除治疗有关。

1. 类风湿性关节炎　病程在数年以上,如伴有脾肿大和中性粒细胞减少,即 Felty 综合征。如果用糖皮质激素治疗不能持久时,脾切除不但能纠正严重的白细胞减少,也可改善关节炎,但易于感染的倾向仍可能持续存在。也有采用部分脾动脉栓塞术获得成功的报道。

2. 系统性红斑狼疮　可伴有自身免疫溶血性贫血和血细胞减少,当用糖皮质激素治疗效果不好时,有主张可行脾切除术。术后血细胞上升,贫血得到纠正。

(蒋啸云)

十四、巨脾切除术的难点处置体会

(一)如何暴露

1. 切口应够大且接近脾脏,笔者喜欢做左"L"形切口。

2. 脾巨大,打开网膜囊后如有可能可先作脾动脉结扎,这样能缩小脾脏,有利暴露还可利于控制出血;有困难时不必勉强。

曾有主张向脾脏注射肾上腺素 0.5～1.0ml,以达缩小脾脏的目的。我们不主张。20 世纪 70 年代,曾见一 20 余岁的男性巨脾(门脉高压症)患者,术中于脾脏注射肾上腺素 0.5ml 后出现心室纤颤。

(二)如何游离脾脏

1. 先分离易分之处,困难部位留待稍后进行。一般难分之处为脾肾韧带及胃脾膈三角韧带。

2. 分离脾肾韧带应在胃脾韧带中下部、脾结肠韧带离断后再进行,尽可能拉开脾后外侧间隙,明视下锐性分离。要暴露好,笔者体会应将季肋部向外上拉,而脾脏应于腹腔内向右后下旋转,当然如果脾脏较游离,也可提出切口外。

3. 胃脾膈三角部在脾周其他韧带均已游离后,将脾脏外移可较顺利地分离。

(三)如何处理脾周粘连

1. 一般应步步为营、按部就班地进行,先将好分之处分离,这样难分之处也可能会变得好处理些。切忌鲁莽突进,到处出血、脾脏还未游离,局面难以收拾。

2. 脾与侧腹膜粘连太厉害时,分破脾脏易导致出血,可将粘连处之侧腹膜分离下来。

3. 脾床广泛紧密粘连无法分离时,可将脾门及脾周较大血管结扎后行脾包膜下原位切脾术,术后妥善止血。

4. 脾胃粘连紧密,胃短血管的胃端结扎线易于术后胃膨胀时滑脱,此时应予贯穿缝扎,必要时用荷包缝法包埋于胃壁内。

(四)如何处理脾蒂

因脾蒂大多与胰尾紧密贴近,集束将脾蒂结扎,常伤及胰尾,故笔者主张小心稍事分离,分束结扎脾外型脾门处各分支血管,近心端应双层结扎。第一道结扎线不必系得过紧,特别是年老患者,以防勒破硬脆之管壁;第二道线最好予贯穿缝扎。

(蒋啸云)

第六节　消化道出血外科诊治

临床上常以 Treitz 韧带为界分为上消化道出血和下消化道出血,也有学者认为上消化道出血尚应包括空肠上段 100cm 以内的出血,美国胃肠病学会的意见,将原因不明的消化道出血分为上消化道出血(病变位于 Vater 壶腹以上)、中消化道出血(从 Vater 壶腹到回肠末端的小肠出血)和下消化道出血(结直肠出血)。消化道出血的临床表现为呕血或便血,按出血量可分为隐性出血、显性出血和大出血。如果成人一次失血量在 800ml 以上,超过全身总血量的 20%时,即可出现急性周围循环改变,甚至休克者称大出血。

一、上消化道大出血

上消化道出血(hemorrhage of upper digestive tract)包括食管、胃、十二指肠、胆道、胰腺的出血。上消化道大出血,是一种需要紧急处理的常见疾病,若不及时处理,可危及生命,因此,尽快明确病因和出血部位是最关键的步骤。

(一)病因

引起上消化道出血的原因甚多,有一定的地域性差异,根据病因和部位不同,一般包括 5 类病变。

1. 食管病变　食管和(或)胃底静脉曲张、食管炎、食管癌,食管贲门-黏膜撕裂综合征(Mallory-Weiss 综合征)等。

2. 胃十二指肠病变　胃十二指肠溃疡、胃癌或其他肿瘤(间质瘤、淋巴瘤等)、息肉、胃幽门黏膜脱垂、十二指肠憩室炎、胃手术后病变(吻合口溃疡、残胃癌)、卓-艾综合征(Zollinger-Ellison syndrome)、胃血吸虫病、胃或十二指肠结核以及重度钩虫病等。

3. 邻近器官或组织病变　胆道出血、胰腺癌、急性胰腺炎并发脓肿溃破导致出血，动脉瘤破入食管、胃或十二指肠等。

4. 全身性疾病　应激性溃疡等。

5. 血管异常　先天性血管畸形、Dieulafoy 病等，以及一些罕见的病因和疾病。

常见原因可分为 5 大病因：

1. 消化性溃疡(胃、十二指肠溃疡)　其出血占上消化道出血的 40%～50%。溃疡多数位于十二指肠球部后壁或胃小弯，多为动脉出血，凶险，原因为溃疡侵蚀基底血管破裂所致。特别在十二指肠球部后壁，溃疡基底有胃十二指肠动脉通过，容易被侵蚀破裂酿致大出血，尤其有瘢痕组织形成时，出血的动脉裂口缺乏收缩能力，往往不能自止。胃部分切除术后或在单纯的胃空肠吻合术后，在胃和空肠吻合口附近可发生溃疡，在前者发生率为 1%～3%，在后者可高达 15%～30%。发生时间多在术后 2 年内，也可在手术后十余日。50%吻合口溃疡会出血，且可引起大出血，常不易自止。

2. 门静脉高压症合并食管和胃底黏膜静脉曲张破裂出血　其所占的比例逐渐增多，约占 20%。肝硬化引起门脉高压症多伴有食管下段和胃底黏膜下层的静脉曲张。曲张静脉壁薄，易形成静脉瘤，易被粗糙食物损伤，胃液反流腐蚀，加上门脉系统内的压力升高，一旦曲张静脉破裂，大出血将难以自止。很多病人于 1～3 年内有胃肠道出血，也有因门脉高压性胃炎出血，胃镜检查无曲张静脉可见，但有肝硬化门脉高压，胃镜表现呈胃炎花斑样改变，应引起重视。

3. 应激性溃疡或急性糜烂性胃炎　应激性溃疡出血约占 20%。近年，国外报道其发生率已明显上升。在应激因素如休克、重症感染、严重烧伤(Curling 溃疡)、严重脑外伤(Cushing 溃疡)或大手术、血液系统疾病、尿毒症、肺心病、心力衰竭等的刺激下，交感神经兴奋，肾上腺髓质分泌儿茶酚胺增多，使胃黏膜下血管发生痉挛性收缩，组织灌流量骤减，导致胃黏膜缺血、缺氧，胃黏膜屏障遭到破坏，H^+ 反向弥散明显增加，以致发生表浅的(不超过黏膜肌层)、边缘平坦的溃疡或多发的大小不等的糜烂。这类病变位于胃的较多，位于十二指肠的较少，常导致大出血，很难自止。

4. 胃恶性肿瘤　多见于胃癌、胃恶性淋巴瘤、胃间质瘤等，肿瘤表面可形成局部溃烂或溃疡。侵蚀血管而引致大出血。胃癌引起的上消化道大出血，黑便比呕血更常见。

5. 胆道出血　又称胆血症(hemobilia)。各种原因导致胆道本身出血或邻近器官组织病变破坏血管与胆道相通，引起血液涌入胆道，再进入十二指肠，统称胆道出血。胆道出血可见于胆道疾病和胆道手术后，如肝内感染，肝内多发性脓肿，肝癌、胆囊癌或胆管癌、术后胆总管引流造成的胆道受压坏死侵蚀血管，以及肝动脉瘤破入胆道等。

(二)临床分析

对于发生上消化道大出血的病人，应立即完成病史、体检、化验和相关检查，经过分析，初步确定出血的病因、性质、部位、出血量与速度，从而采取及时有效的措施。

1. 出血量、出血速度和有无活动性出血的判断　一般情况下，仅有柏油样便或黑便者出血量少，病程较久者，也可表现贫血。呕血、暗红色血便、多次出现且速度快，出血量大。呕鲜血时可认为活动性出血，呕血还是便血以及血的颜色主要与出血量大小、出血速度，并和血液在胃肠道中滞留时间有关，呕血者一般比单纯便血者的出血量大；大便次数增多而黑粪稀薄者，比大便次数较正常、成形黑粪者出血量大，有便血的病人可无呕血，但呕血者都有便血。仅排黑便者提示近期内有上消化道出血，并不一定说明目前正在出血。应当根据血压、脉搏、末梢循环、尿量的动态观察，以及补液和输血后脉搏与血压的变化加以判断。原先脉搏、血压正常者，出现出血性休克的早期症状和体征表现，如平卧时收缩期血压<90mmHg，脉率 > 100 次/min，失血常已超过有效循环血量 20%以上，即 800～1000ml；但有些青年人即使出血量大，循环代偿较好，可谨慎试以体位改变测定，即由平卧改头高位或坐位，即感头晕。脉率增加大于 20 次/min，或血压下降 15～20mmHg，则出血量至少为血容量的 20%。中等程度的出血性休克血容量急性损失可达 30%～40%，失血量约达 1500ml。当血容量急性损失超过 40%时，则呈现重度失血性休克，如救治不及时，常可导致死亡。活动性出血表现为反复呕血，或黑便次数增多，甚至转为暗红色，伴有肠鸣音亢进；经补充足够的血容量后，周围循环衰竭的表现未见明显改善，或虽有暂时好转而又恶化，且红细胞计数、血红蛋白与血细胞比容持续下降。但胃内滞留大量血凝块，可表现为多次反复呕血，要引起注意。

2. 出血部位的判断　呕血和黑便有时反应出血的部位高低。一般来说，幽门以上的出血易致呕血，幽门以下的出血易致便血。但如果出血量小，血液在胃内滞留不多，未形成血凝块，不足以引起恶心、呕吐，则表现便血。反之，如果出血急、量大，幽门以下的出血反流至胃内，引起恶心、呕吐，则可表现为呕血。咖啡色或黑褐色呕出物提示出血量小，血液在胃内滞留时间较长，血红蛋白经胃变化成正铁血红蛋白所致。如出血急、量大，血液在胃内滞留时间短，呕出的血可呈暗红色甚至鲜红色，血液向下排出时，经过肠液的作用，使血红蛋白的铁形成硫化铁，表现呈柏油样或紫黑色稀便。但突然大量出血超过 1000ml，由于肠蠕动亢进，排出的血也可呈暗红，甚至鲜红。小量消化道出血停滞于结肠中时间较久，则可排出黑色成形便。不同部位的出血有其不同的特点。

(1)食管或胃底曲张静脉破裂引起的出血，一般很急，来势凶猛，一次出血量常达 500～1000ml，常可引起休克。临床上主要表现为呕血，单纯便血的较少。短期内常可反复呕血。

(2)消化性溃疡、糜烂性胃炎、胃癌引起的胃或十二指肠球部的出血，虽也很急，但一次出血量一般不超过 500ml，并发休克的较少。临床上可以呕血为主，也可以便血为主。经过积极的非手术疗法多可止血，但日后也仍可再出血。

(3)胆道出血，经胃肠道排出血量一般不多，一次 200～300ml，很少引起休克。临床表现以便血为主。采用积极的非手术疗法后，出血可暂时停止，但常呈周期性的复发，间隔期一般为 1～2 周。

如果只从上消化道出血时的情况来判断出血的病因和部位，是不够的，还必须从病史、体检、化验等方面进行分析，从而得出正确的诊断。首先应详细追问病史。胃、十二指肠溃疡病人，病史中多有典型的上腹疼痛，用抗酸解痉药物可以缓解，或过去曾经胃镜、X 线钡餐检查证实有溃疡征象。对做过胃部分切除术的病人，应考虑有吻合口溃疡的可能。门静脉高压症病人一般有酗酒、肝炎、肝硬化或血吸虫病病史，或过去经 X 线吞钡或内镜检查证实有食管静脉曲张。典型的胆道出血的三联征是胆绞痛、梗阻性黄疸和消化道出血。出血性胃炎有使用胃黏膜损伤的药物病史，如阿司匹林等非甾体类和固醇类消炎药，也可在重度感染、严重创伤、大手术和休克情况下发生。这些病人如果发生上消化道大出血，诊断上一般并不困难。但有些病人在出血前没有任何自觉症状，例如10%～15%胃、十二指肠溃疡出血的病人没有溃疡病史，门脉高压上消化道出血，有1/4病人不是食管胃底静脉曲张破裂出血，而是门脉高压性胃病。许多胆道出血的病人没有肝内感染等病史，因此，要明确出血的病因和部位就必须依靠客观的检查材料。全面细致的体检是不可缺少的。如发现有蜘蛛痣、朱砂掌、腹壁皮下静脉曲张、肝脾肿大、腹水、巩膜黄染等肝硬化征象，多可诊断为食管或胃底曲张静脉破裂出血。但在没有腹水、肝脾肿大也不很明显的病人，尤其在大出血后，门脉系统内血量减少，脾脏可暂时缩小，甚至不能扪及，常能增加诊断上的困难。胆道出血多有类似胆绞痛的剧烈腹痛为前驱，右上腹多有不同程度的压痛，胆道感染者同时伴有寒战、高热，并出现黄疸，这些症状常结合在一起，就能明确诊断。血红蛋白测定、红细胞计数和血细胞比容等在出血的早期并无变化。出血后，组织液渗入血管内，使血液稀释，一般需经3～4h以上才能反映出失血的程度来。都有助于胃十二指肠溃疡与门脉高压症引起大出血的鉴别。在前者肝功能正常，血氨不高。

在经过以上的临床分析，如果仍不能确定出血的病因，要考虑一些少见疾病：①胃壁动脉瘤；②食管裂孔疝；③胃息肉；④胃和十二指肠良性肿瘤；⑤Dieulafoy病（发生于食管、胃交接部的胃肠黏膜缺损，又称Dieulafoy溃疡）黏膜下动脉畸形〔（submucosal arterial malformation），“恒径动脉（caliber-persistent artery）”出血等，占消化道出血的0.3%～6.7%，多见于男性中老年人，可发生于消化道任何部位，但绝大多数位于贲门下6cm范围内的胃小弯侧后壁，属先天性病变，病灶多为1～3mm，呈局灶性黏膜缺损或糜烂或呈孤立圆锥状突起，其中央可见搏动性动脉突出黏膜外，病变周围黏膜多正常，无炎症改变；⑥剧烈呕吐所形成的食管黏膜撕裂症（Mallory-Weiss syndrome）以及⑦血友病或其他血液疾病等。在此同时，仍应在上述的五种常见的主要病因中多予探讨。需要指出，在这种情况下，尤以以下四种原因可能性较大：①临床上无症状溃疡，大都是十二指肠溃疡；②门静脉高压症，食管静脉曲张不明显，也没有肝硬化的明显体征；③应激性溃疡或急性糜烂性胃炎；④无症状早期胃癌，多为胃角附近的溃疡型癌。在这四种病变中，最需要鉴别的还是食管或胃底曲张静脉破裂出血与胃或十二指肠溃疡出血。

（三）辅助检查

要再进一步明确上消化道大出血的病因和部位，有时需要进行下列几种辅助检查。

1.纤维内镜检查　由于纤维内镜检查安全、方法简单，对于上消化道大出血，目前主张首选急诊纤维胃镜检查，行检查距出血时间愈近，诊断阳性率越高，一般诊断正确率可达95%，不但可以迅速明确出血的部位和性质，还可在出血后24h内进行双极电凝、冰盐水洗胃、激光治疗等，且能在食管或胃底静脉曲张和溃疡两种病变同时存在时进行内镜治疗。对有失血性休克的病人行急诊胃镜检查应在补充血容量、生命体征平稳后进行。但对动脉性出血，药物治疗不能止血纠正时，尤其对于小血管喷血，可在快速输血、吸氧和生命体征监护下行急诊胃镜检查用夹子钳夹住出血处。检查者要具备熟练的内镜止血技术。

2.选择性内脏动脉造影　用导管进行选择性腹腔动脉、肠系膜上动脉以及超选择性动脉插管造影剂显影，出血时表现为造影剂外溢，持续烟雾状“冒烟”现象，表示活动性出血部位，但每分钟至少要有0.5 ml量自血管裂口溢出，才能显示出血部位。不但可以显示出血部位，还可以将导管推至出血部位，进行栓塞止血，同时血管造影剂亦可显示血管性病变或实质性病变，具有良好的定位和诊断的价值。

3.鼻胃管或三腔管检查　鼻胃管吸引简单、安全，对于上消化道出血，鼻胃管具有诊断部位、判定出血的速度的作用，鼻胃管放至食管与胃交界处（约距门齿40cm），经该管注入少量等渗盐水，轻轻抽吸，如有血液说明出血来自食管或胃；如胃管抽出清亮胃液，表明出血部位在胃以下的消化道；如抽出清亮的胆汁，可以排除出血在十二指肠的近端。但并非完全可靠，约10%的上消化道出血病人，鼻胃管抽吸呈阴性。对怀疑为食管或胃底曲张静脉破裂出血者，可应用三腔管检查。三腔管放入胃内后，胃囊充气，拉出三腔管至有阻力时，表明胃气囊已压住胃底贲门部，再将食管气囊充气，用生理盐水经第三腔将胃内积血冲洗干净，如不再出血，则表示食管或胃底曲张静脉破裂出血；如洗净胃内容物后仍有鲜血抽出，表示胃或十二指肠出血。这种检查方法虽较简单易行，但可引起患者极度痛苦，需要取得病人的充分配合。

4.X线钡餐检查　X线钡餐检查多用于出血停止，病情稳定后的病因诊断。有助于发现食管静脉曲张或胃、十二指肠病变，但误诊率较高。

5.放射性核素检查　是消化道出血诊断敏感性较高的方法，注射一次^{99m}锝(^{99m} Tc)标记的红细胞，可以监视病人消化道出血达24h。用^{99m}Tc标记红细胞进行腹部扫描，可观察到有放射性标记的血液渗出至血管外，而显示该部位的放射性浓集区，出血速度仅0. 1 ml/min即能检出。但主要只能显示出血在腹部某个区域，而不能判定确切的出血部位，也不能明确病变的性质。通过上述的临床分析和体检，或结合辅助检查，基本上可明确上消化道大出血的病因和部位，从而针对不同情况有目的地采取有效的止血措施。

（四）处理

确诊为上消化道大出血的病人，都应视为急诊情况收住院或重症监护病房，积极进行如下处理。

1.初步处理　对于严重上消化道出血的病人，应迅速采取复苏措施。立即建立通畅的静脉通道，以往采取大隐静脉切开，现在多数采用浅静脉套管针穿刺双液路输液，有条件者必要时可行锁骨下静脉穿刺插管，保证快速输液。先滴注平衡盐溶液或乳酸钠等渗盐水，同时即进行血型鉴定、交叉配血和血常规、血细胞比容检查。动态检测血压、脉率，并记录尿量，观察周围循环情况，作为补液、输血的指标。一般失血量不超过400ml，循环血容量的轻度减少可很快地被组织液和脾脏贮血所补充，血压、脉率的变化不明显。如果收缩压降至70～90mmHg，脉率增速至每分钟130次，这表示失血量约达全身总血量的25%，病人黏膜苍白，皮肤湿凉，表浅静脉塌陷。此时即应大量补液、输血，将血压维持在100mmHg，脉率在每分钟100次以下。对于有严重循环功能紊乱者，应行中心静脉插管测压，怀疑有心肺功能损害者应置Swan-Ganz导管以监测肺动脉楔压及心排血量，以指导输液速度和输液量。

2.药物止血　药物止血应根据出血的病因选择相应的药物。

(1)制酸剂：H_2受体拮抗剂西咪替丁或雷尼替丁类药具有强力抑制胃酸分泌作用。一般方法为静脉滴注西咪替丁400mg，每6～8h 1次，直到胃液pH值达到7.0为止。质子泵抑制剂具有强效、长时间抑酸作用，保证胃内酸度持续稳定下降维持pH＞6，奥美拉唑是质子泵抑制剂，具剂量依赖型，可高效快速地抑制胃酸分泌。静脉滴注40mg，每12h 1次，连用3d。口服首日剂量40mg，分2次服，以后每日20mg。胃内酸性环境不利于纤维蛋白凝聚的形成，并加速凝块的溶解。接近中性时，可促进血小板聚集和纤维蛋白凝块的形成，避免凝块过早溶解，有利于止血和预防再出血。必须根据pH值变化调节剂量，出血停止后改为常规剂量口服维持。可先插胃管抽尽胃内容物，并用石蕊试纸测定其pH，然后经胃管注入抗酸剂氢氧化铝或镁乳60ml，每隔15min 1次，每次注药前抽取少许胃液并用石蕊试纸测定，直到胃液pH达7.0，再调节制酸剂用量，每隔1h抽取胃液测pH，使其保持在7.0左右。

(2)血管加压素：常用的方法为10u溶于5%葡萄糖溶液100ml内，在30min内静脉滴注完，必要时可4h后重复注射1次，如出血停止或减少，可持续以0.1u/ml浓度，以20～30滴/min的速度滴注4～6h，如仍出血，不宜继续使用。此药能使内脏小动脉收缩，减少门静脉血流量达40%～50%，使门静脉压力下降，控制食管胃底曲张静脉及十二指肠出血。此药对高血压和有冠状血管供血不足的病人不适用。

(3)生长抑素及其衍生物：可明显减少内脏血流量，降低门静脉压力：抑制胃泌素及胃酸分泌的作用可提高胃内的pH，并可增加食管下端括约肌压力，对食管下端静脉丛有收缩作用以减少血流量，又可减少胃酸反流入食管消化血凝块中纤维蛋白的机会，从而减少再出血的危险。首剂250 mg静脉缓注，继以250 pg/h持续静脉滴注。

(4)其他止血药：可选择应用维生素K、卡巴克洛、酚磺乙胺、血凝酶、血速宁等，可能有一定的止血效果。

3.胃灌洗　有呕血者应安放胃管，连续用生理盐水灌洗。可清除胃内血块及残渣，使胃恢复张力，观察活动性出血情况，一般加肾上腺素8mg或凝血酶1000u加入生理盐水100ml，分次从胃管灌洗。可形成体温下降、上腹疼痛不适，甚至诱发心律不齐的危险，应予注意。

4.三腔二囊管压迫止血　食管胃底静脉曲张破裂所致大出血病人，可用三腔二囊管压迫止血。病人用后很痛苦，尤其反复多次出血止血的食管胃底静脉曲张破裂病人。

5.内镜下止血　上消化道出血的常规止血方法。喷洒5%去甲肾上腺素冰盐水或10%的孟氏液、凝血酶和组织黏合剂等，主要用于较浅表的黏膜面糜烂或小的溃疡面出血。内镜下在出血局部注射止血药物有1∶10 000肾上腺素、1%乙氧硬化醇、无水酒精、高渗盐-肾上腺素溶液。热凝方式有用单极或双极电凝、热探头、微波、APC止血等治疗，对于小的出血点较好。片状出血的病人在药物喷洒治疗的同时采用电凝或微波治疗，效果较好。

内镜下钛夹夹闭：适于肉眼可见的出血性血管和病灶，尤其小动脉的出血以及息肉摘除后的血管性出血等。用于胃黏膜血管畸形，胃黏膜恒径小动脉出血等。

内镜下对食管曲张静脉破裂出血的治疗：近来报道，超声内镜在上消化道出血时的应用，并可检验内镜治疗的效果。当发现有持续动脉血流时，可正确判定溃疡底部的血管，指导内镜治疗，静脉曲张的超声内镜诊断和治疗，提示有再出血的可能，需要再次治疗；对食管胃底提供重要的附加信息与其他黏膜下病变的鉴别、判定硬化剂治疗的疗效。

6.介入治疗　选择性血管造影对上消化道出血具有诊断治疗作用，适用于各种原因的胃肠道大出血，部位不明、原因不明经内科保守治疗无效者。可将导管超选择送到血管出血处,以 0.2u/min 的速度灌注血管加压素 20～30ml。如止血无效,应改用血管栓塞或手术治疗。栓塞成功后,复查动脉造影,无造影剂外溢征象,经观察无再出血,即可拔管结束栓塞治疗。

7.手术治疗　对部位不明的上消化道大出血,经积极的初步处理后,出血仍不能得到有效控制,血压、脉搏仍不稳定,以及出血停止后近期又反复出血时,不宜延误时机,应及时行剖腹探查。急症手术的首要目的是紧急止血,若条件允许,可进一步对原发病进行彻底处理。

剖腹探查一般行上腹部正中或经右腹直肌切口。进入腹腔后,首先探查胃和十二指肠,如果初步探查没有发现溃疡或其他病变,第二步即检查有无肝硬化和脾肿大,同时要注意胆囊和胆总管的情况。胆道出血时,胆囊多肿大,且因含有血性胆汁呈暗蓝色;必要时可行诊断性胆囊或胆总管穿刺。如果肝、脾、胆囊、胆总管都正常,则进一步切开胃结肠韧带,探查胃和十二指肠球部的后壁。另外,切不可忽略贲门附近和胃底部的探查。若胃或十二指肠内有积血,即可在胃大弯与胃小弯之间血管较少的部位纵行切开胃窦前壁,进行探查。切开胃壁时,要结扎所有的黏膜下血管,以免因胃壁出血而影响胃内探查。胃壁切口不宜太小,需要时可长达 10cm 或更长些,以便在直视下检查胃内壁的所有部位。浅在而较小的出血性溃疡容易被忽视,多在胃底部,常在胃内壁上附着的血凝块下面,以及溃疡中含有一动脉瘤样变的小动脉残端(如 Dieulafoy 病)。如果仔细检查胃内壁后仍不能发现任何病变,最后要用手指通过幽门,必要时纵行切开幽门,来检查十二指肠球部后壁靠近胰头的部分是否有溃疡存在。经过上述一系列的顺序检查,多能明确出血的部位和病因。手术探查和术中胃镜相结合对于寻找出血部位很有帮助,有人主张探查找不到病灶时才置入胃镜检查。亦有人认为手术开始即在胃壁切开一小口,清除积血后即置入胃镜检查,这不仅可避免因探查牵拉造成胃肠黏膜损伤出血而混淆真正的出血灶,而且使术中探查病灶的步骤简化。

二、中消化道出血

中消化道出血(middle gastrointestinal hemorrhage)即十二指肠乳头以下至回肠末端之间消化道出血,主要指小肠出血。该段消化道最长,可达 6m 左右,肠腔较细,位置不容易被常规内镜观察到,诊断很困难。根据临床表现,分急性大出血、活动性出血和隐性出血,大出血少见。临床表现常无特殊症状,主要为鲜血便、暗红色或黑色大便。有下列情况之一应考虑为大出血:①鲜血便每次量达 200～300ml;②面色苍白、出冷汗、脉搏 120 次/min 以上,收缩压降至 90mmHg 以下,一般失血量成人在 800～1000ml 以上;③血红蛋白降低,每降低 20g/L,就意味着出血已超过 800ml;12h 内输血超过 800ml 以上,仍不能使血压、脉搏保持平稳者。主要病因包括小肠良恶性肿瘤、肠道血管畸形、缺血性肠病、克罗恩病、感染及小肠憩室、门静脉高压性肠病等,但因常用的诊断技术无法到达该部,又因该病缺乏特异性临床规律,故术前明确出血部位和决定手术方式比较困难。

(一)病因分析

文献报告病因、发病率各不相同,最常见的是小肠肿瘤,占 50%左右,其次为息肉占

21.76%，肠道炎症占14.20%，血管和全身疾病占10.6%，憩室4%。对常见的各种出血原因分述如下：

1.肠道肿瘤　在小肠出血病因中，小肠肿瘤虽然在胃肠道肿瘤中的发病率较低，但却是导致出血的常见原因之一，由于该病缺乏有效的辅助检查手段，早期明确诊断难度很大，容易误诊、漏诊，良性肿瘤略多于恶性肿瘤，出血常是小肠肿瘤的首发症状。对年长者小肠肿瘤并发出血，应首先考虑恶性病变。原发性小肠恶性淋巴瘤，以腹痛为主要表现，但有20%的病人可出现间断的柏油样便，少数可大量出血。以溃疡型为主的小肠肿瘤可出现阵发或持续消化道出血，多数为慢性失血，以黑便为主，有时病变累及较大血管，可表现为大量的血便。小肠间质瘤，约一半病人有消化道出血，少数为间歇性血便，个别情况有较大量的暗红色血便。良性肿瘤出血还见于腺瘤、血管瘤、脂肪瘤、神经纤维瘤等，但大出血少见。空回肠肿瘤并消化道出血常表现为慢性间歇性黑便或是以血便为主，无症状和体征。此类疾病的临床表现无特异性，容易与消化道其他疾病相混淆；再者缺乏特殊有效的检查方法，不易确定出血部位。因此早期诊断比较困难，常被忽视或贻误，致出现肠梗阻、腹部包块时才被确诊。

2.肠息肉及肠息肉病　息肉出血的原因，是息肉炎症、充血及肠内容物的损伤所致，一般为间断性少量暗红色或鲜红色血性大便。多发生在回肠，约30%的病人出现消化道出血。个别肠息肉可发生大出血，尤其当息肉自行脱落后，残留蒂部血管出血可致休克，多合并小肠套叠。

3.炎症性肠道疾病

(1)克罗恩病(Crohn病)：国外较多见。以末端回肠和右半结肠好发。小肠克罗恩病一般不引起出血，是一个累及全肠壁的病变，具有反复发作与缓解相交替的特点，迄今尚不能治愈。临床特点主要表现为腹痛、腹泻和体重下降。少数病人可以消化道出血为首发症状，是小肠疾病致消化道出血的重要病因之一，其出血机制目前仍不明确，可能与下列因素有关。①血管破裂出血：克罗恩病可导致肉芽肿性血管炎，导致组织糜烂、溃疡，加上炎性细胞浸润，使血管受损破裂出血。②凝血障碍：损耗血浆蛋白，导致血循环中凝血因子含量明显降低，发生凝血功能障碍，促发胃肠道出血。③肠系膜血管炎和血管阻塞：为克罗恩病血管肉芽肿性反应所致。常表现为腹部触痛，主要限于病变活动区域。增厚的肠襻、肠系膜或局部脓肿形成后可形成腹部肿块，尤以下腹多见。其肠外表现主要有关节炎、结节性红斑、睫状体炎和葡萄膜炎等。

(2)急性出血性肠炎：多见于少年、儿童。好发于空肠或回肠，甚至整个小肠，偶尔也可累及结肠。急性出血坏死性小肠炎是发生在小肠或其一段的急性炎症。近半数以上的病人以腹泻便血为主，病情进展快、凶险复杂，且易与一些常见病混淆，误诊率高。其病因尚不清楚，多数学者认为与肠道魏氏杆菌感染有关。因细菌感染或变态反应致血供中断或严重不足，使肠黏膜坏死和继发感染；病变肠段血管内有血栓形成，导致微循环障碍，使肠坏死、出血。便血、腹泻、腹痛及全身中毒症状是本病的重要特点，腹痛、腹泻剧烈，毒血症明显。大量血便，有腥臭味，腹腔有血性渗出液，可发生腹膜炎，且体征往往与症状不符，即症状重、体征轻。其诊断困难，主要靠病史、症状及体征，但同时需与其他引起肠道出血的疾病相鉴别。

4.肠道血管病变

(1)血管发育畸形与发育不良:小肠血管畸形在西方国家是小肠出血的最常见原因。胃肠道血管畸形较少见,以消化道出血为主要症状,往往病情凶猛,引起失血性休克,由于该病罕见,又无特异性临床表现和有效可靠的检查方法,给临床诊治带来许多困难。主要临床症状为不同程度的消化道出血,如黑便、大便潜血试验阳性、呕血便血和继发性贫血。内镜是胃肠道血管畸形的首选检查方法,但血管畸形多位于黏膜下层,且内镜常无法到达小肠,这些因素均影响对本病的诊断,但术中肠镜结合冷光源检查常可弥补以上不足。

(2)遗传性出血性毛细血管扩张症:90%以上的出血可自止,但可反复发作,极少数发生于小肠,多在5mm以下。本病大出血者占15%～25%,系主动脉瓣狭窄。又称Osler-Weber-Rendu病,是一种原发于黏膜和皮肤的毛细血管扩张性损害为主的疾病。67%有家族史,80%以上有口唇、舌及鼻腔的黏膜病变,及有鼻出血史。可反复发生肠道出血,随年龄增长而加重,多见于40岁以后发病,以小肠多见。

此外,肠血管瘤,尤其是肠海绵状血管瘤出血的发生率较高。

5.小肠憩室病　是西方国家老年人便血的常见原因,憩室本身常无症状,可因合并慢性炎症而出现腹部隐痛及黏液血便,少数人则以急性憩室炎或穿孔或大出血等急症形式出现。小肠憩室病(Meckel憩室)可引起肠套叠,而出现黏液血便或果酱样大便。憩室内异位胃黏膜、异位胰腺细胞引起急性出血,多为带有血块的鲜血便不易自止,出血病例常见于少年、儿童。

6.其他　凝血机制不全、血液病、代谢紊乱、过敏性紫癜、系统性红斑狼疮、类风湿性关节炎、肠系膜血管栓塞等所致的出血。此外,还有腹主动脉或内脏动脉瘤向肠道穿破引起的大出血等。

(二)临床分析

如同上消化道出血一样,对于发生消化道大出血的病人,若已出现休克表现,需在立即抢救的同时,短时间内有目的、重点地完成询问病史、体检、化验和相关检查,经过分析,初步确定出血的病因和部位,从而采取及时有效的治疗措施。不同病因引起的消化道出血虽然都表现便血,但又有各自的特点,通过相应的病史体征可得出初步的判断。小肠肿瘤常有腹痛、间歇性黑便或血便、慢性贫血、肠梗阻、腹内肿块,而无梗阻症状等。小肠息肉的症状常不明显,可表现为反复发作的腹痛和肠道出血。体征注意皮肤黏膜的检查,有无皮疹、紫癜、毛细血管扩张;全身浅表淋巴结有无肿大;腹部是否胀气,有无肠形及不对称隆起,腹部有无触痛及肿块,听诊肠鸣音有无改变,对诊断均为不可缺少的资料。

1.插入胃管　以了解胃内有无积血或活动性出血,并留置胃管观察引流胃内容物的色泽,如证实胃腔内无出血,则可排除胃、十二指肠病变并发的出血。

2.纤维内镜或电子内镜检查　除外上消化道和结肠病变出血。

3.选择性动脉造影　一般认为:出血速度0.5 ml/min以上就能见到造影剂从血管破口外溢进入肠腔的影像。在造影时经导管置入一段导引钢丝或注入亚甲蓝作为出血灶标记,有助于下消化道出血灶的术中定位。一般情况下,选择肠系膜上动脉造影及腹腔动脉已足够显示所需观察的范围,有时尚需行肠系膜下动脉造影。可清晰显示肠道血管的形态、分布、走行及是否存在异常血管并准确定位。同时还可依据影像检查做出诊断及鉴别诊断，出血期间同样适用。在明确出血部位后，可采用血管内导管治疗。于病变血管置入 60～80cm 导引钢丝，作为以后手术时寻找病灶的标志，增加手术的准确性、可靠性，减少盲目性和复发率，其对血管性病变及其部位的诊断符合率达 91%。目前认为选择性动脉造影是诊断小肠血管畸形惟一准确可靠的方法及手段，但该检查有创，且有一定的并发症，故常作为其他检查不能确诊后的选择。此外，还能通过导管滴入血管收缩药物或注入栓塞剂行止血治疗。

4. 放射性核素检查　核素显像可以作为一种简便、有效的筛查工具，通过全腹部显像对出血部位进行初步定位，对于空回肠急性大出血敏感性高，但定位欠准确。核素显像诊断消化道出血的要点有：显影剂进入胃肠道内；放射性随时间延长逐渐增浓；放射性在肠道内随肠蠕动移行。对于不随肠道移动的局部浓聚灶，要仔细辨别，不要将其他正常变异或异常组织，如副脾、血管瘤等误诊为消化道出血病灶，在必要时可做多体位或断层显像用^{99m}Tc 标记红细胞并腹部闪烁照相技术，经多次扫描可发现肠道出血部位的放射性浓集区，以做出定位诊断，但不能对出血灶做定性诊断。用药 1 次，可监测 36h，故适用于急性大出血或慢性少量出血，尤其间断出血。出血 0.1 ml/min (5 ml 出血量)即可显示放射性浓集区，阳性率可达 90%以上，静脉注射^{99m}Tc-胶体金后进行腹部显像，由于出血部位放射性不断浓集，而血管内放射性由于单核-吞噬细胞系统对胶体金的不断清除逐渐下降，从而使现在出血部位与背景的放射性比值增加而定出血大体部位，出血速度即使低到 0.05～0.1 ml/min 也能显示，特别适用于速度较慢的持续出血。

5. 小肠镜检查　包括单双气囊小肠镜、双气囊小肠镜、推进式小肠镜和胶囊内镜等。对空回肠肿瘤并消化道间歇性出血的确诊率很高，尤其是双气囊小肠镜已能对全部小肠进行检查，漏诊可能性大大减少。但该检查存在操作时间长、设备昂贵不耐用、病人痛苦大、成功率低的缺点。

(1)推进式小肠镜检查：小肠镜检查以往作为小肠出血的诊断及治疗的主要方法，但病人较痛苦，耗时较长，病人的依从性差。由于推进式小肠镜进行小肠检查仅限于屈氏韧带以下 120～160cm 以内，不能进行全部小肠检查，故诊断的阳性率不及胶囊内镜。目前认为如果胶囊内镜检查阴性，不主张进行推进式小肠镜检查。

(2)双气囊电子小肠镜：2003 年由日本人发明，其可进行全小肠检查，使小肠疾病诊断率达到 60%。通过头端和体部外鞘气囊交替扩张，使镜头不断向前推进完成。具有可进行病灶活检和治疗的优势。具有耗时长、病人耐受性差及操作风险性较大等缺点，不建议作为小肠疾病的筛查工具。

(3)单气囊小肠镜：是在双气囊电子小肠镜基础上加以改进，去掉镜端的气囊，仅仅保留外套管气囊，镜端的视角范围和可曲度增大，它通过头端拉钩和镜身套管气囊充气固定肠腔，使镜身不断向前推进，完成对全部小肠的观察。操作简单，视角范围大，镜端灵活，图像连续清晰，可反复观察病灶和活检，同时进行治疗和定位，也可以对小肠梗阻的病人进行检查和治疗。

(4)CT 灌肠造影及 MR 灌肠造影检查：是目前正在兴起的技术，其具有较好的软组织对比度及三维成像能力，使其不仅能观察肠道黏膜，还可以观察和判别肠壁及肠道外的改变。目前主要对肠黏膜结构改变明显的病灶具有诊断意义。

(5)胶囊内镜与术中小肠镜:胶囊内镜是对小肠无创可视化检查的创新。多数学者认为小肠镜可作为小肠出血诊断的金标准。目前,研究学者认为胶囊内镜可作为小肠疾病检查的首选方法,小肠镜可作为发现小肠疾病后进一步治疗的手段之一。并且认为胶囊内镜检查阴性时不主张进行小肠镜检查,往往作为二线或最终检查手段。胶囊内镜检查给小肠疾病病人带来很大好处,但应明确掌握其适应证、并发症及禁忌证。胶囊吞入后,借助肠蠕动通过消化道,并自然排出体外。在穿行期间,每秒捕捉图像2帧并传输至接收传感器。目前主要的并发症为胶囊不能正常排除体外。主要见于小肠克罗恩病或应用非甾体消炎药肠病的病人。很多早期小肠克罗恩病在临床症状不明显时即出现小肠狭窄病变,是胶囊内镜出现滞留体内的主要原因。应注意排除小肠狭窄及梗阻病变下行胶囊内镜检查,以降低检查失败率。术中小肠镜目前主要用于其他检查不能确诊,输血依赖或因失血多影响其他检查方法时,同时考虑到持续失血的危险大于手术风险者。随着胶囊内镜的发展,术中小肠镜的检查将逐渐减少。

(三)处理原则

中消化道出血一般不如上消化道出血凶猛,80%～90%的病人可自行止血或通过非手术治疗止血。急性大量便血引起血流动力学改变发生休克者占少数。

1.非手术治疗

(1)一般紧急处理同上消化道出血。

(2)血管造影和介入治疗:中消化道出血不管急慢性出血,均可选择性或超选择性动脉造影,不仅可确定出血部位和明确诊断,同时可进行有效的止血,更适于大出血又不能耐受手术的病人,治疗方法主要有药物灌注和栓塞治疗,常用的灌注药物有血管加压素、肾上腺素、去甲肾上腺素和麻黄碱等,当前最多用的是血管加压素,在血管造影发现病变和出血灶后,经导管灌注,浓度为0.1u/ml、速度0.2u/min,20min后再行造影检查出血是否停止,若出血停止按此速度维持8～24h,并可根据病情减量或停药,如仍有出血,可加大剂量为0.4u/min。据报道,总有效率达80%～90%。对消化道出血严重,但又不能手术者,也可先栓塞治疗,待病情稳定后择期手术。栓塞也可作为永久性治疗,适用于小肠动脉畸形、海绵状血管瘤、小动静脉瘘引起的出血等。

2.手术治疗　出血部位及病因明确,非手术疗法病灶处理不满意时,根据病情可采取急症手术或择期手术。出血部位及病因不明确而短期大出血不止,则在严格掌握适应证的情况下,行急诊剖腹探查。

(1)急症手术的适应证:①病情稳定,诊断明确,全身情况好转,但继续有出血;②继续有出血,同时伴急腹症,如肠梗阻、肠憩室、肠套叠、肠穿孔、急性腹膜炎等;③诊断明确,出血虽已停止,考虑到过去有消化道出血特别是多次出血史,此次属间歇性出血,出血为暂时性停止,可能在短时间内再次大出血。手术在制止出血的同时,根据病情对原发病做相应的处理。

(2)择期手术:经非手术疗法已成功止血,诊断明确,应根据病变的性质、部位、病人的全身情况决定择期手术。

(3)急诊剖腹探查:在排除了全身性疾病和上、下消化道疾病所引起的出血,对经各项检查、甚至多次反复检查仍未能做出诊断，或大量持续性出血短期内来不及检查，非手术方法又不能奏效时（一般认为内科治疗24～48h，输血已超过1500ml，血压仍不稳定，或输血已超过3000ml者，对中消化道出血往往属于难诊治性一类），应在继续积极抢救的同时剖腹探查。

(4)不明病因的手术探查：尤其是在肠管内有大量积血的情况下寻找病因非常困难。下列措施，有助于对术中定位诊断。

1)上消化道检查　为核实有无上消化道出血病变，有时不能从胃管引流液中得出结论，如有可疑出血，可通过术中胃或十二指肠镜检查或用穿刺检查方法排除。穿刺用细针，抽出内容物出针后，细丝线缝合关闭针孔。

2)检查积血的肠段　一般出血位置在积血以上的肠段，从积血处向上探查，可发现肿瘤、息肉、憩室等病变，但也不应该忽视积血肠段以下部位的探查。

3)肠段隔离法　在积血肠段以上肠管，每隔50cm上一肠钳，若病变正在出血，则肠钳间肠段内即可有积血出现，认定病灶处可行肠管切开探查或必要时做切除，并解剖切下之肠管，找出出血部位以便病理检查。

4)灯照法　将要观察的肠段内积血、肠液和粪便挤入远端肠腔，在光源透照的对侧可以看到肠腔内的病灶。

5)术中纤维肠镜检查　多用于不明原因的小肠出血，分别插入近端和远端小肠，术中在小肠中段切开，将纤维肠镜经切口边进镜边观察，退镜时再仔细观察。术中应熄灭手术室灯光，用透照法在肠腔外同时观察，以发现病变的部位、数量、大小，尤其对辨认小的异常血管特别重要。

(5)明确病因后，做相应肠段切除或局部切除，根据肠管健康状况，做断端吻合术或造瘘术（病情稳定恢复后，二期手术）。

三、下消化道出血

本文主要讲述结肠、回肠末端结肠入口处及肛门部的多种疾病出血。分显性出血和隐性出血，下消化道出血的临床表现常无特殊症状，主要为鲜血便、暗红色或黑色大便。与上、中消化道出血相比，下消化道出血诊治相对容易。

（一）病因分析

文献报道下消化道出血的病因、发病率各不相同，对常见的各种出血原因分述如下。

1.结肠癌　老年人多见。大便隐血或带血是结肠癌最早出现的症状之一，病人多有血便或黏液血便史。右半结肠癌，临床表现多有腹痛不适、腹部肿块、大便习惯与性状改变、贫血、乏力、消瘦等。左半结肠癌常伴腹胀，易发生急、慢性肠梗阻，常有便秘与腹泻交替和黏液血便史。直肠癌主要为便血及排便习惯改变，排便次数增多，乃至里急后重症状。结、直肠癌发生大出血虽较少，但有资料显示达20%的下消化道急性出血系源自结肠癌和结肠息肉。

2.结肠息肉及肠息肉病　是下消化道出血的最常见原因之一，包括肿瘤性息肉、错构瘤性息肉、炎性息肉。息肉出血的原因，是息肉炎症、充血及排便的损伤所致，一般为间断性少量暗红色或鲜红色血液附于大便表面，与粪质不相混。大便带血是肿瘤性息肉最常见的症状。长时期慢性小量失血可导致贫血，偶有引起大量便血者。个别肠息肉可发生大出血，幼年性息肉易发生大量出血。尤其当息肉自行脱落后，残留蒂部血管出血可致休克。

3. 炎症性肠道疾病

(1)溃疡性结肠炎：多见于青年人，主要位于左半结肠，少数可累及整个结肠，且部位越低病变越重，糜烂及出血亦较常见，表现为黏液便或脓血便。大出血后可发生中毒性巨结肠危险。

(2)克罗恩病(Crohn 病)：国外较多见。以末端回肠和右半结肠好发，病理改变以黏膜鹅卵石样改变为主，属于免疫性疾病。溃疡型 Crohn 病多为少量出血，当病变形成深溃疡蚀破血管可引起大出血。大肠 Crohn 病并发出血者约占 1/3，并可发生大出血。

(3)急性出血性肠炎：多见于少年、儿童。好发于空肠或回肠，甚至整个小肠，偶尔也可累及结肠。发病急，腹痛剧烈，腹泻，大量血便，有腥臭味，腹腔有血性渗出液，可发生腹膜炎，毒血症明显。

(4)放射性肠炎：由于盆腔恶性肿瘤常选用放射治疗，直肠最易受放射性损伤，放射性的急性损伤从放疗开始几小时就发生，但大多数病人在接受 30～40Gy 后才出现急性放射性损伤。急性直肠炎和结肠炎主要表现为腹痛、腹泻、里急后重和直肠出血，但大出血不多见，常发生于放射治疗 1 年后。

(5)肠结核：回盲部多见，肠结核由于溃疡底的血管发生闭塞性动脉内膜炎，而并发便血较少见，如结核性溃疡侵及较大血管或有炎性息肉形成，也可合并出血。

4. 结肠血管发育畸形与发育不良　本病主要发生在 60 岁以上的老年人，是老年人下消化道出血的常见原因，结肠血管发育畸形、血管扩张或肠壁动静脉畸形，病变处肠壁黏膜下层血管扩张，严重时肠壁黏膜被迂曲变形、扩张的血管丛所替代，可伴溃疡、出血。常发生隐匿性、复发性下消化道出血，也可发生大出血。绝大多数病灶位于距回盲部 20cm 以内的升结肠和盲肠，单发病灶较多，20％存在着 2 个或以上的血管扩张病灶，病灶从 1mm 到 1cm 不等，无其他胃肠道症状。常有贫血，可伴有各种心脏病。

5. 结肠憩室病　是便血的常见原因，据统计结肠憩室病在 60 岁以上的发病率为 30％～50％，80 岁以上可达 60％，憩室本身常无症状，可因合并慢性炎症而出现腹部隐痛及黏液血便，少数人则以急性憩室炎或穿孔或大出血等急症形式出现。左侧结肠憩室病多见，而引起大出血者以右侧结肠憩室为多。憩室内常伴异位胃黏膜，可引起急性出血，多为带有血块的鲜血便，不易自止。

6. 直肠肛门出血　比较容易诊断，但须注意以下几个问题，才能做到正确诊断。

(1)出血和排便的关系：①仅在排便时有出血　有 3 种方式：手纸上有血、滴血、喷血，多见于内痔出血。②大便同时排出血液，见于直肠或乙状结肠病变。③以血便为主伴有频繁的便意。由于大出血贮留于直肠壶腹以便血或排血块为主，多见于手术后或枯痔疗法以后出血。④肛门部无知觉性流血，见于老年人或枯痔疗法以后出血，少见于肛门部手术后出血。

(2)出血和疼痛的关系：齿状线以上的病变出血不伴有疼痛，但出血量比较大，多见于内痔。

(3)直肠肛门的出血特征:肛门括约肌正常时肛管出血常见于病变脱出于肛门之外的情况下,多在排便时发生,排便终了,病变还纳于肛管时自然止血。如病变位于肛管上缘,即耻骨直肠肌以上者,即使病变还纳于肛门之内者也还有出血。见于直肠下部息肉或肿瘤,偶尔也见于过大的内痔。

7.其他　凝血机制不全、血液病、代谢紊乱、过敏性紫癜、系统性红斑狼疮、类风湿性关节炎、肠系膜血管栓塞等所致的出血,伴有明显原发疾病症状。此外,还有腹主动脉或内脏动脉瘤向肠道穿破引起的大出血等。

(二)临床分析

对于发生下消化道大出血的病人,若已出现休克表现,需在立即抢救的同时,短时间内有目的、重点地完成询问病史、体检、化验和相关检查,经过分析,初步确定出血的病因和部位,从而采取及时有效的治疗措施。

1.病史　尽可能详细地询问现病史、既往史、家族史等情况。了解便血情况是诊断下消化道出血的第一步,主诉都是以便血为主,病史中要着重了解便血的特点:量、性状、颜色、便血与大便的关系以及伴随症状。根据出血量的大小,可分为急性大出血、活动出血期、间歇期等。根据便血的性质可以初步估计出血的大致范围,如便血是鲜红色,多系肛管、直肠或乙状结肠出血;暗红色多为升结肠炎、恶性组织细胞瘤、淋巴瘤、白血病等;血便伴腹部肿块或肠梗阻应考虑肿瘤、肠结核、Crohn 病、肠套叠等;便血伴有皮肤或其他器官出血者应考虑为血液系统疾病、急性感染性疾病;鲜血附着于粪便表面或便后滴血、喷血常为痔出血,同时也应考虑肿瘤、息肉。另外,病人年龄与便血关系不可忽视,如息肉、肠套叠、急性出血性肠炎多见于儿童、少年,结肠肿瘤及血管病变则常见于中、老年人。过去史中,有无类似出血史,以往出血时的检查、诊断及治疗方法也有重要价值,如血管发育畸形引起的出血,过去常有反复发作的情况。在询问家族史时应注意有无遗传性疾病,如家族性结肠息肉病、出血性毛细血管扩张症和血友病等。

2.体征　注意皮肤黏膜的检查,有无皮疹、紫癜、毛细血管扩张;全身浅表淋巴结有无肿大;腹部是否胀气,有无肠形及不对称隆起,腹部有无触痛及肿块,听诊肠鸣音有无改变,对诊断均为不可缺少的资料。特别需要强调的是,下消化道出血应常规进行直肠指诊,简便、易行,且比较准确可靠。直肠癌是下消化道出血的最常见原因之一,70%～80%的直肠癌可在直肠指诊时触到。

3.实验室检查　动态观察血红蛋白以了解出血量及指导治疗,白细胞计数、分类在肠道炎性病变均可升高;血液生化、尿、大便及潜血试验也要常规检查;疑肿瘤者要行肿瘤标志物检查;疑伤寒者要做血培养及肥达试验;疑结核者做结核菌素试验;疑全身疾病者做相应检查。

通过以上分析可以发现,不同病因引起的下消化道出血虽然都表现便血,但又有各自的特点,通过相应的病史体征可得出初步的判断。直肠癌早期可无症状,当肿瘤增大,发展为溃疡或感染时即可出现大便带血、直肠刺激症状、肠腔狭窄等。结肠癌早期症状可不明显,典型症状为脓血便、进行性贫血或乏力,腹部肿块等。小肠肿瘤常有腹痛、间歇性黑便或血便、慢性贫血、肠梗阻、腹内肿块而无梗阻症状等。大肠息肉的临床表现主要是间断便血，多呈鲜红色，少见大出血者。肠道炎性疾病除脓血便外，还伴随腹泻、腹痛。

（三）辅助检查

近年来，随着先进的诊疗技术不断更新，对下消化道出血的病因常能早期明确诊断。

1. X线气钡剂造影　可以发现一些被内镜遗漏或不易窥察到的出血，但在活动性出血停止后不宜过早进行该项检查，以免因按压腹部引起再出血或出血加重，一般主张止血3～5d后慎重进行。X线检查的方式选用大肠钡灌肠，多为气钡双重造影检查，对肿瘤、憩室的诊断具有重要意义。可弥补内镜检查的不足。气钡双重造影能使结肠处于良好的对比显影，除显示病变轮廓外还能观察结肠的功能改变。近年来，已很少采用该方法。

2. 内镜检查　下消化道出血有80%来自大肠，此检查已广泛用于肠道出血的诊断，大出血可采用急诊内镜检查，主要有直肠镜、乙状结肠镜、纤维结肠镜和电子结肠镜检查。共同的特点是能直视观察病变范围、性质、程度，在检查过程中可取活组织病理检查，对息肉、早期直肠癌可予以切除，并可进行电灼止血等，是目前结直肠病变主要的诊断和治疗手段之一。一般主张首先用硬式直肠镜或乙状结肠镜检查，对肠道清洁度的要求不是太严格，能确定由结直肠肿瘤、憩室、炎症等病变而引起的下消化道出血。纤维结肠镜或电子结肠镜不仅对明确大肠或回肠末端出血病变的性质及部位有极大价值，且可通过内镜进行止血，它比血管造影更容易发现结肠黏膜表面动静脉畸形等血管病变。

3. 选择性动脉造影　通过肠系膜上、下动脉显影可观察到全部结肠的末梢血管出血情况。速度0.5 ml/min以上就能见到造影剂从血管破口外溢进入肠腔的影像，发现出血病变和部位的阳性率较高，还能通过导管滴入血管收缩药物或注入栓塞剂行止血治疗。对危重体弱病人提供了更多的治疗选择。

4. 放射性核素检查　用^{99m}Tc标记红细胞经多次扫描可发现肠道出血部位的放射性浓集区，以做出大概定位，但不能对出血灶做定性诊断。适用于急性大出血或慢性少量出血，尤其间断出血。出血0.1 ml/min即可显示放射性浓集区，阳性率可达90%以上，出血速度即使低到0.05～0.1 ml/min也能显示，特别适用于速度较慢的持续出血。

（四）处理原则

下消化道出血一般可自行止血或通过非手术治疗止血。急性大量便血引起血流动力学改变发生休克者需要手术。根据不同的病因行不同的处理手段。

1. 非手术治疗

（1）内镜治疗：不管急诊还是非急诊情况下出血，首选内镜诊断和治疗，有时结肠腔内充满血性液体，甚至血凝块，内镜往往不能发挥作用，此时，可用药物盐水进行冲洗吸出后，观察止血，若有明显出血点，可以注射止血药物、硬化剂或夹子夹持，往往能达到止血目的。

（2）血管造影和介入治疗：对于大出血又不能耐受手术的病人，选择性或超选择性动脉造影不仅可确定出血部位和明确诊断，同时可进行有效的止血，治疗方法主要有药物灌注和栓塞治疗，也可先栓塞治疗，待病情稳定后择期手术。栓塞也可作为永久性治疗，适用于小肠动脉畸形、海绵状血管瘤、小动静脉瘘引起的出血等。

(3)对大肠良性出血病变还可采用冰盐水灌肠,一般将8mg去甲肾上腺素加入200~300ml生理盐水保留灌肠,使局部血管收缩而止血。绝大多数病人经此治疗可达到止血目的。

2.手术治疗　下消化道出血一经查明原因多先行保守治疗,除一般对症治疗外,手术治疗分为择期手术和急诊手术。

(1)择期手术:大部分下消化道出血的病例经保守治疗,在出血停止或基本控制后,通过进一步检查明确病变的部位和性质,如有手术适应证,应择期手术。

(2)急诊手术:其指征为　①出血部位及病因不明确而短期大出血不止;②经各项检查,甚至多次反复检查,仍未能做出诊断;③或大量持续性出血,短期内来不及检查,非手术方法又不能奏效时;④或病情稳定,诊断明确,全身情况好转,但继续有出血;⑤同时伴急腹症,如肠梗阻、肠套叠、肠穿孔、急性腹膜炎等;⑥诊断明确,出血虽已停止,考虑到过去有消化道出血特别是多次出血史,此次属间歇性出血,出血为暂时性停止,可能在短时间内再次大出血。应在严格掌握适应证的情况下,继续积极抢救的同时行急诊剖腹探查。病变明确时,容易发现,做结肠局部切除或肠段切除,病变性质及部位不明确时,术中可内镜辅助下寻找病变部位,做出相应处理,切除或缝扎。肠段隔离法,灯照透照法和肠系膜上、下动脉内注入亚甲蓝方法,有助于出血病变的寻找。对肛门直肠部出血、小出血,选用痔疮膏和坐浴治疗等非手术治疗,对于大出血,或先添塞纱布止血,出血稳定后手术治疗。

(张建文)

第七节　预防腹部手术常见并发症愿提及的问题

(一)如何预防切口感染

1.预防或减少切口污染　①切开腹膜前伤口周围尽量隔离保护好,先做小切口,吸净腹腔污染性积液,避免污染液浸泡伤口;②用无菌布料或塑料膜包被保护切口缘;③关腹膜后冲洗伤口。

2.电切时减少皮下脂肪液化　电切皮下时应将切缘向两侧外上对抗牵开;电刀工作时避免在一处停留过久;电切的重点是纤维带。

3.伤口止血要彻底,缝合伤口勿留死腔,少留线头,估计有切口感染可能时最好用可吸收线缝合皮下各层。

4.必要时可放置皮下引流物,如橡皮膜、冲洗引流管等。我们常在切口大、皮下脂肪厚、手术时间长,或污染可能性大的伤口内皮下放置引流管。于术后第五日后,视引流液的多少及性质酌情拔管。如引流液较多,则适当延长引流时间,直至引流液减少至<10ml/d再拔管。如引流液脓性、黏稠,则可于引流管侧壁剪一小孔,置入一小塑料管滴液冲洗,冲洗液可从管腔较大的引流管流出(有时我们采用16~18号气囊导尿管,将气囊剪除,并将其远侧的钝头剪除,于通气道之对侧管壁剪若干个侧孔,可于通气道冲水,从主管道引流),直至无任何脓性液引出时即可拔管。如伤口内不留丝线,采用此法引流,基本上可使任何污染伤口均

能愈合不致裂开。只要引流通畅，不担心逆行感染；只要伤口内不积液，虽放管时间长、管周形成肉芽组织管道，拔管后肉芽组织收缩，不怕伤口不愈合。

(二)如何防止切口哆开及切口疝形成

1. 麻醉松弛好，避免张力过大。

2. 避免明显腹胀，腹内压力过高。

3. 缝合要牢靠。

4. 下腹正中切口应将分开的腹直肌缝拢，避免形成裂隙。

5. 避免切口感染。

6. 必要时预置减张缝合。减张缝合不宜太稀，也不宜太松，应使切口的张力主要承载于减张线上；当然也不能太紧，特别是外减张时，以免压迫皮肤坏死。根据我们的经验，下述情况需预置减张缝合：①老人及婴幼儿行腹腔手术者；②腹部Ⅱ类或Ⅲ类手术切口，估计有切口感染可能者；③营养不良及腹壁肌肉薄弱，估计切口愈合有困难者；④有明显咳嗽或明显便秘等腹压增高之情况者。

减张缝合的方法可分为外减张法(减张缝线结扎于皮肤外)和内减张法(用结实的可吸收线，取距切口两边约 1.5cm 以外的间断横褥式缝法，系紧于皮下腱膜外)，但减张线均不能穿透腹膜至腹腔内，以免呈弓弦状慢性割裂小肠等腹内脏器。

(三)如何避免或减少医源性器官损伤

1. 应熟悉有关部位的解剖及可能的变异，特别要弄清重要器官重要血管神经的来龙去脉，做到心中有数。

教训举例：曾有一 50 余岁的男性病人，患右上腹包块，医生决定行剖腹探查，进腹腔后发现肿块 7～8cm 直径大小，基底尚可活动，认为可切除，随即沿肿块钳夹离断周围组织，将被包裹于其中的门静脉、肝动脉和胆总管均离断结扎，导致病人死于手术台上。

2. 手术操作轻稳有序，正确运用分离技术(如前述)，尽量在明视下操作，避免盲目分离切割。

教训举例：有一女性患者，医生给做剖腹探查，做上腹脐上切口，较小，发现下腹有一处小肠与腹壁粘连较紧，在暴露不好的情况下，盲目剪开粘连带，损伤肠壁未察觉，术后形成肠漏。经再次手术治愈。

3. 腹部再次手术时如两次手术间隔时间在 3 个月以上，应避免在切口疤粘连处进腹腔，如从原切口开腹时应将切口适当延长至原切口疤以远，防止损伤与切口疤粘连之器官。

4. 胆囊切除时为防胆总管损伤，断离胆囊管前，一定要找准胆囊管与胆囊壶腹的交界部，可能时尽量找到胆囊管与胆总管的会合处，并避免将胆囊管过度牵拉，以防胆总管被牵折叠而误伤。

5. 在行非脾切除的脾周手术操作时，为防误伤脾脏，避免过度牵拉脾周韧带(如脾胃韧带、脾结肠韧带等)。在做胃周游离或结肠脾曲游离时，可将脾脏向前下叠起，明视下操作。

6. 在分离肠曲的粘连时，要谨慎细致，正确运用分离技巧，勿分破肠壁；关腹壁切口缝腹膜时勿缝及肠壁，以防日后形成肠瘘。

教训举例：有一 60 岁女性病人，于肠梗阻术后 15d 出现切口部漏肠液，经再次手术证实为缝腹膜时缝到了肠壁且深达肠腔。

（四）如何减少手术后粘连性肠梗阻的发生

1. 减少粘连的措施有①手术操作尽量轻巧；②避免滑石粉及其他异物残留；③应用防粘剂（疗效有待进一步观察）等；④关腹腔前将网膜铺放于切口下以遮挡肠曲直接与切口粘连；⑤术后尽可能早期离床活动。

2. 尽管采取了上述措施，也不一定能防止粘连的出现，但减少粘连肠曲形成梗阻的可能性则可：①关腹腔前将肠曲有序呈梯形摆顺，使 48h 内即可形成的粘连，不致造成肠曲过度的牵扯成角形成梗阻；②如果发现术中腹腔干扰较大，或腹腔炎症明显，术后粘连的可能性很大时，可行简易肠排列术，我们常采用湖南省人民医院介绍的双气囊导尿管穿系膜排列法，即在梯形排列的小肠系膜缘无血管区平行穿过两根带气囊导管，至屈氏韧带下使气囊充水，两导管间距为 20cm，导管从双下腹壁戳孔入腹腔，操作中注意勿伤及系膜血管。术后 4d 左右，即可将导管拔除。因为要形成粘连，首先必须是形成纤维素性粘连，而此种粘连在 48h 内即可形成，如果纤维素性粘连都未形成那就谈不上形成更牢固的组织粘连；况且，我们排列的目的并非要使所有的肠曲都互相粘连，而是如果要粘连就与排列后彼此靠近的肠曲粘连，保持在通畅的位置，不致形成梗阻。笔者采用此种简易肠排列术近百例，未发现有再发粘连性肠梗阻者。

（五）如何避免剖腹探查遗漏重要伤病

剖腹探查时应注意：若找到重要的伤病部位，并做必要的处理后应继续进行系统、全面的探查，即从上到下、从左至右、从浅至深有步骤地探查，不要因找到一阳性病灶即止步，以避免遗漏其他病灶，造成不应有的后果。

教训举例

例一：一青年男性，因腹部被尖刀刺伤入院后行剖腹探查，进腹腔后发现胃体前壁近大弯处有一约 3cm 长的边缘整齐的穿透性伤口，术者认为找到了伤处所在，随即做了止血和修补，清洗腹腔并于右上腹腔放置一乳胶引流管后关腹。术后腹腔引流管仍引出有混浊液体，低热，腹膜炎表现未减轻，反而加重。乃于术后第 3 天，再次进腹探查，经仔细寻找，发现胃后壁窦部近小弯处有一约 1.5cm 长、边缘整齐的破口，可见胃内容物溢出。其他部位未再见有损伤。将破口修补、腹腔清洗并置引流后关腹。经必要的术后处理，恢复顺利。

此一病例系致伤利器经腹壁斜向右后上刺穿了胃前壁及后壁，而术者探查时满足于发现了前壁伤，未再有步骤地全面探查，遗漏胃后壁之损伤而造成的失误。

例二：患者女性，68 岁，退休教师，因慢性不全性肠梗阻月余住某院普外科，经中西医结合保守治疗未好转，经适当准备后行剖腹探查，术中见小肠广泛扩张，肠壁水肿，小肠仅发现末段回肠有一处粘连，但无明显梗阻，粘连处之远、近肠襻管径大小相近。未仔细探查结肠。将粘连分离、行肠减压术，随即关腹结束手术。术后曾一度排气排便，但进食后又出现腹胀腹痛，肛门停止排气排便。按术后早期炎性肠梗阻进行非手术治疗，无好转，腹胀腹痛反复加重。后经进一步检查，发现横结肠近肝曲处有增生及狭窄，经再次手术探查并经病检证实为横结肠癌，做了根治性切除，经恰当的术后处理病人得以康复。

此病例系一低位不全肠梗阻，从术前检查到术中探查均未重视结肠梗阻的可能，术中未发现小肠有明显梗阻，也未探查结肠这就是失误之处，若有全面探查的习惯，即使未想到这种可能性也可能得以发现。

（蒋啸云）

第八节　小儿腹部外科的若干警示及体会

(一)思维定式

按成人眼光考虑问题，不考虑小儿特有生理特点。

病例：患儿男，5个月。因血便、发热2d入院，入院诊断“肠套叠”，空气灌肠复位无效后行手术复位，术后出现高热、腹胀，考虑术后反应；第2天高热不退，腹胀加剧，立位腹平片示膈下游离气体，考虑外界空气进入腹腔未吸收；第3当天症状加重，立位腹平片示膈下游离气体增多，腹水增多，当天即剖腹探查，术中见升结肠破裂，予“回肠造瘘”。

启示：

1. 术中套叠部位达降结肠，且复位很困难，复位后升结肠、横结肠多处浆膜层撕裂，且呈面状，无法全面修补。

2. 复位时手术问题　肠套叠复位切勿拉扯，很易使小肠肌层及黏膜层断裂，而浆膜层看上去完好。

3. 术后判断肠穿孔　术后仍有高热、腹胀，大便未解，术后30h复查立位腹平片：双膈下可见弧带状气体密度影，考虑为外界空气进入腹腔所致，术后54h立位腹平片气体影增多，考虑肠坏死、肠穿孔即行手术。儿童腹腔的吸收能力强，我们经过系列观察，小儿开腹术后，气体影24h消失，如果24h后有膈下游离气体，结合术后高热、腹胀、腹腔积液可以证实有穿孔，应早期再次手术。

(二)以偏概全，不考虑儿童特殊疾病

病例：患儿女，3个月，腹胀2周，便秘1个月。腹平片示：横结肠极度扩张，附近肠管明显受压，升结肠、降结肠、乙状结肠明显扩张，内见大量粪便影；乙状结肠壁增厚，腹腔可见少量腹水影。考虑低位肠梗阻，可能肠穿孔，行剖腹探查术后证实为“先天性巨结肠”，行“结肠双腔造瘘”。

启示：

1. 不当之处　以成人眼光，考虑粪石梗阻或肿瘤梗阻，为防止肠穿孔而急诊手术。

2. 该患儿腹胀2周，未详细追问病史，既往有出生后便秘病史，大便不畅，而需开塞露辅助排便，应多考虑小儿先天性的巨结肠。

3. 若能考虑到先天性巨结肠，可以先行灌肠治疗，15d后行巨结肠根治术，可避免2次手术。

(三)不了解小儿特有疾病病理改变,想当然手术

病例:患儿男,7d,因腹胀、呕吐 2d 入院。入院后立位腹平片示"膈下游离气体",以消化道穿孔行"剖腹探查",术中见距回盲部 5cm 回肠穿孔,行回肠造瘘,6 个月行关瘘术,术后肠瘘。

启示:

1. 此病例是典型不明原因肠穿孔,第一次手术行"回肠造瘘"是正确选择,因为腹腔感染严重,肠管充血水肿,新生儿耐受力差,营养差。

2. 第二次行"关瘘术"就是想当然了,不了解小儿特有疾病病理改变,术前结肠造影,发现结肠瘪小,蠕动差,以为是废用性缩小,事实上往往是远端肠管及小肠先天性发育不良。远端梗阻不解除就行关瘘术,近端肠内压力渐增当然会再漏。

3. 正确的方法是充分明确肠管的发育情况做相应处理,避免远端梗阻再慎重关瘘。

(四)辅助检查结果,必须与临床结合全面考虑

X 线立位片示肠梗阻,应注意检查腹部有无疝嵌顿。

病例:患儿男,25d,因腹胀、呕吐 2d 入院。在外院立位腹平片示:腹腔多个液气平面,门诊以新生儿肠梗阻收住我科。入院后经检查发现右侧腹股沟嵌顿斜疝,行"嵌顿疝复位,疝囊高位结扎术"治愈。

启示:新生儿肠梗阻一定先做详细体格检查,特别是暴露双侧腹股沟区,在冬天尤其易漏诊。实际上,任何机械性肠梗阻病人,均应认真进行体格检查,包括腹股沟及会阴部,注意有无腹壁疝嵌顿之可能。同样小儿肛门狭窄不重视肛查,易误诊继发性巨结肠为"先天性巨结肠"。

(五)手术所见与临床不符合,应行深入思考不可草率定性

病例:患者女,3 岁,因腹痛、发热 2d 入院。查体:全腹压痛、反跳痛,以右腹为甚,诊断急性阑尾炎并穿孔,术中见阑尾出血水肿,无脓苔,腹腔内无脓液,症状与术中所见不符合,未做进一步探查,术后第 3 天出现腹痛、解血便,做 SPECT 示麦克尔憩室,行麦克尔憩室切除。

启示:全腹压痛、反跳痛、腹水,考虑急性化脓性阑尾炎并穿孔,但术中见为单纯阑尾炎,未探查回肠,没做深入思考,想当然引起漏诊。

(六)无论诊断为常见病或少见病均应找出符合与不符合之处,仔细鉴别

病例 1:患者女,3 岁,因反复腹痛 11d 入院。腹痛以下腹为主,阵发性,无放射,能自行缓解,抗感染有效,无发热,无腹胀,脐部红肿明显,少许淡黄色渗液。B 超示:右下腹可探及管状液性包块,范围 37mm×14mm,脐眼后方腹腔见较大液性包块,与脐部相通,考虑化脓性阑尾炎穿孔并周围脓肿。

我们分析不支持化脓性阑尾炎 ①反复下腹痛无转移及固定无痛点;②未见发热;③脐部长期渗液;④右下腹为管状液性包块;⑤阑尾周围脓肿是大网膜及肠管壁包裹成脓肿,不会位于脐眼后方。最后剖腹探查证实麦克尔憩室炎。

启示：小儿急性阑尾炎是常见病，而麦克尔憩室为少见病，临床很易将麦克尔憩室误诊阑尾炎。诊断为常见病也需注意与少见病鉴别。上述临床特点有助与麦克尔憩室相鉴别。

病例2：患者女，9岁，因腹痛、发热14h入院。患儿腹痛、无呕吐，最高体温39.1℃，彩超示：肠系膜淋巴结肿大、少量腹水。体查：腹平、软，全腹压痛、反跳痛轻，7d前有上感扁桃体炎病史，怀疑急性阑尾炎，经临床治疗观察，第3天痊愈，诊断"原发性腹膜炎"。

讨论：①急性阑尾炎14h内一般不会高热；②急性阑尾炎常伴呕吐，9岁小孩有转移性腹痛，行走时有特殊的阑尾炎步态；③腹平软、全腹压痛，症状与体征不符合；④既往有上感、扁桃体炎病史，肠系膜淋巴结肿大，有血源性感染可能；⑤我们认为其为诊断原发性腹膜炎，经抗感染治疗2d后痊愈出院。

(七)术中病情变化，不要一味蛮干，因地制宜，安全第一

病例：患者男，15d，因右侧阴囊肿块不能回纳2h。体查：右侧腹股沟区阴囊可扪及一包块，大小约4cm×3cm，质软，阴囊稍红，复位二次，未完全回纳，急诊行"右侧腹股沟疝囊高位结扎，肠坏死肠造瘘术"，术中见距回肠部4cm回肠有环形卡痕，仅一层浆膜，挤压时有肠液渗出。

讨论：①新生儿腹股沟嵌顿疝原则不复位，肠壁脆弱，盲目强行复位易穿孔，后果很严重；同样女童腹股沟嵌顿疝的嵌顿物往往是卵巢，挤压易损伤，不像肠管有伸缩性。②嵌顿疝复位时，一定要拖出嵌顿处肠管，特别是卡痕的肠壁应反复观察，术后肠坏死往往是卡痕处。③此患儿术前有阴囊红肿，说明有炎症，嵌顿严重，肠壁血运有障碍，更应重视。④术中见病变肠管距回盲部4cm，切除部分肠管后仅距回盲部3cm，这时如强行行肠切除肠吻合，手术大、时间长，患儿同时合并多种内科疾患，为安全建议先行肠造瘘，3～6个月关瘘，目前已关瘘，恢复良好。

(八)主次不分，因果颠倒，导致手术失败

病例：患者男，25d，因腹胀、发热2d，发现右腹股沟包块12h入院。入院后急诊行"右腹股沟疝囊高位结扎"。术后第2天起仍发热、腹胀、解黑腥臭味便，再行"剖腹探查"，证实为出血坏死性小肠炎，将明显坏死区切除后予"回肠造瘘"。

启示：①主诉是腹胀、腹泻、发热，解黑腥臭味便，首先考虑"出血坏死性小肠炎"，这是起病的原因，主要矛盾。②腹胀加剧后导致腹股沟嵌顿疝，这是"出血坏死性小肠炎"所导致的结果。③所以正确的思维程序是先处理出血坏死性小肠炎，同时处理右腹股沟嵌顿疝，可以避免两次手术。

(九)不重视手术细节，好心变坏事

病例：患者女，7d，因呕吐、腹胀1d入院。入院后立位腹平片示："双膈下大量游离气体，胃泡影消失"。诊断为"先天性胃壁肌层缺损并穿孔"，急诊行"胃修补术"。术中见胃大弯、胃底约3cm×4cm肌层缺损并破裂，胃贲门下肌层薄弱，考虑完全切除会导致贲门狭窄、呕吐，未予切除，予以修补，术后第3天再发穿孔。

讨论：①先天性胃壁肌层缺损一个要点是尽量完全切除缺损或可疑缺损肌层的胃壁组

织，因为肌层发育不良有一个移行段，该处肌层细胞组织也发育不好，一定要切至完全正常的肌层。②术后贲门狭窄，甚至有些切除、修补后胃呈管状，但对小孩发育一般影响不大，小孩生长发育阶段完全可以代偿，一般不会导致狭窄或胃发育不良。

（十）小儿阑尾炎手术的改进

急性阑尾炎手术是儿童常见、多发手术，开始时对此类手术我们采用成人手术方式，斜切口及一层缝合法，导致感染率达50%，出现问题后我们全科集思广益，采取以下步骤有效控制了感染率，使之降至5%以下。

1.改斜切口为横切口，更符合儿童生理、美观。

2.改一层缝合法为逐层缝合法，成人大网膜发育好，吸收能力强，可以使切口积液及细菌吸收和消炎，而儿童大网膜发育不成熟，抗感染能力差。

3.逐层关闭切口时，各层用双氧水冲洗并换手套及更换无菌器械。切口缝线均采用可吸收线。

4.阑尾穿孔冲洗后，不必放置腹腔引流管。

（十一）某些小儿手术的改进及警示

1.先天性巨结肠沿用经腹的手术，创伤大、不美观，现均行经肛门巨结肠根治术。

2.小孩腹股沟疝气，不必等到1岁，经常嵌顿者可提前至6个月，甚至新生儿期。可避免经常嵌顿，造成肠粘连、肠穿孔及睾丸发育不全。

3.新生儿嵌顿疝应及早手术，原则不要复位，以免肠穿孔。

4.小儿阑尾炎3d以后原则不要保守治疗，不能以成人角度看待，3d不会穿孔，可保守治疗；婴幼儿阑尾炎穿孔导致败血症，可引起感染性休克，最后死亡，故小孩即使形成阑尾周围脓肿，阑尾一般均可切除。

（十二）剖腹探查要仔细全面，重视小儿先天性畸形的多样性

病例：患者男，7d，因呕吐2d，入院后上消化道造影示十二指肠球部扩张，十二指肠降段蠕动慢、狭窄，造影剂下降缓慢，以“十二指肠狭窄（隔膜型）”行手术，术中见十二指肠降段隔膜狭窄，行菱形吻合，关腹前再探查远端小肠，发现先天性肠旋转不良，再行Ladd′s术。

启示：①新生儿先天性畸形常合并多处畸形；②手术过程中必须全面探查各个系统以避免漏诊；③先天性肠道闭锁必须注水了解远端肠管的通畅情况，再行肠道吻合。

（李红卫）

第四章　医疗事故及医疗争议

第一节　医疗事故和医疗争议的概念

一、医疗事故的概念

2002年4月4日国务院令第351号公布的《医疗事故处理条例》所称医疗事故，是指医疗机构及其医务人员在医疗活动中，违反医疗卫生管理法律、行政法规、部门规章和诊疗护理规范、常规，过失造成患者人身损害的事故。

这里所指的医疗机构，应该是经县级以上地方人民政府卫生行政部门批准并登记注册，以救死扶伤，防病治病，为公民的健康服务为宗旨的机构。所指的医务人员是依法取得执业医师资格、执业护士资格、执业药师资格、执业检验师资格或者执业助理医师资格，经注册在医疗、预防、保健机构中执业的专业医务人员，执业助理医师资格人员只限定在乡镇卫生院及村卫生室执业，不得在二级及以上医疗机构执业。

未经县级以上地方人民政府卫生行政部门批准的"医疗机构"，不准开业，属非法的机构，应当取缔；未取得执业医师资格、执业护士资格、执业药师资格、执业检验师资格或者执业助理医师资格者行医，属非法行医；或者虽已取得以上资格，但未经注册者行医，也属非法行医。如在非法行医过程中发生事故，不属医疗事故，属犯罪，直接由司法部门惩处。

医疗机构及其医务人员是主体，客体是患者。主体在医疗活动中，有法不依、有章不循、不按规范和常规操作、我行我素，其医疗过失行为造成患者人身损害，这就是医疗事故。所谓医疗过失，就是应当预见自己的行为可能发生患者人身损害的结果，因为疏忽大意、违反规定、主观臆断、盲目自信而没有预见，或者已经预见而轻信能够避免，以致发生这种结果者。

二、医疗争议的定义

所谓医疗争议，就是患方对医疗机构及其医务人员的管理、服务态度、医疗活动过程产生异议，患者人身没有损害，或者有损害可以纠正、可以弥补，或者已经得到了纠正和弥补，或者损害是疾病本身发展的转归或者终结，患者或其家属不理解，要向医院或当事医生"讨个说法"。

医疗争议通常包括医疗机构的制度不健全、管理不完善、环境不舒适；医务人员的服务不到位、态度生硬、医疗活动过程中的瑕疵、缺陷，或者是病人或其家属对某些医疗措施没有接受，以及并发症、医疗意外等。

(一)手术并发症

凡属医务人员确实尽职尽责,还是发生了与手术相关的虽然可以预料,但又难以防范的病症,给病人带来一定的痛苦,应认定为并发症。

1. 由于创伤或炎症的后续作用,而发生术后脏器粘连或残余脓肿等 。

2. 由于手术部位存在严重粘连,解剖关系不清,手术操作困难,难免发生的组织损伤,但尚能修复补救者。

3. 对原发病按手术规程进行了治疗,由于病员体质差或有潜在的疾患存在,术后发生了与手术有关的吻合口瘘、切口裂开、出血、切口疝等。

4. 大型脏器移植及抢救性的手术中,因剖开血管发生血栓及栓塞,引起不良后果者。

(二)医疗意外

凡受目前医学科学水平所限,或因病员特异体质而出现难以预料和防范的不良后果者,应定为医疗意外。

1. 急危重病人,急需手术抢救,手术无误,但术中病人死亡或术后出现严重后遗症者。

2. 病员属特异性体质,虽术前知道或术后发现,但为目前医学技术所难以解决而出现不良后果者。

3. 诊断及手术适应证明确,操作无误,而在术中或术后发生意外的呼吸、循环骤停及其他重要器官的功能衰竭等不良后果者。

4. 按规定履行过新开展、大型手术审批手续,手术各重要环节无误,但却发生重要器官栓塞、继发出血等不良后果。

5. 因先天性畸形或解剖关系异常,术中难以辨认,而造成脏器损伤,抢救及时,未留严重后果者。

6. 医务人员将病人的病情需要手术治疗,以及麻醉、术中、术后可能出现的异常情况,对病人进行了沟通,并征得病人及其家属的同意,病人理解,同意手术且签字,手术以后恢复缓慢,或社会、家庭的不良因素影响,病人不同程度的精神障碍,趁医务人员不备之机,跳楼或其他方式自杀者。

这里要提醒,必须特别重视的是,有的医疗争议在萌芽时如果处理不及时、方法不对路、措施不得力、沟通不到位,有可能矛盾转化,转变为医疗纠纷。

第二节　医疗事故及医疗争议处置基本状况

近年来,医疗事故争议发生较频繁,成为社会聚焦重点之一,也是社会不安定因素之一。自从《医疗事故处理条例》出台以来,和 2011 年 1 月 1 日起实施的《中华人民共和国人民调解法》,处理医疗事故争议有法可依、有章可循,使绝大多数的医疗事故或争议妥善处理。维护了医患双方的合法权益,维护了医疗机构的正常工作秩序,维护了社会的稳定。

一、医学会鉴定

笔者所在医学会2004年至2006年3年共鉴定医疗事故、争议103例，其中外科有医疗事故争议45例，占43.69%；医疗事故、争议103例中，有35例被鉴定为医疗事故，占鉴定总数的33.98%，而其中外科有14例，占40%。

1.103例医疗事故争议诊治医疗机构分布（表4-1）

表4-1

医疗机构	三级综合医院	二级综合医院	二级中医院	一级医疗机构（乡镇卫生院）	妇幼保健院	民营医疗机构	企业医疗机构	个体诊所	村卫生室
例数	16	36	7	16	8	6	7	3	4
所占比例	15.53	34.95	6.80	15.53	7.77	5.83	6.80	2.91	3.88

2.103例医疗事故争议诊治科室分布（表4-2）

表4-2

科室	综合内科	儿科	腹部外科	泌尿外科	神经外科	脊椎外科	骨外科	创伤外科	心胸外科	妇科	产科	五官科	肿瘤科	中医科	病理科	护理
例数	15	7	9	9	4	4	11	7	1	7	17	2	4	1	1	4

3.35例医疗事故性别比及年龄段分布

35例中，男性17例，女性18例，男∶女=1∶1.06年龄段分布见表4-3。

表4-3

年龄段	1岁以内	1～14岁	15～29岁	30～49岁	50～59岁	60岁以上
例数	4	5	7	12	6	1

4.35例医疗事故诊治医疗机构分布（表4-4）

表4-4

医疗机构	三级医院	二级医院	一级医院	村卫生室	民营医院
例数	3	20	8	3	1

5. 35例医疗事故诊治科别分布(表4-5)

表4-5

科别	内科	儿科	腹部外科	泌尿外科	骨外科	脊椎外科	头颈外科	妇科	产科	耳鼻喉科	肿瘤科	病理科	护理
例数	2	1	5	5	2	1	1	4	8	1	1	1	3

6. 35例医疗事故所定事故级别及医方责任(表4-6)

表4-6

事故级别及医方责任	一级甲等	二级乙等	二级丁等	三级甲等	三级乙等	三级丙等	三级丁等	三级戊等	四级	完全责任	主要责任	次要责任	轻微责任
例数	9	1	1	1	2	1	1	2	17	7	12	13	3

医学会是一个学术团体,不同于以往由卫生局组织的鉴定委员会,也就是说避开了卫生行政的干预,医疗事故鉴定已经没有卫生行政人员参与。原来的鉴定委员会专家人数受限,一般是20几个专家,专科专家受限,要鉴定一起事故争议,如果当事医院专家回避,有时参与鉴定的专家就很难筹齐,甚至遇到一个专业性强的问题还要另请不是鉴定委员会的专家参与,这又不合法律要求。现在医学会建立的医疗事故鉴定的专家库,一般都有数百人,各专业的专家都有,完全可以满足鉴定程序和要求的需要。

二、医患双方协商解决或行政调解

这里要说明的是,以上为3年内申请到医学会鉴定的案例,但医患双方协商解决的和行政调解的未作详细统计,应该是上述数字的2/3多,据不完全统计,某一家三级医院一年内医疗事故争议达80余起,多数都不愿意医学鉴定和走司法途径。

现在部分患者或家属心存疑雾:

1. 不相信医学会和专家库的专家　由于部分患者或家属,他们不相信医学会的医学鉴定,错误地认为医院与医院之间是兄弟医院和上下级医院的关系;医学专家也是医生,医生与医生之间有的是校友,有的是同事,有的是师徒关系,胳膊不会往外拐,总是会捂盖子帮着医院和医生,对医学会和医学会专家库的专家缺乏信任度。

2. 打官司折腾不起　大部分患者或家属都不愿意走司法途径,因为请律师和诉讼都要费用;二是时间拖得长难得折腾;三是同样不相信法院,用他们的一句话"没钱送法官",时间上也拖不起。

实际上医学鉴定和司法诉讼是处理医疗事故争议比较公平公正的路径。可是现在一出医疗事故争议,社会上一些黑恶势力主动出面,给患者或家属出主意,推波助澜,或停尸要挟，或聚众闹事，或围攻医生、医院领导，或扯横幅阻拦医院的正常工作，有的甚至大打出手，伤人毁物，扰乱医院的正常医疗秩序。

某医院有个典型案例，一农民的2岁小孩因患手足口病、重症肺炎、病毒性脑病，经医院专家和请上级医院专家会诊，多方抢救无效死亡。其纠集农民和黑社会人员达70～80余人到医院闹事，逼迫当事医生下跪在医院大门口长达6个小时之久，几次晕倒，都不罢休，2名公安干警和医院职工前去劝阻无济于事，直到60名公安干警进入，才予以解脱。

很多医疗事故争议医院只得安排人员坐下来协商，或者报告政府行政领导出面协调。医患双方毕竟是矛盾的对立面，医患双方可能“公说公有理，婆说理由长”争论不休；有的患方不管医院有否过失，开口就是数拾万、数百万，磨来磨去，要多个回合方能达成一致，有的长达数月、数年，最长的一起达24年。

有的聚众闹事的医疗事故争议，必须请公安干警维持秩序，请政府领导出面调解，不管医院有否过失，出于同情患方，出于人道主义，出于维护稳定，一些领导说“患方是弱者，医院应当做出让步，花钱买平安”，医方也只好认了，维护领导的意图。

三、医疗纠纷人民调解

某市2010年9月1日成立医疗纠纷人民调解中心，到12月31日，共调处结案医疗纠纷35起，其中外科16起，占45.71%。外科案例如下：

表 4-7

序号	医疗纠纷内容
1	患者诉某医院腰椎间盘手术错误
2	患者诉某医院手术失误致生殖器萎缩
3	患者诉某医院手术动错部位致二次手术
4	患者诉某医院痔疮手术不负责任
5	其妻子诉某医院手术致其丈夫死亡
6	患者诉某医院颈椎手术无效果导致连续三次手术
7	其儿子诉其母因股骨颈骨折某医院门诊医生漏诊
8	患者诉某医院前列腺手术无效果
9	患者诉某医院前列腺手术后依然尿频尿急尿痛
10	其儿子诉某医院给其母治疗下肢骨折，伤口感染经久不愈
11	其儿子诉某医院给其母做髋关节置换术，人工髋关节脱出移位
12	其儿子诉其母在某医院康复治疗而致腰椎压缩性骨折
13	其儿子诉其父在某医院手术治疗腰椎间盘突出，致腰椎滑脱
14	患者母亲诉其女因腹腔肿瘤手术，尔后变成植物人
15	患者诉在某医院行左输尿管下段取石术，出院后一直尿路感染
16	诉某医院给其兄阴囊手术，误诊病情恶化

(一)医疗纠纷人民调解的组织

医疗纠纷人民调解,为处理医疗争议开辟了一条新的、第三方调解的良好途径。人民调解委员会是依照《中华人民共和国人民调解法》设立的调解民间纠纷的群众性组织,而医疗纠纷人民调解中心是人民调解委员会批准设立的专门调解医疗纠纷的具体办事的机构。

郴州市医疗纠纷人民调解中心,现有五个调解员是市人民调解委员会聘任的退休人员,其中1名领导、2名律师、2名医师。中心办公租用房、办公费和调解员的误工补贴是市财政的拨款,不收取患方的任何费用。

(二)医疗纠纷人民调解中心的优势

1. 是依法设立的民间群众性组织。

2. 不收取患方的任何费用。

3. 调解员既有医学专家又有法学专家。

4. 主要方法是说服、疏导,构建和谐平等协商的氛围。

5. 是建立在医疗事故争议发生点以外的好平台,使纠纷的调解离开了发生地点,避免了患方见景生情,避免了医患双方的直接冲突。

6. 比较超脱,是第三方调解,既不代表医院,也不代表卫生局,避免了“老子袒护儿子为儿子排忧解难”的嫌疑。

第三节　外科医疗事故或争议案例分析

●医生阅片错误,导致误诊误治

案例:女,76岁。因右侧身倒地,右下肢运动障碍8h入某县级人民医院门诊外科,门诊行右髋关节照片,X线医生报告“右髋关节无异常发现”,门诊外科医生阅片后诊断为“右臀部、髋部软组织挫伤”收入康复科,康复科也没有认真阅片,其科主任查看过病人和阅片,并指导病人功能锻炼、理疗,尔后患者诉右下肢髋部疼痛加剧,右下肢功能障碍。住院第3天,患者及家属强烈要求出院,尔后到了另一家医院,经这家医院医生阅原片,诊断为“右股骨颈嵌插型骨折”而收入院,经复位内固定治疗康复出院。

分析:首诊医院医生包括放射、门诊外科和康复科医生均没有认真阅片;门诊外科和康复科医生过度相信放射科医生的报告,尔云我云;放射科和外科门诊均没有上级医师见诊制度,康复科没有详细地追问病史和阅片,科内没有会诊讨论制度,以致漏诊误治。

●工作疏忽,病理漏报,导致误诊误治

案例:女,46岁。因发现右侧乳房肿块半月,于2002年7月24日到某职工医院门诊就医,体查:右乳外上象限可扪及1.0cm×1.2cm无痛性肿块,质硬,活动度较差,触痛明显,为确诊肿块性质,门诊予以手术切除肿块送病检,8月2日该院病理科诊断为“右侧乳腺纤维瘤”(病理号:3289)。手术后十余天伤口愈合。2003年3月,患者在第一次手术切除肿块部位的旁边又摸到一肿块,并在右侧腋窝触摸到一较大肿块。2003年3月10日,再次到该院外科门诊就医。B超示：右乳外上象限可探及1.35cm×1.76cm的结节，右侧腋窝于皮下可探及3.1cm×1.7cm结节，有包膜，性质待查。2003年3月12日入住外科。临床诊断：右乳腺癌并腋下淋巴转移。在完善术前检查后，于2003年3月13日局麻下行右乳及腋下肿块切除术，肿块送该院病理科检查。3月20日回报“右侧乳腺髓样癌伴淋巴转移”（病理号：3473）。2003年3月22日转上级医院接受治疗。患者诉，2003年5月5日将某职工医院前后两次的病理切片送到上级人民医院会诊（病理切片号3289-1.2、3473-1.2.3.4），报告结果为：乳腺髓样癌，淋巴结转移。其中在第一次肿块病理切片中3289-1.2有两组，专家指出3289-1.2中有一组是纤维瘤，另一组是乳癌，并且与3473的病理切片相符。2003年5月在某上级医院进行了第三次手术和多次接受大剂量的放疗和化疗，病情控制，但出现放射性肺炎，右手功能障碍，机体抵抗力差的现象。

分析：由于医方病理工作人员工作疏忽，使第一次病理切片（3289-1.2）两组中（一组为纤维瘤，另一组为髓样癌），有乳腺髓样癌的一组漏报了，导致误诊为“右侧乳腺纤维瘤”。病理诊断错误，以致治疗方案不完善，未能及时采取积极有效的治疗措施以控制病情，与患者病情发展有一定关系。当病人第二次住院的时候，临床医生已经考虑到右乳腺癌并腋下淋巴转移，但采用局麻不妥，且其手术范围局限，没有达到根治的效果，更没有综合治疗的措施。

●术前讨论不充分，手术方案不妥当，术中更改术式未获患方书面签字同意及做必要的报批

案例1：男，55岁。因间隙性腰部疼痛4年，加重伴呕吐2个月，于2003年6月24日步行到某医院外科住院治疗。外院腹平片提示：①左肾多发性结石；②右输尿管结石；③双肾功能不全。入院诊断：①左肾多发性结石伴重度积水；②右输尿管结石并肾积水；③双肾功能不全。6月27日在硬膜外麻醉下行左肾盂切开＋左肾中下极切开取石术、右肾盂切开取石术。根据麻醉记录，麻醉后患者血压突然下降，恢复正常后用多巴胺、间羟胺、706代血浆、输液维持血压进行手术，术中血压维持在正常范围。术后约1h患者出现神志不清，双侧瞳孔散大、对光反射迟钝，叹息样呼吸，血压下降至76/56mmHg，予升压药、吸氧后血压升至正常；血气分析提示代谢性酸中毒，血糖51.5mmol/L，血钙1.26 mmol/L，血钠122mmol/L，血钾5.34 mmol/L。予纠正酸中毒、补钠、降血糖等治疗后患者病情无好转，27日21:48分呼吸、心跳停止，经抢救无效死亡。

分析：此例的问题　①术前患者的情况包括代谢内分泌情况（如有无糖尿病）、心肺肝等重要器官的功能情况不清，是否做了评估？是否做了必要的术前准备？术中出血情况如何？为什么术中出现低血压？②对这种病人应以先解决主要矛盾，救命为主，一次性做彻底的手术会事与愿违。应先解除右输尿管结石并右肾积水的问题，维护好功能较好的右肾，待全身情况好转后再做左侧的手术为宜。③失血性休克病人，光用升压药及一般的晶体液和人工胶体，只能临时起升压作用，不能提高微循环的氧供，必须输血或浓缩红细胞。

案例2：男，33岁。因右侧腰部疼痛反复发作1年，于2001年8月29日入某县人民医院外科。门诊CT提示：①右肾中部背侧单纯囊肿；②右肾上极前部血管平滑肌脂肪瘤；③左肾中盏内小结石；④左肾肾实质小脂肪瘤。入院诊断：①右肾错构瘤；②右肾囊肿。入院后经家属同意拟行右肾上极部分切除术。2001年8月31日在连硬外麻下，行右肾上极部分切除术，术中见肿块位于右肾中部，距肾蒂血管2cm处，经请主任医师会诊后，考虑肿块紧靠肾蒂，完整切除肿块极易损伤肾动脉、静脉而造成肾缺血与坏死，在未征得患者家属同意并签字后，做右肾全切术，术中顺利，术后安返病房。术后恢复顺利，于2001年9月10出院。患方不知医方已切除右肾，2004年底患者感觉左腰不适，2005年8月26日晚突感左腰剧痛，当晚再次入该县人民医院急诊科。8月27日B超提示：左肾多发性错构瘤、左肾包膜周边积液、右肾全切除。当时3d未解小便，出现了尿毒症。2005年8月30日转省级医院，诊断为左肾错构瘤、急性肾功能不全、右肾切除术后尿路感染，经护肾、降压、抗炎、血液透析治疗后，于2005年9月6日出院。自诉现在时感腰部隐痛，完全丧失了劳动能力。

分析：①患者右肾错构瘤，入院后经家属同意拟行右肾上极部分切除术，患者是清醒的，应征求患者同意并办理签字手续。②术中医方切除右肾未告知患方，更没有患方的书面签字，医方诉在征得患者家属同意并签字，但医方拿不出患者家属同意并签字的文字记录来举证；右肾摘除属破坏性手术，也未报告医院医务科和分管的医院领导，未办理审批手续。③无术前讨论，对术中出现的情况估计不足。双肾非恶性病变，行一侧全肾切除应十分慎重，术前应尽可能明确定性及定位诊断，权衡利弊，制订妥善的手术方案，必要时应请上级医院医师会诊或转上级医院。你不能解决的难题，不一定上级医院也解决不了。

●手术操作不当，误伤邻近组织，又没有及时发现处理

案例：女，25岁。因双侧颈部肿大，伴食量增加、易饥饿、偶感心悸5年，于2002年1月15日到某县人民医院外科住院治疗。入院体查，体温36℃、脉搏80次/min、呼吸18次/min、血压120/70mmHg。颈软，双侧甲状腺Ⅱ度肿大，边界清楚，无压痛，活动性好。门诊甲状腺功能检查：$FT_3$7.33pg/ml、$FT_4$43.8pg/ml、TSH3.56μu/ml。入院诊断：甲状腺功能亢进。入院后给予测基础代谢率，服卢戈液、心得安进行术前准备。2月2日在阻滞麻醉下行甲状腺次全切除术，术后第2日患者出现手足抽搐，予静脉注射钙剂后缓解，但需补钙维持。根据医患双方陈述：在患者被切除的甲状腺组织中发现有甲状旁腺组织。出院后手足抽搐仍不见缓解，遂于2月21日以①甲亢术后低钙血症，②甲状旁腺损伤二项诊断再次入该院治疗。患者住院4个月后出院，手足抽搐仍存在，仍需补钙维持血钙、控制抽搐。出院后患者曾到上级医院就诊并行甲状旁腺功能检查，$FT_3$2.72pmol/L、$FT_4$11.9pmol/L、TSH21.97μu/ml，诊断为甲状旁腺功能减退并甲状腺功能减退。患者术后至今每天需靠补钙维持血钙水平、控制抽搐，并需服甲状腺素片维持甲状腺功能。

分析：医方对患者甲状旁腺位于甲状腺包膜内或包膜外未能提供确凿的证据，双侧甲状腺次全切除术后发现甲状旁腺被误切，且在缝合切口前对切除的甲状腺组织检查欠仔细，失去了将被切除的甲状旁腺及时移植回体内的机会。

●腹穿误伤肠管

案例：男，34岁。因胃癌术后9个月，腹泻、腹痛1个月，于2005年4月27日入某人民医院。入院体查：腹平坦，上腹部见长约20cm手术瘢痕，未见肠型及蠕动波，腹肌软，上腹部有压痛，无反跳痛，肝脾肋下未扪及，无移动性浊音，肠鸣音正常，双下肢无水肿。CT示：胃癌术后改变，腹水，肠梗阻，肝大，肝门区肝管、胆总管轻度扩张，胆囊炎。5月15日，医方对患者行腹穿，抽取穿刺液送检。腹水常规示：李凡他(+)，RBCl—5/HP，WBC^{++}/HP，PC^{+}/HP；腹水病检：少量淋巴细胞及间质细胞，未见明显异型细胞。患者入院后给予输液、抗炎、解痉、调节肠道功能及对症支持治疗，一直有腹痛，以上腹部较重，呈阵发性，伴大便次数增多，每天1～5次不等，呈稀便，无黏液脓血。5月18日上午再次行腹穿，腹穿后患者腹痛加剧，有腹膜炎体征，急查立位腹平片，腹部B超。腹平片示：①提示气腹；②肠梗阻。腹部B超示：肠管扩张，腹腔少量积液。于5月18日手术，术中见距回盲部100cm处有一0.8cm裂口，横结肠见一肿块。回盲部病检示：印戒细胞癌，考虑胃癌并广泛肠转移。

分析：腹腔穿刺导致肠穿孔的情况少见，但在肠梗阻、肠扩张胀大的情况下，刺破肠壁后，破孔越胀越大致成肠瘘是可能的。对此理论上说得通，此例的实践也已证实，应引起警惕。患者为胃癌术后9个月，应该考虑到腹腔手术后粘连和胃癌转移的复杂性，如医方能在B超或CT导向下行腹腔穿刺，尽可能避开肠管，可预防肠管损伤所致肠破裂。

●灌肠时操作者的过错，导致结直肠损伤

案例1：女，49岁。患者因慢性结肠炎症，结直肠多发性息肉，住某中医院外科。住院期间多次清洁灌肠，在灌肠时动作粗暴，致使直肠损伤、感染并穿孔，后经手术治疗。

案例2：女，46岁。因泌尿系结石，于2001年3月住某中医院外科，准备进一步确诊，如有必要准备手术。在准备做静脉肾盂造影的当天早晨，由科室护士给病人做清洁灌肠，错将新洁尔灭当做肥皂水，导致病人结直肠化学灼伤。

分析：这两例都是清洁灌肠时因过错而导致了结直肠的损伤。案例1是操作者违反操作规程，动作粗暴所致。案例2则是操作者极端不负责任，未按照三查七对的要求操作，没有核对药品标签及认真鉴别，误将新洁尔灭当成肥皂水用于灌肠，造成严重后果。

●术中探查不仔细、未发现和处理重要伤情，造成患者死亡

案例：因腹外伤半小时，昏迷10min，入住某乡镇中心卫生院。入院时血压80/50mmHg，入院诊断：①腹部开放性外伤、腹腔内脏器破裂；②失血性休克；③右肘部骨折并脱位；④脑震荡；⑤多处皮肤挫裂伤。入院后行剖腹探查术，只探查腹腔，未发现腹腔内脏器有损伤，而未注意腹膜后脏器（如泌尿系器官）有无损伤，只做了腹腔引流（置管于肝下右结肠旁沟处），术后，患者病情逐渐加重，经抢救无效死亡。后经尸解发现右肾破裂，肾周围大量血块。

分析：医方在患者的抢救及治疗过程中，①术中探查不仔细：剖腹探查，不只是探查腹膜腔内的情况，还应注意腹膜后有无积血、腹膜后器官有无损伤，此例就是未发现肾破裂出血，未能有效的止血；②作为乡镇中心卫生院外科条件不完善，不宜处理复杂的外伤病人，如病人情况尚可、交通方便，应及时转上级医院诊治；或在术中、术后及时请上级医院专家会诊及手术。

●剖宫产术后切口感染

案例：因宫内妊娠41⁺周，到某镇卫生院就诊。入院当日在连续硬膜外麻醉下行剖宫产，术后抗感染、对症支持治疗。术后第5天伤口拆线出院。出院当日腹部伤口已有肿痛。出院后患者伤口内肿痛加剧，并于出院后约第2天沿手术切口缝合处中段出现裂口，裂口内溢出脓性分泌物，遂于术后第8天再次到该院住院治疗。再入院时体查见患者腹部沿手术切口裂开约5cm，伤口深达前鞘，两边各有一深2～3cm隧道形成。在控制伤口感染后行伤口二期缝合，患者在入院治疗约3个月后伤口愈合出院。

分析：①经查证医方消毒供应室人员未经消毒灭菌技术培训、为非卫生技术人员，违反了《消毒管理办法》第七条的规定；②在患者手术时，医方手术室周围环境脏乱，违反了《手术室设置及管理制度》的规定；③因宫腔下连阴道与外界相通，故剖宫手术，并非绝对无菌条件下的手术，注意并严格执行无菌技术原则，一般不会造成感染，但也不可能保证绝对不感染，术前应向患方说明此情况，取得患方的理解；④手术切口感染原因比较复杂，应对具体情况进行具体分析。作为手术者，应注意无菌技术，切口的隔离保护，减少电刀对皮下脂肪层造成的液化，尽量避免死腔，尽量减少切口内残留丝线头以及必要时切口内放置引流物等，这些有助于减少切口感染。

●手术部位左右错误

案例：女，32 岁。因间歇性腰痛 5 年，伴右臀部直至右下肢外踝处疼痛 2 年，于 2010 年 7 月住某县级医院。CT 报告：L_4/L_5 椎间盘突出，相应硬膜囊狭窄，右侧神经根受压。7 月 18 日在局麻下 CT 引导行 L_4/L_5 椎间盘左侧穿刺吸除术，术后患者症状无改善，反而腰部疼痛加重，经科主任查房发现手术部位错误，于术后第 3 天从右侧进针微创手术，症状改善。

分析：手术医生没有详细问病史，没有认真阅片，认为是微创手术，无术前讨论，手术台上没有仔细查看 CT 影像找准病灶部位而盲目进针，以致左侧进针的错误。

●手术时机把握不当

案例：男，54 岁。因左腰部胀痛伴发热、脓尿 20 余天，于 2005 年 6 月 14 日入住某县人民医院。入院体查：T38.5℃，P98 次/min，R20 次/min，BP140/85mmHg。神清合作，心肺无异常。腹平软，肝脾肋下未扪及。左腰部可见一长约 15 cm 手术瘢痕，左肾区有叩击痛，无膨隆，双侧输尿管行程无压痛，膀胱区无压痛，尿道口无脓性分泌物。尿常规检查：白细胞$^{++}$；B 超提示：左肾多发性结石并重度积脓、左侧输尿管上段结石、前列腺稍大；胸片提示肺部感染。入院诊断：①左肾多发性结石并积脓；②肺部感染。入院当日在局麻下行左肾造瘘术，每天引出约 200～300ml 脓液后，于 6 月 21 日在连硬外麻下行左肾切除术；术中见左肾周围组织广泛粘连，予分段切除左肾后，结扎肾蒂，左输尿管向下段游离足够长度处结扎，放置肾窝引流管。术中切除物送病检回报：左肾脓肿、左肾功能不全。术后患者有低热，左下腹疼痛，左侧切口每日有 10～20ml 黄色液体渗出，经抗炎等治疗 9d 后，渗出液减少，左下腹疼痛减轻，无发热，患者要求出院。患者诉：出院后 1 年多，伤口一直反复发炎、出脓、疼痛。2006 年 8 月去中南大学湘雅医院检查，诊断为：①左腰部软组织包块；②左肾窝高密度影、残余结石、残端综合征。

分析：①患者术前左肾多发性结石并积脓、左输尿管结石、左肾功能不全、肺部感染的诊断明确。②住院期间，医方为患者行左肾穿刺造瘘术 1 周，肾造瘘管每天引流出约 200ml 脓性尿液，说明左肾功能不好，也说明炎症没有完全控制，1 周后行左肾切除术，肾周围粘连严重，层次无法分清，手术难度极大，应该肾造瘘引流时间长一些，待炎症控制并测定肾功能后根据需要决定做左肾切除手术。③患者左肾窝组织残留及结石残留，伤口感染长期不愈，与左肾切除术时患者局部炎症粘连严重，手术艰难，清理不周有关。

●术中判断错误，将胃-空肠吻合做成胃-回肠吻合

案例：男，56 岁。因上腹部间歇性疼痛伴反酸嗳气 10 余年，间歇性黑便 1 年。胃镜示：胃窦部溃疡、活动性出血。于 2001 年 10 月住某乡镇中心卫生院，因住院期间呕血、便血，经内科保守治疗效果不显，患者同意并签字转外科手术。10 月 9 日在连硬麻下行胃大部切除、胃空肠吻合术，术后伤口 9d 拆线出院。因腹泻、吃什么拉什么，于术后 11d 再次入院，行钡餐透视报告为胃回肠吻合。故转上级医院治疗，经输血、营养液、纠正水电解质平衡数天后，改行胃空肠吻合、回肠端端吻合术，经治疗 15d 全愈出院。

分析：手术医生脏器标志识别不清、判断错误，不了解屈氏韧带的正确解剖位置，又不能以小肠的粗细、肠壁的厚薄、血管弓的分布特点来区分空肠还是回肠，将回肠当做空肠与胃吻合，导致短肠综合征及不得已行再次手术。

●术中情况有变，后续诊断不确切，变更手术方案没有履行告知义务

案例1：女，32 岁。因转移性右下腹部疼痛 8h，于 2006 年 3 月 10 日 20:30 分入某乡镇卫生院内科，经治疗效果不明显，以“急性阑尾炎”、“局限性腹膜炎”转入外科。入院时体查：腹肌稍紧张，右下腹压痛、反跳痛，以麦氏点明显，腰大肌试验(＋)。WBC18.4×10^9/L、N0.9。在连硬外麻下行剖腹探查术，术中见阑尾充血水肿，符合阑尾炎诊断，予以常规切除；右侧输卵管伞端闭锁成盲管，伞端膨大明显，整条输卵管成囊性管状，直径 1.5～2cm 大小，内压明显增高，盆腔有脓性液体约 200ml，考虑右侧输卵管积脓，则行右侧输卵管切除术。

分析：①患者急性阑尾炎的诊断成立，有手术指征，医方在急性阑尾炎的治疗原则上无明显错误；②患者右侧输卵管积脓的诊断证据不足，缺少病理回报结果；③术中没请妇产科医师会诊，是否切除右侧输卵管未征求患方的意见，无术中补充书面签字，医方没有履行告知制度就对患者行右侧输卵管切除术不妥。

●不顾病人情况，又未经病人家属同意并签字，急诊与择期手术一次进行，造成严重后果

案例：男，48 岁。因腹胀、纳差、乏力 5 年，呕血 1 次，于 2006 年 9 月入某县级医院，既往有乙肝病史。B 超示：肝硬化，脾脏肿大；胃镜检：食道静脉曲张。体查：慢性病容，腹稍隆，腹壁静脉无曲张，肝肋下一指、结节感、质中、触痛不明显，脾肋下可触及、无触痛，无移动性浊音。诊断为①门脉高压症；②肝硬化；③脾亢。经患者同意并签字于 9 月 21 日行胃底静脉横断结扎、脾切除术，术中见胆囊壁增厚、毛糙，认为慢性胆囊炎，未征得患者家属同意，行胆囊摘除术，胆囊床渗血不止，血压下降至 76/40 mmHg，经止血、升压药、输血抢救无效，死于手术台上。

分析：①患者肝硬化、门脉高压症、脾亢，肝功能不好提示凝血功能障碍，尽管有慢性胆囊炎，门脉高压症，宜以解决上消化道出血这个主要矛盾为主，即所谓行损伤控制性手术。不宜顺手牵羊做胆囊摘除，这是好心办坏事。②胆囊摘除术前未征得患者同意签字，术中临时动议也未征得患者家属同意签字。③肝硬化、门脉高压、脾功能亢进病人，除因凝血机制差外，肝门区常有小血管淤积、增生和扩张，弄破易出血难止，应予重视，尽量避免。

●对重要和复杂的疾病缺乏深入的了解、评估和准备，不知深浅，轻易手术，造成严重后果

案例：男，51 岁。因反复右上腹部疼痛 1 年，加剧 2h，于 2006 年 8 月 23 日 19 时急诊入住某县级人民医院外科。入院体查：T36.5℃ ，P 86 次/min，BP 125/80mmHg，急性痛苦面容，全身皮肤可见散在蜘蛛痣，颜面部皮肤及双上肢皮肤呈暗红色，斑块状，双手掌可见肝掌。右上腹胆囊区有明显压痛，墨菲征阳性，肝于右肋下 10cm、剑下 10 cm 处可扪及，质硬、边钝，表面无结节感。腹部 B 超检查示：胆囊多发性结石、胆囊炎、胆囊肿大、胆囊颈部结石嵌顿、中度脂肪肝、肝大。入院诊断：①胆囊多发性结石并急性胆囊炎；②胆绞痛；③酒精性肝硬化；④脾亢；⑤门静脉高压。入院后经抗炎、解痉止痛、输液纠正水电解质紊乱，病情好转。在征得患者及家属同意后，拟行胆囊切除、脾切除、门奇断流术（患方述：门奇断流术为医方添加）。在完善术前准备及检查后，于 8 月 24 日在全麻下行胆囊切除、脾切除、门奇断流术。据病历记载；术中发现胆囊高度肿大，内有许多绿豆及黄豆大结石；肝脏呈重度萎缩，肝硬化，外观呈苦瓜样，脾脏肿大，外观呈暗红色，胃周围血管、贲门周围血管重度扩张呈蚯引状，重度曲张。常规切除胆囊、切除脾脏后，脾窝渗血严重，出血约 4500ml，术中请主任医师会诊，经止血、输全血、输液、抗休克等积极治疗无效，患者于 21 时 45 分死亡。

分析：①医方对此重要和复杂的疾病重视不够，缺乏必要的检查和尽可能确切的诊断（包括病变的程度），也未对全身各重要系统和器官健康状态进行评估，术前未进行充分讨论和研究，做出具体的方案，做好必要的准备。如本病例肝功能特别是凝血功能如何，脾亢的表现和程度怎样等均不详，以致未能考虑做必要的准备，减少并发症的发生。②术中脾窝出血不止，是何原因？如果是某血管损伤，经耐心寻找当可设法进行止住。如果是广泛渗血则可能是 a. 肝功能不好，凝血机制差；b. 肝硬化门脉高压，脾周侧支循环血管丛形成，加上凝血功能不好，损伤后难以止血。此种情况以预防最为重要，术前应对凝血功能有所了解，并加以纠正，术中探查如果脾周侧支血管丛生，切勿轻举妄动进行分离。如脾亢不是主要矛盾，保留丰富的侧支循环，有益改善门脉高压的不良后果。

●术中对疾病认识不足，导致手术方式错误

案例：男，9 岁。患儿因左侧阴囊处无睾丸，于 2003 年 12 月 10 日入住某镇卫生院。入院诊断：①左侧隐睾；②右侧睾丸鞘膜积液（少量）。入院后经完善相关辅助检查后，于 2003 年 12 月 11 日行左侧隐睾下降固定术及右侧睾丸鞘膜翻转术。术中见左侧睾丸约 1.0cm×0.5cm大小，色质正常，无结节，探查无疝。分离后睾丸可下降入阴囊内，并将睾丸固定在阴囊正常位置内。检查精索、输精管正常，精索无张力，阴囊内置橡皮引流膜。继取右侧腹股沟区斜切口，剪开腹外斜肌腱膜寻得精索并分离，鞘膜无液体，打开后检查此腔隙与腹腔相通，证实为右侧腹股沟斜疝，疝囊约 0.5cm×1.0cm 大小，内荷包缝合法行疝囊高位结扎术，检查精索、输精管无损伤，将睾丸复位于阴囊内。手术过程顺利，手术历时 3h，术中患儿生命体征平稳。术后诊断：①左侧隐睾（腹股沟型）；②右侧腹股沟斜疝。术后伤口呈甲级愈合，7d 后伤口拆线出院。出院时患儿双侧睾丸在阴囊内，交待其母定期带患儿来医院检查。2004 年 5 月复查双侧睾丸在阴囊内（患方述 3 个月复查一次，医师说伤口愈合还可以，从而没有留心观察患儿阴囊）。6 月 8 日，患儿经上级医院彩超检查诊断为：右侧隐睾（腹股沟型），于 2004 年 7 月 6 日到上级医院行右侧隐睾下降固定术。

分析：①左侧隐睾、右侧睾丸鞘膜积液，诊断正确；手术指征明确，左侧隐睾下降固定术手术成功，右侧交通性积液行高位结扎术，手术方式正确。②右侧睾丸术前位阴囊内，术后回缩固定至腹股沟区，应认为与手术有关，可能是由于医方对交通性鞘膜积液及腹股沟斜疝的认识不足，造成游离广泛，促使睾丸上缩后粘连固定，形成右侧睾丸下降不全。③由于患者年龄太小，不能进行精索检查，对患者以后的生育能力无法判定。

●缝针断端遗留组织不做处理

案例：男 31 岁。因右侧上臂外伤出血 3h，于 2008 年 4 月到某医院就诊，该院外科医生在门诊手术室行右上臂清创术，在缝合伤口肌层时缝针 1/3 折断，针尖部分残留肌层，经一个多小时的觅找而不见，未告知患者，也未报告科室主任，则缝合伤口。1年后，患者因右上臂麻木感在该院做DR检查，发现右上臂缝针断端残留，后在透视引导下将缝针断端取出。

分析：①施术医生为年轻医生，临床经验不足，未采用在透视引导下将缝针断端取出；②发现缝针断端残留，予以隐瞒，没有报告科室主任及时处理，也没有告知患者。

●技术水平不够，无处理重要血管损伤的能力，未请上级医院协助处理，既未经患者或家属同意和签字，也无报批手续而截肢

案例：男，36岁。因车祸损伤左下肢6h，于2005年6月入某中医院。门诊X线照片：左下肢股骨中下段斜形骨折，对位对线不良。入院体查：左下肢明显肿胀，腘窝皮肤擦痕、肿胀，大腿中下段压痛，假关节形成，腘窝肿块3cm×3cm大小，液波感，足背动脉搏动减弱。经病人同意并签字行左股骨开放复位、钢板内固定、腘窝探查术。术中骨折复位内固定顺利，但探查腘窝时，大量血液喷射出来，用纱垫压住，病人血压迅速下降至60/40 mmHg，立即建立双通道快速输血、补液，并用压迫带在大腿近端压迫止血，病人血压回升，边松开纱垫边检查，发现动脉破裂予以修补，当松开压迫带时血管修补处渗血不止，上台手术医生无可奈何，而病人家属又无法联系上，即将内固定钢板取出，行大腿中下1/3截肢术。

分析：①虽然是急症手术，应该术前讨论，分析骨折病人可能出现的合并症，设计好手术方案；②术前准备不充分，因为没有考虑腘动脉的破裂，手术医生没有处理血管的经验，又未与上级医院血管外科联系，故血管修补失败；③施行截肢，术前没有经病人同意签字，术中病人家属没有到位又无法联系上，同时也没有报告医院领导办理截肢审批手续。

●剖宫产，导致胎儿骨折

案例：女，22岁。因第一胎宫内妊娠40^{+2}周、活胎、先兆临产、胎膜早破于2005年10月20日5时30分入住某县第二人民医院待产。入院时查：头盆不称。经征得患方家属同意后，于当日18时35分行剖宫产术，以臀牵引方式顺利娩出一男婴，新生儿体重3900克，无外观畸形，阿氏评分正常。产后第2天新生儿家属发现新生儿右大腿根部有明显凸起，经双下肢正位X线检查，提示双股骨、胫腓骨未见骨折X线表现，10月26日产妇及新生儿同时出院（患方诉：医方交待其1个月后复诊）。11月19日，在市第一人民医院行右下肢X线照片检查，显示：右股骨上段陈旧性骨折，右髋关节间隙增宽。11月25日，在中南大学湘雅二医院行X线照片检查，诊断为　①符合右股骨骨折并右髋关节脱位，骨痂愈合期；②左髋关节脱位，左股骨骨膜反应，左股骨旋转可能，请结合临床；③双侧股骨骨质改变，请结合临床，必要时进一步检查，除外代谢类疾病可能。2006年1月12日再次在中南大学湘雅二医院行X线照片检查，提示：右股骨上端骨骺板断裂。左侧股骨头骨骺出现。2006年3月10日在市第一人民医院行X线照片检查，提示：右髋关节陈旧性脱位。

分析：①患儿右股骨头骨折并右髋关节脱位、骨骺板断裂的诊断成立。②经对患儿现场医学检查和审阅X线片，现患儿存在右下肢缩短2 cm、右股骨头大粗隆向上移位畸形。不排除患儿存在股骨头坏死的可能，但根据现有资料，目前不能予以确诊。③患儿骨折和畸形病变的产生与医方在行剖宫产时臀位牵引不当造成骨折及骨折后医方未及时诊断、延误了患儿最佳治疗时机有关。

●药学知识不足,方法掌握不当,存在单次用药剂量过大及用药间隔时间过短导致严重毒性反应

案例:男,50岁。因剑突下不适、饱胀、食欲不佳,行胃镜检查示“十二指肠球部溃疡并幽门梗阻”,于2004年5月9日入住某县级人民医院外一科,拟行“胃次全切、胃空肠吻合术”。术前经B超、静脉肾盂造影、彩超、CT检查,诊断为“左肾盂癌”,遂于2004年5月12日在连硬外麻下行“根治性左肾、输尿管、膀胱袖状切除术”,术后给予抗炎、支持、护肾治疗,伤口甲级愈合,恢复良好。6月7日开始用干扰素,6月9日、12日、13日用长春新碱,每次2mg,每日一次,由静脉滴注,14日、15日每日用长春新碱3mg,由静脉滴注。(患方述:第一、二天各用2支,第3、第4天各用3支),6月15日出现药物反应(患方述:用药后即出现严重的药物毒性反应),全身疼痛、纳差、乏力、口腔溃疡,立即停用长春新碱,应用解毒药、神经生长因子、粒细胞生长素、护肝、护肾、护胃及支持治疗,并请专家会诊,于2004年6月29日转湘雅一医院治疗,病情稳定后,于2004年6月29日转回该县级人民医院住院治疗,7月19日转市级人民医院住院治疗,于9月22日出院。(患方述:患者目前仍四肢麻木、全身无力,双手不能上举,不能写字、夹菜,声带受损,生活不能自理,睡眠差)。

分析:“肾癌”患者,医方给予手术及化疗,虽然长春新碱药物不作为“肾癌”的首选药,但不属医疗禁忌,故治疗方向上无过错。医方在对患者化疗的过程中,由于对长春新碱的药理认识不足,方法掌握不当,存在单次用药剂量过大及连续用药间隔时间过短的错误,违反了医疗常规,存在医疗过失。患者在使用长春新碱后,出现麻痹性肠梗阻、肠痉挛、白细胞下降及四肢麻木、疼痛,给患者造成了损害。

●夜间值班医生被呼叫时不起床,病情变化不及时处理,造成严重后果

案例:男,35岁。因车祸头部受伤3h,门诊以脑外伤、头皮下血肿、颅内出血?于2007年5月12日凌晨1点钟入某县级医院外科。值班医生见诊:T 36.7℃、P 92次/min、R 24次/min、BP 130/87mmHg,嗜睡,瞳孔等大,对光反射尚可,耳、鼻、口无出血,压眶反应存在,头枕部皮下可扪及1.5cm×2cm肿块,质软、边界清,颅骨无凹陷、触痛,心肺无异常发现,腹部无异常,双肾区无叩击痛,克布征阴性。予以补液、对症治疗。凌晨4点钟,患者烦躁不安,其家属到值班医生休息室叫医生,医生没有起床,当班护士去叫医生,医生仍未起床;到6点多钟,患者昏迷不醒,呼吸急促,当班护士查看病人,瞳孔散大、对光反射消失,经抢救无效死亡。

分析:①该患者为颅内对冲伤,死于脑疝。②值班医生极不负责任,一是对脑外伤病人应及时做CT检查而没有做,对病情没有全面评估,对病情的发展毫无思想准备和措施;二是值班医生严重失职,病人家属及当班护士去叫值班医生不起床,病情发生变化未能及时处理。

●将病人丢在上级医院门诊,撒手不管

案例:女,83岁。因被摩托撞倒左下肢功能障碍4h,于2009年8月16日入某民营医院住院治疗,经X线照片为左下肢胫腓骨中段粉碎性骨折。经病人及家属同意并签字,于17日行左下肢胫腓骨开放复位、钢板内固定术,术后7d,出现切口红肿疼痛,予以更换抗生素,术后10d拆开切口一针缝线,见有红色混有脓性液体流出,予以引流换药处理,住院35d出院,引流孔时有少许液性物溢出经久不愈。出院后间断性到该院开些抗生素口服,但效果不明显。2010年11月6日,患者再次到该院住院,经复查照片:左下肢胫腓骨骨折端骨不连。于11月8日晚上11点多钟,该院将病人抬至一家上级医院丢在门诊大厅撒手不管,护送的两个彪形大汉就偷偷遛走了,后被这家上级医院值班医生发现才抬至急诊科治疗,并报告当地派出所才查出患者的住址。

分析:①该民营医院手术室简陋,不符合消毒隔离的要求,导致闭合性骨折切口感染,违反《消毒管理办法》;②该民营医院属一级医院,不具备做此类手术的资格;③该民营医院医务人员行为恶劣、医德败坏,既不执行首诊医院转诊负责制,更将病人遗弃推委他院,真令人发指。

第四节　外科医疗事故争议产生的原因及其预防

在医疗过程中,医疗事故争议是难以完全避免的。这首先是医方的工作可能存在某些问题,另一方面也有一些其他因素:因为医疗本身,特别是外科,是一种高风险的职业,尽管这些年来医学科学得到了很大的进步,但是,人体是复杂的,人与人之间存在着个体差异,医学科学还有很多不可预测的和不能解决的疑难问题,这是其一;随着社会的进步,国家法律法规的不断完善和普及,人民群众的法制意识增强,遇事都会运用法律来保护自己,维护自己的合法权益,这是其二;其三,现在的各种媒体经常报道一些医疗方面的案例,有的是捕风捉影,有的是夸大宣传,的确是起了导向作用;更有甚的是,有的社会闲流唯恐天下不乱,挑起一些病人家属扩大矛盾,在医院停尸要挟、寻衅闹事,使得一些医疗事故争议的处理升级。

但不管怎样,从医方本身的角度考虑,产生事故和争议的原因不外乎以下几方面:医德医风及服务态度方面的缺陷;规章制度不健全不落实,包括医疗方面的各种规章制度;业务技术水平和能力欠缺;医患沟通不够等。为有效预防医疗事故争议,根据以上这些原因,医方应做到:

1. 医院要切实制订医疗事故争议防范方案,进一步完善各项规章制度和技术操作规程,加强对医务人员的医疗事故争议防范的宣传、教育和培训,建立健全对医疗全过程的管理、服务、技术质量的控制、考核,定期分析评估,将医疗缺陷、事故的发生作为考核医务人员奖惩、晋升晋级的重要指标。

2. 随着我国医药卫生体制改革的不断推进,卫生法律法规日臻完善,医务人员在医疗活动中,必须严格遵守医疗管理法律、行政法规、部门规章和诊疗护理规范、常规,恪守医疗服务职业道德,依法行医,认真履行法律赋予的义务。

3. 严格按照医疗机构分级分类准入管理,不能跨科超范围行医。现在一些乡镇卫生院和一些小型的民营医院,为了追求经济效益,加上农村合作医疗在乡镇卫生院报销的比例大,违反手术分级分类管理的规定,贸然将超级别的手术留院而不转诊,也不请上级医院的医生会诊和指导手术。医疗机构分级分类准入管理和手术分级分类管理规定,应该说是规避手术风险,确保医疗安全的重要措施。

4. 既要坚持首诊医院、医生负责制,又要量力而行,对跨科超范围的病人要及时负责转诊,或及时请上级医院医生会诊,不能盲目处置。首诊医院、医生是接诊病人的第一道防线,必须要有对病人高度负责的态度，分清疾病的轻重缓急，急诊危重病人、复杂的外伤病人的抢救分秒必争，首诊医生要当机立断迅速做出诊断和相应的处理后，将病人转至与其疾病相对应的科室，不是本院治疗范围的病人要立即护送转诊，不得随意截留病人。

5. 医务人员应向患方履行如实告知的义务，使其对其疾病的诊断、治疗过程、疾病的发展和转归有比较清楚的认知，从而对医务人员的医疗行为能较好地取得理解、配合和认可，没有患方的认知就有可能发生医疗争议；同时，还要注意保密患者的隐私，暴露了患者的隐私，也有可能发生争议。

6. 必须坚持三级见诊制和危重病人会诊讨论制度，一个医生的技术水平和对问题的思考毕竟是有限的、是不全面的，特别是年轻的医生临床经验不足，现在不少医院分科比较细，专科的知识研究得比较深，但其他科的知识就显得很不够了，而往往一个病人特别是危重病人其病情可能涉及到几个科室，这就需要充分发挥科室、医院的团体作用，避免误诊、漏诊，使病人得到及时有效的治疗，有利于提高危重病人的抢救成功率。

7. 健全手术审批制度　凡是科室内的所有手术，都应该由科室主任决定安排。对于特大手术及危重病人手术，科室主任要亲自上台把关或安排年资高、技术过得硬的医生上台，有的特殊病人的手术也有必要报告医院医务科甚至分管院长。尤其是带有破坏性的手术，必须建立审批手续，未经批准，不得实施，这是对病人的今后生活或工作的负责，或者说是对病人家庭的负责。凡是新开展的手术项目，应在开展之前向有关部门提交实施设计方案，其中要有作为依据的有关科学资料论证、动物实验结果报告、目前的准备工作情况、所具备的必须条件，以及可行性评价和实施这个项目的经费准备等，经有关部门验收、审核批准后方能实施。

8. 认真做好围手术期处理

(1)要坚持术前上级医师对病人的见诊和讨论，术前上级医师要对手术病人查房过目，详细追问病史，仔细阅读有关资料，即使不参加手术，也应心中有数；科主任要组织术前讨论，讨论制度是手术成败的关键，必须坚持一例一论，不能走过场，现在有的是由一名医生甚至是进修实习医生，将术前讨论记录单填写完毕了事，应付病历的完整性。通过讨论，要全面评估病情，明确诊断，做好必要的术前准备，设计好手术方案，预测术中、术后可能出现的意外和并发症的发生。

(2)手术要循序渐进，规范操作程序化　病人进入了手术室，手术医生应摆好体位，确定好手术切口，部位、左右要分清不能搞错，必要时可重温一下病历或阅读照片。动刀前要认真清点器械，关闭缝合前要清点器械且对数无误，如器械不对数或已经知道有器械或断端残留组织内，就必须想方设法寻找出来，不要以为病人不知道而蒙蔽了事。手术进行中操作要轻柔、层次要清楚，特别是标志性脏器的辨认和确定必须准确无误。这些步骤看起来是常规程序化的东西，但不少案例的问题就出在这些方面。

(3)术后要仔细观察病情，对病情的变化和转归做到心中有数，实时应对，妥善处置。有的医生以为手术做完了大功告成，实际上手术只是治疗的一种手段和治疗的一个过程，术后病情的观察特别重要，一旦出了问题，没有及时发现，更没有及时处理，“蝼蚁之穴可溃千里之堤”。一些有临床经验的老医生都有夜间查房的习惯，要把当天手术病人仔细查看一遍，一有情况及时处理，遇有大型手术术后的病人，甚至值班守候，这种工作作风值得年轻外科医生学习。

9. 增强无菌观念，严格执行《消毒管理办法》和各项技术操作规程。无菌观念是外科医生的起码要求和基本标准，无菌观念不强导致的后果就是感染，就会增加病人的痛苦或病情恶化，就会增加病人的经济负担。技术操作规程是在认真总结历史经验教训的基础上科学制定的，认真执行这些规程，是外科医生必须做到的，不执行技术操作规程，只能说是个屠夫。

10. 医务人员的服务态度在医疗过程中具有极其重要的地位和作用，有人曾经精辟地论述道："医学的目的是社会的，它的目的不仅是治疗疾病，使整个肌体康复；它的目的是使人调整以适应他的环境，作为一个有用的社会成员。每一个医学行动始终涉及到两类当事人：医师和病员，或者更广泛地说，医学团体和社会，医学无非是这两群人之间多方面的关系。"可见医患关系的重要性。常言道：好话一句三冬暖，恶语伤人六月寒。病人由于疾病到医院看医生，医务人员的仪表、服务态度是取得病人信任的第一信号。因此，端庄的仪表、和蔼的语言，把病人当亲人，这就是对病人的安慰和信任。在医疗过程中，病人最需要了解的是其疾病的诊断、治疗和预后情况。医务人员应当引导病人正确认识疾病，积极配合治疗，尽量消除病人的焦虑心理。对病人的特殊检查、大型检查，麻醉和手术，都应该跟病人沟通好，得到病人的同意并签字。

11. 作为医生本人应　①首先必须具备严谨求实、认真负责的作风，良好的医疗道德，不断改善服务态度，认真做好医疗工作；②勤奋好学，谦虚谨慎，不断提高医疗技术水平和为病人服务的本领；③严格遵守有关的规章、制度、法纪、规程，不断总结防范医疗事故、争议的好经验和方法，减少此类事件的发生；④重视与患方的沟通、交流与告知，取得患方必要的理解和支持，减少不必要的争议发生。

（曹必君）

参考文献

1. 黄延庭. 外科临床思维. 北京：科学出版社，2005.
2. 黄延庭. 外科临床思维. 第 2 版，北京：科学出版社，2007.
3. 吴孟超，吴在德. 黄家驷外科学·第 7 版，北京：人民卫生出版社，2007.
4. 吴在德，吴肇汉. 外科学，第 7 版，北京：人民卫生出版社，2008.
5. 华积德. 现代普通外科学. 北京：人民卫生出版社，1999.
6. 沈　策. 临床诊断的思维方法·临床误诊误治，1999，12(2)：83-84.
7. 马　智　于柏龙. 临床症状体征鉴别诊断学·北京：军事医学科学出版社，2006，3-5.
8. 姚榛祥. 外科症状鉴别诊断. 上海：上海科学技术出版社，2004，285.
9. 季加孚，步召德. 普通外科疾病诊治思路. 北京：科学出版社，2009.
10. 陈文彬，潘祥林. 诊断学. 第 7 版，北京：人民卫生出版社，2008.
11. 陈灏珠，林果为. 实用内科学. 第 13 版，北京：人民卫生出版社，2009.
12. 姚　泰. 生理学. 北京：人民卫生出版社，2005.
13. 王蔚文. 临床疾病诊断与疗效判断标准. 北京：科学技术文献出版社，2010，7.
14. 李开宗，窦科峰，王为忠，等. 普通外科难点疑点问题解析. 北京：人民军医出版社，2008.
15. 冯　宁，伍晓汀. 合并心血管疾病手术风险评估方法. 中国实用外科杂志，2008，28(2)：147.
16. 江学成. 手术风险预测方法解读. 中国实用外科杂志，2007，27(9)：746-749.
17. 吴国豪. 重视合并心血管疾病的普通外科病人的围手术期处理. 中国实用外科杂志，2008，28(2)：81-83.
18. 陈　娟，管向东. 合并高血压病人围手术期处理. 中国实用外科杂志，2008，2，28(2)：102-104.
19. 袁联文，周建平. 老年心血管系统病理生理改变及常见心血管疾病围手术期处理. 中国实用外科杂志，2008，2，28(2)：97-99.
20. 卢长林. 诊断急性心梗：1＋X 取代 2/3. 健康报. 2008，12，01.
21. 吴志勇，罗　蒙. 腹部外科疾病合并肝硬化门静脉高压症的处理. 中国实用外科杂志，2008，28(3)：165-167.
22. 孙惠川，汤　敏，钦伦秀，等. 用余肝体积预测半肝切除耐受性的安全标准. 中华肝胆外科杂志，2006，12(6)：366-369.
23. 李宏为，周光文. 重视合并肝功能不全外科病人的围手术期处理. 中国实用外科杂志，2005，25(12)：706
24. 赵玉石(综述)韩德恩(审校). MELD 评分及研究进展. 中华肝胆外科杂志，2005，11(12)：855-856.
25. 赵玉石，韩德恩，郜升，等. MELD 评分评估肝硬化肝功能储备力的临床研究. 中华肝胆外科杂志，2007，13(9)：585-587.

26. 汤耀卿. 围手术期合并肝功能不全病人的基本用药原则. 中国实用外科杂志，2005(12)：721.
27. 夏德生，杜竞辉主编. 普通外科手术学图解. 第1版，南京：江苏科学技术出版社，1996.
28. 伍晓汀. 合并肝功能不全外科病人的营养支持. 中国实用外科杂志，2005，25(12)：715-716.
29. 朱维铭. 手术前重要器官功能评估与手术危险性预测. 中国实用外科杂志，2005(1)：18.
30. 吴国豪，张延伟，袁　磊，等. 腹部手术后低氮、低热量肠外营养对病人疗效及预后的影响·中国实用外科杂志，2006，26(12)：952-954.
31. 倪晓凌，靳大勇，王单松，等. 胰腺手术后患者血浆白蛋白水平的变化及其意义. 中华普通外科杂志，2009，24(10)：861.
32. 岑云云，刘　剑，徐鹏远，等. 羟乙基淀粉(130/0.4)对腹部大型手术后血浆白蛋白浓度的影响·中华普通外科杂志，2009，24(11)：957.
33. 中华医学会重症医学分会. 低血容量休克复苏指南(2007). 中国实用外科杂志，2007，27(8)：581-587.
34. 吴肇汉. 重视外科病人的液体治疗. 中国实用外科杂志，2007，27(8)：588-589.
35. 吴国豪. 微循环功能与脏器灌注—预防的重要评价指标. 中国实用外科杂志，2007，27(8)：595-598.
36. 黄文起. 人工胶体液代用品分类和临床应用. 中国实用外科杂志，2007，27(8)：599-602.
37. 戴朝六. 外科围手术期病人胶体液与晶体液补充原则. 中国实用外科杂志，2007，27(8)：602-604.
38. 李　强，苗　毅. 外科危重病液体复苏的有关问题. 中国实用外科杂志，2007，27(8)：604-607.
39. 邱海波，刘松桥. 外科危重病液体复苏策略. 中国实用外科杂志，2007，27(8)：607-610.
40. 代文杰，朱化强. 系统性毛细血管渗漏综合征. 中国实用外科杂志，2007，27(8)：654-656.
41. 吴肇汉. 外科病人液体治疗的现代概念. 中华肝胆外科杂志，2007，13(3)：145-147.
42. 张忠涛，孙益红. 外科液体治疗进展. 中国实用外科杂志，2010，30(6)：452-456.
43. 任建安，张学文. 外科脓毒症病人的液体治疗. 中国实用外科杂志，2010，30(6)：460-465.
44. 黎介寿，吴孟超，黄志强. 普通外科手术学. 第2版，北京：人民军医出版社，2008，9.
45. 黄延庭，王正康. 腹部外科新手术. 北京：北京医科大学中国协和医科大学联合出版社，1996.
46. 黄延庭，王正康. 腹部外科新手术. 第2版，北京：中国协和医科大学出版社，2007，344-345.
47. 蒋啸云，陈亚光，罗一民. 肠外瘘早中期确定性外科处理的临床研究. 中国普通外科杂志，1999，8(4)：280-282.
48. 万德森. 结肠癌手术治疗值得关注的若干问题. 中国实用外科杂志，2011，31(6)：466-469.
49. 叶颖江，Hohenberger W，王　杉. 结肠癌完整结肠系膜切除—规范化质量控制手术的趋势. 中国实用外科杂志，2011，31(6)：470-472.

50. 王 杉，叶颖江. 加强结肠癌手术规范化实施. 中国实用外科杂志 2011，31(6)：463-465
51. 孟荣贵，喻德洪. 现代肛肠外科手术图谱. 郑州：河南科学技术出版社，2003，4.
52. 李维勤，李 宁，黎介寿重症急性胰腺炎坏死感染的诊断与治疗实践. 中国实用外科杂志，2009，29(12)：976-978.
53. 武正炎. 普通外科手术并发症预防与处理. 北京：人民军医出版社，2002.
54. 朱继业，王 东，杨尹默. 肝胆外科手术技巧. 第1版，北京：人民军医出版社，2010.
55. 木村 里主编. 董家鸿主译·胰脾外科，要点与盲点. 第1版，北京：人民卫生出版社，2010.
56. 陆凤翔. 内科临床处方手册. 第3版，南京：江苏科学技术出版社，2009.
57. 刘长建. 外科临床处方手册. 第3版，南京：江苏科学技术出版社，2009.

后记：

爱平凡之岗　敬医务之业　当乐不悔

蒋啸云

学生时代，我的梦想是做一名工程师或科学家，从未想过当医生。抗美援朝战争爆发后，我响应国家的号召，投笔从戎，参加了军事干部学校，在一所军医学校学习。原拟经短期培训后即赴朝参加战伤救护，后因停战即延长学习时间，完成了3年的助理军医培训。客观形势使我从此走上了从医之路。孩童时代的梦想本不定型，我也就喜欢上了医生这个职业。学习期间因学习努力曾记过功。

走上工作岗位后，我全身心地投入工作，但总感觉到自己的知识不够(包括文化知识和专业知识)。因此，我一方面结合临床实际向别人、向书本学习专业知识，另一方面也自学有关的文化知识。尽管如此，仍难以获得较为全面和系统的知识。我越来越想有机会进医科大学系统学习。为了圆大学梦，我决意选择退伍后报考地方医科大学。非常幸运，我如期考取了湖南医学院(现中南大学湘雅医学院)医疗系本科，并以非常幸福、快乐的心情和勤奋刻苦的精神较为圆满地完成了学业。从此，更坚定了我从医的信心和决心。

我很珍视医生这个职业。不管别人怎么看，我确实认为医生这个职业是圣洁的。它担当着治病救人、促进人类健康的伟大使命。不管是哪朝哪代，不管是什么情况，教师和医生总是在为提高人民的文化素养和身体素质而实实在在地工作。我不能玷污医生这个称号。工作中做到尽其所能、认真负责，以病人的满意而高兴，以病人的康复而欣慰。在这个岗位上虽多次立功，数十次受奖，但这都不是目的；我认为医疗工作是我毕生的事业，有我的兴趣和理想。

医疗工作每天既是重复劳动，但又天天有新的内涵。因为每个病人都有其不同的情况；医疗实践中会不断有新的问题需要解决；医学的发展也需要人们付出努力……。作为临床一线的医生，我们既需要针对每个病人的具体情况做好临床工作，也要对医疗实践中遇到的难题探求解决办法。这就需要不断学习，把别人、前人已取得的成就加以应用。医学界尚未解决好的问题，我们也可以去探索、研究。

记得20世纪70年代，我们遇到肠外瘘病人感到很头痛，当时的肠外营养支持难以符合要求，而局部处理又非常棘手，这就引发我思考其防治中除了手术中一些必要的注意事项外，还想寻找一种牢固度较高的肠吻合方法，因此就设计了一种包套式肠吻合法，经动物实验及临床验证获得成功，获湖南省科技成果奖。但这种方法技术要求较高，较难推广；且对已有肠外瘘的病人的局部处理尚未找到更妥当的方法，从而激发我们探求肠外瘘早中期的外科处理并取得成效，再次获得省科技成果奖。这当然是微不足道的成果，但说明不在高等学府和研究机构工作的临床医生，可以而且应该面对所遇到的问题寻求解决办法，进行创造性的工作。科研就是为了解决某领域尚未解决的问题，促进事物的发展。

外科是一个高风险的职业，它常需用手术作为治疗的手段。手术一方面确实能起到救死扶伤的作用，另一方面则可由于医方或患方的原因而出现严重的后果。作为外科医生，我需权衡利弊做出正确选择。我的原则是只做病情需要做的手术,决不劝诱病人做不必要的手术;对于风险的大小应如实向家属(必要时向病人)讲清,使他们知情和同意后方可进行。严格做好围手术期处理。手术做到设计合理,动作稳、准、轻、顺,争取最佳效果。几十年来的临床工作,虽辛劳而不辞,我把严谨正确地诊治病人作为一种享受,精心做好手术作为一种艺术。尽管社会上曾称我为“蒋一刀”,但我清楚,这不是什么正规标牌,我也没那么神。科学技术是无止境的,只可能有更好,不能说最好。我的理念是,什么时候也不要吹牛皮。因为你不可能是完美无缺,事物总是有未被认识的新情况、新问题,说不定什么时候就可能遇到意外情况和问题,难以处理。

从医之路逐渐走向成长和成熟,越来越明显地遭遇社会上的“名利”来风。我不想高谈“淡薄名利”,我主要眷恋的是这个高尚的、充满乐趣的职业,不想丢弃。由于工作的需要,我也曾被提拔到某领导岗位上担任主要领导职务,并尽职尽责地工作,成绩也不错。但我仍坚持经常到临床一线。从医的心愿一直在牵系着我。上级领导劝我专心做好行政领导工作,我难以接受,回家坐在书房,面对着医学书柜发呆。后来,我的心愿得到了市内主要领导的同情和支持,得以重回临床,继续从事普外科工作。有人说我放着官不当,真傻,我却无怨无悔。

医界经济利益的诱惑也确实存在,表现在收受红包、提取回扣、滥开检查、滥用药等。对于这些来路不正之财,无论是公开场合还是非公开场合,我都予以拒绝。我不图领导或别人的表杨或称赞,只是为了不破坏自己做人的原则,图得心灵的安慰。我觉得医生的劳动价值,并不体现在获取经济利益的多少。人无论从事何种职业都是平等的凡人。人生的价值主要在于尽心尽力服务人民,造福社会。当回首往事时,问心无愧、心安理得足唉!我不想贬斥为了正当目的而采取适当的方法和手段,但歪目的和歪手段的故意作秀、巧取豪夺不是我的性格,也没这本事。合理的钱可赚。想办法自食其力,不断改善物质生活和文化生活,尽量过得健康、幸福、快乐,无可非议。心绪不正而去投机取巧,名气再大、不义之财再多,你又能怎么样?即使不遭惩罚,到时候照样也将了此一生,你还能带走什么?一位作家说得好:生命的价值不取决于你得到了多少,只取决于你留下了多少。

几十年来,我未做出什么突出贡献和惊人的成就。在这条平凡的从医路上,只是倾注了我的情感、汗水和心血,领略了步履之艰辛,感受了其中之乐趣。更重要的是无何大的有愧于社会和人民之处。现已逾古稀之年,在力所能及的情况下,我还能做什么呢?想来想去只有把这一路上的重要感悟奉献给年轻的同仁们,希望能有所借鉴,更好地服务于人民的健康事业!

愿同道们坚定信心,爱岗敬业,当乐不悔!